# 实用肛瘘治疗学

主　编　王业皇　郑雪平

副主编　樊志敏　章　阳
　　　　郑春菊　卞玉花

东南大学出版社
·南　京·

图书在版编目(CIP)数据

实用肛瘘治疗学 / 王业皇，郑雪平主编. —南京：东南大学出版社，2014. 6

ISBN 978-7-5641-5016-7

Ⅰ. ①实… Ⅱ. ①王… ②郑… Ⅲ. ①肛瘘—治疗 Ⅳ. ①R657. 105

中国版本图书馆 CIP 数据核字(2014)第 116400 号

**实用肛瘘治疗学**

| | |
|---|---|
| 出版发行 | 东南大学出版社 |
| 社　　址 | 南京市四牌楼 2 号(邮编:210096) |
| 出 版 人 | 江建中 |
| 责任编辑 | 褚　蔚(Tel: 025-83790586) |
| 经　　销 | 全国各地新华书店 |
| 印　　刷 | 兴化印刷有限责任公司 |
| 开　　本 | 700mm×1000mm　1/16 |
| 印　　张 | 22. 5 |
| 字　　数 | 441 千字 |
| 版　　次 | 2014 年 6 月第 1 版 |
| 印　　次 | 2014 年 6 月第 1 次印刷 |
| 书　　号 | ISBN 978-7-5641-5016-7 |
| 定　　价 | 68. 00 元 |

本社图书若有印装质量问题，请直接与营销部联系，电话:025-83791830

# 编　委　会

# 前言

PREFACE

肛瘘是肛肠外科的常见疾病，肛瘘的发病率占肛门直肠疾病总发病率的1.7%～3.6%，成人肛瘘中的高位复杂性者约占全部肛瘘的10%，肛瘘给患者的生活质量造成了很大的影响。近年来关于肛瘘诊治的各种新观点、新方法层出不穷，呈现出百家争鸣的局面，但是肛瘘的治疗中治愈率与失禁率之间的矛盾仍悬而未决。

目前肛肠专科医师在临床诊疗过程中遇到肛瘘疑问时，只能从繁多的肛肠专著中找到部分肛瘘治疗的章节，但要么内容不详尽，要么缺乏中西医综合诊疗方案或是没有目前诊治的最新进展，大家急需一部关于肛瘘的专著性书籍，这正是我们撰写本书的主要目的。

本书由南京市中医院、全国肛肠诊疗中心的肛瘘病诊疗小组编写，是集体智慧的结晶。南京市中医院王业皇教授从事肛肠专业30余年，对肛瘘特别是高位复杂性肛瘘的诊治有独到的临床经验，希望能为广大肛肠专科医师提供新的专科进展并传授我们的临床经验，这是撰写本书的另一个目的。

本书以实用为基本原则，内容汇集传统医学与现代医学各家所长，系统介绍与肛瘘相关的基础解剖、诊断、鉴别诊断以及治疗方案，并且每种术式结合临床实践操作予以述评，图文并茂，通俗易懂，是一本全新的肛瘘治疗专著。可供肛肠科专科医师，特别是专科中青年医师和研究生参考。

由于作者水平有限，疏漏之处在所难免，对一些新的治疗方案的点评可能会片面，殷切盼望各位同道们批评指正。

编　者

2014年5月

# 目录

CONTENTS

# 上　篇

# 肛瘘基础及诊断

# 第一章

# 肛瘘的相关解剖学

## 第一节　祖国医学对肛门直肠解剖的认识

我国古代医家对大肠肛门的解剖于两千多年前就有比较详细的记载。早在商周时期，即对人体做过实地的解剖。如《灵枢·经水》曰："若夫八尺之士，皮肉在此，外可度量切循而得之，其死可解剖而视之，其藏之坚脆，府之大小，谷之多少，脉之长短，血之清浊，气之多少，十二经之多血少气，与其少血多气，与其皆多血气，与其皆少血气，皆有大数。"从而可知，当时已对人体结构积累了很多资料。

《灵枢·肠胃》云："皇帝问于伯高曰：余愿闻六府传谷者，肠胃之大小、长短、受谷之多少，奈何？伯高曰：请尽言之，谷所从出入、浅深、远近、长短之度；唇至齿，长九分，口广二寸半，……咽门重十两，广二寸半，至胃长一尺六寸。胃纡曲屈，伸之，长二尺六寸，大一尺五寸，径五寸，大容三斗五升。小肠后附脊，左环回周叠积，其注于回肠者，外附于脐上，回运环反十六曲，大二寸半，径八分分之少半，长三丈二尺。回肠当脐左环，回周叶积而下，回运环返十六曲，大四寸，径一寸寸之少半，长二丈一尺。广肠傅脊，以受回肠，左环叶积上下，辟大八寸，径二寸寸之大半，长二尺八寸。脾胃所入至所出，长六丈四寸四分，回曲环反三十二曲也。"

赵思俭认为，《灵枢》所载胃肠道长度，是三千年前殷商时期的记载，是为后世编写《内经》时所采用的，由此可见，我国解剖学具有悠久历史。赵思俭考证，咽门至胃（今食道）长一尺六寸，小肠（今十二指肠和空肠）长三丈三尺，回肠（今回肠和结肠大部）长二丈一尺。广肠（今乙状结肠、直肠和肛门）长二尺八寸。小肠、回肠、广肠总长五丈六尺八寸。

现仅对大肠肛门解剖学的研究简述如下：

《灵枢·平人绝谷》曰："回肠大四寸，径一寸寸之少半，长二丈一尺，受谷一斗，水七升半"，"广肠大八寸，径二寸寸之大半，长二尺八寸，受谷九升三合八分合之一"，"肠胃之长，凡五丈八尺四寸，受水谷九斗二升一合合之大半，此肠胃所受水谷之数也。”

《难经·四十二难》在此基础上，补充了“大肠重二斤十二两”和“肛门重十二两”的重量记载。《难经·四十四难》说：“下极为魄门”（魄与粕通）。

唐·孙思邈《备急千金要方》：“论曰，大肠腑者，……重二斤十二两，长一丈二尺，广六寸，当脐右回叠积还反十二曲，贮水谷一斗二升。”“论曰，肛门者，……重十二两，长一尺二寸，广二寸二分，应十二时。”

元·滑寿《十四经发挥》说：“大肠长二丈一尺，广四寸，当脐右回十六曲。”

明·高武《针灸聚英》“胃在膈膜下、小肠上，小肠在脐上，大肠当脐”，“大肠重二斤十二两，长二丈一尺，广四寸，径一寸。当脐右回十六曲，盛谷一斗，水七升半。大肠者，传道之官，变化出焉，大肠为白肠。”

明·李挺《医学入门》：“大肠又名回肠，长二丈一尺而大四寸，受水谷一斗七升半。魄门上应阑门长二尺八寸大八寸，受谷九升三合八分（魄门者肺藏魄也，又名广肠，言广阔于大小肠也，又曰肛门，言其处似车釭形也）。”肛之重也，仅十二两，肠之重也，再加二斤，总通于肺，而心肾膀胱连络系膈（肛门亦大肠之下截也，总与肺为表里，大小肠之系自膈下与脊膂连心肾膀胱，向系脂膜筋络散布包括，然各分纹理罗络大小肠与膀胱，其细脉之中乃气血津液流走之道。）此为大小肠血液供给，血管由肠系膜包括散布，并由细小分支至肠管，营养物质经此输送大小肠。

《东医宝鉴·大肠腑》(1611年)：“大肠一名回肠，又名广肠。长二丈一尺（一作二尺），广八寸，径二寸寸之大半。重二斤十二两。右回叠积十六曲，盛谷二斗，水七升半。肠胃自所入至所出，长六丈四四分，回曲环反三十二曲也。凡肠胃合受水谷八斗七升六合八分合之一”。

“大肠后附脊，以受小肠滓秽，当脐右回，叠积上下辟大，大肠下口连于肛门《入门》。天枢二穴，大肠之募也，在脐旁各二寸。在背则大肠俞，在脊第十六椎下两旁，此大肠部位也《铜人》”，“大小肠连系，大小肠之系，自膈下与脊膂连心肾膀胱，相系脂膜筋络散布包括，然各分纹理罗络大小肠与膀胱，其细脉之中乃气血津液流走之道也（入门）”，“肛门重数，灵枢曰肛门重十二两，大八寸径二寸大半，长二尺八寸，受谷九升三合八分合之一”。

明·李中梓《医宗金鉴》(1637年)：“大肠传道之官，变化出焉。回肠当脐右回十六曲，大四寸，径一寸寸之少半，长二丈一尺，受谷一斗水七升。广肠傅脊以受回肠，乃出滓秽之路，大八寸，径二寸寸之大半，长二尺八寸，受谷九升三合八分合之一。是经多气多血，《难经》曰，大肠二斤十二两。回肠者，以其回叠也，广肠即回肠之更大者，直肠又广肠之末节也，下连肛门，是为谷道后阴，一名魄门，总皆大肠也”。

肛门一词首见于《难经》，言此处似车釭，故名。西晋·王叔和《脉经》和明·虞抟《医学正传》等协作庒（音工），以下部病也，俗作肛。肛肠一词首见于北宋·王怀隐《太平圣惠方》，距今约一千年，可为世界肛肠一词最早应用者。直肠一词，可能为《难经》注解者杨玄操提出，如是则出自唐代，明清时期已广泛应用。

由以上可知，我国古代医学家对大肠肛门解剖做过大量研究，对肠管的形态学，如大小、长短、容积、血液供给及周围组织的关系等，都有较详细的描述。历代著述以《灵枢》和《难经》为主。《灵枢》所称之回肠又名大肠，即今回肠和结肠大部分，所称之广肠，即今乙状结肠、直肠和肛门。《千金要方》所论之大肠较《灵枢》短九尺，粗二寸，所论之肛门短一尺六寸，稍细。故《灵枢》之大肠长而细，《千金要方》之大肠短而粗；《灵枢》之广肠长，粗细比《千金要方》所述略粗。《医宗必读》所言大肠包括今回肠和全部结肠，但图解中言之小肠包括十二指肠、空肠和回肠，言之大肠即全部结肠，与今相同。

## 第二节 肛管直肠的发生

原始肛管发源于卵黄囊顶部的内胚层。在发育第三周开始，分成三个区域，前肠在头褶部；后肠及其腹侧的外生尿囊自较小的尾褶内生长出来；两者之间是中肠，在该阶段自腹侧开口于卵黄囊。经过“生理疝的形成”、“返回腹腔”及“固定”阶段后，中肠在主胰乳头下方发育成小肠、升结肠及近端 2/3 的横结肠。该结段由中肠(肠系膜上)动脉供应，伴有相应的静脉和淋巴回流。中肠和后肠的交感神经支配源于胸 8 到腰 2，经由内脏神经和腹盆腔自主神经丛。中肠的副交感传出神经来自脑干神经节前细胞体的第 10 对脑神经(迷走神经)。

远端结肠(横结肠远端 1/3、降神经、乙状结肠)、直肠和齿状线以上肛管部分都来自后肠。因此，该结段由后肠(肠系膜下)动脉供应，伴有相应的静脉及淋巴回流。它的副交感传出神经来自腰 2、腰 3 和腰 4，经由内脏神经。

齿状线代表内胚层和外胚层的融合，即后肠末端或泄殖腔与向内生长的肛管融合。泄殖腔起源于耻骨尾骨线以下的直肠部分，而后肠起源于耻骨尾骨线之上。在人体胚胎发育至第 7 周时，后肠和尿囊相交接处的中胚层皱襞形成并向尾侧方向生长称 Tourneux 皱襞，同时其间质从两侧壁向腔内生长称 Rathke 皱襞，两者于腔中央部融合成尿直肠隔，使肠道和尿生殖道完全分开，将泄殖腔分隔成前后两腔，前者称为尿生殖窦，后者即为直肠和肛管上部。在泄殖腔分隔过程中，泄殖腔膜亦被分为前部的尿生殖膜和后部的肛膜两部分，两膜之间的部分成为将来的会阴。在第 8 周，原肛部出现凹陷并不断向头侧发展，逐渐接近直肠后肛膜破裂，原肛遂与直肠相通，原肛的开口为肛门。随会阴体发育增长，至胚胎第 16 周时，肛门即后移至正常位置。会阴部肌肉发源于局部间质组织，至胚胎第 12 周时分化为肛门内括约肌、肛提肌和尿生殖窦括约肌，肛门外括约肌则在正常会阴肛门结节处独自发育而成，外括约肌向头侧迁移而内括约肌向尾侧移动，同时，纵行肌下降进入括约肌间平面。以齿线为标志，齿线以下肛管上皮属于外胚层来源，而齿线以上直肠末端部分的上皮属于内胚层来源。若胚胎发育过程中发生障碍，则可形成肛门直肠畸形。

会阴部的肌肉包括肛门外括约肌，均起源于局部的间充质，人体胚胎发育第 2 个月时已出现皮肌的形态，名为泄殖腔括约肌。在第 3 个月时，这个皮肌分化为肛门外括约肌和尿生殖窦括约肌，当外生殖器形成后(第 4～5 个月)，尿生殖窦括约肌又分出尿道膜部括约肌、坐骨海绵体肌、会阴浅筋膜等，以后再分出会阴深横肌。外括约肌和肛提肌的发育是各自独立的，前者来自泄殖腔括约肌后部，后者来自脊柱尾部肌节。

## 第三节　肛管解剖

肛管是消化道的末端，肛管上端止于齿状线并与直肠相接，向下向后止于肛门缘，是直肠壶腹部下端至肛门之间的狭窄部，平均长 3～4 cm，前壁较后壁稍短，称为解剖学肛管，而外科通常将肛管的上界扩展到齿状线上 1.5 cm 处，即肛管直肠环平面，其中解剖学肛管是根据组织的来源(来自外胚层)和形态学来决定的，即肛管上段的表层是柱状上皮和移行上皮，下段为移行上皮和鳞状上皮，解剖学肛管外只有部分括约肌包绕。外科肛管是从临床角度提出来的，其范围较大，包括了直肠末端及肛门括约肌，故外科肛管分法对临床外科手术有利，便于术中保留肛门括约肌。肛管后壁借肌纤维性的肛尾韧带连于尾骨尖；前壁借肌性的会阴体，男性连于到膜部和球海绵体，女性连于阴道下端；外侧壁与坐骨直肠窝为邻。肛管全长为肛门括约肌环绕，由于受肌张力的影响，肛管经常处于关闭状态。闭合管腔呈前后方向的纵行裂隙，或三条放射状的裂隙。

### 一、齿状线及其上下组织

#### (一) 齿状线

齿状线(dentate line)又称梳状线(pectinate line)，是肛管皮肤与直肠黏膜处形成的锯齿状线，齿状线距肛缘 2～3 cm，在内括约肌中部和中下 1/3 交界处的平面上。上下两方的上皮、血管、淋巴和神经的来源完全不同，齿线以上是直肠，属内胚层；以下是解剖肛管，属外胚层。二者来源和本质不同，故齿线上下的组织结构、血管神经分布及淋巴回流方向也各有区别。是重要的解剖学标志。85%以上的肛门直肠病都发生在齿状线附近，在临床上也有着重要的意义。

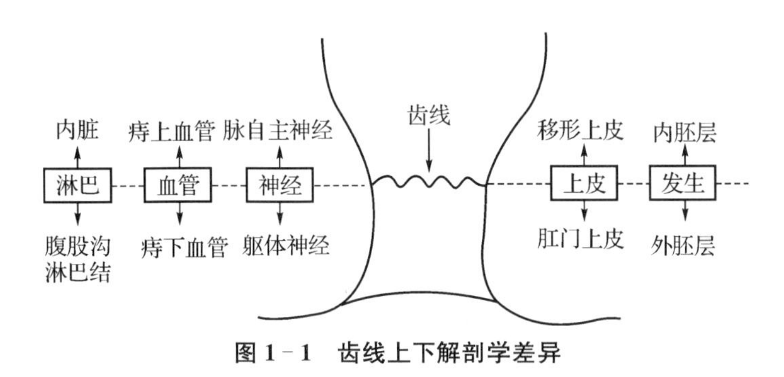


**图1-1　齿线上下解剖学差异**

**1. 上皮**　齿状线以上是直肠，肠腔内壁覆盖着黏膜，为单层柱状上皮，齿状线以下是肛管，肛管覆盖着皮肤，为移行扁平或复层扁平上皮；齿状线以上的痔是内痔，以下的痔是外痔；齿状线以上的息肉、肿瘤覆以黏膜，多数是腺瘤，以下的肿瘤覆以皮肤，是皮肤癌等。

**2. 神经**　齿状线以上的神经是内脏神经，没有明显痛觉，故内痔不痛，手术时是无痛区。齿状线以下的神经是躯体神经，痛觉灵敏，故外痔、肛裂等非常痛。手术时是有痛区。凡是疼痛的肛门病都在齿状线以下。

**3. 血管**　齿状线以上的血管是直肠上血管，其静脉与门静脉相通；齿状线以下的血管是肛门血管，其静脉属下腔静脉系统。在齿状线附近门静脉与体静脉相通。

**4. 淋巴**　齿状线以上的淋巴向上回流，汇入腰淋巴结（内脏淋巴结）；齿状线以下的淋巴向下回流，汇入腹股沟淋巴结（躯体淋巴结），所以肿瘤转移，在齿状线上向腹腔转移，在齿状线下向大腿根部转移。

齿线对排便生理有极其重要的意义。齿线是高度分化的感觉神经终末组织带，是排便运动的诱发区（trigger zone）。当粪便由直肠下达肛管后，刺激齿线区通过感觉神经以到达大脑，即可产生排便感觉。如果此区完全破坏，排便感即消失，直肠内的粪便就要产生停滞现象。根据上述齿线区的生理特性，在临床上可以解释某些异常排便感发生的原因。概括的讲，齿线是内外胚层交换区，直肠肛管结合线，黏膜皮肤移行线，脏、体神经分界线，静脉和淋巴上下分流线及排便感觉激惹中心。

### （二）齿线上区

齿线上区即肛管黏膜部，是指齿线与肛直线之间的地区。该区黏膜形态与直肠不同，有肛直线、直肠柱、肛瓣、肛隐窝等。

**1. 肛直线**　肛直线（herrmann）距齿线上方约 1.5 cm，是直肠柱上端的连线。指诊时，手指渐次向上触及狭小管腔的上缘，即达该线的位置。此线与内括约肌上缘、联合纵肌上端以及肛管直肠肌环上缘的位置基本一致。

**2. 直肠柱**　直肠柱（rectal colums）又称肛柱，为肠腔内壁垂直的黏膜皱襞，有6～14个，长约1～2 cm，宽0.3～0.6 cm，基部较宽，向上逐渐细小而不明显。肛柱在儿童十分明显，但在成人已不明显。每一条肛柱的深面均有 1 条直肠上动脉的终末支和静脉根。肛管左侧、右前方和右后方的静脉根特别大，如果这三条静脉根扩大迂曲，往往形成原发性内痔。肛柱的黏膜突出于肠腔，便于感受内容物的刺激，其上皮对温度和触觉十分敏感。

直肠柱是肛门内括约肌收缩的结果，当直肠扩张时此柱可消失。直肠柱常被误认为早期内痔，其鉴别点是：前者是直条形，黏膜光滑，粉红色；后者称圆形或椭圆形，黏膜粗糙或有糜烂，色鲜红或紫红。

**3. 肛瓣** 肛瓣(anal valve)又称直肠瓣，是各直肠柱下端之间借半月形的黏膜皱襞相连，这些半月形的黏膜皱襞称为肛瓣，有 6～12 个。肛瓣是比较厚的角化组织，它没有"瓣"的功能。

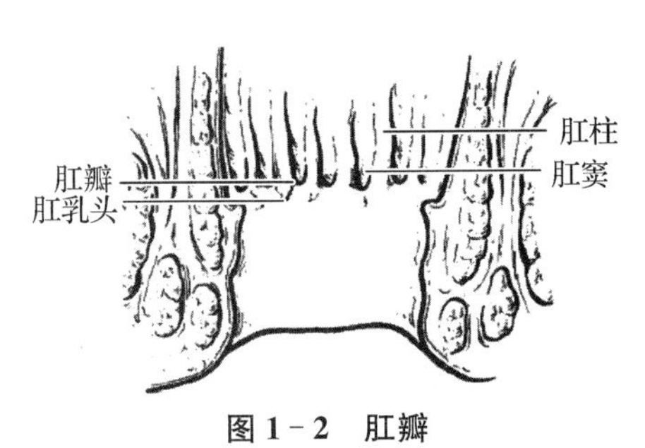


图 1－2 肛瓣

**4. 肛隐窝** 肛隐窝即 Morgagni 氏隐窝，又称肛窦(anal sinuses)，是直肠柱之间肛瓣以上的肠腔凹陷，其数目、深度和性状变化较大，一般有 6～8 个，呈漏斗状，窝口向上，窝底向外下，窝深不足 0.5 cm，窝底有肛腺开口。肛管后壁的肛窦较深，容易隐藏粪便而引起肛隐窝炎。肛隐窝的功能不明，有储存黏液、润滑排便的作用，在一般情况下，肛隐窝呈闭合状态，粪渣不易进入。腹泻时稀便易进入积存，引起肛隐窝炎。

### (三) 齿线下区

齿线下区即肛管的皮肤部，是指齿线以下至肛缘的部分。此区有两种皮肤：括约肌间沟以上为变异皮肤，沟以下为普通皮肤。肛管皮肤具有坚固柔软的特征；在肛门的手术中要尽量避免对肛管皮肤作不必要的损伤，如果处理不当将会带来难以治疗的后遗症。齿线下区有肛乳头、栉膜、和括约肌间沟等。

**1. 肛乳头** 肛乳头(anal papilla)为三角形的上皮突起，基底部发红，尖部灰白色，由纤维结缔组织组成，含有毛细淋巴管，表面覆以皮肤。乳头的位置极不确定，多数位于直肠柱旁和下端，也可在肛瓣上或肛隐窝的下端；有时一个直肠柱上有多个肛乳头。乳头数目为 1～3 个者占 60%；4 个以下者占 40%，个别人有 6 个以上。乳头形状常为锥体形，也可呈圆筒形，大的可呈梅花状或梨形。乳头可小如针尖、大至胡桃，多数高0.1～0.5 cm，极少数为 0.5～1.0 cm，2 cm 较少见。

肛乳头肥大时常无症状，若较大者脱出肛外，常易被误诊为直肠息肉。其鉴别点是:前者在齿线处为皮肤(移行上皮)覆盖,表面光滑,呈乳白色或是淡红色,不易出血,触诊较硬,常为多个;后者在齿线以上,多在直肠壶腹部,为黏膜覆盖,色暗红,易出血,触诊较软,常为单个。

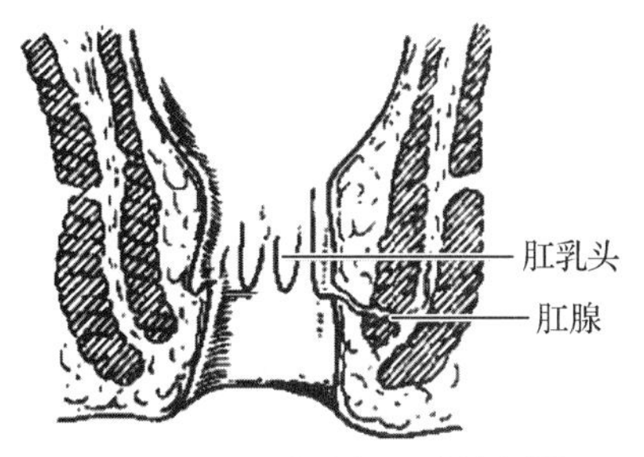


**图 1-3　肛乳头和肛腺的位置**

**2. 栉膜**　栉膜(pecten)是齿线与括约肌间沟之间的肛管上皮,栉膜区上皮薄而致密,色苍白而光滑。在肛管的纵剖面上看,对照上端的直肠柱和齿线很像梳背,因而1896 年 Stroud 命名为栉膜,亦称梳状区。

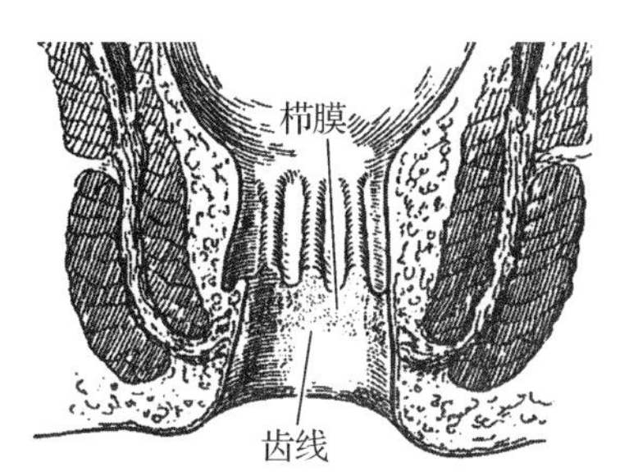


**图 1-4　栉膜的位置**

栉膜宽约 0.5～1.5 cm,近齿线处,直肠的单层柱状上皮已转变为复层立方上皮;齿线以下为连续的不角化或轻度角化的复层扁平上皮,上皮细胞排列紧密约 15～20 层(近齿线处减薄约 4～5 层),表面层不角化或轻度角化,细胞大而扁,有的可见清楚的核。基底层为一层排列整齐的柱状壁报,附着于平坦的基膜。此种上皮有色素细胞而无内分泌细胞。固有层内没有皮肤的附属结构,如毛囊、皮脂腺和汗腺,在内括约肌下缘附近,上皮逐渐变成角化的复层扁平上皮,并有毛囊、皮脂腺和汗腺。

在临床上,栉膜的含义不仅包括此区的上皮,还包括上皮下的结缔组织。栉膜区皮肤借致密的结缔组织与内括约肌紧密附着。此外,还包括来自联合纵肌纤维参与组成的黏膜下肌、肛腺及其导管以及丰富的淋巴、静脉丛和神经末梢。因此,栉膜区无论在解剖学上还是临床上都有重要的意义,它不仅与肛周感染的发生与发展关系十分密切。而且是肛管最狭窄地带,先天或后天造成的肛管狭窄症、肛管纤维样便、肛门梳硬结和肛裂等均好发于此;低位肛瘘的内口也通常在此区出现。

**3. 括约肌间沟**　括约肌间沟(interspHincteric groove)即肛门白线,又称 Hilton

线。它标志肛门内括约肌与肛门外括约肌皮下部的分界，实际上白线呈暗红色，肉眼难以分辨。活体肛门指检可在此处触及肛门内、外括约肌之间有一浅沟，即括约肌间沟，肛管的联合纵肌的纤维止于此处。

括约肌间沟是一个重要的临床标志，用手指抵在肛门内壁逐渐向下，可在后外侧摸到此沟。沟的上缘即内括约肌下缘，沟的下缘即外括约肌皮下部的上缘。沟的宽度为0.6～1.2 cm。外括约肌皮下部与内括约肌之间的间隙很小，有来自联合纵肌的纤维在此行成肛门肌间隔，再呈放射状附着于栉膜区的皮肤。联合纵肌收缩时向外上方牵引肛门肌间隔和栉膜皮肤，有支持肛管防止直肠黏膜脱垂的作用。如果这种支持结构被破坏，可能导致脱肛。此外，在麻醉时，特别是在腰麻的情况下，括约肌松弛，内括约肌下降，外括约肌皮下部向外上方移位，此时括约肌间沟消失，来自联合纵肌的肛门支持结构同时松弛，结果直肠黏膜、齿线和齿线下的皮肤出现下移情况。在骶椎麻醉下，这种现象更明显，最易引起脱垂。

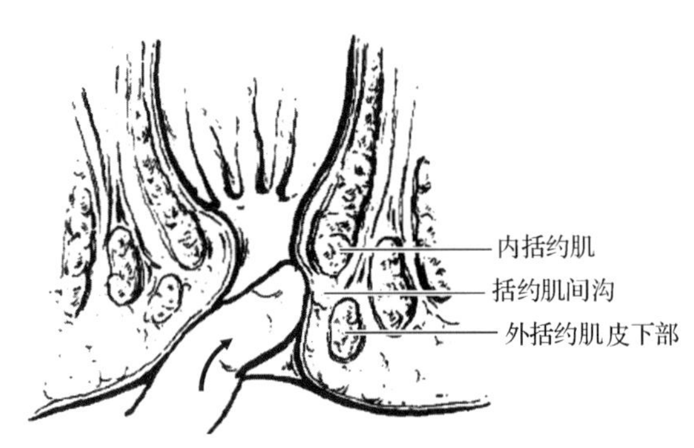


**图1-5　指触括约肌间沟的位置**

## 二、肛腺

肛腺(anal gland)是一种连接肛窦下方的外分泌腺体，胎儿出生后肛腺已发育成熟，并在人的全部生命过程中有分泌功能。连接肛窦与肛腺的管状部分叫肛腺导管。肛腺常位于肛管栉膜区的黏膜下层、内括约肌内或联合纵肌层。个体差异和自身变异很大，所以不是每个肛窦都有肛腺，一般约有半数肛窦有肛腺，半数没有。成人有4～10个，新生儿可达50个。多数肛腺都集中在肛管后部，两侧较少，前部缺如。5岁以下儿童多呈不规则分布。肛腺开口于窦底，平时分泌腺液储存在肛窦内，排便时可起润滑粪便的作用。由于该处常有积粪屑杂质，容易发生感染，引起肛窦炎。

肛腺的发现是肛瘘外科发展史上重要的里程碑。1880年两位法国解剖家Herrmanm和Desfosses首次发现在肛区栉膜下和内括约肌内有一种分支或不分支的小管称肛腺或肌内腺。遗憾的是，在他们发现后一个漫长的时期内并未引起临床医师的注意。在20世纪30年代以后，肛腺在肛门直肠周围感染中的作用才逐渐受到愈来愈多学者的重视，多数人仍接受Eisenhammer(1956)和Parks(1961)提出的“隐窝腺感染学说(cryptoglandular theory)”，即病原菌经肛隐窝沿肛腺导管穿过内、外括约肌之间的肛腺，引起肛腺感染。由于腺体内酸性液的作用，使炎症加重。因炎症的刺激促使腺细胞分泌黏蛋白，黏蛋白分泌的结果又促使炎症加重，形成肛腺脓肿。开始脓液可通过腺管排出，但这种过程反复多次发生后，将造成肛腺管的粘连与闭塞，脓液无法从腺管排出，便向四周溃破，或随括约肌的舒缩，沿联合纵肌的终末纤维向四周蔓延，最后形成不同部位的脓肿或瘘管。由于肛瘘内口躲在肛隐窝处，故有人主张治疗肛瘘的关键在于处理感染的肛隐窝和肛腺。

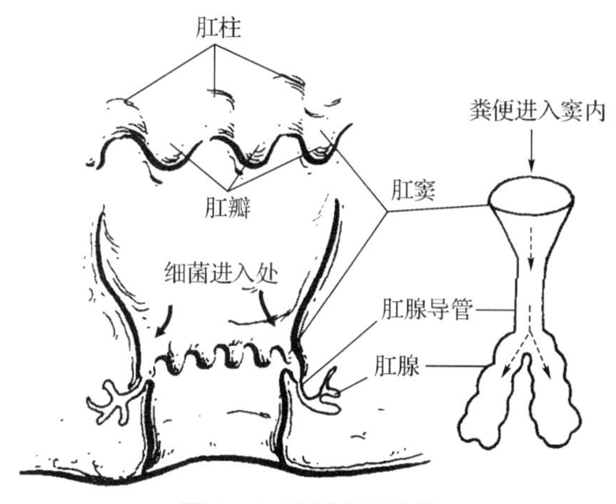


**图 1-6 肛腺解剖结构**

从 20 世纪 60 年代起，很多学者陆续对隐窝腺学说提出了质疑。在临床上，各类肛门直肠周围脓肿中，肛周脓肿所占比例比较大，而括约肌肌间脓肿发生率比 Eisenhammer 所报道的 90%小得多。Goligher 由此认为 Eisenhammer 的理论对多数病例并不适用。Shafik 根据其新近对肛门解剖及排便机制的一系列研究，提出肛腺是胚胎发育过程中的残留物，无功能意义。病菌侵入肛周组织的门户不是肛隐窝而是破损了的肛管上皮；不是沿肛腺形成括约肌肌间脓肿，而是在中央间隙内最先形成中央脓肿，继而向四周蔓延形成肛瘘。这一理论很好地解释了肛周脓肿(即中央脓肿)发生率较高的临床现象，引起人们的重视。

## 三、肛管移行区

肛管移行区(anal transitional zone，ATZ)是指齿线附近宽约 8～9 mm 的环形上皮带而言。1874 年 Robin 和 Cadiat 是首次报道 ATZ 的作者，虽然早在 1833 年 Berard 就曾提出，但不明确。近年来，ATZ 备受人们的关注，许多学者从胚胎学、解剖学、组织学和组织化学等方面对 ATZ 进行深入的研究，发现该区恰位于肛管—直肠结合处，上皮、腺体和肌肉的胚胎原基在此交织；不仅在形态学上构造极其复杂，而且对肛管的生理病理以及临床方面，具有更重要的意义。

### (一) ATZ 的发生

资料表明，ATZ 的发生与肛膜破裂的位置有关。肛膜是原始直肠与原肛的隔膜，肛膜上方为内胚层，下方为外胚层。胚胎学观点认为，在孕期八周时肛膜破裂，外胚层鳞状上皮向上爬行，形成移行上皮区，即所谓 ATZ。

**(二) ATZ 的位置与宽度**

ATZ 的确切位置与齿线的位置有关，但个体差异极大。齿线距肛缘最小为 5 mm，最大可达 19 mm，平均为 11.4 mm。齿线距肛管上缘约 12～20 mm。Fenger 用阿尔新(Alcian)染色法，将 ATZ 区染成淡蓝(绿)色，下部鳞状上皮不着色，从而可以凭肉眼观察 ATZ 的形态和位置。

ATZ 的位置依据齿线可分为三型：

① 低位：始于齿线附近向下延伸，占 7%。

② 中间位：始于齿线平面向上延伸，占 88.5%。

③ 高位：始于齿线上方一定的距离处，向上延伸，占 4%。

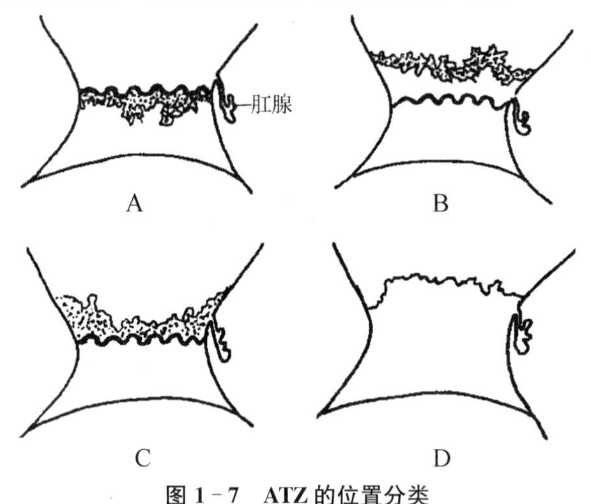


**图 1-7 ATZ 的位置分类**

A. 低位 B. 高位 C. 中间位 D. ATZ 缺如

ATZ 区感受器的面积虽小，但对大便邻近肛门时能起到报警作用，故具有某种保护功能。

# 第四节 直肠的解剖

## 一、直肠的位置和形态

### (一) 直肠的位置

直肠是结肠的末端，位于盆腔内，固定在盆腔腹膜的结缔组织中。上端平第 3 骶椎，与乙状结肠相接。沿骶椎腹面向下，直达尾骨尖，穿骨盆底后，下端止于齿状线，与肛管相连。以盆膈为界，通常将直肠分为两部分，即盆膈以上部分称直肠部或直肠壶腹;盆膈以下部分称为直肠会阴部亦称肛管。此种分区方法从个体发生上讲是合理的,因直肠的发生来自后肠,而肛管是由泄殖腔衍生而来,两者之间以齿线为分界。

直肠成人长 12～15 cm,上部管径 4 cm,下部扩大为直肠壶腹部,其管径随充盈情况不同而异;下部因肛管直肠环环绕而缩小,称为肛管直肠。与乙状结肠结构不同的是,直肠表面无结肠袋、脂肪垂和结肠带。结肠的纵肌层在直肠上方 5 cm 处开始形成两束纵肌,沿直肠前、后壁下降并逐渐分散。

### (二) 直肠的形态

**1. 直肠的弯曲**　直肠并不是笔直的。直肠有两个弯曲,在矢状面上,沿着骶尾骨的前面下形成向后突的弯曲,称直肠骶曲(sacral flexure);下段绕尾骨尖向后下方,在直肠颈形成以突向前的弯曲,称为会阴曲(perineal flexure)。骶曲和会阴曲在此与肛管形成一个 90°～100°的角,称肛直角(anorectal angulation,ARA),此角对排便起重要作用。

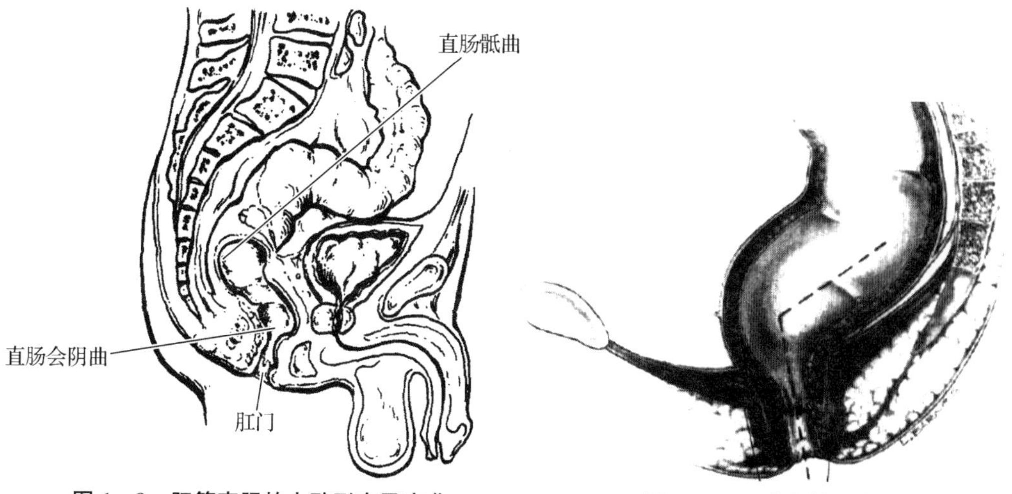


**图 1－8　肛管直肠的大致形态及弯曲**　　**图 1－9　肛直角的形成**

直肠上下端较狭窄,中间膨大,形成直肠壶腹,是暂存粪便的部位,但有 1/3 的人没有宽阔部而呈管状。直肠在额状面上还有三个侧曲:上方的侧曲凸向右,中间的凸向左,是三个侧曲中最显著的一个,而最后直肠又越过中线形成一个凸向右的弯曲,因而直肠侧曲呈右—左—右的形式。但直肠的始末两端则均在正中平面上。

**2. 直肠瓣(rectal valve)**　是直肠壶腹内呈半月形的黏膜皱裂,由黏膜、环肌和纵肌层共同构成。在 1830 年由 Houston 首次提出,故又称 Houston 瓣。直肠瓣自上而下多为左、右、左排列,左侧 2 个,右侧 1 个。它的作用是:当用力排便时,可防止粪便逆流。上瓣位于直乙结合部的左侧壁上,距肛缘 11.1 cm。中瓣又称 Kohlrausch 瓣,最大,位置恒定,壁内环肌发达,有人称为第三括约肌,位于直肠壶腹的右侧壁上,距肛缘 9.6 cm,相当于腹膜反折平面,是检查和手术的标志。下瓣较小,位置不恒定,一般多位于直肠的左壁上，距肛缘 8 cm。在乙状结肠镜和纤维结肠镜下，做摘除息肉手术插镜时要注意狭窄部，直肠角沿两个弯曲进镜，到中瓣以上时，操作不能粗暴，否则会造成肠穿孔，甚至并发腹膜炎。

直肠瓣的功能尚未确定，可能是支持直肠内粪便，并使粪便回旋下行以减慢其运行至肛门的时间。在直肠镜检查时，可见正常的直肠瓣边缘薄而柔软。若瓣的边缘变厚，常是炎症的反应；若瓣萎缩，常表示过去有慢性感染病史。理解直肠瓣的数目、位置、大小及距肛缘的距离，便于做乙状结肠镜检时避免损伤此瓣，从直肠瓣的改变也可初步判断直肠黏膜炎症的程度。

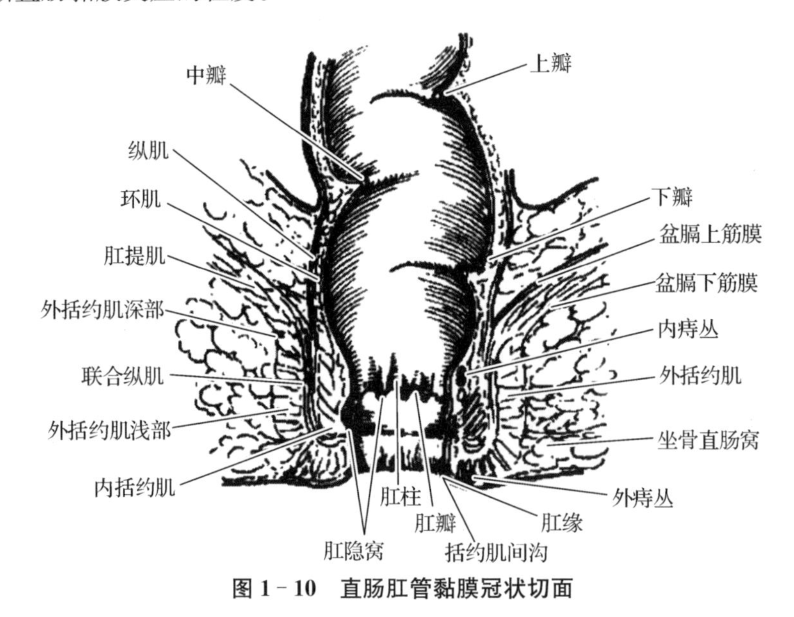


**图 1－10　直肠肛管黏膜冠状切面**

## 二、直肠的毗邻

直肠后面正中毗邻下三个骶椎和尾椎、骶正中血管、奇神经节和直肠上血管。直肠后外侧毗邻梨状肌、下三对骶神经和尾神经前支、交感干、骶外侧血管、盆神经丛、尾骨肌和肛提肌的骶骨尾骨肌。直肠筋膜借结缔组织连接于骶前孔前方。这些纤维结缔组织除在直肠下部增厚组成直肠外侧韧带以外，还包绕上述的血管、神经、淋巴管、淋巴结和直肠周围的脂肪。

直肠前方的毗邻男女不同。男性直肠在腹膜反折线以上邻近膀胱底部，以及进入直肠膀胱陷窝内的回肠和乙状结肠肠袢；而腹膜反折线以下的直肠邻接膀胱底下部、精囊腺、输精管、输尿管和前列腺。女性直肠在腹膜反折线以上邻接子宫和阴道上部，以及进入直肠子宫陷窝内的回肠和乙状结肠肠袢；而腹膜反折线以下邻接阴道下部。对不同性别患者做肛门指检，可在直肠前壁扪及不同的结构。男性可扪及精囊腺、输精管末端即前列腺；女性可扪及阴道和子宫颈外口。

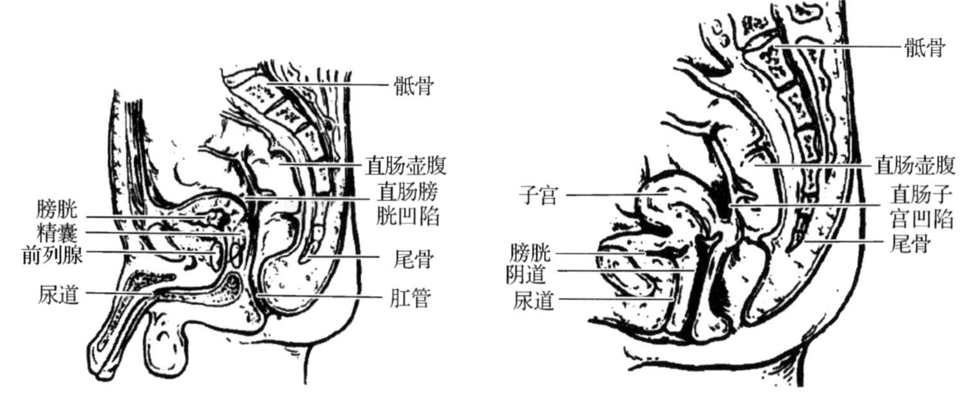


**图 1-11　男性直肠的毗邻(骨盆与直肠的矢状面)　图 1-12　女性直肠的毗邻(骨盆与直肠的矢状面)**

## 三、直肠与腹膜的关系

腹膜仅覆盖直肠上 1/2 或 1/3 段。大约在肛门 9.5 cm 处开始，直肠的前面和两侧被覆盖以腹膜；向下约至第 4 或第 5 骶椎平面，腹膜仅覆盖直肠前面并反折成直肠膀胱凹陷(男)或直肠子宫凹陷(女，即 Douglas 腔)；直肠下 1/3 段完全在腹膜之外，无腹膜覆盖。直肠上部与腹膜结合较紧，向下由于脂肪组织增多，二者结合逐渐疏松。临床上常依靠腹膜与直肠的关系，将直肠分为腹膜内直肠和腹膜外直肠，或高位直肠和低位直肠两部分。

# 第五节　肛管直肠周围肌肉

肛门括约肌主要由功能不同的两组肌肉组成：一组是随意肌，位于肛管之外，即肛门外括约肌与肛提肌；另一组为不随意肌，即肛门内括约肌。位于内外括约肌之间的联合纵肌中主要以不随意肌为主。上述两种肌肉维持肛门闭合开放的功能。这些肌肉可以分为：肛门内括约肌、肛门外括约肌、肛提肌、联合纵肌和肛管直肠环。

## 一、肛门内括约肌

肛门内括约肌(internal anal spHincter，IAS)是直肠环肌延续到肛管部增厚变宽而成，为不随意肌，属于平滑肌，肌束为椭圆形，上起自肛管直肠环水平，下止括约肌间沟上方，长约 3 cm，厚约0.5 cm，环绕外科肛管上 2/3 周，其下缘距肛缘为 1.0 cm，受自主神经支配，肌内无神经节，只给很少能量就能维持长时间的收缩状态而不疲劳。

内括约肌借其平滑肌特有的延展性，使肛门充分松弛，它又具有直肠环肌容易痉挛的特性，任何病理原因都能引起长时间的痉挛，长期痉挛就会发生内括约肌失弛缓症，导致出口梗阻型便秘，手术时切除部分内括约肌才能治愈。内括约肌主要是参与排便反射，无括约肛门的功能，手术时切断不会引起排便失禁，且能因松解而消除内括约肌痉挛引起的术后剧痛。所以，做环痔分段结扎术和肛裂手术时必须切断，并可防止术后肛门狭窄。麻醉后肛门松弛，内括约肌下移，易被误认为外括约肌皮下部。病理切片可鉴别，内括约肌是平滑肌，外括约肌皮下部是横纹肌。肉眼观察内括约肌为珠白色，后者为淡红色。

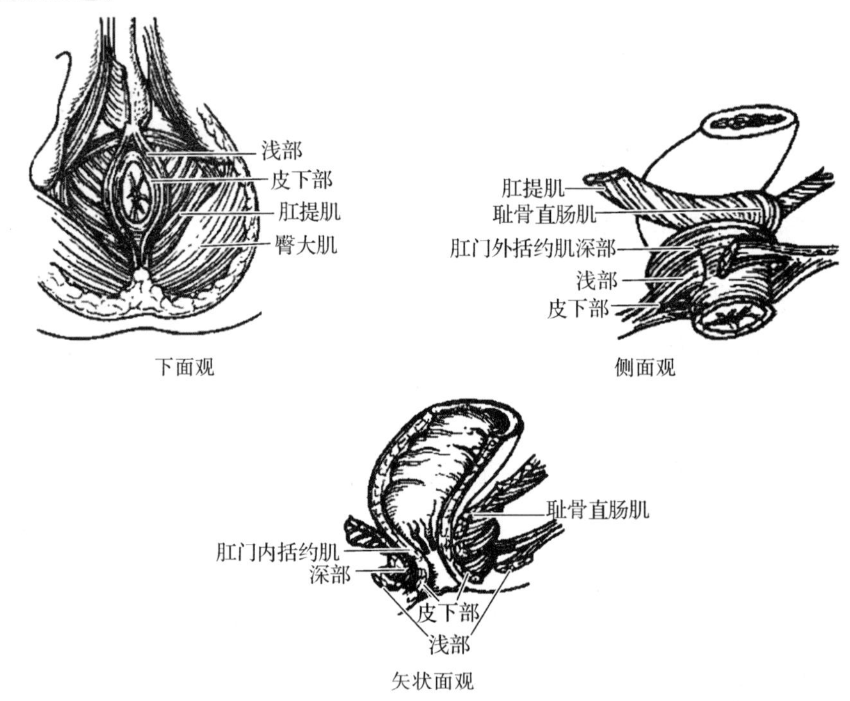


**图 1－13　肛门内外括约肌与肛管直肠环**

## (一) 内括约肌厚度

内括约肌的平均厚度为(5.4±5.6) mm，全周并不一致，应在肛管不同部位分别测量。Nielsen 从 30 名健康志愿者(其中男性 10 名，女性无阴道分娩史者 10 名，有 2 次以上阴道分娩者 10 名)用直肠腔内超声测得内括约肌的参数值，发现男女内括约肌平均厚度相通，女性不因产次多少而改变，超声下测得内括约肌平均厚度为 1.5 mm (1.0～3.3 mm)，并认为出现直肠腔内超声测量值与解剖学的差异，可能是直肠内探头对肛管产生扩张的结果。Burmest 发现，内括约肌随着年龄的增长而逐渐萎缩，纤维组织增加，故其厚度也逐渐增加。年龄在 55 岁以下者，内括约肌厚度在 2.4～2.7 mm；55 岁以上者，内括约肌厚度增至 2.8～3.4 mm。Nielsen 就内括约肌厚度与年龄的关系做了深入研究，得出的结论是：所有内括约肌厚度的最大值、最小值与平均值均与年龄呈明显的正相关，并认为 50 岁以下人群的内括约肌最大厚度超过 4 mm、50 岁以上人群的内括约肌最大厚度超过 5mm 时均属异常，这时临床上可能伴有痉挛性肛门痛、便秘、直肠孤立性溃疡综合征等症状。近期报道 1 例痉挛性直肠痛患者，电子显微镜下观察其显著增厚的内括约肌切除标本上，显示严重的平滑肌病。相反，老年人群中内括约肌厚度≤2 mm 者，常提示平滑肌萎缩，可能伴有肛管静息压降低或大便失禁。

### (二) 内括约肌神经支配

内括约肌内无神经节细胞，但缠绕肌细胞的神经纤维较多。内括约肌受交感和副交感神经的双重支配，同样也有感觉神经，但这方面的研究还不多。

**1. 交感神经**　内括约肌的交感神经来自腹下神经。实验证明：内括约肌含去甲肾上腺素的浓度较结肠平滑肌高 2 倍，交感神经兴奋或去甲肾上腺素能使内括约肌收缩。有人对脊髓麻醉下(或阻断阴部神经)的患者进行观察，此时外括约肌已麻痹，而内括约肌的自主神经支配未受影响。在静息状态下交感神经强力性兴奋传向内括约肌，如果兴奋被清除，肛管压力可下降 50%，对健康志愿者注射 α-肾上腺素受体激动药甲氧明(美速克新命)，可使括约肌压力持续增高。实验还证明，交感神经的兴奋性效应是靠其节后神经末梢所释放的去甲肾上腺素，并通过去甲肾上腺素能的 α-受体，直接作用于平滑肌细胞引起的。

**2. 副交感神经**　内括约肌的副交感神经来自盆神经($S_1 \sim S_2$)，其末梢纤维与壁内神经丛的突触后神经元相接触。实验证明，副交感神经具有明显的抑制作用，电刺激盆神经，内括约肌表现松弛。Amdersen 和 Bloom 等刺激骶神经观察脑肠肽(brain gut hormone)中的血管活性肠肽(vasoactive intestinal polypeptide，VIP)和 P 物质的变化及其对内括约肌作用，发现 VIP 对内括约肌有抑制作用，P 物质有兴奋作用，胃肠道非肾上腺素能非胆碱能神经(NANC)所释放的递质一氧化氮(NO)可使内括约肌呈浓度依赖性松弛反应。

### (三) 内括约肌的生理特性

内括约肌的主要作用：① 有较高的肌张力，能维持长时间的收缩而不疲劳；② 有较高的静息压，约占肛管总压力的 80%；③ 反射性的松弛反应，保证排便时肛管有足够程度的扩张，内括约肌的上述活动主要靠肌肉本身的张力、肠壁的神经支配和血液中激素三个方面的因素。

## 二、肛门外括约肌

传统上认为肛门外括约肌(external anal spHincter，EAS)被直肠纵肌和肛周纤维穿过分为皮下部、浅部和深部三部分，属于横纹肌，为随意肌，围绕外科肛管一周。起自尾骨尖背侧及肛门尾骨韧带，向前向下，到肛门后方分为两部，围绕肛管两侧到肛门前方又合二为一，再向前止于会阴。临床上将外括约肌分为三部：外括约肌皮下部、外括约肌浅部、外括约肌深部。实际上三者之间的分界线并不是非常清楚。受第 2～4 骶神经的肛门神经及会阴神经支配。其作用是在静止时呈持续性收缩，闭合肛管，防止外物透入，在排便时肌肉松弛，使肛管扩张，协助排便或随意控制，切断粪便，终止排便。

### (一) 外括约肌皮下部

宽 0.3～0.7 cm，厚 0.3～1.0 cm，为环形肌束，位于肛管下方皮下、肛管内括约肌的下方。前方肌纤维附着于会阴中心腱，后方纤维附着于肛门韧带，此肌被肛门皱皮肌纤维(联合纵肌分支纤维)横穿，紧密地将外括约肌皮下部分隔成 3～4 小块肌肉。皱皮纤维止于肛门皮下，此肌前部分纤维交叉与外括约肌浅部连接。后方较游离，无肌性和骨性连接。此肌束上缘和内括约肌下缘相邻，形成括约肌间沟，直肠指诊可摸到。外痔手术切开皮肤时，可见白色纵形致密纤维即是皱皮肌。再切开皱皮肌纤维显露出外括约肌皮下部内缘，向上剥离，才能顺利地剥离出外痔血管丛，可减少手术中出血。肛瘘手术切断外括约肌皮下部，不会影响肛门括约肌的功能。

### (二) 外括约肌浅部

位于括约肌皮下部上方、内括约肌外侧，呈梭形围绕外周肛管中部，为椭圆形肌束，宽 0.8～1.5 cm，厚 0.5～1.5 cm，在皮下部与深部之间有直肠纵肌纤维使二者分开。前方肌束与会阴浅浅横肌连接，止于会阴体，后方两股肌束止于尾骨，并参与构成肛尾韧带。外括约肌浅部与深部被联合纵肌分支纤维贯穿，手术时不易分清，需根据切开的宽度和深度判断外括约肌浅部是否切开。如同时切开两侧外括约肌浅部，虽不会完全失禁，但会产生肛门松弛。

### (三) 外括约肌深部

位于浅部的外上方，肌束呈环形，环绕内括约肌及直肠纵肌层外部，其后部肌束的上缘与耻骨直肠肌后部接触密切，宽 0.4～1.0 cm，厚 0.5～1.0 cm。手术时切断一侧不会失禁，前方肌束能与会阴深横肌连接，止于两侧坐骨结节。

传统的外科学和解剖学观念认为，肛门外括约肌的皮下部和深部前后方无附着点，只有浅部的后方附着于尾骨。近年来的研究逐渐显示，外括约肌各部的附着点非常广泛，按照括约肌肌力的作用方向可以分为后方附着点：肛尾韧带、尾骨尖两侧、肛门尾骨沟处皮肤；前方附着点：会阴中心腱、肛门和阴囊皮肤、尿道球中隔、球海绵体肌；侧方附着点：会阴浅横肌、两侧坐骨结节。肛门括约肌在排便节制中的重要作用与其附着点的完整保存有密切的关系，如果切断外括约肌的后部会造成肛门向前方移位并丧失括约功能，故在肛瘘或肛旁脓肿等手术中应尽量避免在后正中切口，避免肛尾韧带损伤。

1980 年埃及学者 Shafik 根据肌束方向、附着点和神经支配不同，将肛门外括约肌分为三个 U 形肌襻，即尖顶襻、中间襻、基底襻，基本上得到学术界的公认。① 尖顶襻：为外括约肌深部与耻骨直肠肌融合而成，绕过肛管上部的后面，向前止于耻骨联合，由肛门神经(痔下神经)支配。② 中间襻：即外括约肌浅部，绕过肛管中间的前面，向后止于尾骨尖，由第 4 骶神经的会阴神经支配。③ 基底襻：即外括约肌皮下部，绕过肛管后侧侧面，向前止于近中线的肛管皮肤，支配神经为肛门神经。

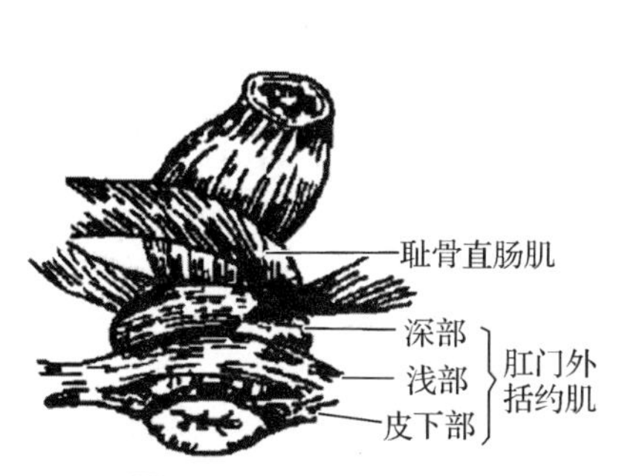


**图 1－14　肛门外括约肌**

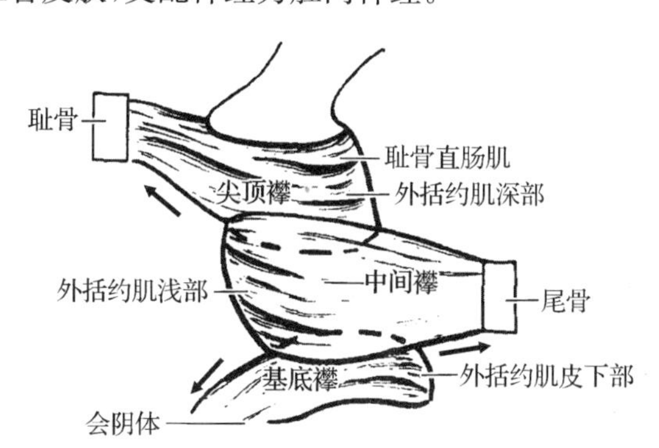


**图 1－15　肛管外括约三肌襻系统**

三肌襻的重要生理作用表现在闭合肛管、蠕动性排便和单襻节制三方面。① 闭合肛管：由于三个肌襻肌束方向的明显不同，收缩时三个肌襻各以相反的方向压缩和闭合直肠颈和固有肛管。② 蠕动性排便：由于三个肌襻的各自支配神经不同，故可以交替收缩，向下推移粪便，将粪便排出体外。如果要中断排便，则肛门外括约肌三肌襻可以产生逆向蠕动。③ 单襻节制：由于肛门外括约肌的三个肌襻各自有其独立地附着点、肌束方向和约束神经，并且分别包在各自的筋膜鞘内，任何一个肌襻均能独立的执行扩约功能，除非三个肌襻全部破坏，只要保留一个肌襻，就不会出现大便失禁，故有人提出了“单襻节制学说”。如果能够将三个肌襻分离，单独切断其中任何一襻，对肛门自制功能并无严重影响。但也有人对三肌襻学说提出否定。

外括约肌是受脊神经支配的随意肌，排便时可随便意舒张，排便后可人为地收缩，使残便排净。当直肠内蓄存一定量的粪便，产生便意后，如无排便条件，外括约肌在大脑皮层控制下可随意地抑制排便，加强收缩，阻止粪便排出，并使直肠产生拟蠕动，将粪便推回乙状结肠，便意消失。若外括约肌受损或松弛时，这种随意自控作用就会减弱。全部切断外括约肌，会引起排便部完全性失禁，失去对粪便和气体的控制。切断外括约肌皮下部和浅部，一般不影响排便的自控作用。

## 三、肛提肌

肛提肌(levator ani musculus)是一对宽阔、对称的片块,联合形成盆膈。肛提肌是随意肌,上面盖以盆膈筋膜,使之与膀胱、直肠或子宫隔离;下面覆以肛门筋膜,并成为坐骨直肠窝的内侧壁。肛提肌分为三部分:耻骨直肠肌、耻骨尾骨肌、髂骨尾骨肌,像一把倒置张开的伞,伞把相当于直肠,肛提肌像伞布呈扇形围绕骨盆下口,受第2～4骶神经的肛门神经及会阴神经的支配。其作用是两侧肛提肌联合组成盆膈,承托盆膈脏器;收缩时可提高盆底,压迫直肠帮助排便;保持肛管直肠的生理角度,增强肛门的括约功能。

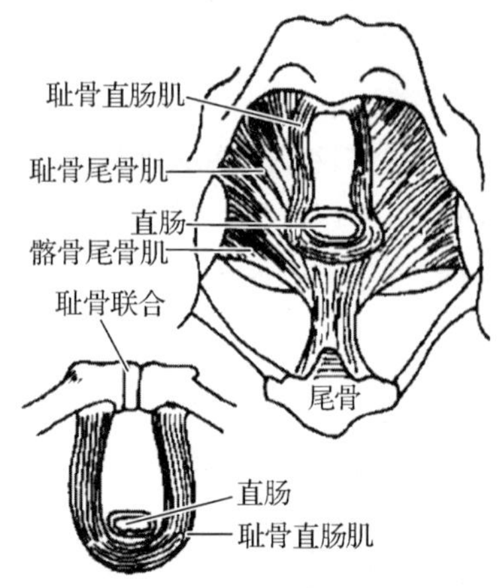


图1-16 肛提肌的构造

### (一)耻骨直肠肌

起自耻骨联合的下部和邻近耻骨,向后下方行,绕过阴道或前列腺的外侧,于肛管直肠连接处的后方,左右二肌联合成U形,像一条强壮的吊带,将肛管直肠连接部向前牵引形成肛直角。有一部分纤维与外括约肌深部联合。但是由于两者界限不清且有类似的神经支配(阴部神经),有些学者认为耻骨直肠肌是EAS的一部分,而不属于肛提肌。但目前仍存有争议。

直肠和肛管交界有两个解剖学结构:肛门直肠环和肛门直肠角。肛门直肠环这一名词最早是由Milligan和Morgan提出,其是围绕肛门直肠交界的一个强壮的肌肉环,代表括约肌的上端和IAS上缘。尽管它缺少胚胎学的重要性,但肛门直肠环是体检时容易识别的肛管边界,并且具有临床相关性,脓肿或是肛瘘手术切断这一结构会不可避免地引起肛门失禁。肛门直肠角被认为是耻骨直肠肌U形悬带围绕肛门直肠交界的解剖学构型的结果。肛门括约肌负责关闭肛管用来保留气体和液体粪便,而耻骨直肠肌和肛门直肠角的作用则是用来保持黏稠粪便的排便节制。

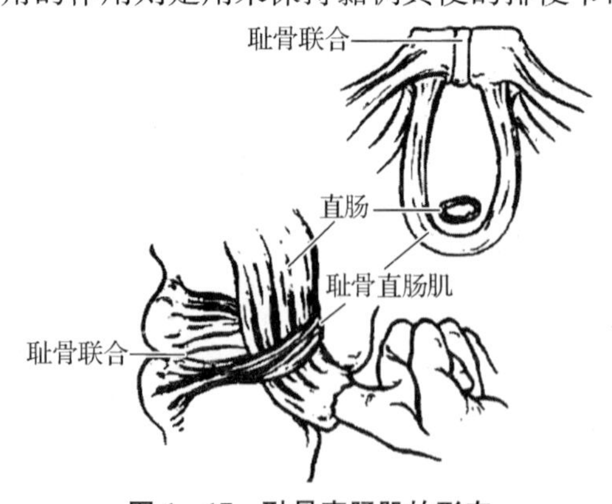


图1-17 耻骨直肠肌的形态

耻骨直肠肌的作用有两个：一方面，它提托支持着肛管直肠，使肛管直肠固定于一定位置和角度，对粪便下降起着机械屏障作用。另一方面，它收缩可将肛管向外向上提拉，使肛管张开，粪便排出；它舒张可使肛管紧闭，暂时使粪便蓄存，从而随意控制排便。若手术中误伤耻骨直肠肌，可发生肛管后移、肛门失禁和直肠脱垂，所以手术中不能切断耻骨直肠肌。

## (二) 耻骨尾骨肌

耻骨尾骨肌简称耻尾肌，是肛提肌中最大最重要的肌肉，也是盆底肌重要的肌肉之一，其于耻骨支后面，向上向内向后围绕尿道及前列腺或是阴道。有的纤维在内外括约肌之间交叉，止于会阴，但大部分纤维在内外括约肌之间止于肛管两侧。向后与对侧结合，最后止于骶骨下部和尾骨。其又分为提肌板、肛门悬带两部分。

**1. 提肌板(levator plate)** 又分为内、外两部分，其内部称为提肌脚，提肌脚的内缘呈 U 字形，围成提肌裂隙，借裂隙韧带相连。提肌脚的后方有肛尾缝(ACR)，是左右肛提肌缝纤维的交叉线。因此，两侧肛提肌不是分隔独立的存在，而是呈“二腹肌”样，可同时收缩，肛尾缝在排便过程中起重要的作用，因肛尾缝如同“宽紧带”一样。提肌脚收缩时变窄拉长，使提肌裂隙扩大，拉近裂隙韧带，间接地开放直肠颈内口，使直肠膨大部分的粪便进入直肠颈内。

**2. 肛门悬带(anal suspensory sling)** 又称肛管悬带，因提肌板在提肌裂隙的周缘急转向下形成垂直方向的“肌轴”，故称肛门悬带。肛门悬带相应地向外上方回缩，向上提并扩大直肠颈和解剖肛管。外括约肌皮下部也被拉至内括约肌下端的外侧，肛门便张开，以利排便。

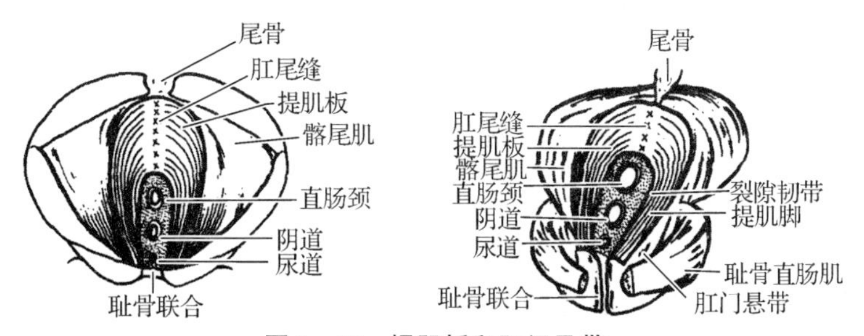


**图 1-18 提肌板和肛门悬带**

## (三) 髂骨尾骨肌

髂骨尾骨肌简称髂尾肌，起于坐骨棘内面和白线的后部，向下向后与对侧结合，止于尾骨。其前部肌束在肛尾缝处与对侧相连；中部肌束附着于肛门和尾骨之间的肌束，附着于髂骨下端，向下向后与对侧联合，组成盆膈的前部。

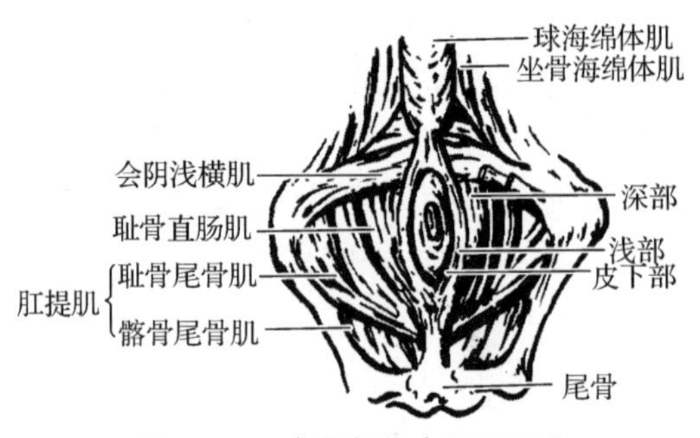


图 1－19 会阴部肌肉(下面观)

## 四、肛管直肠环

肛管直肠环(anorectal ring)在临床检查上十分重要。它不是一块独立的肌肉，是由外括约肌的浅层、深层及肛提肌的耻骨直肠肌和内括约肌的一部分组成的肌环，在直肠下端后方及两侧，对肛门有括约作用。此环如绳索，后者比前部发达，前部比后部稍低。如患者吸气并收缩肛门时，此环更为明显。以示指伸入肛管内反复检查，可以确定其位置，并可以发现此环呈 U 字形。在肛门后方明显，两侧稍差，前侧则部明显。熟练地掌握肛门指诊，确定肛管直肠环的部位、病变，在临床上十分重要。此环的括约肛门功能，在高位肛瘘的诊断和治疗上有重要意义。手术中如完全切断肛管直肠环，必将引起肛门失禁。

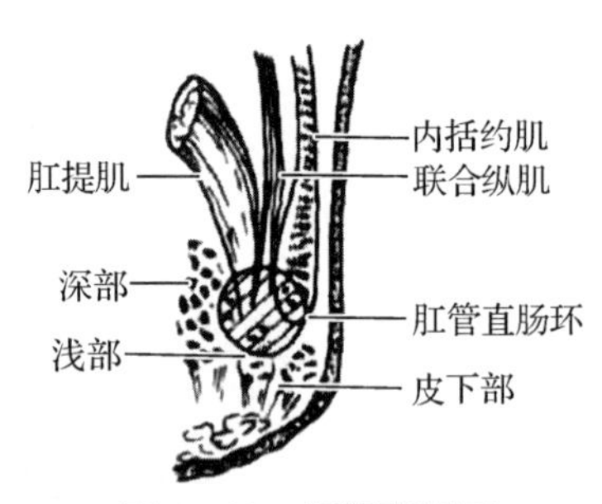


图 1－20 肛管直肠环

## 五、联合纵肌

联合纵肌(conjoined longitudinal muscle，CLM)是肌性纤维组织，其中含有平滑肌、横纹肌和弹力纤维。平滑肌纤维来自直肠壁外层纵肌，横纹肌纤维来自耻骨直肠肌。联合纵肌呈纵行，位于内、外括约肌间隙，成人长 2～3 cm，宽 0.2 cm。联合纵肌分出：内侧分支纤维、下行分支纤维和外侧分支纤维。网状肌性结缔组织纤维将外科肛管各部分连接成一个整体功能性器官。

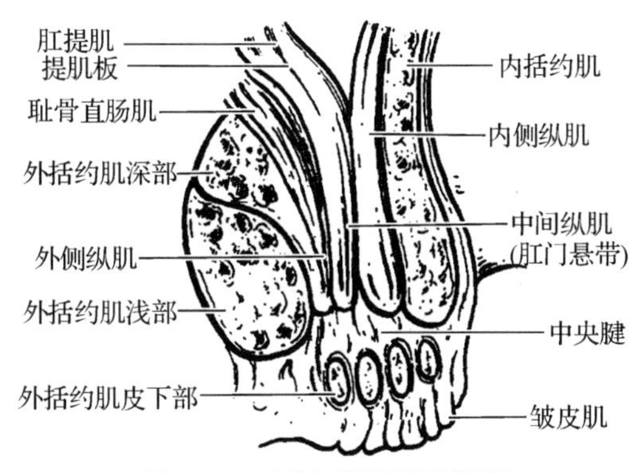


**图 1-21　联合纵肌及肌间隔**

### (一) 内侧分支

呈扇状走形，以齿状线平面为界，又分为内上支和内下支。

**1. Treitz 韧带**　是联合纵肌的内上分支纤维，曾用过“肛门黏膜肌上行纤维”和“黏膜下肌”等名称，但定名不够准确，易与黏膜肌层混淆。Treitz 曾具体描述此韧带的定位和走形，比较准确，故命名为 Treitz 韧带。此韧带来自联合纵肌的分支纤维，呈扇状穿过内括约肌入黏膜下层，与黏膜层连接，以右前、右后、左侧比较致密，其作用是固定直肠末端各层组织。此韧带纤维之间含有丰富的窦状静脉。当便秘和排便时间过长时，直肠内压增高，粪便通过直肠末端狭窄部，引起黏膜下移，Treitz 韧带松弛撕裂，使窦状静脉淤血扩张而形成内痔。

**2. 肛管悬韧带**　又称肛管皮肤外肌、黏膜肛管悬韧带。Parks 于 1956 年曾提出此肌纤维分为上、下两部分，上部为黏膜下纤维，即 Treitz 韧带；下部为肛管上皮下纤维，即肛管悬韧带，故亦命名为 Parks 韧带。长期以来争论不休的栉膜实际上就是肛管皮肤和肛管悬韧带。肛管悬韧带是由联合纵肌分支纤维构成，位于肛管皮肤和内括约肌之间，上端与 Treitz 韧带连接，下端与括约肌间隔连接。呈白色肌性结缔组织，成人长约 1.5 cm，厚 0.1 cm。

### (二) 下行分支

有括约肌间隔纤维和皱皮肌。

**1. 括约肌间隔纤维**　是联合纵肌末端向内括约肌下缘与外括约肌皮下部之间的致密分支纤维，对肛管上皮有固定作用。此间隔纤维松弛时，可使内痔发展到Ⅲ期。

**2. 皱皮肌**　联合纵肌下行呈扇状分支纤维，以多束纤维贯穿外括约肌皮下部，将皮下部分成 3～5 块，其纤维止于肛门皮下。皱皮肌有协助括约肌闭合肛口的作用。外观上可见肛口皮肤两侧有数条放射状皱襞，婴幼儿较明显。

### (三) 外侧分支

其纤维穿入耻骨直肠肌、外括约肌深部和浅部，将深部和浅部网状交织，难以分开，并以纤维筋膜包绕耻骨直肠肌和外括约肌。外侧分支纤维延伸到坐骨直肠间隙的脂肪组织内。

### (四) 联合纵肌及其分支纤维

联合纵肌及其分支纤维有参与和辅助外科肛管的功能。

**1. 固定肛管** 由于联合纵肌分布在内、外括约肌之间，把内括约肌、外括约肌、耻骨直肠肌和肛提肌联合箍紧在一起，并将其向上外方牵拉，所以就成了肛管固定的重要肌束。如联合纵肌松弛或断裂，就会引起肛管外翻和黏膜脱垂。所以有人将联合纵肌称为肛管的“骨架”。

**2. 协调排便** 联合纵肌把内、外括约肌以及肛提肌联合在一起，形成排便的控制肌群。这里联合纵肌有着协调排便的重要作用，虽然它本身对排便自控作用较小，但内、外括约肌的排便反射动作都是依赖联合纵肌完成的。所以联合纵肌在排便过程中起着统一动作、协调各部的作用，可以说是肛门肌群的枢纽。

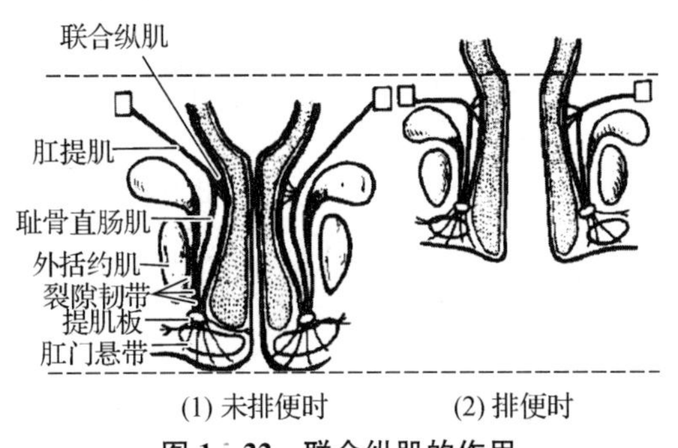


**图 1-22 联合纵肌的作用**

**3. 疏导作用** 联合纵肌分隔各肌间形成间隙和隔膜，这就有利于肌群的收缩和舒张运动，但也给肛周感染提供了蔓延的途径。联合纵肌之间共有四个括约肌间隙：最内侧间隙借内括约肌的肌纤维与黏膜下间隙相交通；最外侧间隙借外括约肌中间襻内经过的纤维与坐骨直肠间隙交通；内层与中间层之间的间隙向上与骨盆直肠间隙直接交通；外层与中间层之间的间隙向外上方与坐骨直肠间隙的上部交通。所有括约肌肌间间隙向下均汇总于中央间隙。括约肌间间隙是感染沿直肠和固有肛管蔓延的主要途径。

联合纵肌下端与外括约肌基底襻之间为中央间隙，内含中央腱。由此间隙向外通坐骨直肠间隙，向内通黏膜下间隙，向下通皮下间隙，向上通括约肌间间隙，并经此间隙可达骨盆直肠间隙。中央间隙与肛周感染关系极为密切。所有肛周脓肿和肛瘘，最初均起源于中央间隙的感染：先在间隙内形成中央脓肿，脓液继沿中央腱各纤维隔蔓延各处，形成不同部位的脓肿和肛瘘。

# 第六节　肛管直肠周围间隙

人体的组织器官之间并不是紧紧连在一起的，而是存在着一些间隔空隙，这样才能保障器官的运动和收缩。肛门直肠周围同样存在着一些间隙，保障着肛管直肠的正常活动，如排便运动。这些间隙内充满脂肪组织，容易感染发生脓肿。在肛提肌上方有骨盆直肠间隙和直肠后间隙等，下方有坐骨直肠间隙和肛门后间隙等。

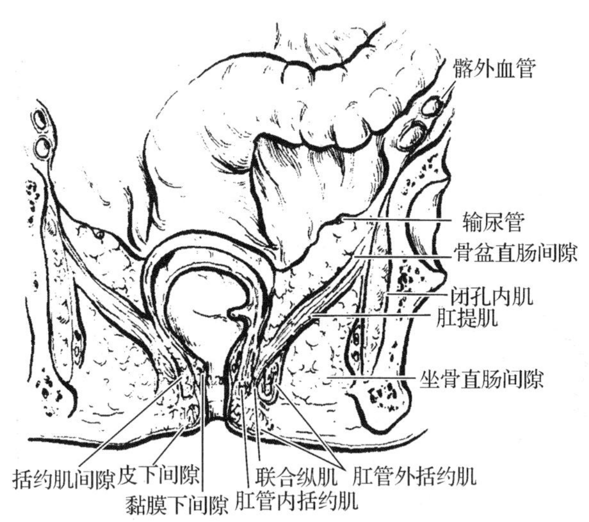


**图 1－23　肛管直肠周围的间隙(冠状面)**

## 一、肛周感染的总源头——括约肌间隙、中央间隙

从肛瘘外科角度来看，肛周各肌肉或筋膜之间的疏松结缔组织区是肛周脓肿的好发地，故均称为外科间隙。联合纵肌位于肛门内、外括约肌之间的纤维肌性组织，临床上称此区为括约肌间间隙，其下端的中央腱称中央间隙。该二间隙与肛门直肠壁紧邻，组织疏松，纤维纵横，淋巴组织丰富，血管神经稀少，与感染有牵连的胚胎上皮碎屑常残留于此。间隙内的肛腺及淋巴管直接与肛一直肠相通，病菌常可经此途径入侵。因此，括约肌间间隙与中央间隙是病菌感染的温床、肛周脓肿的原发地、肛瘘形成的总源头，在肛瘘外科中是一个重要的解剖部位。Eisenhammer(1978)曾强调指出，括约肌间脓肿作为原发性脓肿，在肛周脓肿中约占 87%，90%以上的其他肛周脓肿均继发于此。

### (一) 括约肌间间隙

括约肌间间隙(interspHineter spate)有四个，纵行，位于联合纵肌三层之间。

**1. 内侧纵肌内侧隙**　位于内侧纵肌与内括约肌之间，该间隙借穿内括约肌纤维与肛—直肠黏膜下间隙交通。

**2. 中间纵肌内侧隙**　位于中间纵肌与内侧纵肌之间，该间隙向上与骨盆直肠间隙直接交通，是骨盆直肠间隙感染蔓延的主要途径。

**3. 中间纵肌外侧隙**　位于中间纵肌与外侧纵肌之间，该间隙外上方与坐骨直肠间隙的上部交通。

**4. 外侧纵肌外侧隙**　位于外侧纵肌与外括约肌浅部之间，该间隙借穿外括约肌浅部的纤维与坐骨直肠间隙交通。

上述四个括约肌间间隙向下均汇总于中央间隙。

## （二）中央间隙

中央间隙（central space）位于联合纵肌下端与外括约肌皮下部之间，环绕肛管下部一周。间隙内有联合纵肌的中央腱。中央间隙借中央腱的纤维隔直接或间接地与其他间隙交通。向外通坐骨直肠间隙，向内通黏膜下间隙，向下通皮下间隙，向上通括约肌间间隙并经此间隙与骨盆直肠间隙交通。中央间隙与肛周感染关系极为密切：间隙内脓液可沿上述途径蔓延至其他间隙；反之，来自其他间隙的脓液在未流向皮肤和肛管之前均先汇总于中央间隙。

关于病菌如何侵入中央间隙，这与该处的肛管皮肤的解剖特点有关：① 此处皮肤借纤维腱与中央腱直接相连，较强硬，乏弹性；② 皮肤深面是内括约肌下缘与外括约肌皮下部之间的间隙，缺乏肌肉支持，因此与中央间隙相邻的肛管皮肤最易外伤感染（如硬便擦伤）。细菌侵入中央间隙后，感染可短期局限于该间隙内，如果此时被忽视或误诊，即可发生向其他间隙蔓延的可能，特别是在排便和自制作用下，肛门肌肉频繁收缩会加速感染扩散。因此，对中央间隙感染应正确诊断，早期引流，防止扩散。

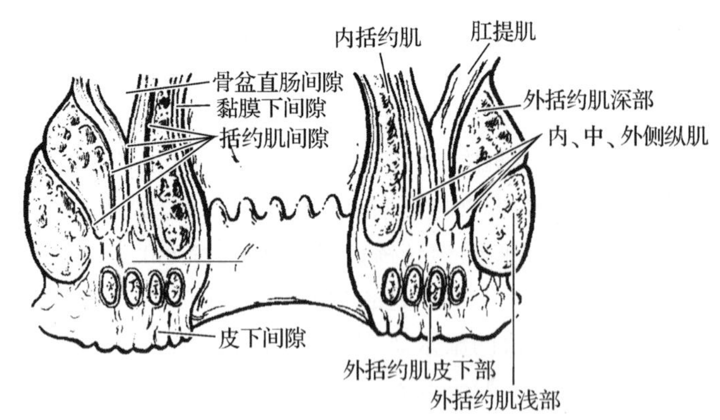


**图 1－24　中央间隙与括约肌间隙**

## 二、肛周感染播散的间隙解剖学

### (一) 肛-直肠周围间隙的位置

**1. 骨盆直肠间隙**　位于肛提肌上方直肠两侧，因其位置较深，而其顶部和内侧又为软组织，故一旦积脓，虽量大亦可不被发觉。多数学者认为骨盆直肠间隙与坐骨直肠间隙相交通，前者感染可通过后者蔓延至肛周皮肤。Shafik(1976)不同意此说法，他指出，上述二间隙间无直接交通，骨盆直肠间隙感染只能通过内侧纵肌肌和中间纵肌之间的括约肌间间隙至肛周皮肤。来自骨盆直肠间隙的脓液沿括约肌间间隙先至中央间隙，再从中央间隙至坐骨直肠间隙。

**2. 直肠后间隙**　位于直肠后方和骶骨前面，上为腹膜，下为肛提肌。间隙内含骶神经丛、交感神经支以及骶中血管和痔中血管等。

骨盆直肠间隙和直肠后间隙均位于肛提肌上方，属肛提肌上间隙。

**3. 黏膜下间隙**　位于肛管黏膜与内括约肌之间，向上与直肠的黏膜下层连续。间隙内有黏膜下肌、内痔静脉丛与痔上动脉的终末分支，其下部与中央腱的纤维相混。黏膜下间隙借穿内括约肌的联合纵肌纤维与括约肌间内侧间隙相交通。

**4. 肛管后浅间隙**　位于肛尾韧带的浅面，常常是肛裂引起皮下脓肿所在的位置。一般不会蔓延至坐骨直肠间隙与肛管后深间隙。

**5. 肛管后深间隙**　即 Courtney 间隙。位于肛尾韧带的深面，与两侧坐骨直肠间隙相遇，为左右坐骨直肠窝脓肿相互蔓延提供了有利通道。

**6. 肛管前浅间隙**　位于会阴体的浅面，与肛管后浅间隙相同，一般感染仅局限于邻近的皮下组织。

**7. 肛管前深间隙**　位于会阴体的深面，较肛管后深间隙为小。

**8. 皮下间隙**　位于外括约肌皮下部与肛周皮肤之间，内侧邻肛缘内面，外侧为坐骨直肠窝。间隙内有皱皮肌、外痔静脉丛和脂肪组织。皮下间隙借中央腱的纤维隔向上与中央间隙相通，向内与黏膜下间隙分隔，向外与坐骨直肠间隙直接连续。

**9. 坐骨直肠间隙**　在肛管两侧，左右各一，其上面为肛提肌，内侧为肛管壁，外侧为闭孔内肌及其筋膜。间隙内有脂肪组织和痔下血管神经通过，其容量为 50 ml 左右。如积脓过多而致窝内张力过高时，脓液可穿破肛提肌进入骨盆直肠间隙内；坐骨直肠间隙与皮下间隙直接交通，还可沿中央腱的纤维膈与中央间隙相通，通过纵肌外侧隔或括约肌间外侧隔或外括约肌浅部肌束间纤维与括约肌间间隙交通。此间隙向后内侧经 Courtney 间隙与对侧的坐骨直肠间隙相通。

黏膜下间隙、肛管后深间隙、肛管前浅间隙、肛管前深间隙、皮下间隙、坐骨直肠间隙以及括约肌间间隙、中央间隙均位于肛提肌下方，故均属肛提肌下间隙。

### （二）肛周感染播散的走向与各间隙的关系

**1. 纵向播散** 括约肌间脓肿及中央脓肿可向上、向下播散，最常见的是向下至肛周皮下间隙，导致皮下脓肿或瘘。偶尔，脓液可向上播散进入直肠环肌和纵肌之间（壁内脓肿）呈一盲管或溃破入直肠；也有可能进入直肠壁外的骨盆直肠间隙内，形成肛提肌上脓肿或瘘，临床上称为高位肌间脓肿（瘘），较少见，其发病率：Hill 报道为 2.71%，Eisenhammer 报道为 10%，McElwain 报道为 15%。有些学者认为，这种罕见的高位肛瘘并不来源于肛腺感染或括约肌间脓肿，而来源于盆腔炎的弥漫性直肠外病变。肛提肌上脓肿位置隐深，因其顶部（盆腔腹膜）及内侧（直肠壁）均为软组织，故即便是大量积脓，平常却不易发现。虽全身感染症状明显，而局部症状轻微，因而常易误诊，脓肿最后可向肠腔溃破形成内瘘。

**2. 水平播散** 括约肌间脓肿可水平穿经外括约肌不同平面到达坐骨直肠间隙（窝），而中央脓肿可不穿肌肉，经外括约肌浅部和皮下部之间进入间隙，继发坐骨直肠窝脓肿。坐骨直肠窝位于肛—直肠两侧，呈圆锥形，其前后径平均为 6～8 cm，宽 2～4 cm，深 6～8 cm，其潜在容积为每侧 50 ml，充满脓液的脓腔上端可高出肛—直肠环平面，从外口探查瘘管可以深达 5～6 cm。坐骨直肠窝脓肿可向下播散穿透皮肤。向上经窝顶 Schwalbe 裂隙或穿透肛提肌播散至肛提肌上间隙，这是肛提肌上脓肿形成的另一途径。由于肛提肌上、下两个脓肿较大，其间连通的瘘管较细，形状如哑铃，故称“哑铃形脓肿”，此种高位继发性肛瘘诊断困难，治疗棘手。Thomsen 曾强调指出，手术治疗前需查明：肛提肌上脓肿是来源于括约肌间脓肿，抑或是继发于坐骨直肠窝脓肿。如是前者，应将脓肿直接引流进入直肠；若是后者，应经皮肤将脓肿引流至体外。

中央脓肿的脓液可水平向后穿过 Minor 三角，分别至肛尾韧带上、下方的肛管后浅、深二间隙形成脓肿。其中肛管后深间隙又称 Courteny 间隙，此处脓液可向一侧或两侧坐骨直肠窝播散，或从一侧坐骨直肠窝脓肿经此通道侵入对侧形成后蹄铁形瘘，此类肛瘘比较少见，约占 3.86%。

中央脓肿的脓液可水平向前，分别侵入会阴体浅、深面的肛管前浅、深二间隙，形成脓肿。肛管前浅脓肿一般仅局限于邻近的皮下组织，深脓肿虽然也可进入两侧坐骨直肠窝，但在临床上前蹄铁形瘘远较后者少见。

**3. 环状播散** 肛门直肠周围有许多环状的筋膜间隙，如黏膜下间隙、皮下间隙、中央间隙、括约肌间间隙，坐骨直肠间隙、骨盆直肠间隙等，这些间隙为肛瘘或脓肿的环状播散提供了条件，也为治疗增添了难度。除上述两侧坐骨直肠窝脓肿通过 Courtney 间隙可形成环状的后蹄铁形瘘以外，同样，两侧肛提肌上脓肿可经直肠后间隙形成环状播散。直肠后间隙位于骶尾及骶前筋膜前面，又称骶前间隙。直肠后脓肿常继发于括约肌间脓肿、坐骨直肠窝脓肿、直肠损伤或骶尾骨炎症，发病率为 11.7%。

由于直肠后间隙是开放的，故脓肿可向壁膜后间隙播散；向一侧或两侧肛提肌上间隙环状播散，或从一侧肛提肌上脓肿经此通道侵入对侧者，其发生率为68.4%。

# 第七节　肛管直肠周围血管、淋巴和神经

## 一、血管

肛门直肠的血管十分丰富，动脉供应主要来自直肠上动脉、直肠下动脉、骶中动脉和肛门动脉，其动脉之间有很丰富的吻合。

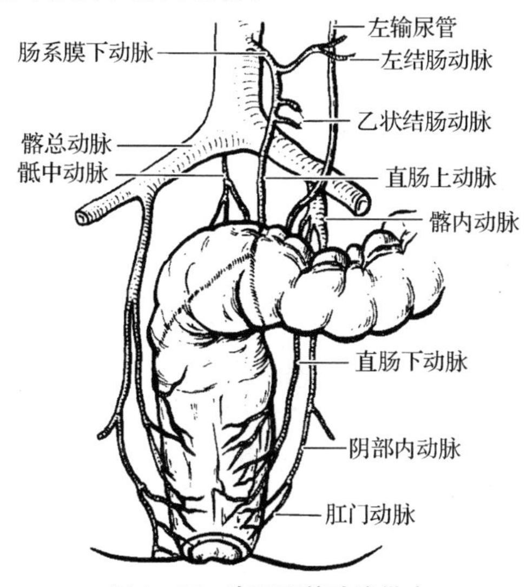


**图1－25　直肠肛管动脉供应**

### (一) 直肠上动脉

直肠上动脉或称痔上动脉，发自肠系膜下动脉末端，延续乙状结肠动脉，是直肠血管最大最主要的一支。起于乙状结肠动脉最下支起点的下方，在第3骶骨水平面与直肠上端后面分为两支。循直肠两侧穿过肌层到黏膜下层，分出数支与直肠下动脉、肛门动脉吻合。直肠上动脉在肛管上方的右前、右后和左侧(截石位3、7、11点)形成三处密集处。在晚期内痔，这些分支变大，指诊时可以在肛管上方摸到动脉搏动，也是痔手术后大出血的部位所在。

### (二) 直肠下动脉

直肠下动脉起于髂内动脉前干的一个分支，位于骨盆两侧。通常有两个或几个分支，在骨盆直肠间隙内沿直肠侧韧带分布于直肠前壁肌肉，在黏膜下层与直肠上动脉、肛门动脉吻合。直肠下动脉主要供给直肠前壁肌层和直肠下部各层。此动脉大小、分布吻合状况

极不规则，约有 10%病人的直肠下动脉较大，手术时出血如不结扎可有严重后果。

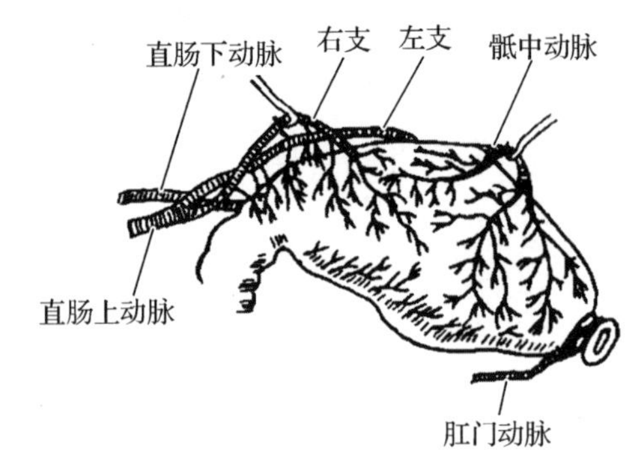


**图 1－26　直肠动脉(侧面)**

### (三) 肛门动脉

肛门动脉在会阴两侧与坐骨棘上方阴管内。起于阴部内动脉，经过坐骨直肠窝，分数支至肛门内、外括约肌及肛管末端，有的分支通过内外括约肌之间或外括约肌的深浅两部之间，到肛管黏膜下层与直肠上下动脉吻合。坐骨直肠窝脓肿或瘘管手术时，常涉及此动脉。

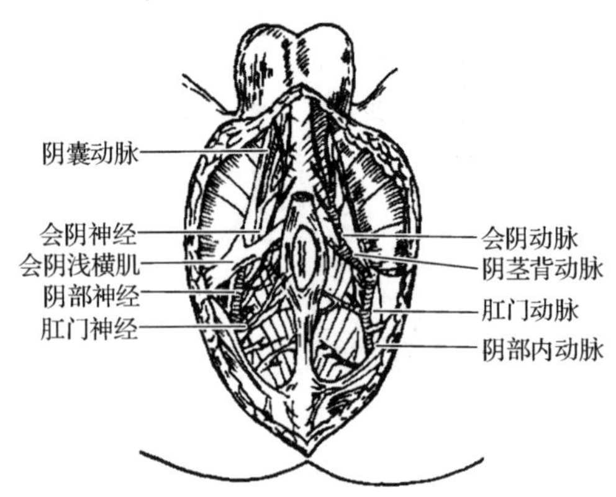


**图 1－27　肛门动脉与男子会阴动脉**

### (四) 骶中动脉

骶中动脉为单一的动脉。由腹主动脉直接发出后，沿第 4、5 腰椎，紧靠骶骨沿直肠后面中线下行。此动脉甚小，分支有时不定，对直肠血液供给的价值甚微。在外科的意义是：切除直肠时将直肠由骶骨前面下拉，在与尾骨分离时，切断此动脉有时会引起止血困难。一般手术不致造成严重出血。

### (五) 肛门直肠静脉

静脉与动脉相伴而行。以齿线为界分为两个静脉丛：痔内静脉丛、痔外静脉丛。

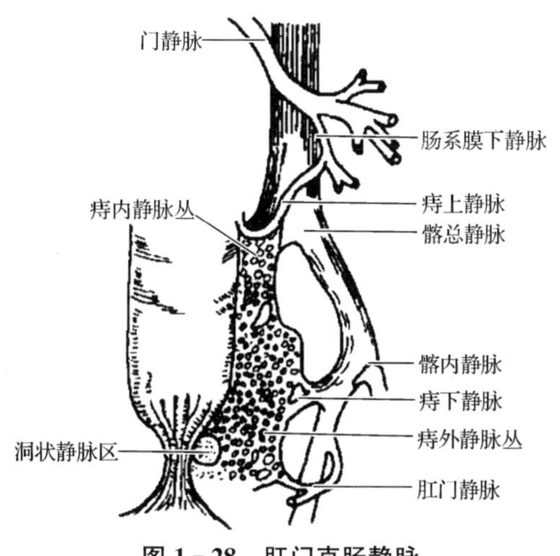


图 1－28　肛门直肠静脉

## 二、肛门直肠淋巴回流

肛门直肠淋巴组织：在齿线上方，起于直肠和肛管上部，流入腰淋巴结，属于上组；在齿线下方，起于肛管和肛门，流入腹股沟淋巴结，属于下组。

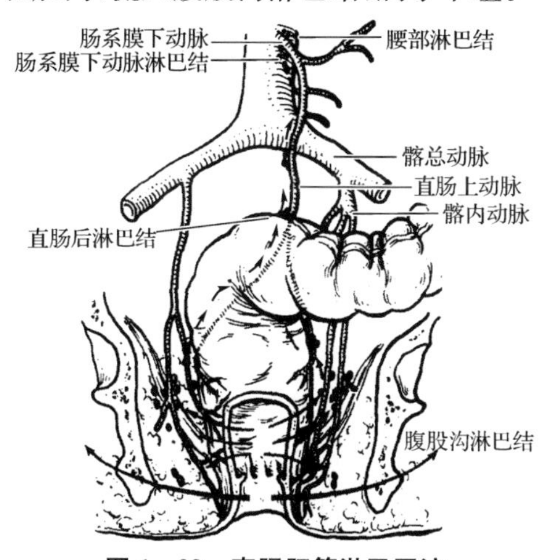


图 1－29　直肠肛管淋巴回流

### (一) 上组淋巴管

组织汇集全部直肠和肛管上部的淋巴管，向上、向两侧和向下三个方向引流。向上沿直肠上血管到直肠后方结肠系膜下部淋巴结，这些淋巴结在直肠上动脉交叉处或直肠与乙状结肠交界附近显著，称为直肠主要淋巴结，由此沿肠系膜下静脉向上，在左髂总动脉分叉处入结肠系膜上部淋巴结，然后在腹主动脉前面和两侧入腰淋巴结，向两处淋巴汇集到直肠下段的淋巴管内，并与肛管淋巴管吻合。在直肠侧韧带内与直肠下动脉并行，入髂淋巴结，然后沿髂内血管到腰淋巴结。向下的淋巴沿肛门、肛门周围皮肤和坐骨直肠窝内淋巴管，到髂内淋巴结。

### (二) 下组淋巴管

组织汇集肛管下部和肛门周围皮下淋巴管丛的淋巴回流，沿肛管壁向上经过齿线与上组吻合，使直肠淋巴管通过肛管与肛门淋巴管交通。向前沿腹股沟和股内侧入腹股沟淋巴结，然后入髂总淋巴结。

直肠癌可借上述淋巴转移，向下可经过坐骨直肠窝、肛门括约肌和肛门周围皮肤，向两侧扩散。可侵及肛提肌、髂内淋巴结、膀胱底和精囊、前列腺。在女性可侵及直肠后壁、子宫颈和周围韧带。向上蔓延侵及盆腔腹膜，结肠系膜及左髂总动脉分叉处的淋巴结，即腹腔转移。

因此肛门、直肠癌根治术，应考虑注意清除腹股沟淋巴结、盆内淋巴结、直肠周围及部分结肠淋巴结。

## 三、肛门直肠神经支配

### (一) 直肠神经

位于齿状线以上，为自立神经，由交感神经与副交感神经双重支配，称无痛区。

**1. 交感神经**　主要来自骶前(上腹下)神经丛。该丛位于骶前，腹主动脉交叉下方。在直肠深筋膜外组合成左右两支，向下走行到直肠侧韧带两旁，与来自骶交感干的节后纤维和第 3～4 骶神经的副交感神经神经形成盆(下腹下)神经丛。

**2. 副交感神经**　对直肠功能的调节起主要作用，来自盆神经，含有连接直肠壁便意感受器的副交感神经。直肠壁内的感受器在直肠上部较少，愈往下部愈多，直肠手术时应予以注意。第 2～4 骶神经的副交感神经神经形成盆神经丛后分布于直肠、膀胱和海绵体，是支配排尿和阴茎勃起的主要神经，所以亦称勃起神经。在盆腔手术时，要注意避免损伤。

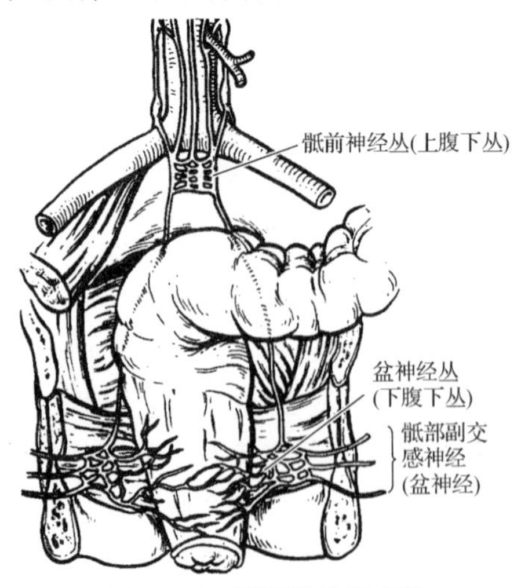


图 1－30　直肠的神经支配

### (二) 肛管神经

位于齿状线以下，其感觉纤维异常敏锐，称有痛区。主要的神经分支有肛门神经、前括约肌神经、会阴神经和肛尾神经。在这组神经中，对肛门功能引起主要作用的是肛门神经。肛门神经起自阴部神经(S2～S4 后支组成)，与肛门动脉伴行，通过坐骨直肠窝，分布于肛提肌、外括约肌以及肛管皮肤和肛周皮肤。

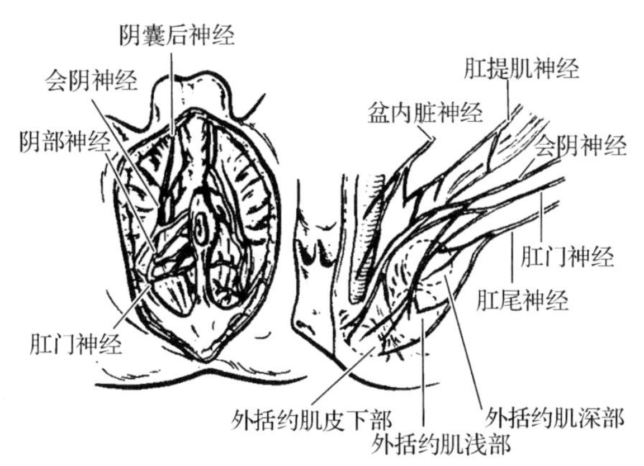


**图 1－31　肛管的神经支配**

肛管和肛周皮肤神经丰富，痛觉敏感，炎症或手术刺激肛周皮肤，可使外括约肌和肛提肌痉挛收缩，引起剧烈痛苦。因此，肛门部手术应尽量减少皮肤和外括约肌损伤，减少缝线、结扎或钳夹等刺激，以免手术后疼痛。肛周浸润麻醉时，特别是在肛管的两侧及后方要浸润完全。肛门神经是外括约肌的主要运动神经，损伤后引起肛门失禁。

## 第八节　肛管直肠的自制机制

### 一、排便机制

排便是一种反射性运动。当粪便进入直肠时，粪便对直肠的充盈间接地刺激了耻骨直肠肌肉内牵张感受器，其冲动沿着骶神经或是盆神经、腹下神经的传入纤维传至排便中枢，位于骶髓中的排便中枢发出冲动沿盆神经的副交感神经纤维传出，引起降结肠、乙状结肠和直肠收缩，肛门内括约肌松弛，肛直角伸直，肛管直肠呈漏斗状使粪便排出体外。直肠排空后肛门内括约肌可发生反射性收缩。在正常情况下，排便反射是在大脑皮层的控制下进行的，直肠内的充胀刺激引起的传入冲动同时还上传至大脑皮质高级中枢，在大脑的参与下，其下传冲动可以加强骶髓排便中枢的活动，同时还可以使机体的部分骨骼肌加强收缩(如腹肌、膈肌等)，腹内压增加，促使排便。如果此时环境情况不允许，大脑皮质下传的冲动可以抑制骶髓排便中枢的活动，使肛门括约肌收缩加强，结肠壁肌肉舒张，暂缓和抑制排便动作。如果中枢神经系统受损或骶髓排便中枢与外周仍然可以发生，但动作往往变得无力和不完全，而且不能受到意识的控制。

正常成年人如果直肠内大约有 100 ml 粪便（即直肠充盈 25%）或直肠内压力增加至 2.4 kPa 时，便可产生便意。但是要达到非要排便不可的程度，直肠内容量或直肠压力必须在此基础上增加 3 倍。直肠的每次充盈都能产生暂时的便意，如果此时脊髓以上的中枢神经系统对脊髓排便中枢不抑制并易化其作用，肛门外括约肌和骨盆直肠肌则舒张，排便动作随之发生。正常人排便时，结肠远端和正常的纵行肌舒张，此时膈肌下降到深呼吸位置，腹肌收缩，腹腔内压力增加（可达到 13.3～26.7 kPa）。升高的腹腔内压有双重作用，即刺激肛提肌和压迫直肠协助排便。肛提肌收缩以后使其原来呈漏斗状形变为扁平、抬高，向外侧牵拉裂隙韧带，拉开肛管上方入口；而肛门悬韧带外移可以提起肛门外括约肌并打开肛管下方的出口。联合纵肌收缩时可以使肛直角变钝甚至消失，以利于粪便排出。

对肛门顺应性的研究说明在排气时所需要的直肠压力较低，真正的肛门静息压（指没有任何异物在肛管内时的肛门静息压）要比肛门测压时测得的压力低得多，因此气体通过时只需要肛管略扩张即可，在粪便通过时需要较高的直肠压力以使肛门括约肌进一步扩张。

粪便的形态和硬度对排便也有影响。排出一个固体球状物所需要的时间与球状物的直径呈反比。从直肠内排出体积小而硬的粪便要比大而软的粪便更费力。其原因很可能是小的粪便较难产生足够的直肠压力。有研究表明，理想的粪便直径在成人约为 2 cm。

主观意识能够易化或者抑制排便动作，这是大脑皮层高级中枢对延髓和脊髓内的排便中枢具有调控作用的结果。在主观意识抑制排便时，盆膈横纹肌和肛门外括约肌收缩，粪便暂时存留在直肠内，直肠壁张力降低，使排便反射的刺激减弱或是消失。临床上慢性肛裂病人的肛门疼痛往往使病人惧怕排便，用意识抑制排便，可使直肠内粪便存留增多，存留时间延长。当然，大脑皮层也可以增加排便，情绪紊乱、严重的惊吓和恐惧等可使肠蠕动增加，部分人可以出现暂时性的大便失禁等。此外，长时间抑制排便也可以使直肠对粪便刺激的敏感性降低或消失，使粪便在直肠、乙状结肠和降结肠等处存留时间延长，水分被吸收过多，粪便干燥，这也是便秘产生的原因之一。当然，排便也可以建立反射，在日常生活中养成按时排便的习惯，对于避免便秘，减少肛管、直肠疾病的发生极为有利。

## 二、排便的节制机制

排便的节制机制是指延缓排便、鉴别排出物性状以及保持在睡眠状态下控制排便的综合能力。有很多因素可影响排便的节制功能，如：直肠的容量、顺应性和耐受性，远端结肠的蠕动能力，粪便的容量和黏稠度，肛门括约肌、肛直角、肛门直肠的感觉和直肠抑制反射等，这些因素的综合作用决定了排便的节制能力。

### （一）贮存节制

贮存节制又称为结肠节制，主要是指结肠和乙状结肠有适应性反应，延缓肠内容物的通过，调节肠腔内压力，参与排便的节制能力。研究发现，正常人直肠内粪便容量明显增加时，肠腔内压力轻微上升或者下降，以保持排便节制，这种特性亦称为直肠顺应性，其主要作用是使直肠在排便前能贮存相当容量的粪便并使排便活动延迟。正常成年人直肠顺应性约为(1.53±0.66) ml/kPa。顺应性过低可以出现排便次数增多，甚至发生大便失禁；顺应性过高可以引起慢性便秘。临床上行低位直肠前切术病人的排便失常往往是由于直肠的顺应性降低所致，即贮存作用和直肠壁的伸展性降低。全结肠切除、回肠肛管吻合术后病人的排便节制功能减退，除了粪便较稀的原因外，顺应性降低也是一个重要的原因，这种情况随着术后时间的延长，直肠顺应性会逐渐改善。

### （二）排便感觉和节制功能

排便的感觉功能缺失是部分大便失禁的重要原因之一，排便的感觉功能是指能够感觉粪便由结肠进入直肠，辨别粪便的物理性状的能力。目前认为这种感觉功能主要与直肠肛管壁内感受器和位于盆骨底部肌肉内感受器密切相关。

**1. 直肠肛管壁内感受器**　直肠肛管壁内感觉神经末梢主要位于齿状线以上 10～15 mm 至肛缘皮肤，主要包括感受痛觉的游离神经末梢、感受触觉的 Messner 小体、感受冷觉的 Krause 终球、感受压觉和张力觉的 Pacinian 小体和 Mazoni 小体、感受摩擦觉的 Genital 小体等。在不同的部位，神经末梢和感受器的密度有明显的差异。Gould 等发现游离无包膜的神经末梢在齿状线处较多。Kadanoff 等报道有 2/3 的感受器集中分布于栉膜区，肛周皮肤的感觉神经末梢与其他部位的皮肤基本相近。这些感受器的存在对于确保局部有精细的辨别能力有一定的意义，有助于排便的节制。齿状线上 10～15 mm 以上的直肠黏膜内尚未发现有感受器，黏膜下有丰富的念珠状无髓神经纤维、神经干、Messner 神经丛和神经节细胞。过去曾认为在这些区域内存在一种上皮内神经末梢，属于直肠的牵张感受器，现在已基本否定。

**2. 直肠壁外感受器**　近年来的研究表明，直肠壁外感受器主要位于耻骨直肠肌和盆骨底组织内，是排便节制的重要感受器。在 Miles 手术后利用耻骨直肠肌残部进行肛管重建术的病人，手术后往往可以具有较好的控制排便能力，表明直肠壁外肌也具有较为精确的感觉和运动功能。Goligher 等通过对直肠脱出手术病人的观察发现，胀觉可能来自肠管周围组织。此外，在结肠肛管吻合手术后病人胀觉和内括约肌反射仍存在，推测感受器可能存在于直肠壁外的耻骨直肠肌肉。当讲话、咳嗽、深呼吸和直肠指诊时，耻骨直肠肌收缩，提示其对压力变化和牵张更为敏感。

### (三) 肛门括约肌节制

良好的肛门括约肌收缩功能是排便节制的重要基础之一，内括约肌发挥了重要作用。在正常情况下肛门内括约肌常常处于持续性紧张收缩状态，防止粪便排出，并且能够对直肠膨胀反应性松弛。当开始排便活动时，肛门内括约肌松弛时间和幅度与直肠膨胀容积成正比。肛门外括约肌也常处于收缩状态，闭合肛管，对刺激的反应是随意用力收缩，其反应性收缩可由所用力、体位改变、直肠膨胀、腹内压升高和扩张肛管等所引起。肛门外括约肌的紧缩力量比内括约肌高 30%～60%，最大随意收缩时间为 1～2 min。排便时肛管的扩张不是肛门外括约肌失去紧缩力的真正松弛，而主要是由于上方向下的推进力使有紧张力的肌纤维扩张和内括约肌反射性松弛所致。因此，排便也是一种抵抗外括约肌的紧张活动。

## 三、排便节制的主要学说

到目前为止，有关排便节制的确切机制尚未完全明了，人们先后提出了许多学说。

### (一) 压力区学说

肛管直肠内压测定结果显示，肛管是个高压区，其平均压力为 3.3～16.0 kPa，而直肠内平均压力为 0.67～2.7 kPa，肛管高压区的存在对排便节制提供了一个有效的屏障。研究表明维持肛门排便节制功能必需的肛管静息压不能低于 1.6 kPa，否则将出现大便失禁。肛管静息压力最高点大约在肌缘以上 2 cm 处，此处位于耻骨直肠肌下端，居肛门内、外括约肌的重叠部位，对于直肠扩张的反应最敏感和准确。肛管静息压主要由肛门内、外括约肌的静息张力维持，静息状态下肛门外括约肌和耻骨直肠肌呈持续性收缩状态，但是近年来有研究显示肛门外括约肌麻痹后肛管静息压没有明显变化，表明肛门外括约肌在排便节制中有一定作用，主要依靠主观随意性收缩，但其持续时间却极为短暂。肛管静息压的维持主要依靠肛门内括约肌，在静息状态下肛门内括约肌以 6～12 次/min 的频率收缩，呈持续性电活动，对肛管高压区的维持起主导作用。

### (二) 肛直角构型学说

在静息状态时肛管在耻骨直肠肌环的牵引下呈封闭状态，耻骨直肠肌持续性收缩而形成约 90°～100°的肛直角。由于肛直角的存在，使直肠前壁较好地覆盖在肛管上口，当在大笑、咳嗽、负重等腹内压升高情况时耻骨直肠肌松弛、伸长，肛直角逐渐变钝甚至完全消失，盆底下降，直肠肛管呈漏斗状，以利于粪便排出。临床上可以见到耻骨直肠肌薄弱可导致出现会阴下降综合征，在会阴下降和某些特发性肛门失禁的病人可以发现静息和排便时肛直角均明显变钝，进一步表明肛直角的构型在排便节制中的重要作用。有研究发现部分人排便时通过耻骨直肠肌抑制反射使肛直角扩大；还有部分人并不出现抑制反射。据此可以将人群的排便活动初步分为两种类型：一类是耻骨直肠肌很容易抑制，排便快而不费力；另一类是由于耻骨直肠肌不易被抑制，排便时需要较大的力量，排便较困难。

### （三）三肌襻系统学说

Shafik 根据结构和功能关系将肛门外括约肌分为尖顶襻、中间襻和基底襻三个肌襻。尖顶襻是由耻骨直肠肌和肛门外括约肌深部组成，收缩方向向前；中间襻由肛门外括约肌浅部组成，收缩方向水平向后；基底襻由外括约肌皮下部组成，收缩向前下方。每一个肌襻均可以视为独立的括约肌，并能够控制固态粪便，若能够保留一个肌襻免受破坏，一般不会发生大便失禁，但对稀便和其他的控制效果往往欠佳。

### （四）肛门海绵体学说

Stelzner 等学者将肛管下和下段直肠黏膜下的血管组织称为海绵体，具有膨胀和缩小的功能。膨胀时可以密闭肛管，发挥节制功能。这一学说的优势是比较好地解释了部分痔切除手术后病人出现的排便失禁现象，可能与手术切除了过多的海绵体组织有关。

综上所述，维持肛门自制的因素很多，它涉及随意性和非随意性自制，二者的区别点可能是粗、细之分。前者属粗控制，是指对大分粪块、固体便的控制能力；后者属细控制，是指对小粪块、稀便和排气的控制能力。保证正常肛门自制的必备条件是：① 正常的解剖结构；② 完好的直肠顺应性；③ 收缩良好和低疲劳率的横纹肌群；④ Debray 肛直抑制反射正常；⑤ 稳定的脊髓和大脑反射；⑥ 肛提肌内功能性的牵张感受器；⑦ 肛管黏膜内有足量的感觉神经末梢；⑧ 正常大小的肛垫。

# 第二章

# 肛瘘的诊断

我国是认识"瘘"最早的国家。其病名最早见于《山海经》，如"食者不痛，可以为瘘"，以后《庄子》、《淮南子》、《周易》、《黄帝内经》中均有"瘘"的记载，都是形容本病脓水渗溢的症状。《神农本草经》首次将本病命名为痔瘘。肛瘘之名则见于清《外证医案汇编》，近百年来采用此名称。现代医学称之为 fistula，来源于拉丁文，意为芦管、水管，以形态作为命名，这是形容两端有空的管子。通常外科对瘘的解释是连接两个开口于上皮组织的肉芽管道。如果管道的一端不是开口于上皮组织，或只有一端开口者，称为"窦道"。肛瘘一端开口于肛窦、一端开口于肛门周围皮肤，中间是纤维组织形成的肉芽组织管道。这是一种典型的瘘，因为是位于肛管和肛门周围，所以"肛瘘"是非常贴切的名称。其实它与直肠并无牵连。有时因为内口过于宽大，瘘管内积蓄的脓液压力过大，可以冲破内口，排出脓液并因内口部皮化的关系形成难以闭合的排脓出口，因而始终未穿破肛周皮肤。这种形式原则上应该属于窦道之列，但是由于发病原因和治疗都与典型肛瘘相同，所以习惯上仍然列入肛瘘的范畴。

肛瘘是肛门周围脓肿的慢性化阶段，是由于肛腺感染引起的一种特定的疾患，所以称之为"腺源性肛瘘"。如果原发病灶不是因为肛腺感染而是继发于其他病因的肛门部瘘管，则不能算作是真正的"肛瘘"。尽管在一些教科书或是其他专著上常常把这些不同原因引起的肛门部瘘管列入肛瘘的分类当中，但是诊断和治疗上二者不能混为一谈。在那些非腺源性感染者使用瘘这一名称时，应与肛瘘一词之前加限定词，以示区别。

## 第一节　肛瘘的病因病理

### 一、肛瘘的病因

#### （一）肛瘘的中医学病因

中医认为肛瘘的形成为湿热余毒不尽，蕴结不散，血行不畅所致。具体如下：

**1. 外感六淫**　如《河间六书》记载："盖以风热不散，谷气流溢，传于下部，故令肛门肿满，结如梅李核，甚至乃变而为瘘也"。元代朱震亨《脉因证治》中说："因虫就燥也。乃木乘火势而侮燥金，归于大肠为病，皆风、热、燥、湿为之也。盖肠风、痔漏总辞也……是风、燥、湿、热四气而合。"李东垣曰："饱食、用力、房劳，脾胃湿热之气下迫……赘于肛门而成痔。盖为病者，皆是湿、热、风、燥四气所伤，而热为最多也。"故明代徐春甫在《古今医统大全》中总结前人所论，得出"痔漏总为湿热风燥四气所成"之结论，即肛门直肠疾病常见的发病因素有风、热、燥、湿。

风：风邪可引起下血。

热：凡热积肠道，耗伤津液，热与湿结，蕴于肛门导致肛痈肛瘘。

燥：导致肛门直肠疾病者多为内燥。常因过食辛辣、炙煿之品，燥热内生，耗伤津液，肠失濡润。

湿：湿有内外之分。外湿多因久居潮湿之地；内湿多因饮食不节，损伤脾胃，运化失司所致。湿性重着，常先伤于下，故肛门病中因湿而发病者较多。湿与热结，蕴于肛门，经络阻塞，气血凝滞，热胜肉腐，易形成肛瘘。

**2. 劳逸失当**　正常的劳动和休息有助于气血疏通，增强体力，不会致病，只有在过劳、过逸的情况下，才能成为致病因素。

若长期负重远行，或久站、久坐、久蹲，均可诱发痔疾的产生。《医门补要》说："盖劳碌忍饥，或负重远行，及病后辛苦太早，皆伤元气，气伤则湿聚，湿聚则生热，热性上炎，湿邪下注，渗入大肠而成漏，时流脓水。"

若过度安逸，缺乏活动，也可使气血不畅，脾胃功能呆滞，机体抵抗力下降而产生肛肠疾病。如恣情纵欲，房劳过度，每易耗伤肾精，除了可产生腰膝酸软、眩晕耳鸣、遗精滑浊、月经不调等病外，也可出现痔疮下血、大便秘结、肛门疼痛等肛肠疾病。《外科启玄》说："夫痔病，滞也，盖男女皆有之。富贵者因于酒色，贫贱者劳碌饥饱，僧道者食饱而久坐。"

**3. 饮食不节**　主要指饥饱失常和饮食偏嗜。

(1) 饥饱失常：饮食以适量为宜，过饥过饱都会发生疾病。过饥则由摄食不足而致气血生化之源不足，气血得不到足够的补充，久则亏损而为病。目前，人们的生活水平普遍偏高，这种现象已极少存在。但因其他疾病而致脾胃虚弱、饮食减少、气血不足的病证，可导致腹泻、脱肛、痔疮等肛肠疾病的发生，临床上还屡见不鲜。

过饱即饮食过量，超过机体的消化能力，也会导致脾胃的损伤，产生肛肠疾病。《素问·生气通天论》说："因而饱食，筋脉横解，肠澼为痔。"《素问·痹论》说："饮食自倍，肠胃乃伤。"过饱以后，易致静脉壅滞，久则扩张成痔。故《东医宝鉴》说："盖饱食则脾不能运，食积停滞大肠，脾土一虚，肺金失养，则肝木寡畏，风邪乘虚下注，轻则肠风下血，重则发为痔瘘"。

(2) 饮食偏嗜：饮食要适当调配，才能起到全面营养人体的作用。若任其偏嗜，则易引起部分营养物质缺乏或机体阴阳的偏盛偏衰，从而发生疾病。如过食生冷，则易损伤脾阳，寒湿内生，发生腹痛、泄泻等证；若过食肥甘厚味，以致湿热痰浊内生，气血壅滞，常可发生痔疮下血、肛痈等病证。《素问·生气通天论》说："膏粱之变，足生大丁"。若过食辛辣刺激性食物如葱、蒜、辣椒，或嗜酒无度，易产生便秘、肛门疼痛。

**4. 内伤七情** 七情，即喜、怒、忧、思、悲、恐、惊七种情志变化，属于精神致病因素。在一般情况下，七情是人体对客观外界食物的不同反应，属正常的精神活动范围，并不致病。只有突然强烈或长期持久的情志刺激，才能影响人体的生理，使脏腑气血功能紊乱，导致疾病的发生。人的情志活动与内脏有着密切的关系，因为情志活动必须以五脏精气作为物质基础，才能表现出情志的变化。故《素问·阴阳应象大论》说："人有五藏化五气，以生喜怒悲忧恐。"不同情志变化，对内脏有不同的影响，继而产生各不相同的肛肠疾病。

**5. 体质虚弱**

(1) 禀赋不足：先天发育不全、气血虚弱之患儿，常可发生腹泻、脱肛。另外，痔疾可能还与遗传因素有关。《疮疡经验全书》说："人生素不能饮酒也患痔者，脏虚故也。也有父子相传者。"即指出痔疾可能还与脏腑本虚(先天不足)和遗传因素有关。

(2) 后天不调：后天失调因素所致的气虚、血虚、气血两虚、血瘀均可产生肛肠疾病。

**6. 痔久不愈成瘘** 《诸病源候论》有云：痔久不瘥，变为瘘也。又如《疡科选粹》：痔疮绵延不愈湿热瘀久，乃穿肠透穴，败坏肌肉，销损骨髓，而为之漏焉。《仁斋直指》云：痔久不愈，必至穿穴，疮口不台，漏无已时，此则变而为瘘矣。虽然朱丹溪认为：痔与漏治法不同。但"久痔成瘘"的说法仍长期为古代医家所认同。

**7. 由肛痈发展** 《医宗金鉴·外科心法要诀》说："漏，大多由肛门痈发展而来。患部破溃，流脓血，黄水，日久患部形成孔窍，转而结成瘘管，不易痊愈。"

以上病因既可单独致病，亦可合并致病，或互为因果，使病情复杂化，因此，审证求因时要全面分析。

### (二) 肛瘘的西医学病因

**1. 肛瘘与感染**

(1) 肛腺感染：肛腺开口于肛窦，肛窦的开口又向上呈漏斗状，发生腹泻时，粪便擦伤肛瓣也可引起肛窦炎，肛腺继发感染，特别是肛腺囊肿更易因阻塞而感染。正常肛隐窝较浅(1～2 mm)，异常肛隐窝可深达 3～10 mm，容易潜伏细菌而引起隐窝炎，形成肛周脓肿溃破成瘘。约 95%的肛瘘由肛腺感染引起，80%的肛瘘内口在肛管后侧肛窦内。由此可见，人类后侧肛窦易因便秘、腹泻等导致肛窦损伤，异物、粪便潴留而引起肛窦炎，继发肛腺感染。1981 年 Adams D 等研究总结了 133 例肛瘘病人，其中大部分肛瘘是由隐窝感染引起，肛瘘内口在隐窝处者 117 例。他们对其中 80 例进行手术治疗，53 例保守治疗，结果保守治疗患者很快复发。Snefer 观察了 52 例肛瘘患者，发现其隐窝异常加深，并形成肥厚的不规则齿状线。而 Ponson AE 等检查了 5 例肛瘘患者，通过组织学和病原学的检查证实与肛腺上皮样化有关，因此而形成的肛瘘称为原发性肛瘘。

(2) 中央间隙感染(central space infection)：中央间隙感染学说认为肛周脓肿和肛瘘形成的第一阶段是在中央间隙先形成脓肿，然后沿纤维隔蔓延，向下至皮下间隙形成皮下脓肿，向内形成瘘管入肛管，向外至坐骨直肠窝形成坐骨直肠窝脓肿，向上经括约肌间隙形成括约肌间脓肿，再沿此间隙向上可达骨盆直肠间隙，形成骨盆直肠脓肿。Shafik(1980)据肛门解剖和排便机制的研究提出病菌侵入肛周组织的门户不是肛隐窝，而是破损了肛管上皮；不是肛门腺感染形成括约肌间脓肿，而是在中央间隙内最先形成中央脓肿，继而向四周蔓延形成肛瘘。目前已研究证实：大约 10%的正常人的黏膜深层发现有上皮细胞，该细胞被认为是胚胎期肛直窦(anorectal sinus)的遗迹。肛直窦是由原肛和后肠套叠而成，若出生后继续保留或部分闭合，可在肛区黏膜下出现上皮样管状物，即所谓"肛腺"。由于肛直窦最终会闭合而消失，故肛腺不是人人皆有。当黏膜区皮肤受损后，病源菌即可与这些细胞结合进而沿括约肌间隙，侵入中央间隙。因此，Shafik 认为中央间隙是肛管、直肠脓肿的原发部位，而黏膜区上皮细胞的存在是肛瘘的致病因素。

(3) 损伤性肛门感染

① 外伤原因：Ⅰ. 机械性损伤，如枪弹贯通伤、刀伤、骑跨伤、坠落贯通伤等；Ⅱ. 肠道异物损伤，如异物吞入嵌顿入肠壁及肛管所致的局部感染、肛门镜检查等；Ⅲ. 食物刺激，摄入大量刺激性食物而损伤肠壁等。

② 肛管手术后并发症：Ⅰ. 痔结扎术；Ⅱ. 肛裂切缝术；Ⅲ. 激光或冷冻术；Ⅳ. 痔核冷冻术；Ⅴ. 各种吻合口炎症感染，如直肠癌、先天性巨结肠术后形成吻合口瘘；Ⅵ. 会阴部的手术，例如内痔注射过深或手术后感染，产后会阴缝合后感染，前列腺、尿道手术后感染等，均可波及肛门直肠引起脓肿及瘘，肛管疾病手术后可能形成慢性感染灶，在内括约肌切断或闭合性痔手术后可能形成肛瘘。

③ 肛缘疾病合并感染：Ⅰ. 肛裂是临床上的常见病，反复发生感染的肛裂可以合并皮下瘘，但是肛裂合并的肛瘘一般位于前后正中，不涉及肌肉，比较表浅，容易处理；Ⅱ. 痔一般不会继发肛瘘，但是血栓性痔溃烂感染后可形成皮下或黏膜下瘘管。

(4) 皮源性感染：肛门周围皮肤的疾患，如化脓性汗腺炎、毛囊炎、皮脂腺囊肿合并感染等，均可引起肛瘘。人体解剖学上，凡眼裂、口、鼻、尿道及肛门等开口部位附近，脂腺组织非常发达，除了有毛囊的脂腺外，还有一部分是无毛囊脂腺。无毛囊脂腺多集中发生在人类内外胚层的分界线处及其移行区，如肛管齿线区的肛腺即其中的一种。除肛腺外还有许多类型的脂腺以及胚胎上皮残留的囊状物，如 Bartholdy 小管、Meised 憩室、pHysik 小囊等。这些脂腺和小囊有时也与肛隐窝相连，一旦感染会发生肛瘘，极易与真正的肛腺感染相混淆。此外，尿道、阴道及前列腺周围腺体与肛门周围腺体同一胚胎来源，一旦这些腺体感染，也会引起肛周腺炎性反应。

（5）邻近器官疾病：如骶骨结核、骨髓炎、骶前囊肿感染切开排脓或破溃后形成肛瘘。

（6）血行感染：糖尿病、白血病、再生障碍性贫血等病，因机体抵抗能力降低，常由血行感染形成肛瘘。

（7）炎症性肠病：典型的克罗恩病的肛周表现包括复发性肛周脓肿、肛瘘、皮肤增生突起、肛管溃疡及狭窄。肛瘘常开口于肛周的皮肤，多有数个高位盲瘘和在肛管直肠环以上的瘘管。克罗恩病肛瘘在克罗恩病直肠侵犯中较为常见；溃疡性结肠炎的患者可以并发肛门周围疾病，如肛瘘、肛裂、肛周脓肿等。

（8）其他：如特殊感染（梅毒、艾滋病等）、结核杆菌感染、放射菌感染、直肠癌、多发性直肠息肉、淋巴肉芽肿等感染引起的肛瘘。

**2. 肛瘘与胚胎学** 肛瘘的发生与肛腺的先天性发育有关，即先天性因素是肛瘘发生的诱因。先天性肛瘘可能继发于胚胎的残余组织，在出生后就可以有临床表现，甚至流出脑脊液。在临床上也可以发现一些患者的肛瘘继发于先天性无肛、直肠阴道瘘、先天性肛管直肠发育不全等。在成人的肛瘘也有继发于胚胎组织。早在 1961 年 Parks 发现部分肛瘘患者在肛腺呈囊状扩大即怀疑有先天性因素存在的可能，后来 Firzagid(1985)观察 21 例肛瘘患儿有 20 例发病年龄小于 18 个月；Shafer(1987)观察 52 例肛瘘患者，发现其肛隐窝异常加深，形成肥厚的不规则的齿状线。后来有研究者对上述情况进行了胚胎学解释，因此目前多数学者认为肛瘘的发生与肛腺的先天发育异常有关。

**3. 肛瘘与免疫学** 临床上发现小儿肛瘘的发病特点：① 出生后 3 个月以内发病率最高；② 幼儿期多自然痊愈，但青春期易复发；③ 发病前有腹泻史；④ 大多数(89.2%)发生于肛门两侧(3 点、9 点)；⑤ 94%瘘管数为 1～2 个，呈单管状、浅在性、直行开口于肛隐窝；⑥男婴多见，小儿肛瘘的高发病率（72%）与早期直肠黏膜屏障功能不全有关。出生后 2 周黏膜分泌 sIgA 缺如，3～4 周肠绒毛形成，IgA 出现，一岁达正常状态，故小儿肛瘘的好发月龄（出生后 1～2 个月）恰是黏膜免疫功能最薄弱期，一岁后发病锐减或能自行痊愈。免疫学研究发现，IgM 可以防御大肠杆菌感染，可是新生儿 IgM 的含量很低，仅为成人的 1/7，因而粪便中的大肠杆菌易经黏膜侵入肛周引起肛周组织感染。另外从解剖学角度讲，肛隐窝呈漏斗状，其底部有肛腺分管开口。肛腺属顶浆分泌腺，其分泌物中含有丰富的多糖体，肛隐窝内除肛腺分泌物外，还有来自肠道的 IgA。IgA 是黏膜屏障的第一道防线，正常情况下肛隐窝内的黏液可防止异物侵入，起到抗菌作用，当人体抵抗力下降的时候，病菌即可侵入引起炎症。谷口(1985)从组织角度发现肛管自移行上皮至肛腺内有分泌 IgA 细胞，若肛管区发生炎症，则 IgA 分泌亢进，起防御作用。一旦由于炎性损害造成上皮化生，破坏了 IgA 细胞，则已入侵的细菌向纵深发展，给炎症广泛蔓延提供了条件。由此可见，肛瘘与免疫因素有关，而肛瘘的复杂性、长期性和自然愈合率低等特点，本身就说明全身或局部免疫机能低下是肛瘘发病或痊愈后复发的重要因素。

**4. 肛瘘与性激素**　1976 年 Takatsuki 提出，雄激素分泌过量可能与男性好发肛瘘有关。据临床资料统计，肛瘘以青壮年(20～40 岁)最多，儿童及老年人极少。新生儿肛瘘多在 1 岁以前发病，主要原因是与新生儿母体雄性激素和新生儿副肾雄激素较强有关。青春期人体自身性激素开始活跃，随即一部分皮脂腺，尤其是肛腺开始发育增殖，男性较女性明显。而老年人雄性激素水平下降，肛腺萎缩，肛腺感染机会减少。另外有统计还发现，肛瘘患者男性多于女性，新生儿男女之比为(8～9)∶1，成人为(5～6)∶1，但是长期以来，临床上对肛瘘在发病年龄和性别分布上出现差异的原因还未阐明。根据肛瘘发病年龄和性别的差异，高月晋等曾设想性激素是肛瘘发生的主要原因，认为肛腺与皮脂腺一样是性激素的靶器官，其发育和分泌功能主要受人体性激素的调节。随着年龄的增长，性激素水平变化，直接影响肛腺的增生和萎缩，因此由于肛腺感染而发生肛瘘的发病率也随之升高或降低。但是，肛瘘与性激素的关系目前仅属推测，尚没有证据表明肛腺分泌活动受性激素的支配，也没有肛瘘患者雄激素水平的测定报告。

近期研究资料表明，在成人男性，标志 T 淋巴细胞的免疫功能及补体系统功能的免疫学指标(E 玫瑰总花瓣形成试验、总补体、C3)均明显低于女性($P<0.01$)。老年男性，其活性 E 玫瑰花试验(Ea)及总玫瑰花试验(Et)绝对值均较老年女性为低。因此，可以认为男性的机体免疫功能要较女性弱。除此以外，男性的肛门部卫生状况要较女性为差，因男性较少有清洗肛门部的习惯，加之男性较女性生活无规律、饮酒或饮酒过度，使免疫力更易受到损害。因此肛瘘发病率的性别差异可能与免疫有关，而不是与性激素相关。

肛瘘一旦形成，之所以反复发作、经久不愈的原因主要有：① 内口与原发感染灶继续存在，脓肿虽然破溃或切开排脓，但原发感染病灶肛隐窝炎、肛腺感染仍存在，肠内容物也可以从内口继续进入；② 因肠腔中粪便、肠液和气体继续进入瘘管，形成长期慢性炎症及反复感染，使管壁结缔组织增生变厚，形成纤维性管壁，管壁难以愈合，且管道常弯曲狭窄，导致引流不畅；③ 瘘管多在不同程度穿过括约肌，局部炎症刺激可造成括约肌痉挛，妨碍管腔中脓液的引流，从而对瘘管的愈合产生了不利影响；④ 外口窄小，时闭时溃，脓腔引流不畅，脓液蓄积可导致脓肿再发，并穿破皮肤形成新的支管。

**5. 肛瘘与细菌学** 众多的研究表明，肛瘘的发生与肠源性细菌感染密切相关。Grace(1982)等分析了 165 例肛管、直肠周围脓肿脓液的细菌组成，结果发现 34 例皮肤源细菌性(包括化脓性金黄色葡萄球菌、类白喉杆菌、凝血酶阳性葡萄球菌)脓肿无 1 例继发肛瘘，而 114 例肠源细菌性(链球菌属、类杆菌属、梭状芽孢杆菌属、假单胞菌属、大肠杆菌属及其他革兰阴性厌氧菌)脓肿中，62 例(54.4%)形成肛瘘，其余 52 例中有 3 例以后形成肛瘘；10 例在同一部位再次形成脓肿，其中 5 例继发肛瘘。以上说明肠源性脓肿形成肛瘘的可能性较大。Whitehead(1982)也认为分离出肠源菌可提示肛瘘存在，同时发现有瘘的脓肿，肠源菌的检出率为 81%，无瘘的脓肿则为 43%。Frank(1985)对正常肛腺隐窝细菌进行了分析，发现 78.6%为大肠杆菌。

肛瘘肉芽肿中细菌并不多，毒力也不强。Seow-Ghoen(1992)研究了 25 例肛瘘的细菌学，从 18 例病人的肛瘘管道取出 0.1 ml 肉芽组织，分析其中的菌株，结果确实找到与肛管周围脓肿同样的肠源性细菌，但数量不多，其中 3/4 的细菌生长见于营养丰富的培养基，仅 1 例细菌生长见于稀释 108 倍的培养基，而在稀释 106 倍的培养基中均未有细菌生长。25 例的分枝杆菌培养仅见 1 例结核杆菌生长，细菌培养并未见其他特异毒力的细菌。肛瘘肉芽组织中细菌生长少于脓肿中，而脓肿中大量微生物却很少保留于瘘管中，提示慢性肛瘘的发生可能是由于各种粪便菌混入的结果。

综上所述，肛瘘的发病机制是多方面的，有成瘘性脓肿和非成瘘性脓肿，有肛腺源性肛瘘和非肛腺源性肛瘘。肛腺作为细菌侵入肛周的门户不是唯一的，尚有直肠黏膜(M 细胞、肠绒毛)和肛管栉膜上皮(括约肌间沟)。肛腺致瘘论者断言：肛瘘应全部继发于肛周脓肿。非肛腺源性肛瘘不能认为是真正的肛瘘；只有感染肛腺的开口部才能称内口，肛瘘的原发内口从不在肛隐窝之外，发生于肛腺之外的瘘口，不论是内口、外口，只能是继发口等。这些说法值得商榷。

## 二、肛瘘的病理

肛瘘形成过程有三个阶段：肛窦、肛腺感染→炎症扩散，肛门直肠周围脓肿→破溃排脓，肛瘘。约 95%的肛瘘起源于肛窦感染，即肛窦炎。肛窦的解剖特点是底部向下，向上开口于直肠盲袋。直肠内的粪便和异物容易积存于其中，因而阻塞肛门窦口，导致肛腺分泌的黏液排出不畅，此时细菌入侵、繁殖，引起肛窦感染。肛窦和肛瓣受到感染而容易产生炎症刺激，使大便次数增多，感染就不容易控制，故久之形成恶性循环。肛窦与肛瓣的炎症常刺激肛门括约肌，引起肛门括约肌痉挛，使肛门局部缺血，这又影响了炎症的吸收、消散。

当肛窦炎症继续发展，细菌经肛腺导管进入肛腺体，引起肛腺导管及肛腺体感染发炎，肛腺体内黏液排出障碍、淤积，加之细菌在其中大量生长繁殖，使之感染加剧。此时炎症直接向外扩散或经淋巴管向周围播散，引起肛门直肠周围结缔组织炎症，进而形成肛门直肠周围脓肿。

肛周脓肿经皮肤自行破溃排脓或手术切开引流后，大部分脓液排出，脓腔内压力减小，周围结缔组织增生，使脓腔缩小变细，但内口（感染肛窦）继续存在感染因素，脓性分泌物不断由外口（皮肤破溃口或切开引流口）排出，外口经久不愈，形成肛瘘。现代医学认为：肛窦是细菌入侵的门户，而引起肛周脓肿和肛瘘的真正感染灶是肛腺。因此在肛瘘手术时，不应把切开内口看作是彻底清除感染灶的方法，而应在切开内口的同时，对其周围的结缔组织进行清创、搔刮，防止遗留肛腺导管及肛腺分支，致使肛瘘复发。

肛瘘一般有内口、瘘管的主管和支管和外口三部分组成，但少数患者无外口。

### （一）内口

内口即感染源的起始部位，又称为原发性内口，多位于齿线附近及肛门直肠环上下缘，但也可在直肠或肛管的任何部位。位于肛管直肠环上缘内口的肛瘘，在数量上仅属少数，但治疗上颇为棘手。内口一般只有一个，也有两个及两个以上者，但较少见。治愈肛瘘的关键在于能否正确处理内口。

### （二）瘘管

瘘管有直有弯、有长有短，Nesselrod 认为这与会阴部淋巴回流有关。如肛门后方的感染肛窦形成的瘘管，因感染沿淋巴循肛缘弯向前方较长，故瘘管多弯曲；若肛门前方所形成的瘘管多在前方，较短而直。短的仅 1～2 cm，长的 10 cm 以上，可到臀部的外侧。肛瘘内口如引流通畅，可呈盲管。肛瘘的瘘管有主管及支管之分。

**1. 主管**　即原发性内口、继发性外口之间的主要管道。其形态、口径、走行的角度各有不同。临床上常根据其走行部位（如位于皮下或括约肌间隙等）作为临床肛瘘分型的重要指标。肛管前方肛腺感染所形成的瘘道通常在肛门前方的同侧，管道短浅且直；肛门后方的肛腺感染形成的瘘道，管道多弯向前方，较长，或浅或深。

**2. 支管**　多因主管引流不畅，或外口闭合，再次形成脓肿时脓液向周围其他部位扩散，穿透皮肤和黏膜形成空腔和盲管。如屡次复发，可形成多个支管或盲管。它的存在提示肛瘘始属单纯性，但因主管弯曲，腔内感染物质引流不畅、阻塞、重新感染，形成新的支管，使肛瘘复杂化。多个支管潜行汇合成一主管，开口于皮肤，增加手术难度，这亦是为何瘘管需多次手术却难以根治的因素之一。

**3. 管腔管壁**　瘘管腔内为感染性分泌物（即脓液、坏死组织、血性分泌物或干酪样物质等）。瘘管壁主要是增生的纤维组织，管内壁为非特异性炎性肉芽组织构成，外部包绕着大量的纤维组织。当瘘管引流不畅、急性感染时，显微镜检查管壁有较多的巨噬细胞、单核细胞、淋巴细胞和嗜酸性细胞浸润，急性炎症时还可见较多的中性粒细胞和浆细胞浸润。如为结核性肛瘘，可见类上皮细胞、郎罕氏巨细胞和干酪样坏死物质。瘘管组织由异物反应所形成的异物性肉芽肿，异物性多核巨细胞的内外往往可见异物存在、单核细胞散在，不但组成结节状，还出现干酪样坏死。

### (三) 外口

外口系肛周脓肿后遗所致，是瘘管通向肛周皮肤的开口，多位于肛管周围皮肤。它距肛缘的距离、数目、形态及大小等情况有差异。可分为有原发性外口和继发性外口。原发性外口是脓肿首次破溃或切开引流后形成；继发性外口是由原发性外口暂时封闭、引流不畅，再次形成脓肿穿透其他部位皮肤形成。继发性外口亦与内口相通，可有数个。但一般肛瘘只有一个外口和一个内口。有人将有多个外口者称为复杂性肛瘘，但多数学者认为复杂性肛屡不应以外口的多少来分，而是指主管累及肛管直肠环以上，虽然这种肛瘘只有一个外口，但治疗复杂，也称为复杂性肛瘘。相反，外口虽多，但治疗并不复杂，也不应称为复杂性肛瘘。还可根据外口的形状、大小、距肛缘的远近、数目的多少来预测肛瘘的大致情况。如果外口收缩很小、距肛缘不超过 3 cm，表示瘘管的部位较浅；外口内有较多肉芽组织，则瘘管可能埋藏较深；如外口内长出毛发，可能是骶前或坐骨结节等囊肿感染后形成的瘘道；外口较大、边缘不整齐，外口内有肉芽突起者，可考虑结核性肛瘘，同时需防止癌变的可能。

## 第二节　肛瘘的临床表现

### 一、肛瘘的临床特征

1. 男性发病率明显高于女性(男女发病率之比为 5∶1)。
2. 好发于青壮年(21～40 岁者多见)。
3. 好发于肛门后中线对称的点上。
4. 反复发作的复杂性肛瘘较多。
5. 病程多长达 1～5 年。
6. 复发率偏高。
7. 自然愈合率低。
8. 发病前多有肛周脓肿病史。
9. 可伴有如肠炎、糖尿病等使机体抵抗力降低的疾病。

### 二、肛瘘的症状

**1. 早期症状**　肛瘘是肛门直肠周围脓肿的后遗症，因此，一般有肛管直肠周围感染或脓肿病史。初期症状由引起脓肿的原因的不同而有不同的特点，但多数都存在怕冷发热，肛门周围发红、肿胀、跳痛，食欲差，大便秘结，坐卧不宁等。

**2. 流脓**　不断排出脓血性分泌物是肛瘘最常见的症状。排出脓性分泌物的多少是根据瘘管形成的时间、瘘管的长短以及内口大小不同而异。新生成的瘘管排出的分泌物较多，脓液黏稠，黄色，色臭，用力排便时，有时可有气体甚至是粪便从外口排出。时间久的肛瘘，分泌物较少，或时有时无，分泌物白色，稀淡如水。如忽然脓液增多，表示有新生血管生成。有时瘘管暂时封闭，不排脓液，可出现局部肿痛，体温上升，以后封闭之瘘口破溃，又排出脓性分泌物。如此反复，将延长病程，加重病变。内外瘘有时由外口流出气体和粪便，单口内瘘脓液与血混合，常由肛门流出，有时在粪便表面可见几条血丝。全“内瘘”脓性分泌物较少，粪便常混有脓血。瘘管与膀胱、尿道、子宫、阴道相通时，都有其特殊表现。例如直肠膀胱瘘时，有部分尿液从肛门外流。如果属于结核性肛瘘，脓液多而清晰，色淡黄。

**3. 疼痛**　若瘘管引流通畅，肛瘘平时一般不疼痛，仅感觉在外口部位发胀不适，行走时加重。如脓液存积于管腔内引流不畅时，则局部胀痛，并有明显压痛，脓肿穿破或切开引流后，症状缓解。上述症状的反复发作是瘘管的临床特点。若内口较大，粪便进入瘘管，则有疼痛，排便时疼痛加重。单口内瘘常见直肠下部和肛门部灼热不适，排便时感觉疼痛。

**4. 肿块**　肛缘索条状硬块，常为患者的主诉之一。炎症急性发作时，外口若封闭，引流不畅则肿块增大。

**5. 瘙痒**　由于肛瘘外口长时间分泌物的刺激，使肛门部潮湿、瘙痒，有时形成湿疹，出现皮肤丘疹，或表皮脱落，长期刺激可致皮肤增厚呈苔藓样变。

**6. 排便不畅**　部分复杂性肛瘘，包括马蹄形肛瘘，因慢性炎症刺激引起肛管直肠环纤维化，或瘘管围绕肛管形成半环状或环状纤维组织增生，影响肛门括约肌舒缩而排便不畅。

**7. 全身症状**　肛瘘一般无全身性症状。复杂而病程较长的肛瘘，常伴有排便困难、贫血、身体消瘦、精神不振等症状；继发感染者，有不同程度的发热、寒战、乏力等全身性感染症状。如为结核性肛瘘，可有低热、盗汗等症状。如为炎症性肠病引起的肛瘘，可伴发腹痛、腹泻、发热等症状。

## 三、肛瘘的体征

肛门周围一般有外口，局部肉芽增生或其他异常，有渗出物溢出。指诊可扪及皮下向肛管或直肠内延伸的索状物，尚可在肛管或直肠壁扪及硬结（凹陷或凸起）。通过肛门镜、探针、染色等检查方法可明确内口的位置。肛腺感染引起的肛瘘，内口多在齿线肛窦处；若炎症性肠病或损伤所致的肛瘘，则内口可发生在肛管、直肠的任何部位。

# 第三节　肛瘘的检查方法

## 一、肛瘘的一般检查方法

### （一）视诊

肛瘘的外口在肛门周围或臀部的任何部位，它是皮肤上的小凹陷或是小隆起，中央有过度生长的肉芽外翻，外口周围皮肤常因受到刺激有颜色改变和脱皮。病期长、瘢痕大的管道，在肛门周围及臀部皮下可触及索条状改变，有的则不清楚。

**1. 观察脓液情况**　如脓汁稠厚而多，表明有急性炎症；血性分泌物，表明脓肿破溃不久。脓水清稀或呈米泔水样分泌物，伴有瘘口凹陷，可能有结核杆菌感染；脓液色黄而臭，多属大肠杆菌感染；混有绿色脓汁，表示有绿脓杆菌混合感染；分泌物黏白如胶冻样，或呈咖啡样血性分泌物，可能有恶性改变。

**2. 观察外口形状、多少和部位**　新生瘘管，外口常无增生结节；时间久后外口可有肉芽组织的突起，或纤维化的结节；一般炎症性外口有结节形成，结核性瘘口出现不规则的凹陷。只有一个外口并距肛门边缘近，表明瘘管简单；外口数多且距肛缘较远，说明瘘管复杂。如外口在肛外左后或右后，其内口多在肛管后正中齿线上；如外口在左前或右后距肛缘较近，其内口多在相应的齿线附近，距肛缘较远，超过 5 cm 以上的，其内口可能在后正中齿线处；如在肛门左右均有外口，应考虑为马蹄形肛瘘。前方阴囊底下的瘘道内口多在相应的齿线部位。

**3. 肛瘘病变区的皮色变化**　复杂性肛瘘尤其是结核性者，外口周围常有褐色圆晕。如管道区皮肤呈现弥漫的暗褐色，或变化的皮色间有正常皮色，具有明显或暗淡的褐色圆晕时，其皮下常有空腔，腔隙可为单个或几个，呈蜂窝样。

帮助寻找内外口的规律有著名的索罗门定律，1900 年由 Goodsall 首先提出，故称 Goodsall 定律。即患者取截石位，在肛门中点划一横线，若肛瘘外口在该横线的前方，瘘管通常是直型，内口位于与外口相对应的齿线处；若外口位于该横线的后方，瘘管常自外口弯曲走行至位于肛管后正中的内口。临床研究显示，绝大多数肛瘘的内口、瘘管和外口的分布符合 Goodsall 规律，但有两种情况除外：一种是虽然外口位于横线后方，但位置靠近肛缘，瘘管多为直型，肛瘘表浅；另一种是极少数位于前方的蹄铁形肛瘘。

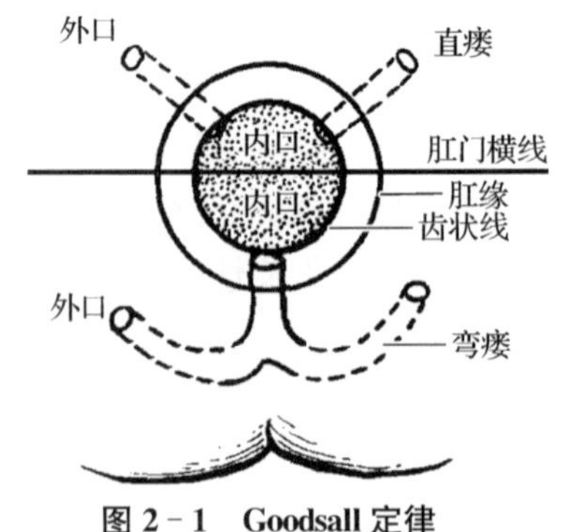

图 2-1　Goodsall 定律

其实 Goodsall 定律只适用于那些真正由肛腺感染发展而来的肛瘘，其他非腺源性的瘘管不一定符合这一定律。例如，表浅的肛门周围皮下瘘，即使外口在中心线的后方，也常常是内外口相对的直瘘。而克罗恩病引起的肛瘘，内口往往不在齿线附近，而外口又常常距肛门较远，甚至扩展到很远的部位。另外，据观察，有少数病例的外口在肛门前一侧或两侧，这种肛瘘的管道并不是按照 Goodsall 定律的规律呈放射状直入肛门，而是在肛门前方沿会阴横肌横走，在前正中线处呈直角进入肛门与内口相通，甚至是两侧有外口呈 T 字形前蹄铁形肛瘘。还有一种情况 Goodsall 定律不曾提到：一些后部弯曲形瘘或后蹄铁形瘘的内口虽然位于肛门后正中齿线处，但外口却越过肛门中线连接，远远地位于阴囊根部附近或大阴唇下外侧。上述表明，肛瘘内外口的关系、瘘管的走行规律绝非初始的 Goodsall 定律所能包容的。改良的方案为：以肛门为中心，画出一个以肛门皮肤皱褶外端为界的同心圆。外口在内圈的，符合 Goodsall 定律。外口在圈外的，往往是位置较深、内口在后正中的齿线处的弯曲瘘。

**(二) 触诊**

触诊对肛瘘的诊断至关重要，肛瘘的走行、深浅、内口的部位以及管道与括约肌的关系均靠指诊获得。根据局部视诊的发现进行触摸，注意局部组织有无不对称的热度增高。若局部温度上升，表示深部有炎症的存在。用手指详细触摸肛门周围，可扪到一条索状物将内外口连接起来。若肛周触诊未发现条索状物，术者可将示指插入肛门，拇指在肛外，用拇指和食指夹住外口附近皮肤及深层组织，即可发现较深的条索状物。若尚未找到外口，按压条索状物，有少量水样分泌物挤出即可发现。但需注意后部弯曲瘘或蹄铁形瘘在坐骨直肠窝的深部，通常只能触知局部大片肿硬区，肛门后部压痛、肛管直肠环处较硬韧，甚至在后部有硬结，而很难摸到条索状物。

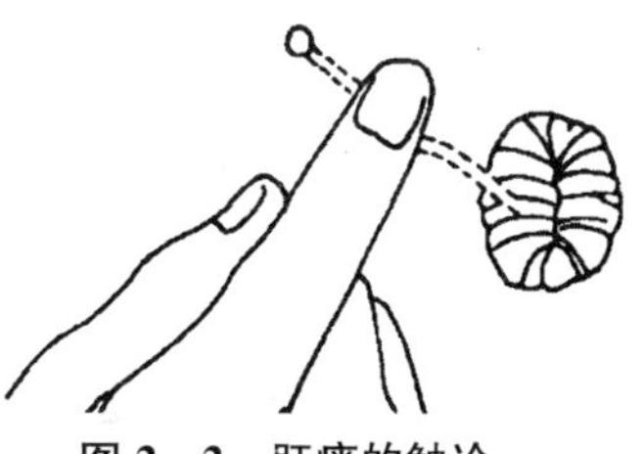

**图 2-2　肛瘘的触诊**

**1. 首先触摸肛门外瘘管走向和深浅**　从外口开始向肛缘检查，轻摸可触到明显条索状瘘管，说明瘘管较浅；重压才能感到条索状物或不甚明显，表明瘘管较深。如瘘管走向弯曲，内外口不在对应部位，是弯曲瘘；索条较直，内外口在相对部位，为直瘘。

**2. 肛门内指诊**　将示指循瘘管走向伸入肛门触摸内口，如在齿线触到硬结或凹陷，应疑是内口。初步确定内口后，再从内口向直肠黏膜触摸，按压管道观察是否有脓液从外口流出。如直肠壁附近有分支瘘管，应检查其长短和部位。肛门触诊还应检查括约肌的松弛及功能并注意内口与肛管括约肌的关系。

**3. 双合诊法**　即一手示指伸入直肠，另一手四指置于下腹部或阴道，亦可用一手拇示指进行双合诊。此法对于确定瘘管走形及与括约肌、内口的关系有一定的优势，并可提高深部管道的诊出率。

### (三) 探针检查

探针检查不仅能够帮助医者确定内口的准确或大致位置,同时对帮助判断瘘管的走向、长短、深浅、与肛门括约肌的关系均有重要意义。探针检查多与肛门直肠指检合用,术中若探针进入受阻,可能是方向不对,可调试后再进入。动作应尽可能轻柔,切忌强行探查,以尽量避免造成人为假道或人工内口。

**1. 探针的分类** 探针可分为棒状探针和有槽探针两大类。棒状探针的两端有的呈球状,有的为圆形,有的则一端略粗,有的探针体上镌有刻度,其制作材料有银质、铜质和合金等不同。棒状探针既可用于检查,也可用于治疗。有槽探针一般为直形,也有镰形者,两种多用于治疗。南京市中医院、全国中医肛肠专科医疗中心临床使用的是棒状银质探针。

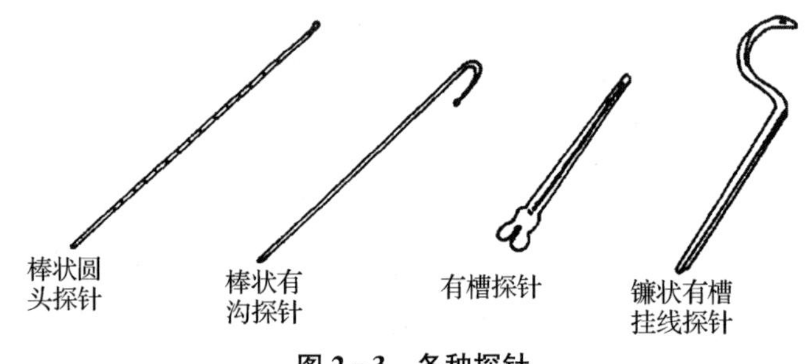


图 2-3 各种探针

**2. 探针检查方法** 探针检查时,将戴有指套的示指蘸润滑油伸入肛道,触于内口处,一般用粗细合适的探针,将其弯成一定的弧度,从瘘外口伸入瘘管,缓慢探入,多数探针可在齿线处的内口穿出。对瘘道弯曲者,探针多不能顺利穿过,切忌用力过猛,使探针穿破瘘管壁,造成新的感染。探针探查时,肛内手指应与探针互应,探查管道行径及有无贯通。如内口闭锁或管道平行、近平行肛管时,探针与手指的呼应检查亦可测瘘管与肛管间的厚度距离,并于内口处与管道顶端感触探针的冲撞。有时亦可通过内口置入探针,确认瘘管。也有在内口、外口同时放入探针,若两针头相触及,便可确定瘘管的位置。有的时候,从外口探入部分探针,会遭遇阻力,此时移动并牵引一小部分瘘管,在肛隐窝水平的内口部位会出现凹陷,此时进行指诊对肛瘘的诊断会有帮助。

探针检查对于肛瘘的诊断极其重要,该方法简单易行,准确便捷,一般在术中使用较为常见。建议临床行探针检查时,予以麻醉下进行,同时操作时切记要谨慎轻柔,以免造成人为损伤。

### (四) 肛门镜检查

肛门镜是检查肛门、直肠的内窥镜,也叫肛门直肠镜。长度一般为 7 cm,由金属、塑料、有机玻璃等不同材料铸成,内径有大、中、小三型。肛门镜适用于检查内痔、直肠息肉、直肠溃疡、直肠肿瘤、肛乳头肥大及肛瘘等。

**1. 肛门镜的分类** 由于检查时的要求不同,临床上常用的肛门镜有筒式、喇叭式、二叶式或三叶式数种，还有自带光源的肛门镜。

(1) 筒式肛门镜：呈圆筒状，全长7～10 cm，由金属、塑料、有机玻璃等不同材料铸成。筒式肛门镜分大小两种型号，小号适用于婴幼儿。筒式肛门镜适用于检查内痔、直肠息肉、直肠溃疡、直肠肿瘤、肛乳头肥大等，操作方便，暴露清楚。

(2) 喇叭式肛门镜：顶端小，底大，呈喇叭状，有圆口、斜口两种。

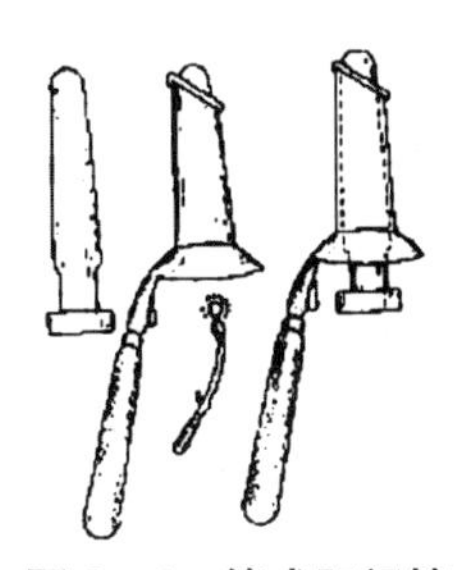
图 2－4　筒式肛门镜

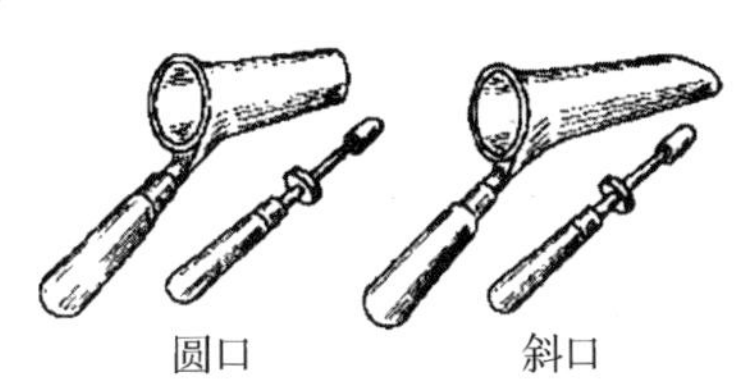

图 2－5　喇叭式肛门镜

(3) 二叶式肛门镜：该镜做肛门直肠检查时，两叶可张开，将肛管直肠扩大。适用于检查肛瘘内口，常和探针检查配合使用。

(4) 三叶式肛门镜：做检查时，三叶可张开，肛门直肠腔视野清楚。适用于肛管直肠手术，一般不用于常规检查。

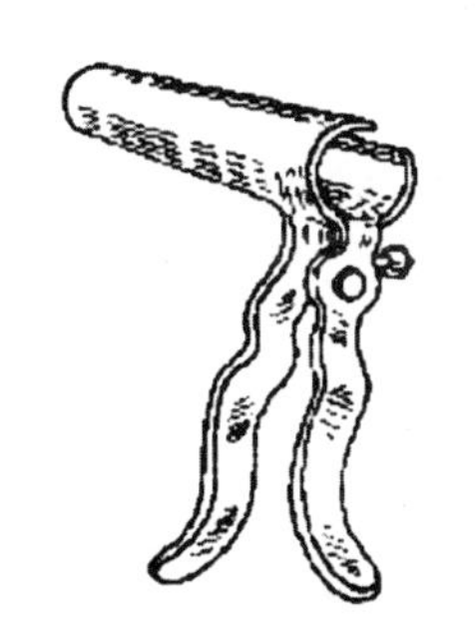
图 2－6　二叶式肛门镜

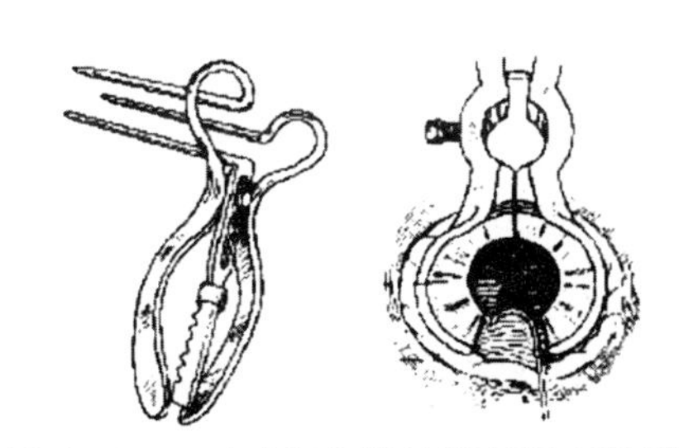
图 2－7　三叶式肛门镜(侧面观和正面观)

**2. 肛门镜检查方法**

(1) 体位：一般采取膝胸位，但对年老或下肢活动不便者则采用左侧卧位。

(2) 操作方法：用肛门镜检查时应先做直肠指诊，了解肛管、直肠是否正常，便于肛门镜插入，避免不必要的损伤。检查者将手指轻轻退出肛门外，观察指套上有无血迹、黏液、脓液等，然后按下列步骤行肛门镜检查。

① 右手持肛门镜并用拇指顶住芯子，肛门镜顶端应先涂足够的润滑剂。左手拇指将臀部向外推开显露肛门，用肛门镜按摩肛缘，使肛管括约肌松弛。

② 朝脐孔方向缓慢插入，当通过肛管后改变骶凹，进入直肠壶腹。

③ 拔出芯子，并注意芯子上有无黏液及血迹。对准灯光，观察直肠黏膜颜色、有

否充血、出血，齿状线上下缘病灶，痔的位置、颗数、色泽，瘘口内有否脓液排出及形态上的变化，肛乳头有无肥大，有无痔静脉曲张，有无直肠黏膜脱垂，重度的令患者努挣，可见黏膜呈环状套叠，观察有无溃疡、息肉、肿瘤等存在。在使用斜口形喇叭式肛门镜时如需转动镜身，在转动前应将芯子插入后再转动，以防肛门镜的斜口损伤肛管及直肠黏膜。

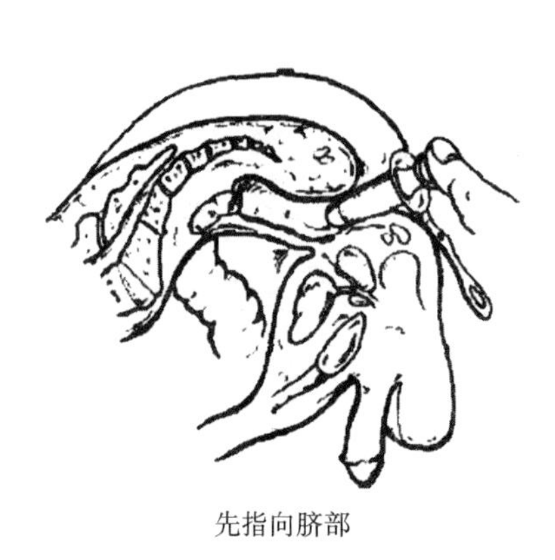

先指向脐部

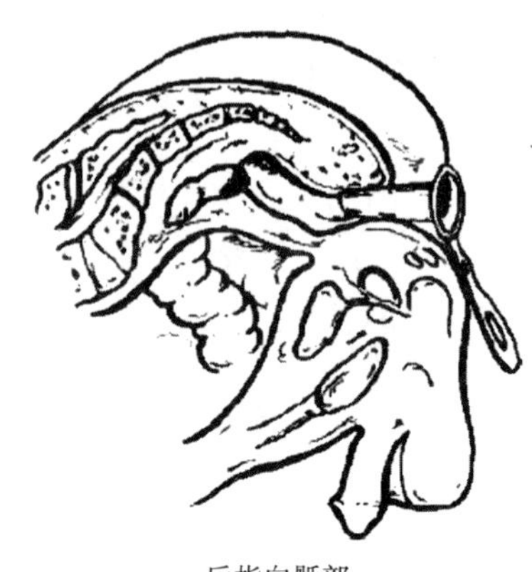

后指向骶部

**图 2-8　肛门镜检查**

## (五) 隐窝钩检查

隐窝钩检查是检查内口的重要方法。

**1. 适应证**　无外口的内盲瘘；瘘管壁到达内口时模糊不清；内口与管道成角，不能直接找到内口；内口附近有坏死腔，从外口找内口的途径终止；早期脓肿脓液从隐窝处流出者；肛裂感染后形成的皮下盲瘘；梳状结；探查感染的隐窝。

**2. 操作方法**　以二叶式肛镜扩开肛门，先取钩短者(约 0.5 cm)钩探所窥见的明显病变区，再沿齿线慢慢检查。如遇内口则一钩即入，必要时可取钩长者(约 1 cm)予以鉴别。如为隐窝，仅可钩入一定长度；如为内口，常可顺利吞没全钩，且钩得的方向与肛外触得的瘘管方向一致。低位肛瘘再以探针自外口插入，二者相遇时即有碰触之感。

## (六) 管道液体注入法

**1. 注入染色剂检查法**　将染色剂从肛瘘外口注入瘘管，以使瘘管管壁着色，显示内口位置，确定瘘管范围、走行、形态和数量。临床上常用的染色剂为 2%的亚甲蓝、2%的亚甲蓝与 1%过氧化氢混合液、甲紫药液等。具体检查方法如下：① 纱卷填塞：取肛镜涂润滑剂插入肛道，抽取镜芯，再把卷好的纱卷放入肛内，或用二叶肛镜扩开肛门，将纱卷放入，然后取出肛镜，使纱卷留于肛内。② 染色剂注入：取空针吸 1%～5%亚甲蓝溶液适量，由瘘管外口慢慢注入，当患者感觉肿痛时，迅速将空针取出，用手堵紧管口，按揉 2 分钟再将纱卷取走。③ 着色区的观察：内口着色区的观察可分为直接观察和间接观察。于注射药液的同时,可于肛门直接窥视着色点的部位,称直接观察;而纱卷着色区的辨识则为间接观察。由肛内取走纱卷后,首先观察有无着色,如发现蓝色圆形或不规则的着色区时,则证明有内口存在。同时可借助着色区的部位及与纱卷外端的距离,测知内口的位置。如内口锁闭、管道迂曲或括约肌痉挛时,染色剂常不能通过内口染及纱卷,故纱卷没有着色并不能否定内口的存在。

**2. 甲基丙烯酸树脂注入法**　还有人主张在瘘管冲洗干净后将牙科用的甲基丙烯酸树脂粉末和液体按 1∶1 比例混合成药液注入瘘管内,一般常温下 3～5 分钟后药液变硬,可以摸到或看到,便于手术时寻找、清除瘘管和内口。

## 二、肛瘘的影像学检查

### (一) X 线检查

对复杂性肛瘘反复多次手术者,病因不明,瘘管走行分支或内口位置不清者,可疑为骶前囊肿、畸胎瘤、骨结核、克罗恩病、溃疡性结肠炎、骨盆性骨髓炎等并发的肛瘘,可做 X 线检查。

**1. 胸部检查**　可以确定胸部有无炎症、结核病变、胸水积液、癌症转移等,作为肛肠病治疗的参考依据。

**2. 腹平片**　对观察肠梗阻、巨结肠、肠气囊肿、胃肠道穿孔、肾结石、胆结石以及其他腹部疾病的钙化等很有帮助。在不明原因的腹部胀痛时可先行此项检查。

**3. 钡餐检查**　用于观察功能性与伴有功能性改变的疾病,如回盲部病变、阑尾炎等。

**4. 钡双重造影**　对显示大肠细小疾病如小息肉、溃疡性结肠炎、Crohn 病等,能做出较好的检查。

**5. 骶前 X 线片**　一般用于不明原因的骶前窦道检查,用以鉴别是否为骶前囊肿或先天性畸胎瘤,根据各自特征进行鉴别诊断。

**6. 瘘管 X 线造影**　在 MRI 问世以前,瘘管造影是诊断肛瘘的标准常规检查方法,主要用于复杂性肛门直肠瘘的检查诊断。瘘管 X 线造影检查造影剂常选用 30%～40%碘化油,或12.5%碘化钠,60%泛影葡胺,亦可用 13%稀钡。造影前,在直肠腔内插入金属管以作直肠肛门的标记。用细导尿管或硅胶管从外口缓慢插入瘘管内,直到有阻力为止。在外口处放一金属环以作标记,然后注入 40%碘油或其他含碘油造影剂,边注药边观察,满意时摄片。它是一种具有轻度损伤的方法。

对于造影检查,不同的人持有不同的观点。Weisman 等在其进行的临床实验中发现,造影能观察到常规检查所未查出的病变,其中包括大的皮下脓腔、多个或想象不到的长管道,因此他们认为这项研究给肛瘘的治疗提供了有用的信息。但 Kuijpers 和 Sehulpen 发现,瘘管造影与术中探查相比较,一致率仅有 16%。瘘管造影对于管道较通畅、易于造影剂注入的瘘管有较好的诊断价值，但是由于临床上复杂性瘘管管道多数较狭窄，内有纤维及肉芽组织填充，使得造影剂通过困难，对于观察瘘管的形态及与周围括约肌的关系有一定的局限性。因此，多数学者认为对于肛瘘的诊断意义不大，目前应用很少。

## （二）电子计算机体层摄影(CT)

CT 是利用 X 射线对人体选定的断层层面进行穿透摄影，通过测定透过的 X 线量获得断层图像的一种成像装置。CT 能独特地显示肠道层面，能将肠壁内、肠壁外以及邻近组织器官显示得一清二楚，具有诊断效果好、无痛苦、无危险，现已在我国广泛应用。但仅靠病变的解剖学特征诊断疾病有一定的局限性，对有些病灶性质，CT 难以作出准确的判断。

**附：多层螺旋 CT(Multi-slice spiral CT，MSCT)**

国外从 20 世纪 80 年代开始将普通 CT 瘘管造影应用于肛瘘的诊断，取得了一些成果，但是限于当时的科技发展水平，普通 CT 无法进行三维重建，对肛瘘微小内口和细小支管的检出率低，所以仍然无法获得临床医师满意的影像学资料。无论是 X 线造影还是非容积扫描 CT 成像或彩超，都不能显示立体的三维图像，它通常需要临床医师边看图像边想象，由于个人的思维方式和空间想象能力不同，对病变的理解就可能产生一些偏差和分歧。而 CT 三维重建可以客观逼真地反映瘘管的类似于树枝状的立体结构，其技术的最大优点是能提供目前为止最为全面的术前影像学资料供外科手术参考。通过直接扫描获得的断层 CT 图像可判断瘘道附近结构受侵犯的程度，通常用于判断炎症侵及的范围，在极特殊的情况下，也能判断慢性肛瘘是否有癌变。通过三维重建，可以清晰地显示瘘道形态、长度、边缘及走行，通过图像后处理工作站软件提供的旋转技术，可以提供瘘道本身丰富的立体信息，在拟行外科手术治疗的病例中能提供给外科医师最直观的资料，对临床制定手术计划、减少复发有重要的指导作用。

**1. 操作方法** 常规使用开塞露排空大便，并在检查前 1 小时用 0.9%的 NaCl 灌肠，检查时先嘱患者侧卧于 CT 机上，将黏稠度较高的 40%的碘化油或 76%泛影葡胺稀释成 10%左右，取 10～15 ml，用圆头注射针头由外口注入，擦干外溢的造影剂，并用稀碘或碘棉球在外口处作标记。将 10 ml 注射器针筒涂上润滑剂后轻轻插入肛门并固定，然后嘱患者俯卧，操作者使用螺旋 CT 机行常规轴面扫描，后进行多平面重建(MPR)及 3D 重建。

**2. 优点** 与普通 CT 相比，多层螺旋 CT 时间分辨力和空间分辨力都大为提高，并可采用更薄的层厚真正意义上达到了各向同性采集，从而提高了长轴方向的空间分辨力，改善了重建图像质量，增加了肛瘘微小内口和细小支管的检出率。

由于高位或复杂性肛瘘走行多、较曲折并可能出现多个支管，外科医生常难以完整判断瘘管的形态及走向，无法对瘘管定位，从而给手术造成困难。容积重建（VR）可根据组织内各种成分的比例进行像素分类并以不同的色彩显示，可完全三维再现瘘管的形态，特别是对马蹄形肛瘘的显示具有独到的优势。由于肌肉等软组织的 CT 值偏低，故 VR 不能准确显示瘘管与肛管内外括约肌和肛提肌的关系，使其在肛瘘的应用中受到限制。与 VR 相比，MPR 包括 CPR（曲面重组）可从多个角度直接观察瘘管的位置及其肛管内、外括约肌和肛提肌的关系，但其三维空间感相对较差。因此，结合两种重建技术有利于肛瘘术前分型和肛瘘的瘘管定位诊断。

**3. 注意事项及需改进的问题**

（1）扫描前及扫描期间病人的准备和配合。

（2）扫描参数的设定：3D 重建成功与否，与扫描技术参数的设定直接相关。实际工作中应根据扫描范围和临床要求合理选择参数，使其匹配，达到最佳化。

（3）注意仔细清洗肛周溢出的造影剂，且造影剂的浓度不宜过高，否则易产生伪影。

（4）对 3D 图像最好是临床医生和放射科医生一起读片沟通，因为 3D 图像不可避免地受到人为因素的影响以及机器、软件功能的制约，临床应用时应注意结合轴位和多平面重组（MPR）图像。

（5）外口的标记以及直肠腔内空气的密度对比，对于多个外口的复杂瘘管，有必要在外口处作不同的标记，以提高图像的直观性。另外，利用注射器针筒插入直肠可造成直肠腔内的空气与直肠周围组织和瘘管的密度对比，有利于图片的可阅读性，但它是否对瘘管产生挤压，影响图像的结论有待于进一步观察。

（6）部分病例内口显示欠佳，可能与瘘管壁的纤维化、造影剂不通畅有关，而非无内口，因此 CT 检查存在 24.9％的漏诊率。

### （三）磁共振检查

磁共振检查（magnetic resonance imaging，MRI）是一种快速、无损伤及具有相当高准确性的肛瘘检查方法，能为医生提供外科手术所需的解剖图像资料。因其对软组织具有良好的分辨率而被广泛应用于全身器官的检查。国外应用 MRI 对肛瘘进行检查及诊断，取得了较好的效果。MRI 能多平面、多角度和高分辨率显示病变，准确描述肛门内外括约肌、肛提肌的解剖结构，显示肛瘘与肛门周围肌肉的关系，并对术后疗效作出正确评估，不仅能准确地对肛瘘作出分类，而且可以发现对治疗方式和预后都有重要影响的潜在病变的存在，因此成为诊断肛瘘新的主要手段。近年来，磁共振成像已经发展成为肛瘘的影像学检查中的领先技术。Spencer 等对 37 例患者同时进行 MRI 及腔内超声检查，发现 MRI 的阳性预测值及阴性预测值分别为 73％、87％，而相应的腔内超声的阳性预测值及阴性预测值分别为 57％、64％，以上研究表明术前 MRI 对肛瘘的诊断具有很好的相关性。Beets－TanRG 等对 56 例进行过腔内超声检查的患者在术前进行了MRI检查,结果MRI对其中12例(21%)患者提供了更多的重要信息,其中这些病人主要是复发性肛瘘及克罗恩病的患者。

**1. MRI检查的线圈**

(1) 直肠腔内线圈:MRI直肠线圈是一种表面线圈,因它贴近受检组织,能接受到较弱的磁共振信号,提高空间分辨率,能数倍提高肛管括约肌群的信号比。Desouza等报导MRI直肠腔内线圈检查能提供清楚的瘘管位置、走向、括约肌缺损和原发肿瘤。Desouza等报道MRI直肠腔内线圈具有很高的空间分辨率,能清楚显示肛管直肠肌肉和周围脂肪,其对肛瘘和直肠周围脓肿的诊断准确率为100%。Stoker等研究表明,MRI腔内线圈对腺源性感染引起的早期肛瘘的检查优于体线圈(准确率为86%和43%)。但是Halligan和Bartram报道检查结果与外科手术结果的一致性上,体线圈优于腔内线圈,但是MRI直肠腔内线圈检查如同腔内超声检查一样,受到视野的限制,不能提供远处脓腔和高位直肠感染灶的影像。因它只能显示肛门括约肌及肛管附近的瘘管,其检查价值受限。插入的直肠线圈可能压迫瘘管,影响瘘管的显示,导致产生假阴性结果,有时因为线圈贴近受检区形成过强辐射,信号过高而形成一种瘘管假象。作为一种“侵入性”检查方法,病人有一定痛苦,约1/6的患者难以耐受此检查。相对于体线圈而言,腔内线圈过于昂贵。

(2) 体线圈:体外相位阵列线圈的高分辨MRI扫描不仅可在患者无任何不适的情况下清楚显示肛管及肛周结构,而且可清楚显示膀胱、输尿管、前列腺、子宫、阴道、直肠等结构,这对肛门直肠区域的病变如括约肌的损伤、肿瘤及直肠膨出、子宫脱垂等的诊断、恶性肿瘤分期及治疗方案的确定有重要的意义。体外相位阵列线圈空间分辨率高,信号比好,若能获得肛管区域的高分辨MR影像,则可克服腔内线圈MRI和腔内超声检查的不足。体线圈具体在复杂性肛瘘的检查中,可很好地显示以下几个方面:① 瘘管是否存在;② 内口的位置;③ 瘘管的走向及分支;④ 感染灶的位置及范围。

Hussain SM等应用腔内线圈、Beets-TanRG等应用体外相位阵列线圈和VanBeers BE等对尸体标本的研究结果一致,表明在图像上肛管可分为5层结构,在肛管上部由内向外分别是黏膜层、黏膜下层、内括约肌、联合纵肌和耻骨直肠肌,在肛管下部由内向外分别为黏膜层、黏膜下层、内括约肌、联合纵肌和外括约肌。自旋回波T1加权、T2加权序列:T1加权序列能显示外括约肌、肛提肌,肛瘘管呈低信号,但不能显示肛管黏膜、黏膜下层及内括约肌。内括约肌在相位阵列线圈T2w1上显示为比联合纵肌和外括约肌略高的信号,但它在肛内线圈T2w1上呈明显的高信号。

**2. MRI检查的序列**

(1) 自旋回波T1加权、T2加权序列:T1加权序列能显示外括约肌、肛提肌,肛瘘管呈低信号,但不能显示肛管黏膜、黏膜下层及内括约肌。因肛瘘瘘管及肛周各结构均为低信号,有时两者T1加权平扫很难鉴别,所以T1加权序列对诊断肛瘘帮助不大。T1 加权 GdDTPA 增强扫描能使富血管的炎性瘘管边缘增强，明显改善肛瘘及脓肿的显示。T2 加权显示瘘管亦较好，呈高信号。

（2）短期翻转恢复序列（STIR）：软组织病理性改变，如水肿在 STIR 序列呈高信号，而脂肪组织呈低信号，与 T2 加权相比，STIR 明显提高瘘管的检出率，特别是肛瘘的瘘管分支检出率得到提高。STIR 序列的扫描时间明显短于 SE-T1 加权参数，但 STIR 序列在肛瘘的显示上也存在一些不足之处，因 STIR 序列是一种对水较敏感的序列，对分泌物少的非活动性瘘及术后瘢痕形成的瘘道不敏感。

（3）快速小角度激发成像（3D-FLASH）：此序列是一梯度回波序列，它采取层块采集，信号无丢失，扫描时间比 SE-T1 加权、STIR 要短，图像分辨率高，应用 T2 加权 3D-FLASH 序列平扫加增强图像减影技术可提高瘘管信号强度，降低周围软组织信号，使瘘管的显示更为突出。此序列结合 STIR 序列可作为肛瘘检查的常规方法，它既可提高肛瘘检出率，又明显缩短了检查时间。

**3. MRI 各成像平面肛管区域结构的形态学特点**

（1）冠状位：肛提肌呈“倒八字”形或“漏斗状”附于两侧盆侧壁。耻骨直肠肌呈块状或椭圆状低信号，位于肛门外括约肌上方，与外括约肌深部之间有明显的线样高信号脂肪分隔。肛门外括约肌并非全程包裹肛门内括约肌，其下缘位置比内括约肌低，二者之间由于内外括约肌间隙内脂肪信号的存在，分界清晰。外括约肌皮下部呈向内上转折的“鱼钩状”。两侧坐骨肛门窝呈尖向上方的锥形间隙，窝的外侧壁为闭孔内肌及闭孔筋膜，内侧壁为肛提肌和盆膈下筋膜。

（2）矢状位：在肛管正中矢状层面，肛提肌呈线样连于尾骨，其稍下部层面可见块状耻骨直肠肌，借肛尾韧带连于尾骨。肛门外括约肌各部分别呈小块状或长条形，各部之间可见线样高信号分隔。

（3）轴位：肛提肌呈“V”形，尖端指向尾骨。耻骨直肠肌呈“U”形，环绕肛管后方。肛门外括约肌于肛管上部层面呈“O”形，环绕肛门内括约肌和肛管，沿尾侧方向，肛门外括约肌在中线位置逐渐分开，至最下部层面，肛门外括约肌皮下部呈两相对的线形肌束。两侧坐骨肛门窝呈尖向前方的三角形，外侧壁为闭孔内肌或坐骨支，两侧坐骨肛门窝与肛管后方相连通。

**4. 读片** MRI 对瘘管管道和脓肿敏感，高清晰度解剖结构，以及显示手术相关解剖平面的能力直接决定了 MRI 对肛瘘术前诊断分类的成功率。准确的术前分类应包括相关瘘管及括约肌的影像。肛瘘的图像分型根据 1976 年 Parks 分型，并参考 Morris 等肛瘘 MRI 分级系统，分为 5 级：Ⅰ级单纯线形括约肌内肛瘘；Ⅱ级括约肌内肛瘘伴脓肿或分支；Ⅲ级经括约肌肛瘘；Ⅳ级经括约肌肛瘘伴脓肿或分支；Ⅴ级肛提肌上和经肛提肌肛瘘。

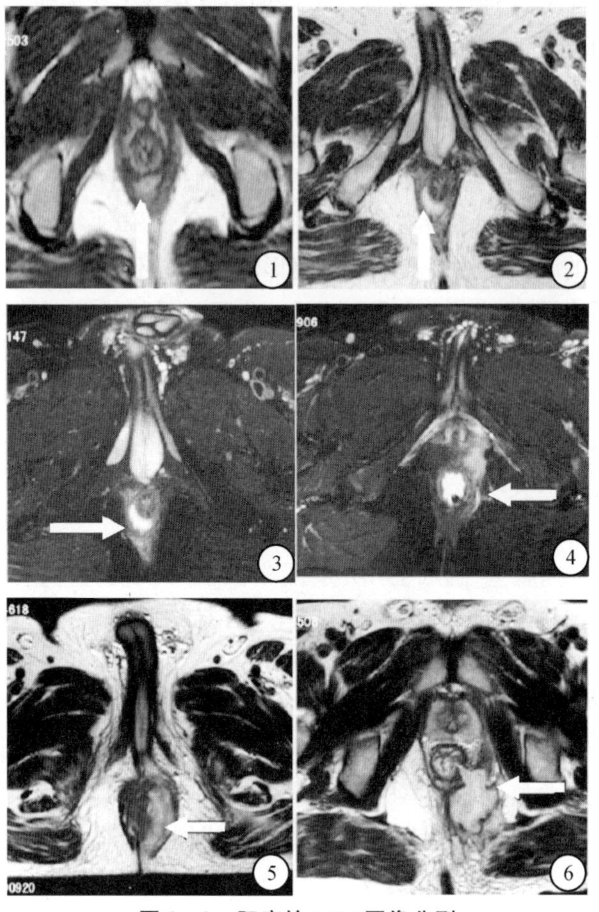

**图 2-9 肛瘘的 MRI 图像分型**

①:轴位 T2W1,Ⅰ级肛瘘,可见内、外括约肌间瘘,为高信号;

②:轴位 T2W1,Ⅱ级肛瘘,内、外括约肌间瘘伴脓肿形成,为高信号;

③:轴位抑脂 T2W1,Ⅱ级肛瘘,内、外括约肌间瘘伴脓肿高信号,显示更为清晰;

④:轴位抑脂 T2W1,Ⅲ级肛瘘,可见线状肛瘘穿过内、外括约肌间;

⑤:轴位 T2W1,Ⅳ级肛瘘,瘘管穿过内外括约肌伴脓肿形成;

⑥:轴位 T2W1,Ⅴ级肛瘘,穿过肛提肌的肛瘘伴脓肿形成。

(1) 原发管道:活动性瘘管内充满脓液和肉芽组织,在 T2 加权 STIR 序列中显示为长高信号结构。在一些反复发作或多次手术的患者,瘘管壁会相应增厚,表现为活动性瘘道被低信号的纤维组织壁所包裹。偶尔,在这些纤维组织中看到一些高信号影,这主要是由组织水肿所致。同样,高信号影可能出现在瘘管或纤维管壁之外,代表邻近组织炎症反应。

MRI 能够清晰显示外括约肌,在 T2 加权或 STIR 序列中为低信号结构,外侧方为高信号的坐骨直肠窝脂肪,因此很容易分析瘘管是穿过外括约肌或跨过外括约肌。

如果原发主管完全限制在外括约肌内侧，这应当是括约肌间瘘。反之，任何在坐骨直肠窝中出现的瘘管证据，均提示为非括约肌间瘘。但是，经括约肌肛瘘、括约肌上方瘘和括约肌外侧瘘 MRI 影像类似，都突破外括约肌。这三者之间只能依靠内口的位置以及原发瘘管的行径来区别。

（2）内口：不管影像学形态如何，内口的正确定位都是比较困难的。如何确定内口在真正部位及其高度，依据腺源性肛瘘学说，绝大多数内口位于肛管后正中齿线处，并且多数位于后正中截石位 6 点。高分辨 MRI 对内口显示的敏感度和特异度分别达 91.7%和 85.7%，说明高分辨 MRI 对内口判定的准确度很高。然而，即使应用 MRI 腔内线圈，齿线也不能作为一个独立的解剖实体在 MRI 影像学上确定，只能应用其他的影像学标志评估。齿线大约位于肛管的中部，通常是耻骨直肠肌上缘与外括约肌皮下部中间。

括约肌上方瘘和括约肌外侧瘘都可能穿过耻骨直肠肌进入盆底，然而两者内口所处的部位却完全不同。通常括约肌上方瘘内口位于肛管部位，而括约肌外侧瘘位于直肠。因为括约肌肛瘘穿过外括约肌，在横截面有典型特征。但是，对一些患者而言，MRI 不能沿瘘管追踪到肛管，在这种情况下，只能根据瘘管的形态推测内口可能的部位。

（3）支管和脓腔：MRI 的另一重要意义在于它能准确发现和定位肛瘘的支管和残余脓腔。支管和残腔在 T2 加权和 STIR 序列中变现为原发主管周边存在的高信号结构，静脉应用对照剂会导致局部信号增强。最常见的支管形态是经括约肌肛瘘，主管穿过外括约肌进入肛管，支管进入坐骨直肠窝顶端。MRI 对肛提肌上方的支管更加重要，这些支管不仅难以发现，处理也极为困难。对于复发性肛瘘和克罗恩病性肛瘘而言，运用 MRI 诊断复杂性支管和残留脓腔就更为重要。国内杨柏林等对 28 例临床诊断为复杂性肛瘘的患者进行 MRI 检查，MRI 显示肛瘘主管和支管准确率为 100%和 94.7%。

### （四）肛管腔内超声

超声诊断是在解剖形态特别是病理解剖的基础上，结合各组织脏器的声学物理性，对回声图经综合分析，确定是否正常。肛管腔内超声（endoanal ultrasonograpHy，EAUS）是诊断肛门括约肌复合体解剖缺陷的重要工具。其转换器发射出特定频率的脉冲声波，当声波横穿界面时，部分被反射回转换器，反射的量取决于不同组织密度的声阻抗。以发射声波和接受回声的时间差为基础，连续数字化处理，产生图像。早在 20 世纪 50 年代初，美国的 Wild 首次将小型的超声探头插入直肠，试图探查直肠病变的情况。后经不断改进，制成棒式直肠腔内探头。自 1986 年，Cammarota 首次报道腔内超声用于肛旁脓肿的病理学研究，历经 20 多年的发展。肛管腔内 B 超是近年来用于肛肠科的新技术，传统的直肠腔内超声能清晰地显示直肠壁的各层结构，主要用于直肠恶性肿瘤的诊断，而肛管腔内超声能清晰地显示肛管周围复杂的解剖结构，具有无创伤、操作简单、价格低廉的优点，对肛肠动力学改变的疾病，特别是肛周脓肿、肛门失禁的诊断有着重要的参考价值。

超声检查是安全的，没有反射学检查的危险，因此，针对儿童和孕妇来说，它是理想的检查。肛门直肠超声检查的限制很少，可用于肛管或直肠的梗阻性病变（限制了直肠镜和转换器的插入）以及肛裂、肛门脓肿等疼痛性肛管疾病。肛门腔内彩超诊断主要瘘管准确范围为63%～94%，精确的预测内口的准确率高达93%。当肛瘘有外口时，可以用塑料输液导管注入过氧化氢，瘘管在超声影像中回声变成白色的气体回声区。

**1. 检查前的准备**

（1）将双平面或是端扫式直肠腔内超声探头用干净薄乳胶套（或避孕套）套上，底部可用橡皮筋扎紧。

（2）患者准备：了解患者的病情、病史以及既往相关检查资料；检查前应向患者做好解释工作，说明检查目的及检查方法，消除患者紧张情绪，以得到患者的配合；检查前嘱患者排空大便，或在检查前2小时行清洁灌肠。

**2. 体位**

（1）左侧卧位：两腿屈起弯曲身体，使两膝尽量靠近脐部。左侧卧位是最常用的经直肠腔内超声检查的体位。

（2）膝胸位：患者俯卧，双膝屈起跪扶在床上，臀部抬高，脊柱与床呈近45°角。身体短小或肥胖者可采用此体位进行检查。

（3）截石位：需使用专用检查台，过度肥胖者，因侧卧位不易暴露肛门，可采用此体位。目前已很少使用。

**3. 检查技术** 患者取左侧卧位，双腿紧贴胸前，充分暴露臀部和肛门，在肛门松弛状态下，检查前常规行肛门指检，了解病变部位和范围，有无肿块、出血、狭窄等情况。将涂有耦合剂的探头缓缓插入肛门，插入时嘱患者张口深呼吸，降低腹肌紧张以放松肛门。做肛管的探查时要嘱患者收紧肛门，以达到肛管与腔内探头紧密接触的目的，最大限度地避免二者接触不良时空气造成的混响回声。开始插入肛门时将探头指向脐部，进入肛门并通过肛管后，再将探头方向指向骶骨岬，顺利到达直肠壶腹部后再略指向脐部，此时可边观察边平直向前推进，直到直肠上段，此时探头伸入约12～15 cm。而行肛管以上的直肠部位的腔内探查，需先行准备水囊，在保证水囊与肠壁紧密接触的同时，借助水作为透声窗进行所需的探查。不同的仪器可能会有不同的设计或配件，以满足临床的需要。

检查时可自动由内向外或由外向内沿直肠纵轴方向逐层扫描直肠及其周围组织情况，检查中常以患者的前列腺（男）、子宫（女）作为探头、病灶的定位标志。非360°

自动扫描的超声探头，则需手动转动探头，对直肠及其周围组织进行全方位的检查。检查时需注意保持检查间的室温和对患者私密性的保护。

(1) 内口的定位：高频线阵探头用于低位单纯性肛瘘的检查时，声像图可以直观地显示瘘管的走向和内口的位置，多为与肛门呈放射状的低回声管道通向齿线附近，而该处显示为强回声黏膜的连续性中断。

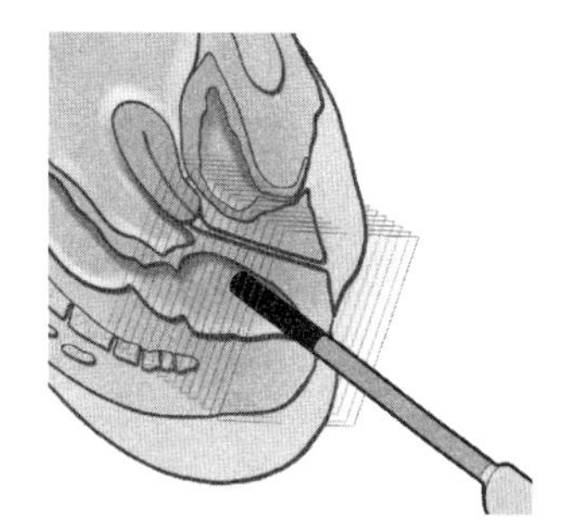

**图 2-10 经肛门腔内超声检查**

另外，环阵探头也可在内口的位置探及局部黏膜的缺损，对于多个齿线处内口的复杂性肛瘘可在同一环阵平面见多个内口。

(2) 肛瘘走向的定位：对于低位的单纯性肛瘘，线阵探头扫查即可明确瘘管的走向，而对于高位复杂性肛瘘的走向及范围的确定要复杂得多。三维超声对肛瘘的诊断具有独特的优势，通过对三维超声图像的采集分析可明确管道的分布情况，伴有感染者有无回声区存在。

为了更好地显示瘘管走向，通过向瘘管内注入过氧化氢溶液的方法可使声像图中瘘管与正常组织间的界面及内口的位置更加明晰，避免了瘘管染色检查造成的组织被染料广泛污染的情况，但对于外口为盲端的肛瘘，此种方法难以实施。

**4. 正常声像图** 正常直肠壁厚 0.4 cm，下段肌层逐渐变厚，在肛管部形成内括约肌，其远端厚度可为 0.6～1.0 cm。肠周脂肪与周围脏器的包膜分界清晰、光滑，在膀胱直肠陷凹或子宫直肠陷凹内可见乙状结肠或小肠的肠管及蠕动，肠间隙有少许液体。正常的直肠壁显示清晰的 5 层结构(同结肠壁 3 强 2 弱)；与结肠壁相同，肠壁为 3 层强回声与 2 层低回声相间。由直肠腔内向外依次为：第 1 层：较光滑的强回声亮线，为水囊壁，即使无水囊，腔内的黏膜与肠黏膜表面构成面，亦呈较弱的强回声；第 2 层：略低的回声，为肠黏膜层；第 3 层：强回声，为黏膜下层，是 5 层结构中回声最明显的一层；第 4 层：低回声为肌层，回声均匀略宽；第 5 层：较强回声，为浆膜或肠外纤维组织。随着探头频率的增高，肠壁组织结构的图像更加清晰，5.0 MHz 显示肠壁呈 5 层；7.5 MHz 显示肠壁的肌层，可分辨出内环肌和外纵肌层；20 MHz 能分辨出黏膜肌层。

正常肛管壁：肛管上部可显示耻骨直肠肌、内括约肌和外括约肌深部；肛管中部主要显示内括约肌及外括约肌浅部；肛管下部主要显示外括约肌及肛尾韧带。检查时一般按上、中、下三个平面的顺序进行。

**5. 肛瘘超声图像** 超声下，肛瘘多显示为自肛瘘外口发出的至肛管直肠壁的一根或数根线状、条索状低回声管道，通向齿状线方向，管道呈直线状或弯曲状，暗区内有流动的弱回声及不规则的强气体回声，瘘管壁呈低回声或呈强声与低回声混合型，瘘道纵切显像为低回声条索状管道，横切呈现圆形囊样区；波及脓腔早期伴有脓液者呈现液性暗区，晚期呈现低回声与高回声混合存在的不均质回声，边缘模糊。腔内探头对内口的诊断率较高，检查时内口的位置一般正好位于探头的表面，内口可见黏膜层局部小缺损、连续性中断或局限膨隆度改变，部分肛瘘可直接探查到肛瘘内口，常常显示为内外括约肌间隙内一低回声点，连于内括约肌，而且内括约肌上常可看到连续中断的小缺损。瘘管典型的表现为低回声条索状图像，病灶与皮肤黏膜间有一条索状低回声，内瘘口表现为黏膜连续性中断或。肛瘘B型超声图像有以下4种类型：

(1) 低位单纯性肛瘘：肛周见一管状低回声(由浅至深呈斜形)穿过正常组织，与肛管相通，肛管内外括约肌局部回声连续中断(内口位置)，其浅部外侧端可延伸至皮肤表面(外口位置)；

(2) 低位复杂性肛瘘：肛周见两枚或数枚管状低回声与肛管相通，肛管内外括约肌局部回声连续中断，通向软组织表面时有两个或两个以上开口；

(3) 高位单纯性肛瘘：肛门直肠黏膜层回声连续性中断，并见一条形低回声由此斜行通向软组织表面；

(4) 高位复杂性肛瘘：数个不同形态管状回声，走行扭曲，穿透软组织深浅不一，起伏不定；另见与肛门直肠黏膜层相通的相对较粗的管状回声(主管)分出数支细分叉管状回声(支管)，分支连接处可见管道相互沟通。

在三维模块下可追踪瘘管的走行，以Parks分类法为例，超声显像呈现以下特点：① 括约肌间瘘管：在纵切面上形成一个较弱的回声带，显示狭窄的括约肌间层面的局部增宽变形。该瘘管显示的低回声区可以穿过括约肌间隙，但不穿出外括约肌纤维层。② 经括约肌瘘管：穿出外括约肌的延伸部分可以清楚地被穿过外括约肌的低回声异常瘘管所显示。瘘管横穿肛门外括约肌的位置决定了瘘管的高度。③ 括约肌上瘘管：走行于耻骨直肠肌以上或穿过耻骨直肠肌，在耻骨直肠肌水平可见低回声管道贯穿。④ 括约肌外瘘管：低回声或稍高回声的瘘管紧贴外括约肌一侧走行而未见与肛管相通，其中括约肌外肛瘘较少见。

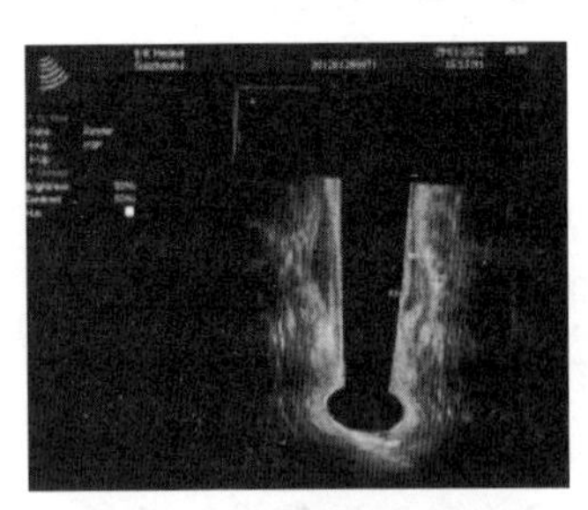

**图2-11　三维腔内超声显示括约肌间瘘**

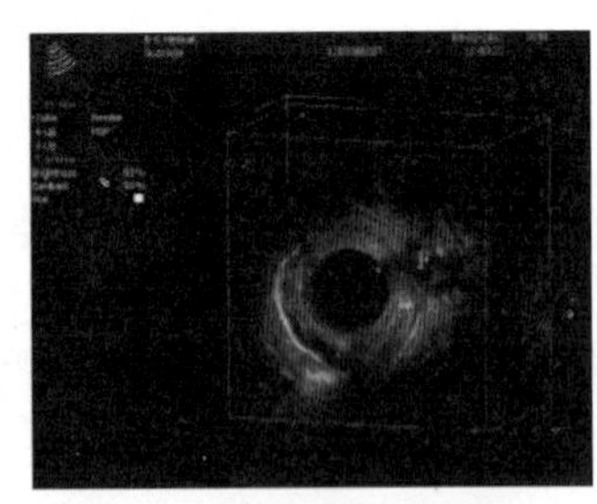

**图2-12　三维超声显示经括约肌瘘**

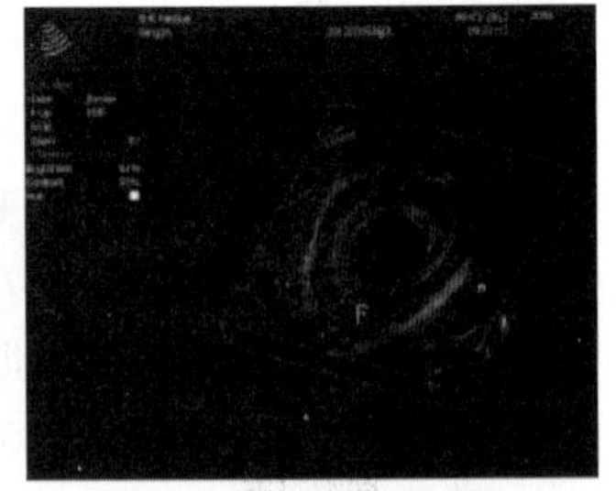

**图2-13　三维超声显示括约肌上肛瘘**

**6. 临床意义**　主要用于肛瘘术前明确诊断及肛瘘术前或是术后肛门功能的评估。

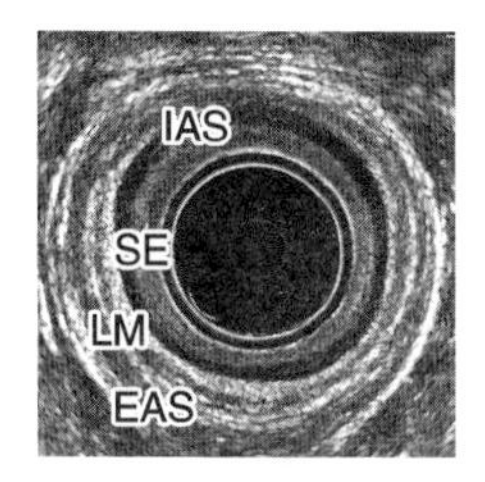


正常

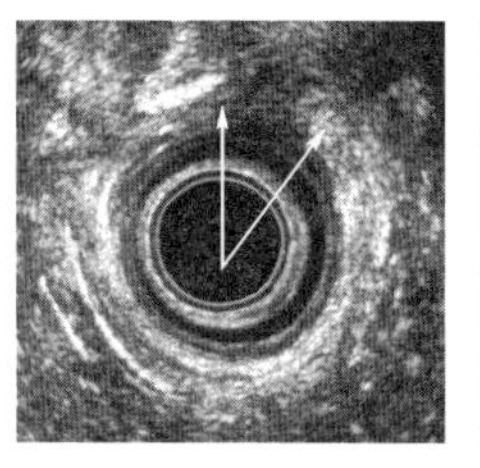

外括约肌损伤后

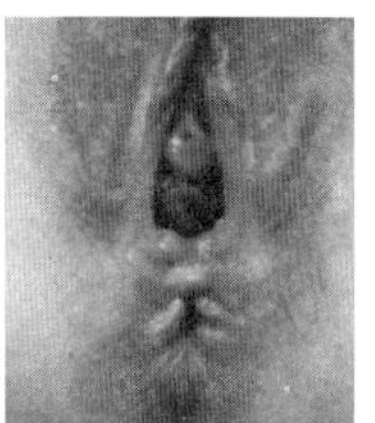

肛瘘术后肛门失禁

**图 2－14　内括约肌功能受损**

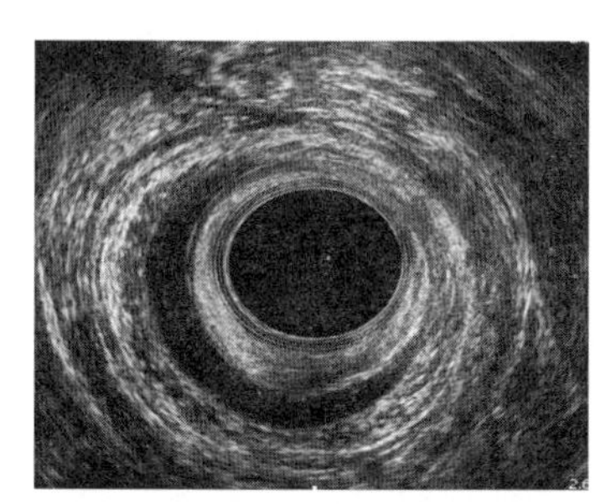

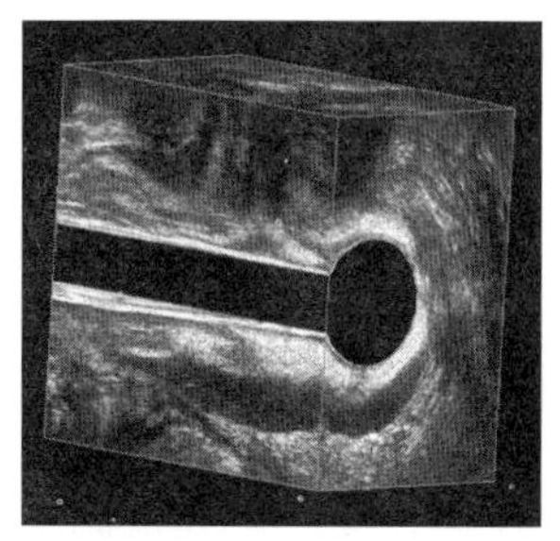

**图 2－15　内外括约肌同时受损**

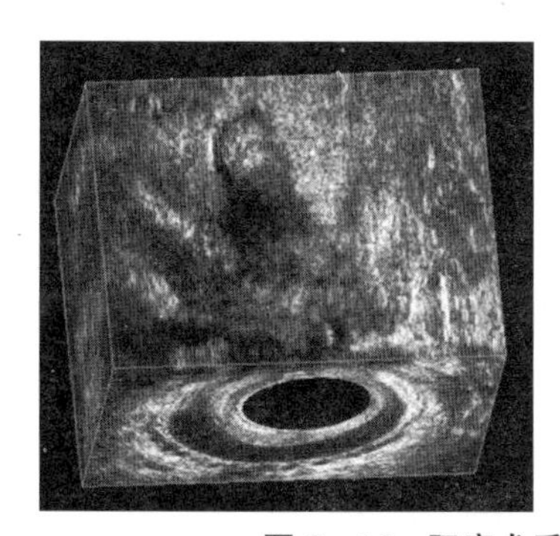

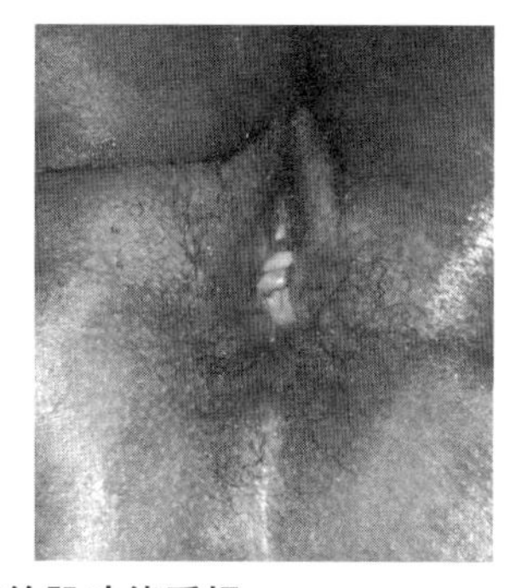

**图 2－16　肛瘘术后括约肌功能受损**

**7. 临床应用**　对于反复发作的复杂性肛瘘，瘘管壁长期纤维化并产生瘢痕，而瘢痕产生低回声区，双氧水可加强瘘管的高回声，对于判定瘘管更加精确，避免遗漏。王伟忠采用 10 MHz 探头用双氧水做对比剂，能加强瘘管和内口的显影，其准确率达 92％，内口阳性率为 84％。吕艳锋等认为，三维肛管直肠腔内超声可同时从 6 个不同角度获取病变部位的三维立体超声图像，得到二维超声不能显示的第三平面，空间关系明确，能够完整直观显示肛瘘瘘管走行以及与括约肌的关系，对内口诊断准确性较二维超声高，对手术治疗有一定的参考价值。肛内超声虽然可以提供一些有价值的信息，但仍难于达到临床所要求的期望值。此外，由于某些病人的肛门外括约肌难于探测，使得该超声技术无法区分炎性病变与纤维组织，并且在一些病人中由于超声的穿透深度不够，以致无法明确瘘管分支的走向。经直肠超声检查虽然可以显示出瘘管与肛门括约肌的位置关系，但是由于在冠状位上无法显示，直观性较差，无法提供立体资料，不利于医师的判断、参考，对肛瘘的诊治有一定限制。

## 三、肛门直肠功能检测

### （一）肛管直肠压力测定

消化道的运动常伴有压力的变化。测压是对消化道正常或异常运动的压力变化进行探测和记录，并通过图形识别进行定量分析的技术。它有助于认识消化道动力机制、动力性疾病的起源，并协助提高临床诊断的准确性。理论上，测压技术可用于消化腔的任何部位，实际上由于技术条件的限制，多只用于消化道的两端。其中肛管直肠测压技术易于实施，发展尤为迅速，已形成一种兼有研究、临床诊断和指导治疗等作用的专门方法，在排便生理学和肛肠外科学研究中占有重要地位。肛管直肠测压(anorectal manometry，MAP)是评价肛管括约肌张力、直肠顺应性和肛门直肠感觉及证实直肠肛门抑制反射(rectoanal inhibitory reflex，RAIR)完整性的客观方法。

对控制排便这一复杂生理机制的研究很早已开始，一些重要的认识和发现多来自于肛管直肠压力变化的研究。早在1877年，Growers就发现直肠腔扩张时肛管发生松弛的反射现象，这被认为是肛管直肠测压技术的最早应用。以后，Genny-Brown等进一步阐明此反射涉及肛管内括约肌，它在截瘫病人身上仍存在。上世纪60年代，Schuster等报道了先天性巨结肠症病人的直肠肛管抑制反射消失的现象，并将此作为先天性巨结肠症的诊断指标。随后的临床应用发现，测压法诊断先天性巨结肠具有很高的特异性，这极大地推动了肛管直肠测压技术的发展。这一阶段虽然测压技术得到广泛应用，但方法仍然相当粗糙而且不统一，在很大程度上限制了对排便机制和括约肌功能的精细研究。

20世纪80年代以来，由于传感器和电子记录技术的进展，肛管直肠测压技术的精确度也不断提高，测压应用范围也不断扩大。80年代末，此研究领域的学者专门举行了两次国际学术会议，对肛管直肠测压进行了专题讨论，对有关概念和方法进行了规范和统一，至此，肛管直肠测压已开始形成一项专门的技术。马木提江·阿巴拜克热等的研究表明，不论术前或术后，肛瘘患者肛门最大收缩压都比正常人低，说明患肛瘘时和行肛瘘手术后，其收缩能力均出现下降，这种趋势在高位肛瘘组尤为突出。丁义江等对72例高位复杂性肛瘘患者肛管直肠压力测定所得的肛管静息压、肛管收缩压、肛管舒张压、括约肌功能长度、直肠肛门收缩反射、抑制反射和排便弛缓反射、直肠初始阈值及最大耐受量等指标进行了回顾性分析，认为临床中应重视高位复杂性肛瘘患者的肛门功能评估，尤其是术前肛管直肠测压评估得到推荐。

肛管直肠测压现在被用于以下几方面：① 肛管直肠生理功能的研究；② 肛肠疾病的诊断和鉴别诊断；③ 肛肠疾病手术前、后肛管直肠控制排便功能的评价；④ 作为治疗手段。

**1. 检查前准备** 患者肠道准备:有人认为应该在自然状态下测压,即测压前无需肠道准备,但是为保证测出的结果具有可重复性,需要统一一些测压条件,直肠内存在不同量的大便会影响检测结果的有效性,尤其是影响直肠的感受阈和最大耐受容量,故检查前还是应该行灌肠处理。为避免对肛管括约肌张力和运动形式造成影响,灌肠应至少在检查前 2 小时完成。出于同样的原因,如果要在同一天进行内镜检查,应在测压后进行。

医师应该向患者解释检查的目的和性质,强调肛门直肠测压是无痛苦的,以缓解其紧张情绪。如果使用水灌注系统,告诉患者在检查过程会有液体漏到臀部。此外,在激发 RAIR 和检测感觉、容量和顺应性的过程中患者会有胀满感,可能会有便意。患者采取左侧卧位屈髋近 90°的体位。检查过程中,不要让患者讲话过多,或者活动过多以免产生伪像。

**2. 测压用仪器设备** 肛管直肠压力测定是通过压力感受器将直肠或肛管腔内的压力信号经过压力传感器转变成电信号,经过信号放大装置后,经计算机对数据进行处理后显示和分析。测压仪一般由三个部分构成:压力感受器(测压探头)、压力传感器(换能装置)和记录装置。

(1) 测压探头:按感受压力的器件不同分为充气式导管、充液式导管、微传感器导管三类。充气式导管:由于空气的可压缩性会影响压力的准确传导,现已不用该方法测量。微传感器导管:测压装置直接安装在测压导管内,可以直接测量肛管局部的压力,不需要压-电转换,在理论上测定数值更加准确,但该导管直径较粗,对肛管生理有一定的影响;另外,微传感器导管价格昂贵,容易损坏,尚未广泛应用。

充液式导管分开放式与闭合式两种。闭合式导管:导管的顶端为直肠囊,通过直肠球囊内注入空气,测定对直肠充盈的感觉、直肠腔内压力和直肠顺应性。直肠球囊的近端约 5 cm 处有一个或两个较小的球囊,注水后用于肛管压力测定或分别测定肛管内括约肌和外括约肌的压力。闭合式导管使用方便,压力重复性好,肛管运动的细节显示清楚,但如果密闭不好,将影响测量准确性。此法测量的肛管压力实际上是一段而非一点的压力,故精确度较差。

开放式导管:导管的顶端与闭合式导管相似,有一个直肠球囊用于直肠感觉、直肠腔内压力和直肠顺应性测定。导管是由柔软的塑料制成,在直肠球囊近侧的导管侧壁上有在同一平面呈放射状分布或由导管近端至远端按一定角度螺旋状分布的管壁开孔,开孔的数量一般在 2~8 个。检查时以恒定流速的水注入测压管,注入水经侧孔流出时,通过肛管壁对水流出的阻力间接测定局部肛管的压力。水的注入速度一般在 0.1~1.0 ml/min,最常用的速率为 0.2 ml/min。开放式导管受灌注速度影响较大,灌注压力低时,肛管运动细节不易显示,压力变化的速度也不能及时显示,易被粪便堵塞。此方法可同时测量直肠肛管不同平面或同一平面不同象限的压力值,它的结构和技术要求较为复杂,故精确性和灵敏度好。影响测定值的因素有球囊大小、导管直径、水灌注速度等。

(2) 压力换能器:是一种能敏捷感受外界压力信号,并将其转换成易测到的量值(一般为电信号)装置。

(3) 记录装置:结合探头导管数,一般采用多通道生理记录仪。也可将压力信号输入计算机,对信号进行自动分析、记录并打印结果。

(4) 附属材料:润滑油、4 cm×4 cm 纱布、手套、60 ml 或 100 ml 注射器、治疗方巾、三通阀、便盆。

**3. 测定方法** 根据所用导管不同,测压方法大体可分为三种:气囊或水囊法,水灌注法和固态非灌注导管法。

(1) 气囊/水囊法:这种方法将水囊或气囊置于肛门或直肠内,并且通过细导管将水囊或气囊与转换器连接起来。将这种装置放入直肠内,里面的气囊被肛门内括约肌包绕,而外面较小的气囊被肛门外括约肌的表层纤维所环绕。向气囊内充气(激发 RAIR),导管会自动入位。随后,就可以测量平均静息压和收缩压,证实 RAIR 的存在,评价直肠的敏感性和顺应性。

从理论上讲,这种方法可以分别测量肛门内括约肌和肛门外括约肌的压力,但是在实际测量中,由于这两部分肌肉的重叠而难以区分肛门内括约肌和肛门外括约肌的压力。此外,由于肛门内的压力受到肛管变形的部分影响,对于同一个患者来说,气囊大的探测器产生的压力要比气囊小的探测器产生的压力大,而且快速充盈气囊产生的压力要更大,空气是可压缩的,这也导致这种方法的测量结果比实际要低一些。该方法的优点是气囊/水囊放置好以后不需要再移动,因此一个人就能完成检查,无需助手。

(2) 水灌注法:是由 Arndorfer 及其同事创造,是目前应用最广泛的压力测定方法。这种方法利用肛门直肠和置入的导管之间的空腔来测量压力。向导管内持续灌注,直至整个肛管被水充满,结果水或是流入直肠壶腹,或是流出肛门,肛管被充满后继续灌注,克服最初阻力的压力被称作"流出压(yield pressure)"。随着肛管内压力的增高,流出压变成了需要克服阻塞的压力,这一信息通过非膨胀性毛细管传送至转换器,将压力转变成电信号,压力的变化在计算机上以曲线的图形形式表现出来。水灌注系统提供了大量有关肛门括约肌和直肠的可重复信息。其局限性在于患者要侧卧位,不适用于动态检查。

(3) 固态非灌注导管法:非灌注转换器导管常包含三个或更多的压力管道。虽然不及灌注导管用途多样,但是导管的位置不受体位的影响,这样可以在患者坐位时(最适合生理状态下)进行记录。此外,在患者活动时这些导管也可以同时记录动态信息。

**4. 操作步骤**

(1) 患者取左侧屈膝卧位，臀部垫吸水性尿布垫，将测压导管润滑后插入肛管约 6 cm。

(2) 休息数分钟，以使患者适应导管；在此期间平衡压力(即调零)，等待导管和直肠壁的小空腔内充满灌注液，并达到流出压。

(3) 平衡后出现各种波形，显示了肛门内括约肌的周期性活动。以直肠和(或)肛管内压作基线进行检测，检测过程中请注意超慢波和自发性慢波收缩或松弛是否同时存在，标记出患者移动、体位或交谈时所导致的误差。肛门括约肌静息压测定可以在此时或结束前患者最放松时进行，采用拉出测定法，每隔 1 cm 分别测定距肛缘 6～1 cm 各点的压力。肛管静息压为安静状态下肛管内各点的压力。

① 慢波：最常见，频率波动为 10～20 周/分，幅度超过生理基线的 15 mmHg，最常出现于括约肌近端和最大平均静息压区域之间的范围内。这些波形的临床意义不清。

② 超慢波：是第二种最常记录到的波形，频率为 0.5～1.5 周/分，波幅很高(最高达 100 mmHg)。可见于肛瘘、痔或原发性肛门括约肌高张力的患者，最大平均静息压的区域更常见。

③ 中间波：为最少见的波形，频率为 4～8 周/分，常见于神经源性肛门失禁或回肠贮袋肛门吻合术的患者。

(4) 压力平衡后要求患者极力地收缩肛门，然后休息一段时间，再极力推进。随着导管继续向尾端移动，每隔 1 cm 在其他 5 个位置上重复测量。因此，可以测量整个肛管在休息和收缩时的压力，也可以计算高压区的平均休息压和收缩压。压力比平均最大收缩压高 50%的区域称为“高压区”(hight pressure zone，HPZ)，同样 HPZ 的定义也可为：至少 50%的压力管道到尾端压力升高 20 mmHg、到头端压力下降 20 mmHg 的区域。

(5) 如需观察腹压升高引起的外括约肌反射性收缩，让患者做 1～2 次咳嗽，每次间隔 20 s 以上。

(6) 导管重新插入距肛缘 2 cm 的位置，用至少 2～3 s 的时间向乳胶气囊内充气 40 ml，持续充盈约 20 s，以诱发肛门直肠抑制反射。下部直肠和上段肛管对扩张产生反应，内括约肌舒张后外括约肌收缩。如果没有诱发反射，有必要增加充气量重复检查。有些患者，尤其是神经源性肛门失禁、肛门感觉减退或巨结肠的患者，可能只对更大容量的扩张产生反应。抽出气体，重新充气 50 ml 或 60 ml，直至出现反射。如果仍没有诱发反射，导管插入至 3 cm 的位置，重复操作。

(7) 然后将导管插入距肛缘 6 cm 的位置，气囊放在直肠壶腹，以大约 1 ml/s 的速度缓慢注入与机体核心温度相同温度的水。患者第一次有感觉时的体积被称为最小感受容积，记录此时气囊内的平均压。然后继续充盈气囊，直至达到最大耐受容积，再一次记录气囊内压。利用这些数值，应用公式 $C=\Delta V/\Delta P$ 计算直肠的顺应性。因此，气囊体积大而直肠压力升高幅度小，则认为直肠顺应性好。

测量顺应性不是诊断性实验，而是对评价肛门直肠疾病病理生理的其他检查方法的补充。通过测量顺应性，可以确定肛门失禁是由于缺乏直肠储存能量造成的，还是由于括约肌张力消失造成的，因此，这种检查对直肠炎和肛门失禁患者具有特殊意义。同样，便秘患者的顺应性可能异常升高。这反映了适应过度，这种感觉导致排便梗阻。

(8) 肛管向量容积分析：可检测到肛门括约肌压力的三维立体构象，从而得知肛门括约肌压力有无缺损及不对称。检查时需用专用导管，导管上有 6～8 个压力通道，位于同一平面呈放射状排列，即所谓“向量容积导管”。检测方法可用定点牵拉法或快速牵拉法。

**5. 常用检查指标**　肛管静息压、括约肌功能长度（肛管高压带区）、肛管最大收缩压、肛管模拟排便迟缓反射、直肠肛管收缩反射、直肠肛管抑制反射、肛管舒张压、直肠感觉阈值、直肠最大耐受量和直肠顺应性等。

(1) 肛管静息压（anal spHincter resting pressure，ASRP）：为受检者在安静侧卧状态下测得的肛缘上 1～2 cm 肛管压力的最大值。肛管静息压主要由内括约肌张力收缩所产生，约占静息压的 80%，其余来自肛管外括约肌的静息压。在正常人群中，肛管静息压有直肠一侧向肛缘侧呈递增变化，最大肛管静息压在肛缘上 1～2 cm，使肛管形成上宽下尖的倒锥形，对维持肛门自制具有重要意义。

在正常人群中肛管静息压的变化范围较大，且有一定的年龄和性别差异。此外，各实验室采用的测定系统和测定方法不同，测定值也有较大差异，大部分实验室的正常肛管静息压为 30～70 mmHg。南京市中医院成人肛管静息压的正常参考值为 (59.94±8.58) mmHg。

(2) 肛管高压带（high pressure zone，HPZ）：将测压导管插入肛门 10 cm，然后将导管匀速拖出（1 cm/s），记录仪将描记一条山峰样曲线，然后嘱患者模拟排便、收缩动作，并测量这两种情况下肛管功能长度。计算方法为：所测定的肛管压力大于最大静息压的一半或大于 20 mmHg，静息状态下相当于肛管内括约肌长度。正常男性为 2.5±0.59 cm，正常女性为 2～3 cm。南京市中医院所测健康人肛管高压带为(2.81±0.59) cm。

(3) 肛管最大收缩压（maximal squeeze pressure，MSP）：受检者用力收缩肛门时测得的最大肛管压力，主要由肛管外括约肌和耻骨直肠肌收缩产生，是维持肛门自制功能，尤其是应激状态下肛门自制的主要因素。当肛管收缩时，肛管内部压力较低，向下递增，距肛缘 2 cm 处压力最高，在接近肛缘处迅速下降，提示肛管外括约肌和耻骨直肠肌在肛管收缩压的维持中发挥主导作用。正常情况下肛管最大收缩压是肛管最大静息压的 2～3 倍，随年龄增大逐渐降低。南京市中医院测得成人肛管最大收缩压的正常参考值为(140±30) mmHg。

(4) 排便弛缓反射(relaxation reflex,RR):嘱受检者模拟排便动作,随着直肠压升高,肛管压明显下降,形成有效压力梯度。耻骨直肠肌、外括约肌属横纹肌,在模拟排便时能随意弛缓,从而使肛管压力下降。

(5) 直肠肛管收缩反射(rectalanal constract reflex,RACR):向直肠内快速注气,肛管压力突然升高,持续1～2 s后下降。这是外括约肌对直肠扩张刺激的应答性收缩,在一定程度上反映了外括约肌的自制功能。

(6) 直肠肛管抑制反射(rectalanal inhibitory reflex,RAIR):扩张直肠时,肛管内括约肌反射性松弛,肛管压力曲线自静息压水平迅速下降,持续一段时间后压力缓慢回升至静息压水平。诱发这一抑制反射的最小注气量为直肠肛管抑制反射容量,通常与直肠初始感觉容量相近,正常人在10～30 ml。目前多认为该反射的“中枢”部分是肠壁肌间神经节细胞。

该反射有两个特性:一是“容量依赖性”,即在一定范围内,扩张直肠容量越大,肛管压力下降越多;另一特性是“速度依赖性”,即在扩张容量相同的情况下,快速扩张直肠所致肛管压力下降多,而缓慢扩张引起的肛管压力下降少。当直肠扩张达到一定程度时,肛管内括约肌的收缩可以被完全抑制。肛管压力降低到直线水平,并持续1 min以上不能恢复至原水平,需待直肠气囊中气体排空才能恢复压力。通常将此容量称为直肠肛管反射完全抑制容量,与最大耐受量相近。

(7) 直肠感觉功能:以恒定速度向直肠气囊内注入空气,检查受检者对直肠在不同程度充盈时的感觉阈值,其中包括直肠初始阈值、直肠便意感觉容量、直肠最大耐受容量。

检查结果除了在个体之间存在比较大的差异外,还受其他一些因素的影响,其中包括受检者对各种感觉的理解和检查配合能力,以及空气注入速度,因此要求在检查前详尽而耐心地向受检者解释该检查的方法和过程。一般情况下注入速度越快,越容易诱发受检者对直肠内物体的感觉,使感觉阈值下降;反之,阈值增高。因此,各式检查需确定空气注入速度标准,全部采用电脑控制压气泵,使所得结果具有可比性。

直肠感觉测定气体注入有持续注入法和间断出入法两种,前者按一定速度持续缓慢地向直肠球囊内注入空气,在注入的同时询问受检者的感觉,并作出相应记录。后者按照一定的容积间断性地向直肠腔内注入空气。注入的容积一般按10、20、30、40、50、80、110、140、170、300、230、260、290、320、350 ml递增,同时询问受检者的感觉。排空球囊后,休息3分钟再次注入,一次完成检查。

① 直肠初始阈值(sensory threshold):为受检者首次感觉直肠内有物体存在时注入空气的体积。此时若停止注入,让受检者休息片刻,直肠内有物体的感觉消失。正常人为10～30 ml。

② 直肠便意感觉容量(Initial sensation volume):继续注入气体,受检者有排便感时注入的气体。该结果个体差异很大,与受检者的配合有较大的关系。便意容量一般为50～80 ml。

③ 直肠最大耐受容量(rectal maximal capacity):为受检者所能耐受的直肠注入气体的最大体积。正常人群一般为100～320 ml。直肠最大耐受容积与气体的注入速度有很大的关系:注入速度越快,测得的数值越小;反之越大。

(8) 直肠顺应性(compliance):指引起直肠壁张力单位升高所需注入的空气体积,反映直肠壁的弹性情况。顺应性越大,提示直肠壁的弹性也越好;反之,提示直肠壁的弹性越小。在直肠内有相同容量的内容物时,一般情况下直肠顺应性越大,便意越轻,反之便意越强烈。直肠顺应性是通过向直肠球囊内注气的同时测定球囊内压力获得。计算方法为:(直肠最大耐受容量－直肠初始阈值)/(直肠最大耐受容量压力值－直肠初始阈值压力值)。正常参考值为3～6 ml/mmHg。

**6. 肛管直肠测压的临床意义**

(1) 先天性巨结肠症(Hirschsp rung's disease,HD):HD是一种常见的儿童消化道畸形,因直肠或远段结肠平滑肌神经丛缺乏神经节细胞,括约肌不能放松,近端结肠因粪便积聚而扩张,进而发展为巨结肠。由于直肠肛管抑制反射(RAIR)是由肠壁内神经丛介导完成,若肠壁神经丛破坏,导致RAIR缺如。因此RAIR缺如成为先天性巨结肠诊断的重要指标,且诊断阳性率都已达到90%以上。国外文献分析了372例慢性便秘儿童第一次肛门直肠测压结果,发现14例(3.8%)RAIR缺如;9例经直肠组织活检确诊为先天性巨结肠,诊断符合率为64.3%;对余下的5例行第2次肛门直肠测压,其中4例出现RAIR。周雪莲等报道了30例确诊为HD的患者,18例RAIR消失,12例减弱;Emir等报道了59例怀疑HD的患者,12例RAIR消失,最后都确诊为HD。王伟等研究42例HD患儿术后肛管静息压力显著低于正常儿($P<0.01$),6例恢复了直肠肛门抑制反射。

(2) 盆底失弛缓综合征(unrelaxed pelvic floor syndrome,UPFS):是由于肛门外括约肌、耻骨直肠肌在排便过程中的反常收缩,导致直肠排空障碍,是一种常见的慢性功能型便秘。排便弛缓反射、肛管压力明显升高是其特征诊断指标。余苏萍等研究发现,肛管直肠压力测定诊断盆底失弛缓综合征的阳性率为71.7%,与Kerrigan DD报道的73%相似。华扬等通过测定研究57例盆底失弛缓综合征的肛管直肠动力学变化,排便弛缓反射肛管压力曲线不下降11例、反常收缩38例,升高的肛管压远大于张力收缩压。与对照组相比,UPFS病人肛管静息压、直肠静息压差异无统计学意义($P>0.05$),肛管最大收缩压差异具有统计学意义($P<0.01$)。

(3) 肛管括约肌损伤:肛管内括约肌、耻骨直肠肌、肛管外括约肌断离(如肛瘘手术、会阴部外伤、分娩时会阴部撕裂等原因),使肛管不能保持有效的压力阻止粪便排出。肛管内括约肌损伤主要表现为肛管静息压下降，肛管功能长度缩短，直肠肛管抑制反射减弱；肛管外括约肌损伤则以肛管最大收缩压明显降低为主。陈迪祥等曾研究报道，肛管直肠测压在肛门外伤或手术后有局部的肛周括约肌损伤时对损伤部位的定位诊断有明确意义，对手术切口的选择有指导意义。

（4）神经源性大便失禁：由于支配肛管括约肌的神经发生了病变或肛管括约肌萎缩，导致肛管不能保持有效的张力，表现为肛管静息压和最大收缩压均明显下降、肛管功能长度缩短、直肠肛管抑制反射减弱等。

（5）肠道的炎性病变：炎性病变引起的大便失禁，主要是炎症刺激肠壁，使肠壁感觉较正常明显降低，而肛门括约肌本身没有损伤，测压时可见直肠的感觉阈值、直肠最大耐受量及直肠顺应性明显降低，肛管静息压和收缩压、直肠肛门抑制反射可能正常。

（6）肛瘘术前术后功能评价：肛管直肠压力测定在评价肛瘘患者术前术后肛管直肠功能有重要的意义，尤其是病程较长的高位复杂性肛瘘。由于长期慢性炎症刺激，患者常表现为排便困难。肛管直肠压力测定显示：肛管静息压正常，肛管直肠抑制反射减弱，肛管最大收缩压正常，排便迟缓反射，直肠肛管压力梯度不能逆转，肛管压力明显上升。肛瘘等炎症组织清除后，症状将得到改善。预测术后患者的控便情况，帮助术者和患者对术式进行选择。如果术前肛管静息压和最大收缩压明显降低、肛管高压带明显缩短，提示肛管括约肌功能下降；或者直肠感觉阈值、直肠最大耐受容量和直肠顺应性明显降低，术后出现肛门失禁的可能性大，患者和术者应做好充分的思想准备，慎重选择术式。李晶等观察了61例肛瘘切开挂线、切除缝合术治疗复杂性肛瘘术前术后肛门压力改变，与正常人比较，低位肛瘘术后肛管最大收缩压有所下降，但无显著差异（$P>0.05$）；高位肛瘘术后肛管静息压比术前下降（$P<0.05$），肛管最大收缩压有所下降，与正常人组比较无显著差异（$P>0.05$），均不影响肛门的自制功能。刘青对38例肛瘘患者进行手术前后肛管直肠压力测定，结果18例术后直肠肛门反射增强、10例降低、10例手术前后无显著性差异；手术前后肛管最大收缩压比较无显著性差异（$P>0.05$）；术后直肠静息压、肛管静息压较术前明显降低，与术前比较，有显著性差异（$P<0.05$，$P<0.01$）。丁义江等观察高位复杂性肛瘘患者72例，根据行肛瘘手术次数不同，其肛管静息压、肛管收缩压、肛管舒张压比较差异均有统计学意义（$P<0.01$），括约肌功能长度比较差异无统计学意义（$P>0.05$），直肠肛管抑制反射异常率差异有统计学意义（$P<0.05$）。可以看出随着手术次数的不同对肛管静息压、肛管收缩压的影响均有显著差异；手术对肛管舒张压、直肠肛管抑制反射均有影响。

### （二）排粪造影

排粪造影（defecography）亦称动态性或排空性直肠造影，是将模拟的粪便灌入直肠乙状结肠内，在放射线下动态观察排便过程中肛门、直肠及其周围结构的形态变化和解剖异常，从而发现在静态观察下难以发现的病变，为临床诊治肛门直肠及盆底疾病等提供其他方法所不能提供的证据。排粪造影实际上是一种钡剂灌肠检查，属传统X线检查范畴。普通钡剂灌肠检查虽能提供肛直肠盆底的静态解剖变化，但不能显示它们在排粪过程中的表现。早在1952年，Walden在研讨异常深坠的直肠生殖窝对排粪功能障碍的重要性时就提出该项检查。起初应用范围有限，及至80年代初，由于肛肠外科技术的改进与改革，人们对排粪造影检查又产生了浓厚的兴趣。在1985年，我国上海长海医院最先应用该项检查，1990年11月在全国便秘诊治标准讨论会上确定了我国排粪造影的检查标准。当前，大多数胃肠学家和肛肠外科医师已把它当作肛直肠盆底功能的常规影像学检查而广泛应用。

**1. 检查前准备**

(1) 患者的准备：检查当日先行清洁灌肠，目的是将降乙交界以下直肠内粪便彻底清除。检查前晚8时冲服番泻叶9～15 g清除积粪。检查当天早上禁食、禁水。

(2) 造影剂选择

① 钡液：80%的硫酸钡300～400 ml，加入少量的羟甲纤维素钠，以普通灌肠器灌入直肠。

② 钡糊：硫酸钡粉150 g、淀粉100 g、水500 ml，边搅拌边加热成糊状，冷却后用100 ml的注射器注入直肠，注入量300 ml左右。

以上两种造影剂的优缺点：钡液法灌注容易，肠黏膜显示清晰；缺点是因为液体流动，钡液易流向结肠近端，而致直肠内钡剂少，无便意感，摄片难以反应排粪困难的真实情况。钡糊法的优点是不易流动，扩张直肠及便意感好，能较好地反应排粪困难的真实情况；缺点是注入直肠较为麻烦。

**2. 检查设备** 专用马桶：排粪造影的坐桶很重要，是取得优质影像的关键。桶壁要求与臀部组织的透X线性相近，桶身需能升降旋转，以便从不同角度观察和完成不同高度患者的拍摄，能够解决排出物的收集和卫生等问题。国内主要应用的是DS-1型(defecography set-1 type)坐桶，由第二军医大学附属医院长海医院制造。

**3. 操作步骤** 患者先取左侧卧位，检查前先行钡剂灌肠，一般灌至降结肠，需钡剂300～400 ml，拔肛管时在肛门口涂少许钡剂，以示其位置作为检查的界标。患者坐在排粪桶上，调整高度时左右股骨重合，显示耻骨联合，即在躯干与下肢(大腿)呈钝角的情况下，分别摄取静坐、提肛、力排时及排空后的直肠侧位片，同时将整个过程记录下来。力排时包括开始用力时充盈相和最大用力黏膜相。

**4. 测量项目及参考值**

(1) 肛直角(anorectal anagle，ARA)：即是直肠远端后壁的切线与肛管中央轴线的夹角。正常人静息下肛直角为101.9°±16.4°，提肛时缩小，排粪时增大为120.2°±16.7°。提肛和排粪时肛直角可相差50°以上。肛直角反应盆底肌群主要是耻骨直肠肌的活动情况，对诊断盆底痉挛综合征(SPFS)、耻骨直肠肌肥厚症(PRMH)和肛周瘢痕等有用，对肛直肠成形术后功能的评价也有意义。

（2）耻尾线肛上距（the distance between the anorectal iunction and the pubococcygeal line，DUAC）：耻尾线为耻骨联合下缘至尾骨尖的连线，它基本相当于盆底的位置。肛管上部即肛管直肠结合部，正常平静时刚巧位于耻尾线下缘1 cm左右。肛上距为肛管上部中点至耻尾线的垂直距离。该点在耻尾线以上为负值，以下为正值其数值反应会阴是否下降。正常男性：静坐为（11.7±9.1）mm；力排为（23±13.6）mm。女性：静坐为（15.0±10.02）mm；力排为（32.8±13.3）mm。正常人肛上距力排比静坐明显增大，女性明显大于男性。而且，年龄越大，肛上距越大；经产妇产次愈多，肛上距越大。中国人肛上距的正常参考值为≤30 mm，经产妇放宽至≤35 mm。

（3）乙耻距（the distance between the sigmoid colon and the pubococcygeal line，DSPC）和小耻距：乙耻距和小耻距即耻尾线乙状结肠距和耻尾线的小肠距，分别为乙状结肠或小肠最下曲的下缘与耻尾线的垂直距离。同肛上距一样，上为负、下为正，其数值反应内脏是否下垂。

（4）肛管长度（the length of the anal canal，ACL）：为肛管上部中点至肛缘的距离。力排时正常男性大于女性，男：（37.67±5.47）mm，女：（34.33±4.19）mm。

（5）骶直间距（the distance between the sacrum and the rectum，DSR）：为直肠后缘至骶骨前缘的距离，分别测量骶2、骶3、骶4、骶尾关节和尾骨尖5个位置。正常应小于10 mm；20 mm以上应考虑为异常。

一般排粪造影正常所见：排出顺畅，往往10秒左右即大部分排出。所摄照片观察力排与静坐比较：肛直角增大，应大于90°；肛上距增大，但不应超过30 mm（经产妇不应超过35 mm）；肛管开大；直肠大部或近于全排空，显示粗细均匀1～2 mm的黏膜皱襞；耻骨直肠压迹消失；乙（小）耻距增大，但仍为负值。

**5. 排粪造影检查的临床意义**

（1）直肠前突（rectocele，RC）：直肠远端前壁向阴道方向突出呈疝囊状者，称直肠前突。有学者将直肠前膨出分为三度：直肠向前膨出6～15 mm为Ⅰ度（轻度）；15～30 mm为Ⅱ度（中度）；大于31 mm为Ⅲ度（重度）。实际上有直肠前膨出达20 mm而无排便困难者，主要看疝囊口的大小。疝囊口小，粪便进入后不易排出，排粪困难症状就重，反之就轻或无排粪困难。该征象可出现于无症状的自愿者中，故有人认为只有直肠膨出大于3 cm才有意义。其实并不尽然，口部巨大且开口向下的重度直肠前膨出也未必造成粪便嵌塞。因此，真正具有病理意义的直肠前膨出必须具备：开口小、纵深、排粪终末钡剂滞留三大特征，并以患者有用手指或者其他物品填塞阴道压迫后壁方能排便的病史为重要的参考依据。RC的测量包括深度和长度：长度即RC所涉及的直肠壁的纵向距离，即突出部分的弧线长度；深度即长度弧线顶点至正常直肠前壁的垂直距离。

(2) 直肠黏膜内脱垂(或称内套叠):包括直肠前壁黏膜脱垂(anterior mucosal prolapse,AMP)和全周黏膜脱垂,前者是增粗而松弛的直肠黏膜脱垂于肛管上部前方,造影时该部呈凹陷状。而直肠黏膜内脱垂/套叠(internal rectal procidentia/intussusception,IRI)又包括直肠内黏膜套叠和直肠内全层套叠。前者为增粗而松弛的直肠黏膜脱垂,在直肠内形成厚约 3 mm 的环形套叠。如环形套叠环的厚度大于 5 mm 则应考虑为全层套叠。两者的鉴别有时很困难,用盆腔(有机碘水)造影同时行排粪造影较有帮助。测量时要标明套叠的深度和套叠肛门距,以便计算套叠范围。直肠黏膜脱垂及套叠同样可出现于无症状自愿者中,只有那些引起排钡中断和梗阻的黏膜脱垂或内套叠,才是排便梗阻的真正原因。依套叠的深度和厚度将 IRI 分为四度:Ⅰ度,皱襞深 3～15 mm;Ⅱ度,皱襞深 16～30 mm;Ⅲ度,皱襞深 31 mm 以上或多发、多重或厚度大于 5 mm 者;Ⅳ度,直肠脱垂。

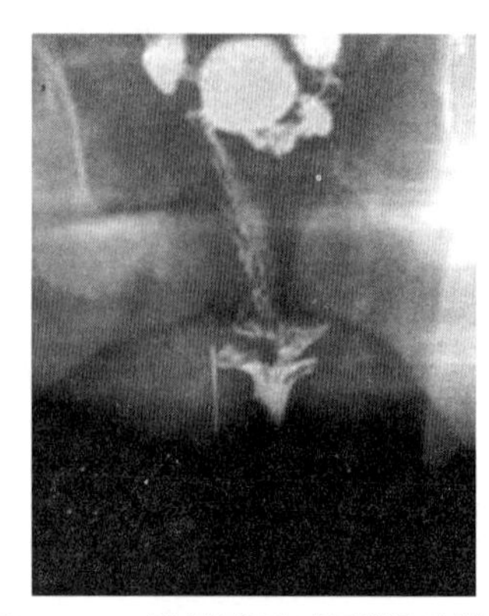

**图 2-17　黏膜脱垂时呈"漏斗"征**

黏膜脱垂多为用力排便时,直肠前后壁黏膜或全环向下伸入,脱垂于肛管上部,使该部呈陷凹状,致使壶腹部变窄,导致排便困难。当增粗松弛的直肠黏膜脱垂在直肠或肛管内形成内套叠,套入部肠管变细呈"漏斗状",套鞘呈"杯口状"。

(3) 耻骨直肠肌肥厚症:(puborectalis muscle hypertrophy,PRMH):也是便秘的主要原因之一,病因尚不确定。其排粪造影表现有:肛直角变小,肛管变长,排钡很少或不排,且出现"搁架征"(shelf sign)。该征是指肛管直肠结合部向上方在静坐、力排时均平直不变或少变,状如搁板。它对耻骨直肠肌肥厚症有重要的诊断价值,同时可作为与耻骨直肠肌失弛缓/痉挛症的鉴别要点。

(4) 异常会阴下降:使用"异常会阴下降"一语,是为了有别于有力排便时的正常会阴下降。一般认为,力排时肛上距大于 3 cm 称之为异常会阴下降。多数伴随有其他异常,如直肠前突、黏膜脱垂、内套叠等。以前认为异常会阴下降时关系到阴部神经是否受到损伤的重要问题。近年来有人研究认为异常会阴下降并不能预示阴部神经病变,便秘者与对照组之间无明显差异。其临床意义有待进一步探讨。

(5) 盆地痉挛综合征(spastic pelvic floor syndrome,SPFS):是用力排粪时盆底肌肉收缩而不松弛的功能性疾病。力排时肛直角不断增大,仍保持在 90°左右或更小,且出现耻骨直肠肌痉挛压迹(PRMI),即可诊断 SPFS。本征合并 RC 时,可出现"鹅征"(goose sign),即将力排片竖摆显示:前突为鹅头,肛管为鹅嘴,痉挛变细的直肠远段(压迹处)似鹅颈,直肠近段和乙状结肠为鹅身尾,宛如一正在游泳中的鹅。"鹅征"对 SPFS 合并 RC 有确诊价值。

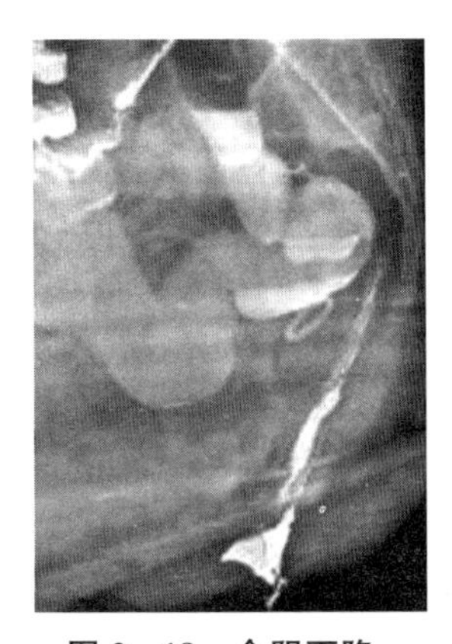

**图 2 - 18　会阴下降**

注:图中肛上距为 69 mm

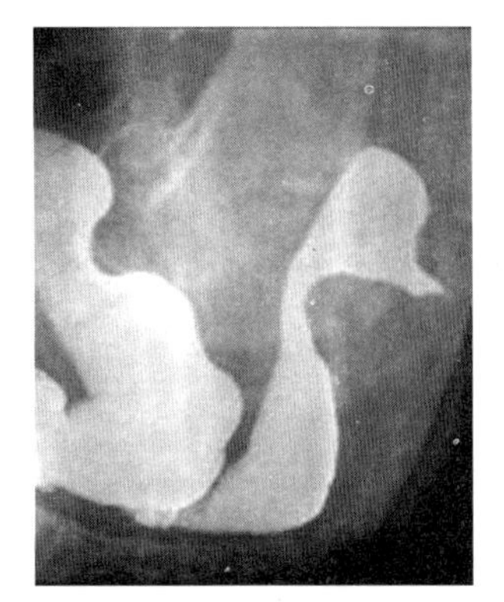

**图 2 - 19　鹅征**

(6) 内脏下垂:盆腔脏器如小肠、乙状结肠和子宫等的下缘下垂在耻尾线以下者即为内脏下垂(splanchnoptsis,SP)。

(7) 盆底疝(pelvic floor henia):盆底疝的名称很多,如道格拉斯凹陷疝、阴道疝、肠疝、乙状结肠疝、直肠生殖陷凹内疝、直肠前陷凹滑动性内疝等,但由于该疝发生于盆底,故统称为盆底疝。排粪造影可显示疝的内容(乙状结肠、小肠)、疝囊的深达部位,是目前最简便可靠、最好的诊断方法。

在临床上,排粪造影检查可直观地提供肛直肠形态学,能提供肛直肠功能的详细资料。而直肠镜检仅仅显示肛直肠的形态,主要是腔内黏膜面的状态,并不能提供肛直肠的功能信息;生理学检查如肛直肠内压力测定、直肠容积测定及肛肌电图等,可提供肛直肠的功能信息,但是不能反映肛直肠的形态学状况。

### (三) 盆底肌电图检查

肌电图检查是通过记录肌肉的生物电活动,借此判断神经肌肉功能变化的一种检测方法。随着骨骼肌收缩而产生的动作电位经放大而被记录下来的曲线称之为肌电图。由大脑皮质运动区神经细胞所发出的冲动,通过皮质脊髓束传到脊髓前角细胞。由前角细胞兴奋而引起的冲动沿神经纤维到达末梢,后者去极化释放乙酰胆碱,和肌细胞膜表面的受体相结合,这种递质-受体复合物改变了肌细胞的通透性,使细胞膜去极化而产生终板电位。当终板电位到达一定的阈值时,终板临近的肌膜发生去极化,触发一个动作电位,此电位沿着肌纤维传播,通过兴奋与收缩耦联,导致该运动神经支配的肌肉收缩。正常肌电图即是这些肌纤维动作电位的综合,是这些肌纤维的电场在空间和时程上的总和。盆底肌的神经支配分上下两级运动神经元,上运动神经元指从大脑皮质运动区到脊髓前角细胞的神经通路;下运动元是指脊髓前角细胞到肌肉的神经通路。

早在 1930 年 Beck 就发现了狗和人的肛门括约肌的电活动,并且发现人的肛门括约肌在收缩和静止时呈持续性张力收缩,并随体位和受刺激的不同而发生变化。1962

年 Parks 等人观察到肛门括约肌活动与其他肌肉活动明显不同，即使在睡眠状态下也在连续不断地活动，有人认为这种持久性张力活动可能是由脊髓反射所维持。1966 年 Boccrra 等把这一技术应用于肛门直肠疾患，同时认为只要病变累及到反射弧或皮质通路的任何部位，都会出现异常的肌电图图形。盆底肌电图（electromyography of the pelvic floor）检查主要是根据运动单位电生理改变，来确定病损的部位和性质，结合临床作出诊断。国内最先报道肌电图者为白求恩医科大学，他们的研究人员用表面电极测定了一组大学生志愿者的肛管肌电的正常值。

**1. 仪器设备** 包括记录电极、放大器、示波器、扬声器、刺激器等。所有电极有表面电极（皮肤表面电极、肛塞电极），单极同心针电极，双极同心针电极，单纤维肌电电极。

（1）表面电极：分为皮肤表面电极和肛塞型电极两种。皮肤表面电极多为 0.5～1.0 $cm^2$ 大小，分方形或圆形呈片状，置于肛周皮肤，记录肌肉收缩时的动作电位，但不适宜深部肌肉动作电位的测定。肛塞型电极可直接插入肛管，记录肛门外括约肌的电信号。

（2）单极同心针电极：为针管内装有一根用环氧树脂绝缘的铂丝而制成，针管作为参考电极。这种电极引导面积较小，约为由几个运动单位参与组成的一个小区域的一部分。其引导的波形单一，干扰小，振幅大。需刺入待测肌肉内检测。

（3）双极同心针电极：针管内装有两根互相绝缘的铂丝，其引导面积小，适合于单个运动单位电位引导。由其测出的运动单位电位时程较单极同心针测出者短，也易引出多相电位。

（4）单纤维肌电电极：外径较常规同心针电极稍小，内装 14 根互相绝缘的、直径为 25 um 的铂丝。其引导面积甚小，在正常肌肉内，一次仅可引出 1～2 条肌纤维的动作电位。

**2. 检查方法**

（1）患者取左侧卧位，暴露臀部显示臀沟，消毒皮肤，铺无菌单，检查中需做排便、收缩等动作，检查前应让患者练习掌握。注意检查间室温和私密性。

（2）通常左手戴手套，液状石蜡润滑，示指轻轻插入直肠。另一手将同心电极由臀沟尾骨尖刺入皮肤，向耻骨联合上缘方向进针，进针点消毒，再根据需要在左手示指引导下定位，进针 1～1.5 cm 可至肛门外括约肌浅层，进针 1.5～2.5 cm 至内括约肌，进针 3～3.5 cm 可至耻骨直肠肌。进针后休息 3 分钟，以待电活动恢复正常后再开始检查。

（3）检测肌肉：主要检测耻骨直肠肌、外括约肌等盆底横纹肌。检查者左手示指进入肛管后，指腹触摸肛管直肠环，从后正中线肛缘与尾骨尖连线上的适当位置进针，向肛直环的后方游离缘方向前进，针尖可直达黏膜下，后退少许，针尖扎入肛直环的上内缘部分，即为耻骨直肠肌。调整针尖位置，直至获得十分清脆的肌音如机枪射击声。外括约肌一般检测其浅部，将针退至皮下，指腹指向括约肌间沟上方及肛直环之间，使针尖位于该位置。

**3. 检查内容及临床意义**

(1) 静息状态的肌电活动:进针至所测肌肉,待肌电活动平稳开始观察。先观察有无病理波。正常盆底肌在安静时均呈低频率的连续电活动,每秒折返数为 18.7±9.7,电压较低,平均振幅为(149±21.3) μV。正锐波为一正相、尖形主峰向下的双相波,先为低波幅正相尖波,随后为一延长、振幅极小的负后电位,多不回到基线,总形状似 V 字,波形稳定。其参数为:波幅差异大,多为低波幅(一般为 50～100 μV);时限一般为 4～8 ms,可长达 30～100 ms;波形为双相波,先为正相,后为负相;频率一般为每秒 1～10 次。正锐波出现于失神经支配的肌肉。

(2) 模拟排便时的肌电活动:在患者直肠中置入一个带导管的乳胶球,向球中注入温水,至患者出现便意为止。让患者做排便动作,观察有无肌电活动减少并记录。正常人排便时,每秒折返数下降至 9.3±6.9,电压降至(51.5±16.7) μV,或呈电静息。盆底横纹肌失弛缓症患者,模拟排便时肌电活动不但不减少,反而增加,称为反常电活动。该动作有时难以抓住时机,重复数次方能明确排便时肌电变化的真实情况。当检查结果为反常电活动时,应排除患者因环境不适合、精神紧张、针电极刺激与疼痛所致的假阳性。有人认为盆底肌电图检查在诊断盆底肌失弛缓症时,其诊断价值比排粪造影更大。

(3) 轻度收缩时的肌电活动:轻度收缩盆底肌时,可出现分开的单个运动单位电位(motor unit potential,MUP)。MUP 所反映的是单个脊髓前角细胞所支配肌纤维的综合电位,或亚运动单位的综合电位。其振幅为 200～600 μV,由于电极与肌纤维间的距离不等,电压相差很大,盆底降低、缺氧可使电压降低;肌肉萎缩时,由于单位容积内肌纤维数量减少,电压可降低。MUP 的时程为 5～7.5 ms,肌肉萎缩时可缩短。年龄增加,电位时程轻度增加。MUP 的波形正常情况下以单相、双相、三相者多见,双相及三相者占 80%左右,超过四相者称为多相电位。神经或肌肉纤维病变时,多相电位增多,可达 20%以上。神经部分受损后或神经开始恢复时,神经纤维中各束纤维受损程度不同,恢复的程度不一,使同一运动单位中神经传导速度和肌纤维收缩先后不同,亦可出现多相波。

(4) 中度或最大收缩时的肌电活动:中度收缩盆底肌时,有多个 MUP 参加活动。有些部位电活动较密集,难以分出单个 MUP,称之为混合相。最大收缩盆底肌时,几乎全部 MUP 均参加收缩。由于参加放电的 MUP 数量及频率增加,不同的电位相互干扰、重叠,无法分辨出单个 MUP,称为干扰型。行最大用力缩肛时,如无任何 MUP 出现,便是外周神经完全损伤;如只能产生单个 MUP 或混合相,往往见于脊髓前角细胞疾患或外周神经不完全损伤。

(5) 大力收缩时的肌电活动:骨骼肌作最大收缩时,几乎全部运动单位参加收缩,由于参与放电的运动单位数量和每一运动单位电频率增加,不同的运动单位互相干扰、重叠,称为干扰相。其电位一般为600～1 000 μV。最大收缩时只能产生单个运动单位电位,称为运动单位电位数量减少,见于前角细胞疾患或周围神经不完全性损伤。

**4. 盆底肌电图在肛瘘中的诊断价值**

(1) 判断盆底肌的功能活动状态,如盆底失弛缓综合征盆底肌的反常电活动。

(2) 评定盆底功能失常的原因,如先天性或创伤性盆底肌肉缺损,肌电活动减弱或消失及病理性电活动。

(3) 便秘和肛门失禁的生物反馈治疗。

## 四、肛瘘的实验室检查

**1. 血常规**

(1) 血红蛋白、红细胞数:主要反映病人的贫血程度和贫血的性质,还可作为是否需要输血的依据之一。

(2) 白细胞计数及分类:白细胞计数增多,表明机体对致病损害的防御放应增强,是大多数传染病和炎症过程的正常现象,如肛旁脓肿、细菌性痢疾、急慢性肠炎等;白细胞计数降低,常见于由氯霉素等药物或是X线放射物质引起。所以,临床上遇到做化疗或放疗的肛门大肠部肿瘤患者,应密切注意白细胞计数情况,如变化剧烈,应及时调整治疗方案。白细胞计数和分类的改变与病情转化的关系也非常密切。

(3) 血小板计数及凝血时间:手术前常规检查是必不可少的,它对于鉴别出血性质有重要意义。

**2. 尿常规** 包括尿量、比重、颜色、酸碱反应、尿蛋白、尿糖的检测和显微镜下检查等。大出血病人造成失血性休克,可根据尿量、尿比重变化来指导补液。

**3. 大便常规** 包括肉眼观察大便外形、硬度、颜色、嗅气味以及有无血液、显微镜检查及细菌学检查。如直肠肿瘤压迫肠腔,可使粪便变为扁平状、变细,且伴有暗红色血液或者黏血便。急慢性肠炎患者的粪便可见黏液或脓血,粪便上有鲜血或是排便滴血,色鲜红者,多考虑内痔或是肛裂等。

**4. 生化及传染病检查**

(1) 生化检查:主要包括肝、肾、心脏、胰腺等器官检查,如肝功、血糖、尿糖、肌酐等检查,对辅助治疗有很大的意义,其中要重视对患者血糖的监测。

(2) 传染病四项:乙型肝炎病毒表面抗原(HBsAg)、丙型肝炎病毒抗体(抗-HCV)、人类免疫缺陷病毒HIV 1+2型抗体(抗-HIV)及梅毒螺旋体抗体(抗-TP)四项检测。

**5. 细菌培养** 对肛瘘分泌物做细菌培养和药敏试验,可协助诊断和指导治疗。对伤口生长缓慢、长期不愈者,尤为重要。

**6. 其他特殊检查** 除上述检查之外,如果全身出现其他症状如腹痛、腹泻、发热、潮热、盗汗及消瘦等症状时，需做其他特殊检查。

(1) C 反应蛋白(C-reactive protein，CRP)：正常参考值为 800～8 000 ug/L(免疫扩散或浊度法)。

临床意义：作为急性时相反应的一个极灵敏的指标，正常情况下含量极微量，在急性创伤和感染时期血浓度急剧升高，并不适用于单一疾病的诊断。它的临床价值主要在于组织损伤的筛检和检测，应用在判断病人是否发炎及判断发炎性疾病复发的可能性。

(2) 超敏 C 反应蛋白(High sensitivity C-reactive protein，Hs-CPR)：与 CPR 并不是两种蛋白，只是从灵敏度上区别，hs-CRP 临床实验室采用了超敏感检测技术，能准确地检测低浓度 C 反应蛋白，提高了试验的灵敏度和准确度，是区分低水平炎症状态的灵敏指标，最低检测限达 0.1 mg/L，临床意义同 CPR。超敏 C 反应蛋白的临床指导作用主要表现在对心血管疾病、新生儿细菌感染、肾移植等方面。

(3) 红细胞沉降率(Erythrocyte Sedimentation Rate，ESR)

① 参考值：

魏氏法：

＜50 岁：男性 0～15 mm/h，女性 0～20 mm/h；＞50 岁：男性 0～20 mm/h，女性 0～30 mm/h；＞85 岁：男性 0～30 mm/h，女性 0～42 mm/h；儿童：0～10 mm/h。

潘氏法：成人：男性 0～10 mm/h；女性 0～12 mm/h。

魏氏法是临床检验中常用的方法。

② 临床意义

A. 血沉加快：生理性血沉加快可见于妇女月经期、妊娠期、老年人特别是 60 岁以上的高龄者，多因纤维蛋白原的增高而致血沉增快。

病理情况中可见于各种炎症(急、慢性炎症，如结核、结缔组织病、风湿热等)。组织损伤和坏死，也可短期增加。恶性肿瘤中，尤其是恶性程度高、增长迅速的肿瘤更明显。多种高球蛋白血症均可见血沉增快，如系统性红斑狼疮、多发性骨髓病、巨球蛋白血症、肝硬化、慢性肾炎等。在贫血、高胆固醇血症时也可出现血沉增快。因而，血沉增快，病因复杂，无特异性。

B. 血沉减慢：可见于真性红细胞增多症。

(4) 结核菌素试验(OT 试验)

① 试剂：结核菌素(简称结素)是从生长过结核菌的液体培养基中提取出来的，主要成分是结核菌代谢产物、结核蛋白。旧结素(old tuberculin，OT)是粗制的混合物，当前纯化蛋白衍生物(purified protein derivative，PPD)不产生非特异性反应。PPD-PT23 是由丹麦制造供应世界许多国家使用，已经取代 OT。我国从人型结核菌制成 PPD(PPD-C)，又从卡介苗制成 BCG-PPD，0.1 ml 为 5IU，用于临床诊断。硬结

平均直径≥5 mm 为阳性反应。

② 方法：常用旧结素或 PPD 0.1 ml，稀释成 1∶2 000 的稀释液（内含 5U），于左前臂屈侧皮内注射成皮丘（方法、大小与青霉素试敏相同），经 48～72 小时测量皮肤硬结直径。

③ 判断：皮肤硬结直径小于 5 mm 为阴性（－）；5～9 mm 为弱阳性（＋）；10～19 mm 为阳性（＋＋）；20 mm 以上或局部有水疱、坏死为强阳性（＋＋＋）。

④ 意义：OT 试验是测定人体是否受过结核菌感染。OT 试验中等阳性仅表示受过结核菌感染，并不一定表示患病。如高倍稀释（1∶10 000）结素反应强阳性，可作为诊断活动结核的参考条件。OT 试验年龄越小，诊断意义越大。3 岁以下儿童结素阳性反应，应视为活动性结核病。

（5）其他：有条件可行自身抗体检测，包括血外周型抗酿酒酵母抗体（AsCA）、抗中性粒细胞胞浆抗体（p-ANCA）、酸性糖蛋白（orosmucoid）、纤维蛋白原、乳铁蛋白（lactoferrin）、血清类淀粉 A（serum amyloid A）及炎性肠病活动性标志物的实验室研究及其意义。

**7. 肿瘤标记检查** 结合患者的临床特点，对怀疑有结、直肠肿瘤的患者行肿瘤标记检查。

（1）癌胚抗原（carcinoembryonic antigen，CEA）：CEA 是较早的肿瘤标志物，目前已在临床广泛应用。它是一种富含多糖的蛋白复合物，正常存在于胚胎黏膜细胞，出生后含量极低，但在结直肠癌组织中浓度会异常升高。尽管特异性较差，但对消化系统肿瘤的诊断仍有较大价值。

（2）糖链抗原 19-9（carbohydrateantigen 19-9，CA19-9）：是一种糖蛋白类的肿瘤标志物，在消化道肿瘤患者的血清中含量明显升高。

以上是临床常用的诊断及监测结直肠癌的肿瘤标志物。

（3）其他

① 粪便中肿瘤脱落细胞的检测：是新的非侵入性检测方法，其高敏感性、高特异性及高依从性为结直肠癌的筛查带来新的希望。

② 异常糖链糖蛋白（TAP）检测：是一种广谱肿瘤标志物检测，一次性组合检测几十种异常糖链糖蛋白，大大提高肿瘤的检测率，可用于体检人群和病人的肿瘤筛查、肿瘤的辅助诊断、肿瘤患者的疗效评估、肿瘤患者复发转移动态监测及预后评估。

**8. 病理组织学检查** 为明确瘘管的病因和性质，对可疑病理或病史在 5 年以上者，在术前、术中或术后取活检组织进行病理检查，可疑确定肛瘘有无癌变、是否为结核性等。若一次检查为阴性或不能确诊，可多次取活组织检查。但需注意如何取得正确的标本：所取标本应包括瘘管壁及管壁相连之组织，或特异变化之组织。活组织病理切片检查对早期可疑病变和其他两性病变的区别很有价值。取活组织的方法：

（1）钳取法：适于高位病变。通过乙状结肠镜、纤维结肠镜，用活检钳在病变组织内或与健康组织交界部位钳取，如肿瘤、息肉、溃疡等。

（2）切取法：适用于肛管及肛周病变，直接用刀，剪切取病变组织，如瘘管壁、脓肿壁、痔、乳头。肿物、息肉亦可全部切除后送检。

（3）刮匙法：适用于指诊所及范围内的溃疡肿物，用锐匙随指进入病变部位刮取组织。

## 五、肛瘘检查流程

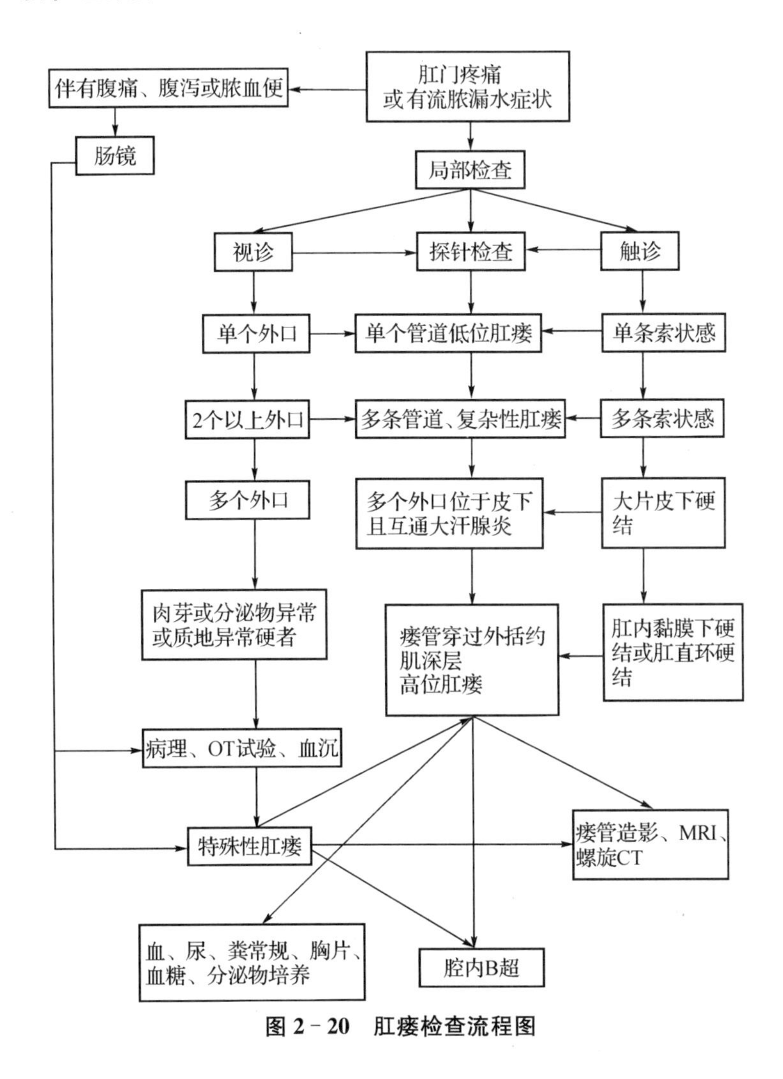


图 2-20 肛瘘检查流程图

# 第四节　肛瘘的分类

由于肛门直肠的解剖结构复杂，肛瘘的发生与发展呈现不同的临床表现，为更好地指导临床治疗，必须结合临床实际对肛瘘进行详细的分类，但目前临床上尚无统一的分类方法。我国古代医家多依据瘘管的部位，形态、特征等进行分类。如《外科大成·论痔漏》中云："漏有八，肾俞漏，生肾俞穴；瓜瓤漏，形如出水西瓜瓤之类；肾囊漏，漏管通入与囊也；缠肠漏，为其管盘绕于肛门也；屈曲漏，为其管屈曲不直，……串臀漏、蜂巢漏，二症若皮硬色黑，必有重管，……通肠瘘，惟以此漏用挂线易于除根。"国内外现行的分类法大约有二十余种，现将国内外具有代表性分类方法介绍如下：

**1. 早期对肛瘘的分类**　多依据内、外口及瘘管走行分为：内外瘘（完全瘘）、内瘘、外瘘（不完全瘘）；按瘘管的形状分为：直瘘、弯曲瘘、马蹄形瘘。对指导临床意义不大。

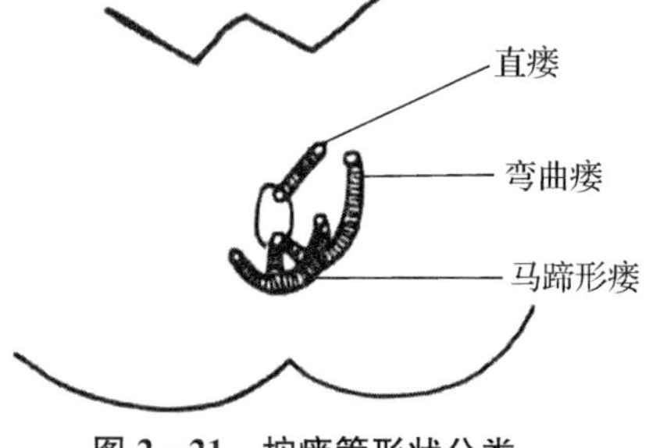

**图 2－21　按瘘管形状分类**

**2. 1900 年 Goodsall 和 Miles 分类**　（1）全瘘；（2）外盲瘘；（3）内盲瘘，后来又进一步分为皮下、肌肉及黏膜下瘘。

**3. 1934 年 Milligan Morgan 分类法**　根据瘘道与肛门括约肌的关系，按瘘道在肌间的垂直位置与水平位置，将肛瘘分为 5 型。Ⅰ. 皮下瘘；Ⅱ. 低位肛门瘘：瘘管在齿线平面以下；Ⅲ. 高位肛门瘘：瘘管在齿线平面以上；Ⅳ. 肛门直肠瘘：瘘管在肛门直肠环平面以上；Ⅴ. 黏膜下瘘。

**4. 1948 年 Bacon 三分类**　（1）简单肛瘘；（2）复杂肛瘘；（3）并发症肛瘘。

**5. 1966 年 Eisenhammer 分类**　根据他的肌间瘘性脓肿的理论，将肛瘘分为内群、外群、内外合并群三大群。

（1）内群：指感染源于肛门管内侧肛隐窝的肌间瘘性脓肿及黏膜下瘘。分为三型：Ⅰ. 高位内外括约肌间瘘性脓肿；Ⅱ. 低位内外括约肌间瘘性脓肿；Ⅲ. 黏膜下瘘性脓肿。

（2）外群：指感染源于肛门管外侧的非肛隐窝性瘘性脓肿，如血行感染、外伤等引起的坐骨直肠窝脓肿等。可分为两型：Ⅰ. 坐骨直肠窝脓肿；Ⅱ. 皮下脓肿。

（3）内外合并群：指感染源于内、外两侧的不规则的各型。

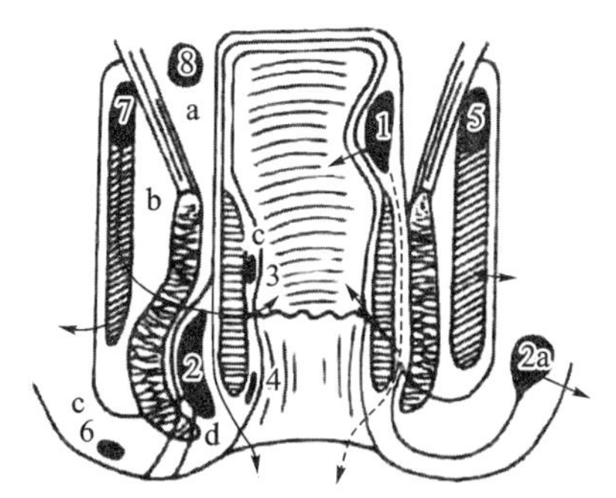


**图 2-22　Eisenhammer 分类法**

a. 骨盆直肠窝；b. 坐骨直肠窝；c. 皮下隙；d. 肛门下缘隙；e. 黏膜下隙

1 为高位筋间瘘管脓疡；2 为低位筋间瘘管脓疡；2a 为低位筋间皮下坐骨直肠窝瘘管脓疡；3 为黏膜下脓疡；4 为肛门下缘脓疡；5 为坐骨直肠窝原发性瘘管脓疡；6 为皮下脓疡；7 为小窝肛门腺坐骨直肠窝瘘管脓疡；8 为骨盆直肠窝脓疡

**6. 1975 年 Goligher 分类法**

**表 2-1　Goligher 分类法**

| 分类 | 位置 |
| --- | --- |
| 皮下瘘<br>低位肛瘘<br>高位肛瘘 | 肛门周围 |
| 肛门直肠瘘 | 坐骨直肠窝<br>骨盆直肠间隙 |
| 黏膜下瘘 | 黏膜下瘘 |

**7. Steltzner 分类**　将肛瘘分为三类：(1) 括约肌间瘘；(2) 括约肌外方瘘；(3) 经括约肌瘘。

**8. Thompson 分类**　根据与耻骨直肠肌的关系把肛瘘分为：(1) 单纯性肛瘘(主管在耻骨直肠肌下方)；(2) 复杂性肛瘘(主管在耻骨直肠肌上方)。

**9. 1976 年 Parks 分类**　Parks 等在研究了 400 例连续患者的基础上，结合肛腺理论的解剖学特点，发展成了现在广泛使用的分类方法。其中将表浅的瘘管排除掉，因为他们认为它不是起源于肛腺感染。1976 年，Parks 根据瘘管与括约肌之间的关系，将瘘管分为四类：

(1) 括约肌间肛瘘(interspHincteric type)：多为低位肛瘘，最为常见，约占 45%，多因肛管周围脓肿所致。瘘管只穿过内括约肌，外口只有一个，距肛缘较近，为 3～5 cm，少数瘘管向上，在直肠环肌和纵肌之间形成盲端或穿入直肠形成高位括约肌间瘘。又可以分为四个类型：Ⅰ. 无继发性瘘管的简单肛瘘；Ⅱ. 合并高位盲瘘；Ⅲ. 合并高位瘘开口于直肠；Ⅳ. 高位瘘管导致盆腔延伸，但无会阴部开口。

瘘管穿过内括约肌，行走于括约肌间平面。

(2) 经括约肌肛瘘(transspHincteric type):可以为低位或高位,约占30%,为坐骨直肠凹脓肿的后果。瘘管经过括约肌的不同水平,常穿过内括约肌、外括约肌浅部和深部之间。外口常有数个,并有支管相互沟通。外口距肛缘约有5 cm。手术瘘管向上穿过肛提肌到直肠旁结缔组织内,形成骨盆直肠瘘。进一步可分为:Ⅰ. 无并发症的肛瘘;Ⅱ. 合并高位盲瘘的肛瘘。

瘘管穿过内、外括约肌,经坐骨直肠窝到皮肤。

(3) 括约肌上瘘(suprasp Hincteric type):为高位肛瘘,少见,占20%,瘘管向上穿过肛提肌,然后向下至坐骨直肠凹,穿透皮肤。

瘘管开始的走行如括约肌间肛瘘穿过内括约肌,向上越过耻骨直肠肌,然后向下经坐骨直肠窝到皮肤。

(4) 括约肌外瘘(extrasp Hincteric type):为高位肛瘘,最少见,约占5%,为骨盆直肠脓肿合并坐骨直肠凹脓肿的后果,瘘管从直肠穿过肛提肌进入到肛周皮肤,跨越整个括约肌的复合体。目前认为这种肛瘘不是肛腺感染的腺源性肛瘘,而是起源于腹腔内伤或外伤。

内口位于肛提肌水平的上方,瘘管穿过外括约肌的深部、坐骨直肠窝到皮肤。

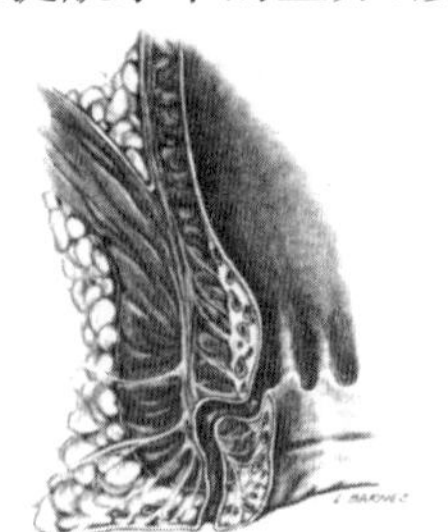

图 2-23 括约肌间肛瘘

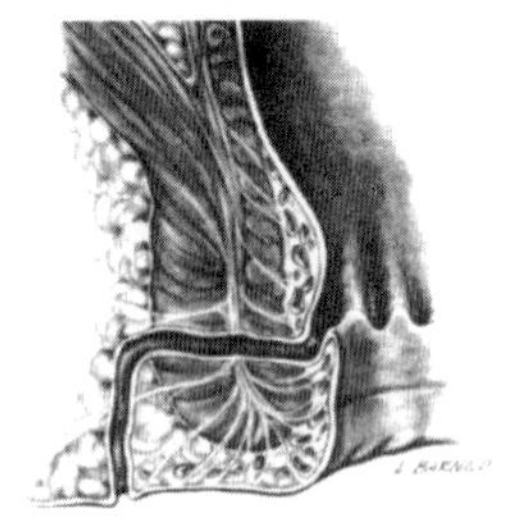

图 2-24 经括约肌肛瘘

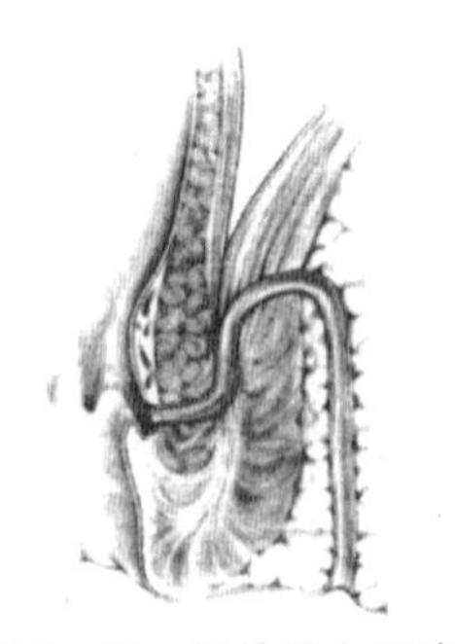

图 2-25 括约肌上肛瘘

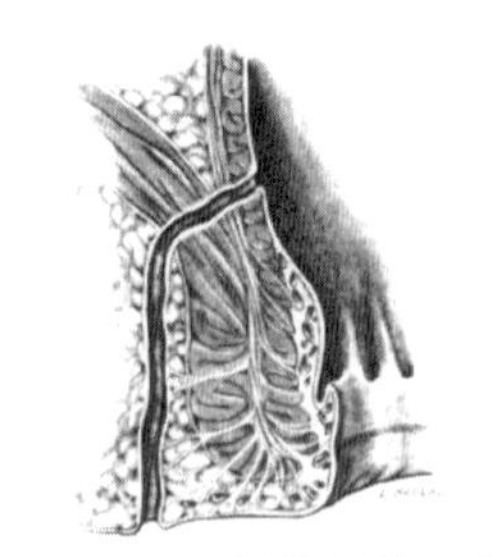

图 2-26 括约肌外肛瘘

**10. 1977 年英国圣马克医院分类** 将肛瘘分为五类:(1) 表浅肛瘘;(2) 括约肌间瘘;(3) 横穿括约肌间瘘;(4) 括约肌上瘘;(5) 括约肌外瘘。

**11. 1979 年埃及 Shafik 分类** 根据括约肌间隙解剖学、中心间隙的感染、瘘管蔓延与外括约肌的关系,便于采用何种手术,分为两类:

(1) 括约肌内侧瘘

① 中心瘘:是由中心间隙向下经过外括约肌底襻到肛周皮肤;

② 括约肌间瘘:位于括约肌之间。低位的在肛提肌下方,可成为盲端,或进入直肠颈,或向外到坐骨直肠间隙;高位的在肛提肌上方,在直肠环肌和纵肌之间直肠壁内成为盲端,或成直肠内瘘或骨盆直肠瘘。

(2) 括约肌外侧瘘:低位的在坐骨直肠窝内,可成盲端,或通入直肠颈。高位的到骨盆直肠间隙成为盲端或通入肛管。

**12. 1979 年日本隅越幸男分类法**

日本隅越幸男的四类 10 型是在 Eisenhammer 分类法基础上的进一步扩展,更注重了瘘的解剖位置的界定,尤其对复杂性肛瘘的手术指导意义重大;缺点是分类较繁琐,初学者不易掌握,尤其是在没有感性认识的情况下,会一头雾水。

Ⅰ型(皮下或黏膜下肛瘘)

① Ⅰ-L 型(皮下肛瘘);② Ⅰ-H 型(黏膜下肛瘘)。

Ⅱ型(内外括约肌间肛瘘)

① L 型(低位肌间肛瘘):Ⅱ-LS 型(单纯性低位肌间肛瘘)、Ⅱ-LC 型(复杂性低位肌间肛瘘);

② H 型(高位肌间肛瘘):Ⅱ-HS 型(单纯性高位肌间肛瘘)、Ⅱ-HC 型(复杂性高位肌间肛瘘)。

Ⅲ型(肛提肌下肛瘘)

① U 型(单侧肛提肌下肛瘘):Ⅲ-US 型(单纯性肛提肌下肛瘘)、Ⅲ-UC 型(复杂性肛提肌下肛瘘);

② B 型(双侧肛提肌下肛瘘):Ⅲ-HS 型(单纯性双侧肛提肌下肛瘘)、Ⅲ-HC 型(复杂性双侧肛提肌下肛瘘)。

Ⅳ型(肛提肌上肛瘘):略。

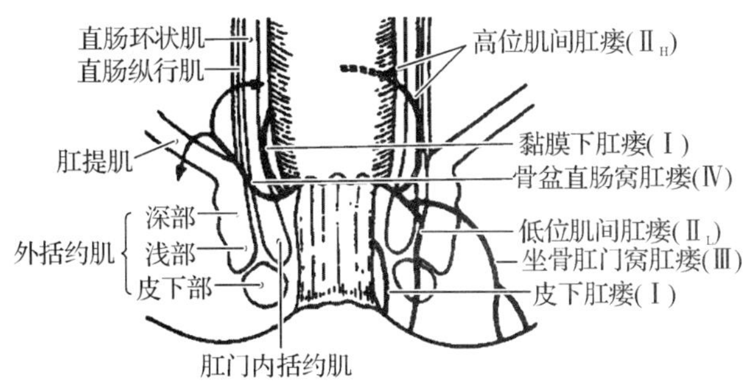


图 2-27 日本隅越幸男分类法

**13. 按病因病理分类**

(1) 非特异性肛瘘(化脓性肛瘘):一般多为大肠杆菌、葡萄球菌等混合感染引起的肛门直肠周围脓肿破溃或切开后形成的肛瘘(此类肛瘘临床上最常见)。

(2) 特异性肛瘘(结核性肛瘘):由结核性杆菌引起的肛门直肠周围脓肿破溃或切开后形成的肛瘘(此类肛瘘约占肛瘘患者10%左右)。其中又分为梅毒性和放射菌性肛瘘。

**14. 史兆歧教授分类法** 根据瘘管与肛门直肠周围间隙的关系以及病理变化和治疗上的方便,分以下类型:

(1) 皮下或黏膜下肛瘘:Ⅰ. 皮下瘘,是指原发内口在肛窦,瘘管在肛门管皮肤下或肛门周围皮肤下的浅在性肛瘘,外口距肛门很近;Ⅱ. 黏膜下瘘,系指原发口在肛窦,瘘管在肛门管直肠黏膜下,皮肤外没有开口。

(2) 内外括约肌间肛瘘:Ⅰ. 低位肌间瘘管指内口在肛窦,瘘管穿至内外肛门括约肌间隙,穿过外肛门括约肌皮下部的肛瘘。瘘管走向直、只有一个外口的,称作单纯性低位肌间瘘;而走向弯曲、有支管的,称为复杂性低位肌间瘘。Ⅱ. 高位肌间瘘管指内口在肛窦,瘘管至内外括约肌间向上发展的肛瘘。

(3) 肛提肌下肛瘘

① 低位肌外瘘管:指内口在肛窦,瘘管穿过肛门外括约肌浅部的肛瘘。向一侧坐骨间隙发展的称为单纯性低位肌外瘘。向两侧坐骨直肠间隙发展,形成像马蹄铁形状,肛门两侧都有外口的称为复杂性低位肌外瘘,又叫低位蹄铁形肛瘘。

② 高位肌外瘘管:指内口在肛窦,瘘管穿过肛门外括约肌深部的肛瘘。向一侧坐骨直肠间隙发展的称为单纯性高位肌外瘘,向两侧坐骨直肠间隙发展的称为复杂性高位肌外瘘,又叫高位蹄铁形肛瘘。

(4) 肛提肌上肛瘘:指内口在肛窦或齿状线上方肛管直肠壁上,瘘管由肌间隙进入骨盆直肠间隙,穿过肛提肌的高位肛瘘。

**15. 2006年由中华中医药学会肛肠分会制定的分类**

(1) 低位肛瘘

① 低位单纯性肛瘘:最多见,内口在肛窦,仅有一个瘘管通过外括约肌深部以下到一个外口。

② 低位复杂性肛瘘:瘘管在外括约肌以下,外口和瘘管有两个以上,内口一个或几个在肛窦部位(包括多发性瘘)。其中马蹄形肛瘘呈环形或半环形围绕肛管,外口在肛门部两侧,内口多在截石位6点(后马蹄形)或12点处(前马蹄形)。

(2) 高位肛瘘

① 高位单纯性肛瘘:内口在肛窦,仅有一个瘘管,走行在外括约肌深部以上,侵犯耻骨直肠、肛提肌以上。

② 高位复杂性肛瘘:有两个以上外口和瘘管与内口相连并有支管和空腔,主管通过外括约肌深部以上,侵犯耻骨直肠肌肛提肌以上。其中高位马蹄形肛瘘的瘘管主要在肛管外括约肌深部环形或半环形围绕肛管,外口在肛门两侧,内口多在截石位6点(后马蹄形)或12点(前马蹄形)。

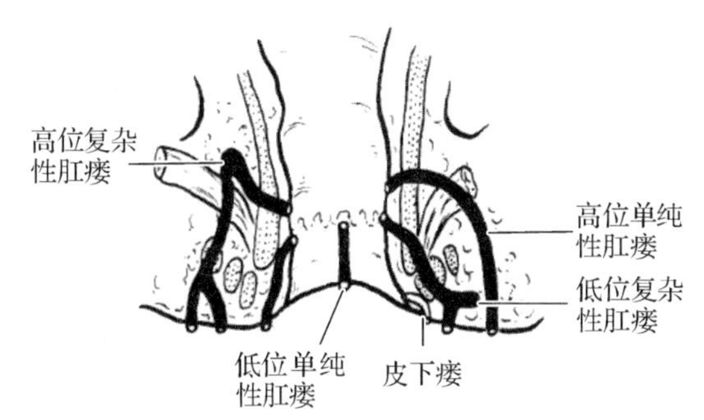


**图 2－28　2006 年中华中医药学会肛肠分会制定的肛瘘分类**

**16. 按内口的分类**

(1) 单口内瘘:又称为盲瘘,只有内口与瘘管管道想通,无外口。

(2) 内外瘘:瘘管有内外口。外口在体表,内口在肛窦,下有瘘管想通。此种瘘管最为常见。

(3) 单口外瘘:又称外盲瘘,只有外口下连瘘管,无内口。此种瘘临床上较少见。

(4) 全外瘘:瘘管有两个以上外口,相互有管道连通,无内口。此种瘘管临床上较少见。

**17. 按瘘管的形态分类**

(1) 直瘘:管道较直,内外口相对,形成一条直线,临床多见,约占 1/3 以上。

(2) 弯曲瘘:瘘管行径弯曲,内外口不相对。

(3) 后位马蹄肛瘘:瘘管行径弯曲,呈蹄铁形,在肛门后位,内口在后方正中处。

(4) 前位马蹄形肛瘘:瘘管行径弯曲,呈蹄铁形,在肛门前方,较为少见。

(5) 环形瘘:瘘管环绕肛管或直肠,手术较困难而复杂。

**18. 与临床治疗方法密切联系的分类法**

(1) 皮下或黏膜下肛瘘

① 皮下瘘:是指原发内口在肛窦,瘘管在肛门管皮肤下或肛门周围皮肤下的浅在性肛瘘,而未经过肛门括约肌,外口距肛门很近。

② 黏膜下肛瘘:是指原发口在肛窦,瘘管在肛门管直肠黏膜下,也未经过肛门括约肌,皮肤外没有开口。

(2) 直管瘘:瘘道经内外括约肌之间,可经过外括约肌皮下部及浅部,瘘管走行较直。

(3) 马蹄形肛瘘:瘘管环行,外口在肛门部两侧,内口多在截石位 6 点或 12 点处。马蹄形肛瘘可在不同的位置上经过括约肌。按前后位置分,又有前位、后位、前后位马蹄形肛瘘之分。按环周度分,有半马蹄形肛瘘和全马蹄形肛瘘。半马蹄形肛瘘:瘘管走行向一侧弯曲,为单侧,开口于该处肛旁皮肤;全马蹄形肛瘘:瘘管同时向左右两侧弯曲走行,为双侧,开口于两侧肛旁皮肤。

① 前位马蹄形肛瘘:瘘管环行,外口在肛门前方两侧扩散到会阴及阴道瘘,外口

若在肛缘 2.5 cm 以内,内口就在对侧。若在 2.5 cm 以上者,内口可能在后侧。

② 后位马蹄形肛瘘:瘘管环行,管道向肛门后两侧扩散,距肛缘较远较深,有多数外口,多数瘘管管腔相互贯通,内口大多在肛门后侧。

③ 前后位马蹄形肛瘘:瘘管环行围绕肛管,外口肛周一圈都有,少则几个,多则几十个,大面积被侵犯,管道行径复杂。

(4) 肛门间隙瘘:瘘道位置深,经过直肠后间隙、坐骨肛门间隙或骨盆直肠间隙,即瘘道经过肛提肌和外括约肌深部。

(5) 皮下多发性瘘:内口位置位于肛窦处,往往只有一个,而外口则有数个至数十个不等,瘘道分支多,但位置表浅,仅位于皮下,或经过外括约肌皮下部,外感异常复杂。

① 皮下或黏膜下瘘:a. 皮下瘘;b. 黏膜下瘘。

② 直管瘘:a. 单侧直管瘘;b. 双侧直管瘘。

③ 马蹄形瘘:a. 前马蹄形瘘;b. 后马蹄形瘘。

④ 直肠间隙瘘:a. 直肠后间隙瘘;b. 直肠坐骨间隙瘘(左、右);c. 骨盆直肠间隙瘘(左、右)。

⑤ 皮下多发性肛瘘。

各家学者对肛瘘各种分类方法的演变反映了人们对肛瘘认识的不断变化的过程。早期的肛瘘分类方法不能够表明瘘管与肛门部解剖位置,特别是与肛门括约肌的关系,对临床的指导意义不大。20 世纪 30 年代的肛瘘分类法是以瘘管在肛门直肠垂直方向的位置划分,肛管在外括约肌深部以上的为高位,以下的为低位。这是当时分类者基于对肛门括约肌的认识而制定的。后来人们对外括约肌的形态与内括约肌的排列有了进一步的认识,分类方法才有了进一步完善。20 世纪 50 年代以后,人们确认了肛瘘与肛腺感染的关系,并且进一步认识到这种感染的初发病灶位于内外括约肌之间,于是肛瘘的分类开始以瘘管在肛门括约肌穿行的水平位置来划分,因而产生了括约肌间瘘、经括约肌瘘和括约肌外瘘等名称。这些分类方法对指导手术有意义。

已知的分类方法有的过于简单,有的过于繁杂,而一些肛瘘分类方法中把一些非肛瘘也包括其中,如括约肌外肛瘘等,容易引起概念模糊。事实上,疾病本身是客观存在的,而分类方法是主观产生的,临床上任何一种分类方法为诊断和治疗提供依据时,都必须细心研究这种分类方法和命名是不是准确地体现了肛瘘的本质,是不是符合人们对肛瘘病因的共识,避免误入歧途。

表 2-2 总结了具有代表性的肛瘘分类。

**表 2-2　具有代表性的肛瘘分类**

| 地区 | 时间 | 代表人 | 类别 | 具体内容 |
| --- | --- | --- | --- | --- |
| 欧洲 | 1934 | Millgan-Morgan | 5类 | 皮下瘘、低位肛瘘、高位肛瘘、肛门直肠瘘、黏膜下瘘 |
| | 1966 | Eisenhammer | 3类5型 | 内群(高位括约肌间瘘、低位括约肌间瘘、黏膜下瘘)、外群(坐骨直肠窝瘘、皮下瘘)、内外合并群(不规则型) |
| | 1975 | Goligher | 5类 | 皮下瘘、低位瘘、高位瘘、肛管直肠瘘、高位肌间瘘 |
| | 1976 | Parks | 4类 | 括约肌间瘘、经括约肌瘘、括约肌上瘘、括约肌外瘘 |
| | 1977 | Marks | 6类 | 表浅肛瘘、括约肌间瘘、横穿括约肌瘘、括约肌上肛瘘、括约肌外肛瘘及其他 |
| 亚洲 | 1975 | 中国肛肠衡水会议 | 2类5型 | 单纯性肛瘘(低位、高位)、复杂性肛瘘(高位、低位、蹄铁型) |
| | 1979 | 日本隅越幸男 | 4类10型 | 皮下及黏膜下瘘(皮下瘘、黏膜下瘘)、内外括约肌间瘘(低位单纯型肌间瘘、低位复杂型肌间瘘、高位单纯型肌间瘘、高位复杂型肌间瘘)、肛提肌下瘘(单侧单纯型瘘、单侧复杂型瘘、双侧单纯型瘘、双侧复杂型瘘)、肛提肌上瘘 |
| | 1979 | 中国张庆荣 | 10类 | 内外瘘、外肛瘘、内肛瘘、蹄铁型肛瘘、高位或低位肛瘘、直瘘和弯瘘、括约肌间瘘、经过括约肌瘘、括约肌上方瘘、括约肌外瘘 |
| | 1984 | 中国金虎 | 5类 | 皮下及黏膜下瘘、直肠瘘、蹄铁型瘘、皮下多发性肛瘘 |
| | 1994 | 中国《中医病证诊断疗效标准》 | 4类 | 低位单纯性肛瘘、低位复杂性肛瘘、高位单纯性肛瘘、高位复杂性肛瘘 |

# 第三章

# 肛瘘的鉴别诊断

## 第一节　骶尾部疾病引起的瘘

### 一、骶尾部畸胎瘤

畸胎瘤起源于潜在多功能的原始胚胎细胞，好发于骶尾部、纵隔、腹膜后以及卵巢、睾丸等部位，还散在于颅内、颈部、消化道等处。新生儿和婴儿多发。女性多于男性，发病率为(2～3)∶1。因为尾骨的 Henson 结是多能细胞集中的地区，所以骶尾部好发畸胎瘤。本病属于中医的“尾闾窦道”的范畴。

#### (一) 病因病理

Cross 和 Bremen 两人认为骶尾部畸胎瘤(Sacrococcygeal Teratome)的病因是比较容易解释的。畸胎瘤来源于原始细胞，这些原始细胞具有多能性，即能发育成至少两个胚层；或全能性，即发育成三个胚层。胚胎的原结亦称亨森结，最初位于神经管末端。随着胚胎体节和神经管向头端方向伸展，原结则向尾端方向移动，最后被移至原始尾的末端。随着胚胎的继续发育，在人胚，原始尾逐渐被吸收、缩短而消退，原始的残余部分最后停留于尾骨端，全能性原始细胞可脱离出一部分，从而发展成骶尾部畸胎瘤。

良性畸胎瘤有紧张而完整的包膜。表面皮肤与包膜间无粘连。瘤内含实质成分和多个囊腔。切面可见囊腔与实质组织互相混杂，呈不规则排列。囊内含有清亮液体或黏液，或皮脂腺分泌物或血性液体。实质组织中可见骨组织、软骨、牙齿、皮脂腺分泌物、毛发或脑组织等。显微镜下可发现来自三个胚层的各种组织。Ravitch 等对 48 例骶尾部畸胎瘤的手术标本做了详细的病理学检查，瘤内最常见的组织有上皮组织、脑和神经胶质、常黏膜、结缔组织、软骨、脂肪、横纹肌等。

病理分类为：(1) 成熟型畸胎瘤，即良性畸胎瘤，由已分化成熟的组织构成。

(2) 未成熟型畸胎瘤,在分化成熟的组织结构中常混合有未成熟的胚胎组织,多为神经胶质或神经管样结构。(3) 恶性畸胎瘤,由胚胎发生期的未成熟组织结构构成,有未分化、有丝分裂增多等恶性病理表现,并可根据肿瘤组织中的主要成分分为胚胎癌、恶性畸胎瘤、内胚窦瘤、精原细胞瘤和无性细胞瘤等。

根据畸胎瘤组织的成熟程度和未成熟神经或上皮组织细胞的成分,可进一步进行组织学分级:

0 级:所有组织均成熟,无或极少细胞分裂相,无未成熟的神经细胞上皮细胞存在。

1 级:大多数为成熟组织,含有少量未成熟组织,但未成熟的神经上皮组织无或仅有低倍视野计数不超过 1 个。

2 级:含有未成熟组织,常有未成熟的神经细胞或上皮细胞,低倍视野计数为 1~4 个。

3 级:未成熟组织明显,并多为未成熟的神经细胞和上皮细胞,低倍视野下未成熟的神经细胞和上皮细胞超过 4 个。

骶尾部畸胎瘤病理分类分级对预后判断和临床治疗觉有重要的意义,0 级或 1 级畸胎瘤恶变机会少,不易发生转移,治疗预后好;3 级骶尾部畸胎瘤恶变可能性大,容易远处转移和术后复发。

### (二) 临床特点

**1. 症状和体征** 与患者年龄、肿瘤大小、类型、有否恶变、有否继发感染等有密切关系。

(1) 骶尾部肿块:为显型和混合型的主要表现。出生时骶尾部即有向臀部生长的肿块,巨大的肿块常悬于两腿之间,引起难产,导致臀部不对称,有时将肛门向前下方推移,造成肛门外翻,黏膜显露,肛门松弛,引起牵引性大便失禁。肿块一般边界清楚,呈结节状,有坚硬的实质性部分,也有囊性部分。肿块可呈分叶状,表面皮肤常因受压而变薄,胀得发亮。如合并感染则有红肿、破溃,排出黄色液体、毛发等之后可形成窦道,排出脓液。

(2) 排尿、排便困难:为隐型和混合型的主要表现。肿瘤压迫直肠、尿道可引起排尿、排便困难。粪便呈扁平状,尿线细、滴尿及尿潴留。

(3) 伴发畸形:可合并运动系统畸形、泌尿系统畸形、神经系统畸形、消化系统畸形和心血管系统畸形,亦可合并脊柱裂、腭裂、隐睾等。

(4) 直肠指诊:于骶前与直肠后间隙可触及肿块,可感觉肿块的硬度、范围大小、活动度等,但有时触不到肿块的上部。部分病例因瘤内有内分泌腺组织,可出现内分泌异常,如性早熟、过早出现月经阴毛及乳房发育。有继发感染时,伴疼痛发热,甚至被当作脓肿而切开引流,伤口长期不愈和而形成慢性窦道。个别病例可发展为脓毒血症,并因此而死亡。良性肿瘤生长慢,可到成人时仍未发现,甚至因影响分娩或产时流血始被发现。恶性变后,肿瘤生长迅速,并向周围组织浸润,很快出现肺、肝、骨骼及淋巴转移,全身情况恶化而导致死亡。

**2. 辅助检查**

(1) 骶尾部平片:可见有钙化点、骨骼及牙齿等。如有恶变发生,可见尾骨破坏,部分病例有骶尾骨发育异常。有时可见直肠骶骨间隙因占位性病变而增宽。如有窦道,行窦道造影可清晰显示肿瘤的大小和位置。

(2) 钡灌肠 X 线照片检查:正位可显示直肠被推移的方向,侧位可显示直肠被拉长而肠腔变窄,如肿瘤围绕直肠生长,则可见肠腔大范围变窄。

(3) 泌尿系造影:尿道与膀胱造影可显示肿瘤与尿道的关系,静脉肾盂造影以观察有否压迫输尿管下端,有否肾盂积水及输尿管迂曲。

(4) B 超检查:畸胎瘤含有骨骼、软组织及液体三种不同的声波介质,可有不同的回声与声影,借此可以了解肿瘤的大小、与周围组织的关系及恶变的可能性。

(5) CT 扫描:该检查可清楚地观察肿瘤与盆腔各器官的关系及浸润情况,有助于判断手术切除的可能性。

**3. 临床分型**

(1) 根据肿瘤所在部位,临床上将骶尾部畸胎瘤分为显型、隐型及混合型。

显型:易被早期发现,肿块呈不规则球形,突出于骶尾部,常偏离正中线,很少向腹腔方向生长,基底宽大,与臀部及会阴部软组织关系密切,肿瘤明显地显露于会阴部,使两腿外展,肛门向前或侧方移位;肿块大者,局部皮肤紧张而发亮,有多条迂曲怒张的表浅静脉,有的有色素斑。病史较长及小儿患者,皮肤由于长时间摩擦,局部充血变红,甚至破溃而成溃疡。向盆内生长的肿块,可使肛门直肠移位、黏膜脱垂,并出现排便困难。

隐型:症状体征隐匿,再加上患儿不会诉说病史,发现较晚,甚至出现严重并发症时才被发觉。肿瘤位于直肠及尿道,较难早期发现。肿瘤压迫直肠而有排便困难,甚至完全梗阻;压迫骶丛神经者,可使肛门松弛,直肠黏膜脱出;压迫尿道时,可出现尿流变细、尿流中断及急性尿潴留。

混合型:肿瘤向腹腔及会阴两个方向生长,呈哑铃状,有时肿瘤包绕尾骨,此型较少见。

(2) Altman 分型法

Ⅰ型:肿瘤主要向外突起,骶前仅有小部分,此型占总例数的 45.8%。

Ⅱ型:瘤体主要向外突出,盆腔亦有相当部分存在,此型占 34%。

Ⅲ型:肿瘤主要位于盆腔内,骶尾部仍可见到肿物,此型占 8.6%。

Ⅳ型:肿瘤完全在骶前盆腔及腹膜后,会阴部见不到肿块,此型占 9.6%。

### (三) 鉴别要点

本病是胚胎发育异常所致的先天性疾病。本病并发感染破溃后可形成尾骨前瘘或直肠内瘘。大型畸胎瘤可突出骶尾部，容易误诊。小型无症状的畸胎瘤可在直肠后方扪及平滑、有分叶的肿块。多无明面的外口及指诊肛内亦无明显内口，易与内盲瘘相混淆，X 线摄片可见骶骨和直肠之间有肿块，内有不定性的散在钙化阴影，可见骨质和牙。

## 二、藏毛窦

藏毛窦(Pilonidal sinus)和藏毛囊肿(Pilonidal cyst)又统称为藏毛疾病(Pilonidal disease)，是指发生在骶尾部臀间裂的软组织内的一种慢性窦道或囊肿，内藏毛发是其特征。1880 年由 Hodges 正式命名，男性多见，发生年龄在 17～25 岁。中医称之为“毛窝瘘”，欧美曾称之为“吉普病”，现更多支持后天获得的特性，Bosoom 的毛囊演变成藏毛囊肿假说为本病提供了解释，也解释了有一半患者的病变无毛发。

### (一) 病因病理

藏毛疾病为少见病，其发病机制尚无统一说法。先天性学说认为藏毛窦是先天性上皮残留或先天性皮肤凹陷所致，藏毛窦内的毛发为内陷的上皮存在毛囊的缘故。后天性学说认为藏毛窦是因走路时臀部的扭动和摩擦，特别是多毛的男性，使臀间裂之间的毛发刺入附近的皮肤，形成短管道，而毛发仍然与其根部相连，短管道随即皮化，当毛发自毛囊脱落后，被皮化管道产生的引力吸入，因而提出第一阶段为刺入性窦道，第二阶段为吸入性窦道。毛发聚集于皮下脂肪内成为异物，继发细菌感染，即形成慢性感染或脓肿。目前多数学者更倾向于后天学说，认为藏毛窦的发病与遗传因素、臀间裂的解剖特点、内分泌、肥胖、环境等有关，具体机制有待进一步研究。最近有研究发现，藏毛窦术后复发与家族史有关，有家族史患者发病早、术后复发率高，术后15～20 年的复发率是无家族史患者的 1.5～2.0 倍，而体重与藏毛窦的复发无明显关系。

Karydakis 提出病因三要素：松动的毛发、导致毛发进入的吸力、皮肤的损伤。临床上许多窦道内并未见毛发，可能与以下因素有关：① 毛发随脓液自行排出；② 有切开引流手术史，毛发可能在以往手术中排出；③ 毛发过于细小，无法识别。

### (二) 临床特点

**1. 症状体征**　骶尾部藏毛窦患者以男性青壮年为主，静止期可无症状，或仅表现为局部轻微胀痛、不适，在骶尾部中线可见皮肤凹陷，有不规则小孔，直径约 1～3 mm。典型表现为骶尾部急性脓肿或慢性分泌性窦道，局部可有急性炎症表现；周围皮肤红肿，常有瘢痕。其窦口多在臀沟处(中线位)，窦道的走行方向多向头颅侧，很少向下朝向肛管。探针可探入 3～4 cm，有的可深入 10 cm，挤压时可排出稀淡臭液体。内藏毛发是其特点，但不是唯一标准。

体征：① 部位与一般肛瘘不一样，骶尾部藏毛窦口多在臀沟中线凹处，开口指向中线凹处；② 藏毛窦窦道走向多指向头侧，而普通肛瘘则向下通向肛门；③ 藏毛窦肛门内没有内口，而普通肛瘘多在肛管内探查到内口；④ 如在窦道内发现了毛发，则为诊断提供了有力的证据。

**2. 辅助检查** 指诊、探针、骶尾骨X线摄片、窦道造影、直肠腔内超声及MRI对藏毛窦的诊断和鉴别诊断有重要的意义。

**3. 诊断要点** （1）发生于肥胖多毛的25岁左右男性；（2）起病隐匿，在发生感染前多无临床症状，感染后可反复发作小脓肿，易与肛瘘、骶尾部皮肤凹入、骶尾部皮脂腺囊肿、骶前畸胎瘤、骶前肿瘤感染破溃相混淆；（3）有癌变的可能，肿瘤为基底细胞与鳞状细胞混合性，也有汗腺腺癌。

### （三）鉴别要点

本病多发生于肥胖多毛的25岁左右男性，是在骶尾部臀间裂的软组织内的一种慢性窦道或囊肿，内藏毛发是其特征。表现为骶尾部反复红肿化脓，自行破溃，炎症消退后形成窦道，距肛管直肠较远，窦道总体走向趋于内侧，无内口，也可表现为骶尾部急性脓肿，穿破后形成慢性窦道，或暂时愈合，终又穿破，如此可反复发作。如果藏毛窦合并肛瘘时难鉴别，术后病理显示有毛发，骶尾部的局部放射学检查可鉴别。

## 三、潜毛囊肿

### （一）病因病理

潜毛囊肿(Pilonidal cyst)发病部位同藏毛窦，囊肿多与周围组织不相通，由于分泌物积存而逐渐增大，如感染，可向皮肤层破溃。囊内衬以柱状上皮组织，内含黏液，内壁多光滑，部分含有毛发组织，易发生恶变。窦及囊肿易合并毛细血管痣或骶尾发育畸形，少部分与椎管相通，与尾骨关系密切，诊治时应注意。

### （二）临床特点

**1. 症状和体征** 多位于骶尾正中，囊肿如无感染，常无任何症状，可见尾部肿物或隆起，较光滑，皮肤色质可正常或呈暗清色、棕色。多有毛发，较大囊肿可出现骶尾部不适或疼痛，碰撞后尤为明显。

囊肿继发感染后，急性期可出现骶尾部红肿痛及全身不适，肿物增大明显，短时间内增大较快。经应用抗生素治疗后，部分症状消失，囊肿缩小，但多半自行破溃或需切开引流，即形成窦道，此时要注意与单纯潜毛窦区别。窦口可出现较多分泌物，污染内衣及出现局部瘙痒，窦口可由于暂时阻塞而症状消失，但可反复发作，逐渐加重。静止期，尾部可见不规则小孔，小者直径1 mm，大者可达1 cm，周围皮肤红肿变硬，常见瘢痕。严重感染可合并肛周、骶尾部蜂窝组织炎。小婴儿潜毛窦及囊肿并发症较少，可能与局部经常清洁、汗腺及毛囊不发达所致，随着年龄增大，20～30岁时并发症较多。

(1) 急性化脓性毛囊炎：小丘疹周围有明显红晕，后迅速变为小脓疱，如粟粒大小，不相融合，疱壁薄，破后有少量脓性分泌物，数日后干燥结痂而愈。

(2) 慢性非化脓性毛囊炎：毛囊部红色小丘疹周围有明显红晕，无化脓性改变，因长期反复发作，肛周病灶区皮色加深呈暗红色或暗褐色，皮肤变厚。

**2. 分型**

(1) 急性化脓性毛囊炎：病程短，数日后即出现小脓疱，溃后短期内痊愈。

(2) 慢性非化脓性毛囊炎：病程长，毛囊部小丘疹直至消退无化脓性改变，常反复发作，经年不愈。

**3. 辅助检查**　脓液的直接涂片和革兰染色可对致病微生物种类作出鉴别，有些慢性顽固性的病例需做细菌培养以明确诊断。组织病理检查：急性化脓性组织表现出毛囊区的急性化脓性炎症反应。慢性毛囊炎可出现淋巴细胞、浆细胞核组织细胞浸润，皮脂腺可被破坏，但同一毛囊内的毛发可以完好无损。

### (三) 鉴别要点

本病静止期易与肛瘘相混淆，多位于骶尾正中，尾部可见不规则小孔，小者直径 1 mm，大者可达 1 cm，周围皮肤红肿变硬，常见瘢痕，直肠内无明显内口与之相通。

## 四、骶尾部占位伴感染

骶尾部的胚胎发育极为复杂，组织结构、来源多样，在生长发育过程中常导致肿瘤的发生。骶尾部肿瘤以先天性居多。骶前肿瘤的临床表现缺乏特征性，且位置隐蔽，容易误诊。从临床接触到的病例看，术后病理提示为皮样囊肿、表皮样囊肿、畸胎瘤、中肾管剩件囊肿、神经纤维瘤、腺瘤癌变，反映了疾病起源的多样性极复杂性。较大体积的骶尾部占位亦可以引起肛门坠胀，压迫直肠排便时使肛管直肠角不能增大而导致排便困难，压迫盆腔神经、膀胱造成会阴疼痛、排尿不畅。随着年龄的增长，囊肿增大，症状也日渐加重，骶尾部占位以肛内或骶尾部有分泌物流出为主诉，多由于囊肿自身或因误诊采取了错误、不彻底的治疗手段所导致，反复的感染导致瘘道的形成。因而对肛瘘患者进行常规影像学检查势在必行。

## 五、骶髂骨骨结核

骶、髂、髋、耻骨骨结核可形成脓肿，脓液在臀部或会阴部或腹股沟穿破，形成瘘管，需要与肛瘘鉴别。骨结核具有发病缓慢，无急性炎症，破溃后流清稀脓液，久不收口，创口凹陷，纳差，低热，盗汗等结核特有的症状。瘘口距肛门较远，与直肠不通。X 线摄片可见病变骨骨质破坏，有时候骶骨结核病变小，容易被误诊为复杂性肛瘘。

## 六、骶尾部囊肿

骶尾部囊肿是一种先天性疾病，一般认为是因胚胎发育异常引起。常见为表皮囊肿和皮样囊肿。位于骶尾前直肠后间隙。囊肿呈单囊性、双囊性或多囊性，大者如鸡蛋，小的如蛋黄，腔内可有胶冻状黏液。多在青春期 20～30 岁时发病。无感染时，常无症状。有时感觉骶尾部胀痛，若囊肿长大或激发感染，则出现发热、局部红肿、疼痛等症状，溃破或切开引流后，形成瘘道，无内口。其鉴别要点是：囊肿常有骶尾部胀痛，其瘘口多在臀中缝或附近，距肛缘较远而离尾骨尖较近，有上皮组织向瘘口内延伸，瘘口凹陷，不易闭合。若囊肿较大，直肠指诊时可发现骶前膨隆，可触到囊性肿物，表面光滑，界限清楚。探针检查可向骶骨前肛门后方深入，深者可达 10 余厘米。肠之间有囊腔，内有不定形的散在钙化阴影，可见骨质或牙齿。病理检查可确诊。

### 七、骶尾部骨髓炎

由骶骨骨髓炎造成骶骨与直肠之间的脓肿，脓液由尾骨附近穿破，形成瘘管。瘘口常在尾骨间的两侧，并与尾骨间平齐，有时有两个对称、距离相等的瘘口。探针可探入数厘米，瘘管与直肠平行，位于骶骨前凹内，瘘口与肛管之间无变硬组织，碘油造影可显示管道呈倒“Y”字形，不与直肠相通。X 线摄片可见骨质病变。

## 第二节　肛周感染性疾病引起的瘘

### 一、肛周坏死性筋膜炎

肛周坏死性筋膜炎（perianal necrotizing fasciitis，PNF）是一种由多种细菌感染（包括需氧菌和厌氧菌）引起，同时伴有会阴、外生殖器及肛周皮下的坏死性筋膜炎症。会阴部坏死性筋膜炎的发病率极低，是极为少见的一种坏死性软组织感染。临床上主要以皮肤、皮下组织及浅深筋膜的进行性坏死而肌肉正常为特征。任何年龄都可发病，好发于 32～57 岁，男女发病率之比为 1.4∶1，但以男性居多。

1924 年 Melenegy 报道 β-溶血性链球菌引起的坏死性筋膜炎病例，此后很多作者有类似报道，但命名相当混乱，包括坏死性丹毒、医院坏疽、Fournier 坏疽、急性皮肤坏疽等。1952 年 Wilson 建议将皮肤、皮下脂肪、浅筋膜和深筋膜的进行性坏疽统称为急性坏死性筋膜炎，这一名称正确地反映了此病的病理范围，故目前已被广泛采用。

该病起病急骤，发展迅速、凶险，局部组织广泛坏死，且极易扩展，如不早期诊断而延误治疗，毒素被大量吸收，感染极易发展到会阴部、腹部，危及全身，患者往往死于毒血症、败血症、呼吸衰竭、肾功能衰竭和多器官功能衰竭。尽管近年来广谱抗生素不断问世，细菌培养及敏感实验技术明显改进，但坏死性筋膜炎的病死率仍高达 30%～60%，故提高对本病的认识具有重要的临床意义。

### (一) 解剖学

PNF 常发生在肛周和生殖三角区，并沿着筋膜层迅速蔓延，通常只需数小时。掌握盆底和肛管会阴三角区筋膜结构对于理解 PNF 的炎症进展至关重要。会阴部最重要的浅筋膜是 Colles' 筋膜，它延续为阴囊和阴茎的肉膜，并与尿生殖膈融合。Colles' 筋膜包绕阴茎，向腹部延续成为腹壁浅筋膜深层(Scarpa's 筋膜)。因此会阴部的任何感染能够快速地侵犯阴囊和阴茎的皮肤，以及腹壁浅筋膜。而侧方蔓延的感染被 Colles' 筋膜与耻骨支的连接和阔筋膜所限制。Bucks' 筋膜是围绕阴茎的深筋膜。尿道外伤或尿道周围腺体感染被 Bucks' 筋膜局限在阴茎腹侧。如果 Bucks' 筋膜被感染导致损伤，筋膜炎症则能通过肉膜和 Colles' 筋膜，侵犯全部的会阴部和腹壁。尽管有报道称因 PNF 进展导致切除睾丸，但由于睾丸特殊的筋膜保护，并受到来源于腹膜后腔的血供，这种病例极少见。一旦出现感染涉及睾丸，必须警惕腹腔内或腹膜后的感染。

会阴后侧被肛提肌所限制，肛提肌与肛门外括约肌在肛管直肠后侧融合，如果肛门括约肌复合体被原发感染或者坏死组织破坏，感染能沿着直肠进入骶前间隙、膀胱后间隙以及骨盆直肠组织，继而波及腹膜后间隙到达上腹部水平，在极少数患者中甚至能够沿脊椎旁的间隙到达颈部，最终，感染渗入到腹膜腔引起弥漫性的腹膜炎。

### (二) 病因病理

以往一般认为会阴部坏死性筋膜炎是不明原因的特发性感染，现在认为 75%～100%有明确的原因，多因局部损伤、肛门、尿道周围感染引起。细菌学方面 Guiliano 把本病分成两种类型：(1) β链球菌或(和)金黄色葡萄球菌引起；(2) 厌氧菌和兼性菌引起。外部因素，如软组织损伤、裂伤、血肿等损害了防御屏障，为细菌入侵提供了条件，常继发于会阴和肛门部各种感染、肿瘤、创伤、手术后等，其中肛管直肠周围脓肿是最为常见的原因。Yaghan 等报道的 10 例 PNF 中，肛管直肠周围脓肿占 4 例。内在因素是免疫系统功能不全，为感染提供了有利条件。由于细菌学的发展，现已明确坏死性筋膜炎是多种需氧菌和厌氧菌协同作用所致，以溶血性链球菌、大肠杆菌、产气杆菌、变形杆菌、类杆菌属和消化链球菌等为常见。Guiliano 报道 16 例坏死筋膜炎，共培养出 75 种需氧菌和厌氧菌。坏死性筋膜炎多发生在条件比较落后的地区和自身免疫力低下的患者。机体免疫力低下是导致此病的诱因，如糖尿病、恶病质、年老体弱、免疫抑制剂治疗者；滥用抗生素致菌群失调性腹泻也是肛周感染扩散的原因之一，这对明确病因及选择抗生素非常重要。

病理学表现为表皮、真皮、皮下组织有大片的凝固性坏死，周围组织呈非特异性炎细胞浸润，血管壁呈纤维蛋白样坏死，血管内可见血栓。PNF 发展迅速，24～96 h 即可致死，而且病死率可高达 74%。

### (三) 临床特点

**1. 全身症状**　PNF 发病急、进展快、范围广、病死率高。大多继发于腹部或会阴部创伤或手术后，有时也可发生于肢体轻微创伤后，均于外伤或术后3～4天发病。早期常为外阴部及肛周的不适或疼痛，伴有寒战、高热，体温高达41℃，个别患者神志恍惚、反应迟钝、不思饮食，有毒血症或脓毒血症等全身症状，可迅速引起中毒性休克。

**2. 局部体征** 患处皮肤红肿、疼痛，之后由于局部末梢神经坏死致感觉减退或消失，似皮革样僵硬，无波动感，并常出现水疮和血疮，青紫褐黑、坏死，周围有广泛的潜行皮缘，皮肤苍白，有血性浆液渗出或脓液、恶息。需氧菌和厌氧菌混合感染的病例，压之有捻发感，皮下的捻发音在50%～60%的患者中常可见到，这可与气性坏疽相鉴别，后者的特点为广泛性肌坏死。深部组织细菌培养或者血培养阳性。由于厌氧菌培养需要特殊条件，在基层医院或急诊情况下难以开展，影响其阳性率。术中切开发现皮下浅筋膜坏死广泛而肌肉正常，便可明确诊断。早期诊断还可进行病理检查，其特点是：皮肤、皮下脂肪、浅深筋膜凝固性坏死，周围组织呈非特异性炎细胞浸润，血管壁呈纤维蛋白样坏死。

**3. 实验室检查** (1) 血象：血象高、血糖升高、血沉快，可有贫血、低蛋白血症、电解质紊乱。(2) X线平片和B超检查有时可以见到组织水肿和累及组织处的气体影。(3) CT检查在诊断PNF中帮助较大，不但能看到坏死组织。游离气体的存在，有助于了解病变侵犯的范围。(4) 组织学检查具有相当的可靠性，条件包括：坏死的浅筋膜、真皮和浅筋膜中可见多形核细胞浸润、筋膜中的血管可见纤维素性血栓形成、血管出现纤维素样坏死、在坏死筋膜中可查见病原菌。

**4. 诊断** 肛周坏死性筋膜炎的确诊依赖于手术探查，总之当出现以下临床表现时应高度怀疑坏死性筋膜炎：① 与体征不相符的剧痛；② 高张力性肿胀(硬性肿胀)，触诊时皮下组织坚硬，呈木质感；③ 肿胀边缘超过红斑；④ 皮损呈淡紫色改变；⑤ 皮肤感觉迟钝或缺失(可能由于肿胀的压迫或皮肤神经纤维的损害)。Fisher提出六条诊断标准：① 皮下浅筋膜的广泛性坏死伴广泛潜行的坑道，向周围组织内扩散；② 中度至重度的全身中毒症状伴神志改变；③ 未累及肌肉；④ 伤口、血培养未发现梭状芽孢杆菌；⑤ 无重要血管阻塞情况；⑥ 清创组织病检发现有广泛白细胞浸润，筋膜和邻近组织灶性坏死和微血管栓塞。细菌学检查对诊断和治疗具有重要意义，培养取材最好采自进展性病变的边缘组织和水脓液，做涂片检查，并分别行需氧菌和厌氧菌培养，并做药敏实验。使用核磁共振成像能早期准确诊断这种疾病的坏死程度和确定适当的清创术范围。

### (四) 鉴别要点

本病易与肛瘘伴感染相混淆，本病的局部及全身症状较重，甚至出现全身性败毒血症症状，实验室检查血象较高，术后组织病理学检查可鉴别。

## 二、肛周化脓性汗腺炎

肛周化脓性汗腺炎(periana hidradenitis suppurativa)是指肛门周围皮肤大汗腺

反复感染化脓形成的慢性蜂窝组织炎样皮肤病，最终引起肛周、臀部、阴囊或骶尾部广泛复杂性窦道。由于炎症及脓液的反复刺激，病变部位皮肤变为褐色，部分组织瘢痕化。中医又称为“蜂窝瘘”、“串臀瘘”。发病原因系由肛周大汗腺腺管阻塞，反复感染所致。本病与体内激素失衡、细菌感染、局部潮湿及胚胎发育不良等因素有关。好发于身体肥胖多汗的20～40岁青壮年。大汗腺发育受雄性激素控制，故本病发病高峰与性活跃期一致，尤其吸烟、糖尿病、痤疮和肥胖者易患此病。本病因反复发作，若疏于治疗则有恶变倾向，恶变率为3.2%左右，因此主张尽早治疗。

### （一）病因病理

汗腺分为两种，一种是小汗腺，为单管腺，分布在全身皮内，出生前即有功能，经过弯曲的单管分泌清亮透明的汗水，汗腺开口于皮肤表面，与毛囊无任何关系；二是大汗腺即顶浆分泌汗腺，有较大复杂的腺管，在真皮深层，分布在腋下、腹股沟、阴囊、会阴部和肛门周围。大汗腺是由毛囊发育而来，青春期前无任何功能。由于腺管上皮细胞膜破裂，细胞原浆排入腺管内，腺管开口于毛囊，或开口于紧靠毛囊的皮肤表面。分泌物比小汗腺黏稠，内有组织细胞，呈干酪状，有臭味，这样腺管如有感染和阻塞，即可引起大汗腺炎。

化脓性汗腺炎也是一种源自毛囊的炎症反应，毛囊破裂使得其中的内容物包括角蛋白和细菌得以进入周围的真皮，从而引发强烈的化学趋化反应和囊肿形成。破裂的毛囊上皮继发形成上皮条索，导致窦道的产生。最初在腋窝、腹股沟、肛周和(或)乳房下出现炎性结节和无菌性脓肿，可伴明显触痛和剧烈疼痛。随时间延长可能会产生窦道和增生性瘢痕，伴随长期的排液，通常是浆液性渗出、血液和脓液不同比例的混合物。

病原菌多为金黄色葡萄球菌、链球菌、厌氧菌和厌氧链球菌。本病感染的细菌有一定的规律性，腋部主要是金黄色葡萄球菌和厌氧菌，特别是革兰阴性球菌，会阴部主要是厌氧链球菌；肛门和生殖器主要是链球菌感染。

大汗腺、皮脂和毛囊的发育受雄激素的调节。青春期开始分泌，活动的最高期是性活跃期；女性绝经后，大汗腺逐渐萎缩，分泌功能明显减退，所以青春期以前从不发病，绝经期后也不再发作。本病的发生与大汗腺的活动一致。

肛周化脓性大汗腺炎是因腺管口阻塞而发病，但阻塞的原因不明。1955年Shelley和Cahn、1960年Hurley和Shelley等用药膏外贴，阻塞腺口，出现了化脓性汗腺炎的早期表现，切片检查证实病变在大汗腺中。1959年Mullins将这种尚未化脓的汗腺炎称为大汗腺炎。1979年Morgan和Hughes在研究中未能发现大汗腺的大小和密度有什么区别，他们认为汗腺管口阻塞是本病的原发性病理变化，这一变化又导致另外正常腺管口的阻塞，在接近管口的腺管因腺内压力升高而破裂，在真皮内蔓延。1956年Andersorl对本病的外科切除标本进行切片检查，在汗腺的盘曲管道内，在没有腺周围炎存在下未发现炎症的证据。他们认为肛周化脓性大汗腺炎不是原发的，而是继发的，提出了不同看法。1960 年 Hurley 和 Shilley 提出该病局限于单一腺内，腺管扩张充满多核白细胞的严重炎症，是因角质栓子下细菌迅速繁殖，导致管道破裂，感染在真皮内扩散。由于炎症持续，最后软化，从一个或多个微小脓泡或窦道内排出少量清稀脓性分泌物，常被误诊为隐蔽的疖肿。尽管有些问题尚未搞清楚，但阻塞导致腺管破裂而发生肛周皮内慢性炎症反复发作，最终形成脓肿、窦道、皮肤瘘管和致密的瘢痕已被公认。局部多汗潮湿、卫生欠佳、吸烟过多、搔抓摩擦等各种刺激因素，均易诱发本病。

此病的病理改变为：肛周皮肤角化性阻塞致脓疱、窦道、瘢痕形成。

### （二）临床特点

多发于青春期后，常发生于身体健康，皮肤油脂过多而有痤疮的青壮年。

**1. 全身症状** 早期以局部肿胀疼痛、流脓为主，随着病情的发展逐渐皮肤增厚、变硬、色素沉着、暗紫色，瘘口处瘢痕多，臀部凹陷不平，晚期可出现消瘦贫血，并可发生内分泌及脂肪代谢紊乱。

**2. 局部症状** 起初在肛周会阴部位、阴囊内皮下或是皮内单发或多发，大小不等，与汗腺毛囊分布一致的炎性索条状痛性硬结、脓包或是疖肿，高出皮肤，微红、肿胀，可成群出现或是与邻近小硬结连接成片。硬结化脓后自行破溃或是手术切开，流出稠厚、有臭气的分泌物，破溃处为瘘口，形成瘘管和溃疡，红肿疼痛，皮肤逐渐增厚、变硬、色素沉着、暗紫色。瘘口处瘢痕多，纤维收缩使皮肤凹陷，臀部凹陷不平，但是病变部位仅在皮下，不深入内括约肌。若脓液破入皮下，炎症向深部蔓延，可引起局部肿胀疼痛，皮肤广泛糜烂坏死，可向周围扩大。

**3. 临床体征** （1）扪及皮下硬结，有压痛，区域淋巴结肿大；（2）瘘管形成后，挤压可有分泌物流出，其味恶臭；（3）预后：皮下硬化和瘢痕形成。

**4. 实验室及辅助检查** （1）血象：血象高、血糖升高、血沉快，可有贫血、低蛋白血症、电解质紊乱；（2）X 线平片和 B 超、CT、MRI 有助于诊断及鉴别诊断；（3）组织学检查及脓液培养具有一定的可靠性。

**5. 诊断** 本病是一种皮肤病，长期反复发作，有多发性硬结，溃后逐渐蔓延，形成许多表浅皮下瘘管、窦道和小脓肿，瘘管与肛管无联系，肛管直肠无内口，呈条索状相互交通。非大汗腺部位的耳后有黑头粉刺是本病早期诊断标志。切除活检有助于该疾病的诊断，但诊断主要是依靠临床表现，存在许多浅皮下瘘管、窦道和小脓肿，瘘管和肛管常无明显联系，肛管直肠无病变，无肛瘘内口，但有条索状融合的倾向。

### （三）鉴别要点

化脓性大汗腺炎是一种皮肤及皮下组织的慢性炎性疾病。其病变范围较广泛，呈弥漫性或结节状，局部常隆起，皮肤常有许多窦道溃口，且有脓液。其区别主要点是化脓性汗腺炎病变在皮肤和皮下组织，窦道不与直肠相通。病变区皮肤色素沉着。管道深，内有肉芽组织，有肛周脓肿病史，常有肛窦原发感染内口。

### 三、肛周放射菌病

放射菌病(actinomy cosis)是一种慢性特异性炎症，由放射菌引起的慢性化脓性疾病。病变好发于面颈部及胸腹部，肛周的放射菌病比较罕见，以向周围组织扩散形成瘘管并排出带有硫磺样颗粒的脓液为特征。肉眼或取脓液染色检查，均可查见“硫黄颗粒”。破溃排脓后的炎症浸润灶，不久就在其周围又形成新的结节和脓肿，脓肿相互沟通，形成瘘道而转入慢性期，瘘道口有不整齐的肉芽组织。以后伴有化脓性感染时，还可急性发作，出现急性蜂窝织炎的症状，体温高达 38.5～39.0 ℃或以上。这种急性炎症与一般炎症不同，虽然切开排脓，炎症可有所好转，但放射菌病的局部板状硬肿胀不会完全消退。愈合后留下紫红色萎缩性瘢痕。诊断主要依靠临床表现及细菌学的检查，诊断必要时可做活体组织检查。

### 四、肛门周围毛囊炎和疖肿

肛门周围毛囊炎和疖肿，最初局部发现红、肿、痛的小结节，以后逐渐肿大，呈锥形隆起。数日后，结节中央组织坏死而变软，出现黄白色脓栓，红、肿、痛范围扩大。脓栓脱落，排出脓液，炎症便逐渐消失而愈。有时感染扩散，可引起淋巴管炎、淋巴结炎。若多个疖肿同时或反复发生，称疖肿病。若发生瘘管，病变浅表，不与肛门相通。

### 五、肛周皮脂腺囊肿感染

肛周皮脂腺因发生囊肿后，经常被挤压而反复出现红肿，甚至流脓。红肿时应与肛周脓肿区别；当破溃久不愈合时应与肛瘘区别。由于肛周皮脂腺囊肿无内口，故病变处与隐窝之间无条索状肿物可及。探针、染色、造影、B 超、腔内 B 超等检查均可证实。

## 第三节　直肠肛管损伤引起的瘘

### 一、外伤

直肠肛管紧贴骨盆骶骨凹，有坚实的骨盆保护，故其损伤在消化系统损伤中发病率较低，但由于其特殊的解剖学生理功能，一旦损伤，处理颇为麻烦，后期并发症较多。同时直肠损伤多合并器官联合伤，如果处理不当，易导致直肠周围间隙盆腔感染，后期还可能引起肛门狭窄、失禁及肛门失禁等严重后果。结直肠损伤近年来有增多趋势，因其解剖生理学的特殊性，治疗难度大，治疗方法不统一。平时结直肠损伤较少，主要以闭合性损伤为主，占80%，医源性损伤占20%。

### (一) 致伤原因

**1. 医源性损伤** 医源性损伤是指手术中的损伤及经肛门直肠的检查治疗性损伤，如盆腔内、会阴部、骶尾部手术操作失误；内痔和直肠脱垂注射方法不当；灌肠、直肠或乙状结肠镜检查，甚至肛表测体温时的动作粗暴等，均可导致直肠及肛管损伤。此类损伤一般受伤之前都有肠道准备，肠道空虚，伤口较小且整齐，发现也比较及时，故污染不重，处理也比较容易。

**2. 刺伤** 儿童多见。多为跌坐在尖锐物体上所致，如庄稼地里的高粱茬或玉米茬，铁栅栏，直立的铁钉、铁耙等。有时从高处堕落或撞击时，钝器也可由会阴、臀部、骶尾部或腹股沟部刺入直肠，如堕落在铁凳腿上。个别情况是由他人袭击所致。

**3. 钝性暴力** 随着经济发展，近年来交通事故逐渐增多，如汽车碰撞、辗轧等所引起的骨盆骨折可刺破直肠。另外，当突然暴力作用于腹部时，乙状结肠的气体冲入直肠，而肛门处于闭锁状态，直肠成为闭袢，直肠壁也可发生破裂。此种类型多合并尿道、膀胱及阴道损伤。

**4. 撕裂伤** 下肢在外力牵拉下极度外展、旋转或粗大物品进入直肠，可致会阴及直肠撕裂。

**5. 牲畜咬伤** 一般仅见于患儿排便时被猪狗咬伤，特别是有的农村厕所与猪圈相连通时易发生。我院就曾收治一例被猪咬伤会阴及直肠的患儿。此类损伤有时为脱套伤。牛羊角抵伤兼有刺伤和撕裂的性质。

**6. 火器穿透伤** 此类损伤和平时期极少见。

### (二) 临床特点

**1. 临床表现** 直肠肛管损伤根据其损伤部位及是否有合并脏器损伤，变现不尽相同，但发生率最高的是肛门流血和疼痛，其他还有腹膜炎、异常溢粪等。

(1) 肛门流血：几乎所有有直肠肛管损伤的患儿均有这些症状，一般为鲜血，量不多。在单纯性直肠损伤时，常可自行停止。有些患儿就诊时仅看到肛门附近有血迹，有些则只在肛门指检时发现指套上有血迹。

(2) 疼痛：依损伤的部位不同，疼痛的性质也不相同，如腹膜返折以上的直肠损伤，主要表现为持续性腹痛。早期为血性刺激，腹痛较轻，晚期发生细菌性腹膜炎时，可有严重腹痛并出现腹部压痛、反跳痛和肌紧张。如损伤腹膜返折以下、肛提肌以上的直肠时，因其受植物神经支配无疼痛觉且定位不准确，故只有坠胀感，稍晚受炎症刺激可有“里急后重”，进一步发展会出现局部跳痛、会阴部皮肤红肿等。如损伤累及肛管时，则出现剧烈疼痛，此时肛门括约肌反射性收缩，可出现排便障碍。

（3）腹膜炎和气腹：主要发生在腹膜返折以上的直肠损伤或合并其他结肠或小肠损伤时。腹部常有压痛、反跳痛及肌紧张，同时伴有发热等全身中毒症状。腹部透视可见膈下游离气体。

（4）异常溢粪：穿透伤中，异物不论是从会阴部还是从腹部刺入，伤及直肠时，均可有伤口溢气及溢粪；同时伤及膀胱、尿道，可有尿粪；与会阴贯通时，可有阴道溢粪；肛门括约肌损伤严重，会出现大便失禁。

（5）合并脏器损伤的症状：最常见的是合并膀胱破裂，除了尿中有粪、气以外，还可出现肛门排尿。如系腹膜返折以上膀胱破裂，可出现尿腹及尿闭。阴道损伤可出现阴道流血等。直肠损伤一般不引起休克，如出现创伤性休克，大都合并其他内脏损伤，如脾脏破裂、骨盆骨折、大血管损伤、腹膜后血肿、广泛软组织伤等。因此，遇有直肠损伤伴休克的患儿，应注意全面查体。

**2. 分类**

（1）根据有无其他器官的合并损伤分类，可分为：单纯性直肠损伤和复杂性直肠损伤。

（2）根据直肠损伤的部位分类，可分为：腹膜返折以上的直肠损伤，腹膜返折以下、肛提肌以上的直肠损伤，肛提肌以下、肛门括约肌及周围皮肤损伤。

**3. 诊断**

（1）详细询问病史：了解受伤原因、受伤时的位置和姿势、受伤时间、致伤物进入体内的方向、作用力大小和速度以及异物是否仍存留在体内等。还应了解伤口内有无血、尿、粪或气体排出，排出量及现场处理情况。

（2）直肠指诊：这是直肠损伤最重要的检查手段，对怀疑有直肠损伤的病人应常规进行。肛门直肠损伤时，指套上留有血迹或发现肠腔内有积血或血块；如受伤部位较低，可触及破损处肿胀、疼痛及破口。膀胱、直肠同时受伤时，可有血尿流出。如肛管损伤，则应注意肛门括约肌的松紧度，或让患儿收缩肛门，以了解肛门括约肌是否受损。肛门指诊对诊断十分重要，临床误诊病例不少系忽略此项检查所致。

（3）直肠镜检查：对疑有直肠损伤而直肠指诊不能确定者，可行直肠镜检查，阳性率达85%，但一般不作为常规。必须强调，所有学者均反对灌肠，或经肛门注气、注造影剂，以免肠液从穿孔处溢出，加速感染扩散。

（4）X线检查：可了解有无膈下或盆腔积气、骨盆骨折及金属异物等。腹腔内游离气体对诊断腹膜返折上直肠破裂有较大意义。在复杂性直肠损伤，如贯通伤或火器伤，应仔细观察分析是否伴有其他脏器损伤，如小肠或肝、脾等，也不要只顾检查重要器官而忽略了直肠损伤。

### （三）鉴别要点

本病有典型的肛门局部外伤史，肛门指诊有血、尿流出，无明显内外口。

## 二、医源性损伤引起的瘘(直肠会阴瘘)

多见于女性，尤以外伤感染、医源性损害所致的瘘性疾患为多见。由于女性会阴部的特殊生理结构，如经产妇的重度会阴撕裂和施行肛肠手术发生感染处理不及时或操作不当等，很容易导致肛门直肠阴道瘘、直肠会阴瘘和直肠前庭瘘。

### (一) 病因

1. 直肠会阴部脓肿，如肛门直肠前壁的黏膜下脓肿、女性巴氏腺囊肿等，诊断不明确及手术操作不当，造成直肠阴道壁的贯通损伤而形成直肠会阴瘘。

2. 肛门直肠手术，继发感染形成脓肿，破溃较深，使直肠阴道壁互相穿通形成瘘。

3. 肛门手术操作不当所致。如直肠前壁截石位 12 点处的内痔注射或冷冻疗法过深，以及直肠脱垂注射疗法引起的局部坏死而穿通直肠阴道壁；或截石位 12 点处内痔核结扎贯穿过深或胶圈套扎过大，黏膜及黏膜下层组织坏死脱落后与阴道相通形成瘘。

4. 医源性暴力操作，如对婴幼儿的肛表测试，误伤直肠会阴部，造成直肠前庭贯通伤而形成直肠前庭瘘。

5. 直肠或子宫肿瘤放射疗法后引起的放射性直肠炎；肠壁脆弱质软，肛门直肠检查时操作过猛或大便干燥用力排便时，造成肠壁穿孔而形成直肠阴道瘘。

### (二) 临床特点

见下“直肠阴道瘘及会阴尿道瘘”。

# 第四节　特殊类型的肛瘘

## 一、结核性肛瘘

结核性肛瘘(Tuberculous anal fistula)主要是由于结核菌感染所引起的，一种发作率较高的疾病。结核病传统分类上属皮肤腔口型，多认为是身体内部或组织有结核病灶，或食入带菌食物或带菌痰液，使结核杆菌经自然腔道带至腔口附近皮肤，形成感染灶所致。结核杆菌也可进入血液中，通过血液循环到达肛门，引起结核。结核性肛瘘的特点是起病缓慢，局部脓肿形成时无明显疼痛；溃破后脓汁稀薄，病程较长，缠绵不愈；瘘管内口较大，边缘不整齐，肉芽不新鲜，瘘管分支多。此类病人还常伴有全身的结核中毒症状，如低热、盗汗、乏力、消瘦等。结核性肛瘘的病情进展缓慢，症状较多，但是缺乏一定的特异性，很轻易引起误诊，所以结核性肛瘘应该做到正规的详细的诊断。

## (一) 病因病理

**1. 结核杆菌感染肠道的途径**

(1) 肠源性:是最主要的感染途径。开放性肺结核患者,经常吞下含有结核杆菌的自体痰液;或与开放性肺结核病人经常共餐,摄入了结核杆菌,或引用未经消毒而含有结核杆菌(牛型)的牛奶或奶制品,后两者可引起原发性肠结核。所谓原发性肠结核是指原发性病灶发生在肠黏膜,结核感染循淋巴管到达肠系膜淋巴结形成腹部的原发综合征,一般认为多数增殖性肠结核系原发性。

结核杆菌具有含脂外膜,故可不被胃酸杀灭,进入肠道后容易在回盲部致病,因为:① 长内容物在回盲部都已成为均匀食糜,所含结核菌有机会和肠黏膜充分接触;② 由于回盲部的生理性潴留作用,长内容物在该处停留过久;③ 回盲部淋巴组织丰富,易受结核菌侵犯。因此,回盲部就成了肠结核的好发部位,约占胃肠道结核的80%,其次为升结肠、回肠,也可见于回肠、横结肠、降结肠和乙状结肠,直肠罕见,也可见到回盲部结核累及阑尾者。

(2) 血源性:结核杆菌经血行播散引起肠结核,如粟粒型结核伴有的肠结核,或由血行播散到肝脏,再经胆汁进入肠道而引起肠结核。

(3) 直接蔓延:由盆腔结核、肠系膜淋巴结核、输卵管结核或结核性腹膜炎等的直接蔓延而引起。

从以上感染途径获得结核杆菌后仅是致病条件,机体不一定发病。结核病的发生是人体和结核杆菌相互作用的结果,只有当入侵的结核杆菌数量较多、毒力较大、机体免疫状态异常及肠功能紊乱等引起肠道局部抵抗力减弱时,才可以造成机体发病。

**2. 病理分型**　结核的病理变化随机体对结核杆菌感染的反应性不同而异。和结核病的一般规律相同,肠结核患者的免疫力和对结核杆菌感染的过敏反应常同时存在,但在程度上有差别。如果机体的过敏反应强,病变以炎症细胞渗出为主,特别是感染菌量多、毒力高,可出现干酪样坏死,形成溃疡,称为溃疡型肠结核。若机体免疫力较高、菌量少、毒力低,则表现为肉芽组织增生,主要含有类上皮细胞和巨细胞,形成结核结节,进一步纤维化,即成为增生型肠结核。实际上,兼有溃疡与增生两种病变者并不少见,称为混合型或溃疡增生型肠结核,其病理所见兼有两型的特征。溃疡型和增生型的病理特征如下:

(1) 溃疡型肠结核:病变首先发生在肠壁的集合淋巴管组织和孤立淋巴滤泡,呈充血、水肿,渗出性病变逐渐加重,常伴有干酪样坏死。肠黏膜因坏死脱落而形成小溃疡,逐渐融合增大,出现边缘不规则的潜行溃疡,其深浅不一,基地可达肌层或浆膜层,并且累及周围腹膜或邻近肠系膜淋巴结,引起局限性结核性腹膜炎或肠系膜淋巴结结核。因肠溃疡发生较慢,常与肠外邻近组织发生粘连,因此急性穿孔少见。慢性穿孔多形成腹腔脓肿或肠瘘,组织遭受严重破坏后,替代以大量瘢痕组织,从而引起不同程度的肠腔狭窄，但引起肠梗阻者仅少数。由于动脉管壁增厚，内腔狭窄，甚至闭塞，因血管有闭塞性内膜炎，故因溃疡引起大出血者少见。

(2) 增生型肠结核：临床上较少见。多因患者免疫力强、感染菌量少、毒力低，使病变局限，多位于回盲部，有时可累及升结肠近端或回场末端。黏膜下层及浆膜层有大量的结核性肉芽组织和纤维组织增生，使肠壁增厚、变硬，常导致肠腔狭窄而引起肠梗阻。

(3) 混合型：肠黏膜不仅有溃疡，也有结核性肉芽肿及瘢痕形成，故增殖性狭窄与瘢痕性环形狭窄同时存在。

**3. 祖国医学对肠结核的认识** 祖国医学书籍上记述的痨瘵、传尸与结核病类同，早在公元3世纪就认识到其传染性。公元16世纪，徐春甫提出了对本病的治疗原则“一则补其虚，二则杀其虫。”认为该病多责职于肾，由肾累脾，肾阳不足，脾胃虚弱，运化失常，导致腹泻；津液竭燥，壅塞不通引起便秘；寒克中焦、气机阻滞、脾虚肝旺，可致腹痛；寒邪上逆、肝胃不和，而致呕吐；寒凝气滞血瘀，累积而成包块。总之，是由脾肾阳虚、气滞血瘀所致。

## (二) 临床特点

### 1. 临床表现

本病起病缓慢，早期症状不明显，少数急性起病，多因肠结核累及阑尾而致阑尾炎急性发作，或因出现肠梗阻、肠穿孔等并发症时才以急腹症就诊。肠结核的临床表现，随着病变累及部位以及病变的性质不同而有不同的症状，一般比较典型的临床表现如下：

(1) 腹痛：多为右下腹部的隐痛、钝痛。部分病人在进餐时或进餐后可诱发，常在排便后有缓解。若并发肠梗阻时，可出现右下腹绞痛，伴腹胀、肠型与强动波。

(2) 腹泻：一般每日大便次数2～4次，严重者可达10余次，呈糊状或水样，不发生里急后重，大便不附有黏液脓血。若溃疡病变累及横结肠或乙状结肠时，粪便可含脓血。

(3) 便秘：增生性肠结核常以便秘为主。有时腹泻期也可出现便秘，呈腹泻与便秘交替，但少见。

(4) 全身症状和肠外结核的表现：溃疡型结核，多合并有活动性肺结核，常有结核毒血症的表现，可有低热、不规则热、弛张热或稽留热、盗汗、乏力、消瘦、苍白、食欲不振，女性患者常有闭经等全身症状。增生性肠结核病人多无结核毒血症的表现，往往不合并活动性肺结核或其他肠外结核。

(5) 腹块：约1/3的病人可发现腹部肿块，主要见于增生型肠结核，系极度增生的结核性肉芽肿，使肠壁呈瘤样肿块。腹块一般为中等硬度，轻压痛，有时表面不平，稍可推动。溃疡型肠结核合并有局限性腹膜炎者，由于病变肠曲与周围组织粘连，亦可在右下腹扪及包块。

(6) 瘘口的局部症状：外口口径大，常超过 2 cm；形态呈潜行性或烧饼状，不整齐；有稀淡乳白色脓液自外口流出；外口内常有黄白色孤岛状脆嫩肉芽组织突起，触之易出血。外口周围皮肤有色素沉着。

**2. 辅助检查**

(1) 化验检查：可有中度贫血、血沉加快，无并发症者白细胞一般正常。结核菌素试验多呈阳性。粪便呈糊状，镜检可见少量脓细胞和红细胞，粪便浓缩检查结核杆菌可获阳性结果，但只有在痰菌阴性者才有意义。

(2) 结核菌素试验：即以纯结核菌素做试验。纯结核菌素是从结核菌素培养液中提纯的纯结核蛋白，用该蛋白的衍生物做皮内试验，又称 PPD（pure protein derivative）试验。若呈强阳性，则提示体内结核菌感染。

(3) X 线检查：X 线钡餐造影检查在溃疡型肠结核病变肠段有激惹现象，钡剂进入该处排空很快，充盈不佳，病变上下端肠曲钡剂充盈良好，称为 X 线钡形跳跃征象。黏膜被破坏后肠壁粗乱，肠管边缘不规整。由于瘢痕收缩，可出现肠管变窄变形。小肠有分节现象，钡剂呈雪花样分布。增生型肠结核表现为盲肠、升结肠近段、回肠末端腊肠样狭窄、收缩、畸形、充盈缺损、黏膜皱襞紊乱、肠壁变硬等。

(4) 纤维结肠镜检查：可直接对病变部位进行观察，一般可见黏膜充血、水肿，环形溃疡，溃疡边缘呈鼠咬状，炎性息肉，肠腔可狭窄。如果活检找到干酪样坏死性肉芽肿或结核菌，则可确诊。

(5) 其他：病理切片为结核性肉芽组织，脓液培养有结核杆菌；术后伤口生长缓慢。

### (三) 鉴别要点

对既往有结核病史并有低热、消瘦和盗汗的患者不难诊断为结核性肛瘘；对既往无结核病史的患者详细询问有无低热、消瘦和盗汗等临床表现，对高度怀疑的患者可术前行肠镜、X 线或 CT 检查及局部病理检查以明确；行手术治疗后病理检查可明确诊断。

## 二、克罗恩病肛瘘

克罗恩(Crohn)病中瘘的形成是影响患者生活质量和治疗效果的重要原因，患者一生中发生各种瘘的几率约为 40%～60%，而且随病程进展呈逐年递增趋势。克罗恩病形成的瘘可包括小肠瘘、直肠阴道瘘、肛瘘和其他瘘，分别占 24%、9%、54%和 13%，可见肛瘘是克罗恩病并发的最常见的瘘疾病。肛瘘的发生可早于克罗恩病发病，约 30%的克罗恩病患者就诊时肛瘘为其最初主诉，而后几经周折才确诊为克罗恩病，甚至早先被误诊为普通肛瘘。克罗恩病肛瘘(perianal fistulas in Crohn's disease)

远比普通肛瘘治疗复杂、困难，存在复发率高、治疗效果不佳等问题。因此，克罗恩病患者的肛瘘诊治不容忽视，我们需要进行充分的治疗前评估，在多学科专家共同讨论的基础上，为其制定科学合理的个体化治疗方案。

### (一) 病因病理

**1. 病因** 本病病因尚未明确，可能与下列因素有关：

(1) 免疫：本病有 langhans 型的细胞形成，可为一种延缓型变态反应的组织学表现。患者的淋巴细胞在试管培养中能破坏结肠上皮细胞，显示细胞毒作用。患者血清中发现有抗结核肠上皮细胞抗体或抗原抗体复合物，提示抗体免疫作用。本病常并发肠外表现如关节炎、胆管周围炎，应用肾上腺皮质类固醇治疗有效，提示可能为自身免疫现象。结核菌素和二效氯苯皮试实验为阴性，本病活动期 T 细胞计数和混合淋巴细胞培养的刺激指数常降低，提示细胞免疫功能低下。因此认为本病的发病机制与免疫有关。

(2) 感染：目前主要认为是细菌感染和病毒感染两种因素。

细菌感染：早期怀疑本病由结核菌感染引起，后经动物接种以及手术切除病变组织中均未发现结核杆菌的存在。1936 年国外有人认为本病与痢疾杆菌感染有关，但应用抗生素治疗失败，动物接种未成功，临床上又未发现具有传染性，因此难以肯定与痢疾杆菌的关系。虽然没有明确的细菌因素，但近年来发现本病的复发与难辨性梭状芽孢杆菌的外毒素有关，主要是因 Crohn 病发作期患者大便中有这种毒素。

病毒感染：据研究资料报道，将患者手术切除的病变组织的匀浆滤过液接种于小白鼠和家兔，能引起肉芽肿性病变。又有从肠组织中分离出一种 RNA 病毒，但尚未能确定系本病的病原体，也可能是一种过路病毒，需进一步研究才能作出结论。

(3) 遗传：本病在同一家族的发病率较高，在不同种族间的发病率也有明显差别，提示其发生可能和遗传有关。有专家认为，克罗恩病可能具有多基因的遗传规律，其机制可能是干扰了多种基因结合。但是未能从遗传性蛋白酶代谢和染色体方面取得确实资料，因而环境因素的影响不能除外。

**2. 病理** 克罗恩病是肠道的一种顽固性炎性疾病，有黏膜下水肿、肠壁肉芽肿炎症、淋巴管闭塞及淋巴液外漏等病理改变。病变主要在回肠末端与邻近的右侧结肠，其次累及回肠末段或结肠，此外尚可累及阑尾、回肠近端、肛门、直肠、空肠等处。结肠受累者称之为肉芽肿性结肠炎。口腔、食管、胃或十二指肠病变者少见。肠断病变蔓延不一定为连续性地，可区域性地涉及一个肠段，亦可非连续性累及较多肠段。病变肠段呈节段性分布，与正常肠段分界清楚。

本病有全壁性炎症性病变，病变始于黏膜下层，向黏膜层、肌层、浆膜层发展，乃至全层肠壁。早期肠段病变的主要表现是黏膜水肿、充血，浆膜层渗出纤维状物，相应的肠系膜水肿、充血，肠系膜淋巴结肿大。黏膜面有小而浅的表层溃疡。组织学改变为肠壁各层水肿，以黏膜下层最明显，伴有炎性细胞浸润、充血、淋巴管扩张及淋巴管内皮细胞增生。

随着病变发展，黏膜面有多数匐行性沟槽样纵形溃疡，深度可达黏膜下层和肌层并融合成窦道。由于黏膜下层水肿与炎性细胞浸润，可见黏膜隆起呈卵石路面状。病变肠段因浆膜有纤维素性渗出，常与邻近肠段、器官或腹壁粘连。肠壁乃因纤维化和肉芽肿性增生而增厚呈皮革样、肠腔狭窄，狭窄的近端肠段常明显扩张。肠系膜变厚，淋巴结肿大变硬，并互相粘连呈不规则肿块。深裂沟状溃疡、全肠壁炎症纤维化、肉芽肿形成是克罗恩病的三项主要病理特征。肠浆膜面充血水肿，与周围粘连常并发溃疡穿孔和局部脓肿，进而可形成肠壁肠瘘或肠腔与肠腔间、肠腔与腹腔脏器之间的内瘘。克罗恩病可有较广泛的肛管、肛周感染及肛瘘形成。组织学改变为肠壁各层的炎性反应，以浆细胞与淋巴细胞浸润为主，常见非干酪性肉芽肿形成，其中心为类上皮细胞、多核巨细胞和纤维化。肉芽肿的特点和结核节相似，但无结核杆菌和干酪样坏死。

### （二）临床特点

**1. 临床表现**　部分患者全身症状表现不明显，以局部症状为主，全身可表现为腹痛、腹泻等肠道表现及发现贫血。营养障碍等胃肠外损害。局部瘘管除一般瘘管特征外还具有特征性的肉芽肿，内口的位置一般较高，多在齿线以上，由黏膜的灶性感染所致。如已行手术治疗，术后创面往往难于愈合，或是假性愈合。一般克罗恩病为慢性起病，反复发作下腹或脐周腹痛、腹泻，可伴腹部肿块、肠瘘以及发热、贫血、体重下降、发育迟缓等全身症状。

(1) 腹泻：为最常见症状（80%～90%），一般较轻微，每日 3～6 次，常常无脓血或黏液，无里急后重（除非直肠受累）。可持续数天或数周。肠道黏膜炎症性改变、肠道功能紊乱及肠道吸收不良是腹泻的主要原因。

(2) 腹痛：常见（80%～90%），可表现为腹部不适、中等程度疼痛甚至剧痛，常发生在餐后，持续数日或数周。以右下腹部居多，与回肠末端病变有关。其他部位也可出现腹痛。腹痛与胃肠道反射有关，因肠黏膜下炎症刺激痛觉感受器，使肌层收缩，肠壁牵拉而导致剧痛。浆膜受累、肠周围脓肿、肠粘连和肠梗阻、肠穿孔以及中毒性巨结肠等均能引起剧痛。少数急性回肠炎伴有肠系膜淋巴结炎可有右下腹部疼痛，酷似急性阑尾炎。

(3) 发热：多为低热至中等热度，偶尔有高热，常常间歇出现。一般发热与活动性肠道炎症及组织破坏后毒素的吸收有关，高热则见于重症病例或化脓性并发症病例。

(4) 腹部包块：约 1/3 的患者可扪及腹部肿块，多见于右下腹部及脐周，或在直肠或引导检查时发现。肠系膜粘连、肠壁和肠系膜增厚、肠系膜淋巴结肿大。内瘘和腹腔内脓肿形成的炎性肿块，质地重度压痛，可因粘连而固定。

(5) 便血：较少见，但偶尔可引起大出血，甚至大量失血，与维生素 K 吸收不良和继发性肝损害影响凝血因子生成有关。

(6) 其他症状:恶心呕吐、纳差、乏力、消瘦、贫血、低蛋白血症等营养障碍,以及由并发疾病产生的症状。

**2. 辅助检查** 凡青壮年患者主诉右下腹疼痛、轻度腹泻、长期低热及消瘦,物理学检查提示右下腹痛和(或)合并有慢性肠梗阻,应该考虑克罗恩病的可能。如果检查发现粗厚的肠管、肿块和(或)肛瘘,直肠指诊扪及直肠壁大小不等、状如鹅卵石样突起,则提示患此病的可能性更大,应该进一步检查确诊。

(1) 影像学检查:这是诊断克罗恩病的主要方法之一。早期X线表现为结肠黏膜增粗、变平或拉直,病变肠段形态较固定,但无明显狭窄,其他肠断可出现分节、舒张等功能性改变。当溃疡形成时,溃疡与肠管纵轴平行,大多数位于靠肠系膜一侧,肠管外形常固定,故局部蠕动减弱或消失,肠壁间距可增宽,结肠黏膜皱襞破坏、消失,溃疡周围黏膜呈小息肉样或鹅卵石样充盈缺损,此即为典型的"鹅卵石征"。病变后期由于肠段发生大量纤维化及水肿,导致肠腔明显狭窄。此时X线变现为肠腔不规则狭窄,肠壁僵硬,背景充盈时呈不规则的线状狭窄,但很少会形成梗阻,肠腔系膜侧肠壁僵硬,而肠系膜对侧缘呈假憩室样改变,此即为诊断本病之特征。此病变肠段间常常有正常肠段存在,当并发症形成时可能出现脓肿、瘘管及不完全性梗阻。也就是说,克罗恩病的特征性X线表现为可见多发性、节段性炎症伴有僵硬、狭窄、裂隙状溃疡、瘘管、假憩肉形成及鹅卵石样改变等。

(2) B型超声:对于结肠克罗恩病,普通超声检查作用不如钡剂灌肠或纤维结肠镜检查。腔内超声检查和超声内镜(EUS)不仅可发现病变,而且还能评估消化道管壁的浸润深度,是其他检查所不能替代的。大肠经灌注充盈剂后肠壁呈连续的线条高回声。正常小肠和大肠的肠腔内径分别为2 cm和4 cm左右。肠壁厚度未充盈时小于5 mm,充盈时小于3 mm。倘若肠壁厚度超过5 mm,特别是不对称性增厚,或持续观察60秒内肠腔形态无变化时,应该怀疑有肠壁病变。

(3) CT扫描和磁共振(MRI):可显示肠壁增厚、腹腔或盆腔脓肿等。

(4) 内镜检查:纤维镜检查对发现微小和早期病变有较大意义。内镜下可见节段性、非对称性的黏膜炎症纵行或阿弗他溃疡膜底部和黏膜下层淋巴细胞聚集,而隐窝结构正常,杯状细胞不减少,固有膜中量炎性细胞浸润以及黏膜下层增宽。

(5) 实验室检查:临床检查结果将直接影响治疗决策,正确的诊断检查方法是克罗恩病肛瘘治疗的重要部分。目前临床最为常用的局部检查方法有:血常规、C反应蛋白(CRP)、血沉(ESR)、ASCA、溶菌酶、IL-6,PBMNCs血清含量检测,前几项有助于克罗恩病的诊断,后四项对评估克罗恩病是否活动具有一定的价值。

总之,克罗恩病的表现比较多样,与肠内病变的部位、范围、严重程度、病程长短以及有无并发症有关。病程常在数月至数年以上,活动期和缓解期长短不一,相互交替出现，反复发作呈渐进性进展。少数急性起病，可有高热、毒血症症状和急腹症表现，整个病程较短，腹部症状严重，多有严重并发症。偶有以肛旁脓肿、瘘管形成或关节痛等肠外表现为首发表现者，腹部症状反而不明显，要引起重视。

**3. 诊断标准**　克罗恩病的诊断标准：世界卫生组织(WHO)结合临床、X线、内镜及黏膜活检查病理组织学表现，推荐了6个诊断要点：① 非连续性区域性病变；② 铺路石样表现或纵行溃疡；③ 全肠壁性炎症性病变(肿块或狭窄)；④ 结节病样非干酪性肉芽肿；⑤ 裂沟或瘘管；⑥ 肛门部病变(脓肿、瘘管、肛裂)。克罗恩病的诊断目前采用“排除法”，通常在排除肠结核、阿米巴痢疾、耶尔森菌感染等慢性肠道感染肠道淋巴瘤、憩室炎、缺血性肠炎以及贝赫切特综合征(白塞病)等的基础上，可按照下列标准诊断(中华医学会消化病分会的诊断标准，2001)：

(1) 具有WHO诊断要点①、②、③者为可疑诊断，再加上④、⑤、⑥三项中之任何一项即可确诊；有第④项者，只要加上①、②、③三项中的任何两项亦可确诊断；

(2) 根据临床表现，加入影像学、内镜及病理符合，可以诊断为本病；

(3) 根据临床表现，加入影像学或内镜符合，可以拟诊为本病；

(4) 临床表现符合为可疑，应该安排进一步检查；

(5) 初发病理、临床与影像学或内镜及活检查改变难以确诊时，应该随访观察3～6个月。如果与肠结核混淆不清楚者，应该按肠结核作出诊断性治疗，以观察后效。

**4. 临床分型**

(1) 根据发病缓急分为急性型和慢性型。

(2) 根据病情轻重分为轻、中、重型三型。

(3) 根据临床过程分为单次发作型、复发缓解型、慢性持续型、急性暴发型四型。

(4) 根据病变部位分为四型：回肠-结肠型、小肠型、结肠型、肛门直肠型。

**5. 克罗恩病的重症度判定**　克罗恩病诊断成立后，应该对该疾患的疾病活动度、严重度、病变范围及并发症一并进行判断。

(1) 克罗恩病活动指数(Crohn's disease activity index，CDAI)：根据可正确估计病情及评价疗效。目前临床上多采用Harvcy和Bradshow标准(简化CDAI)较为简便实用。

(2) 克罗恩病的严重度：可参考CDAI作出判断。一般将无全身症状、腹部痛压、包块与梗阻者定位轻度；介于轻度与重度之间者定义为中度；伴有明显腹痛、腹泻及全身症状与并发症者定义为重度。

(3) 病变范围：在参考影像学检查和内镜结果类确定，如肠道病变可分为小肠型、结肠型和回肠型三个类型。

(4) 全身表现与并发症：克罗恩病的肠外受累器官组织包括口、眼、关节、皮肤、泌尿系统和肝脏系统等；并发症有肠梗阻、瘘管、炎性包块或脓肿、出血及肠穿孔等。

### (三) 鉴别要点

本病全身症状有腹泻、消瘦和发热等典型的临床表现及肛门局部多次手术病史,局部瘘管除一般瘘管特征外还具有特征性的肉芽肿,内口的位置一般较高,多在齿线以上,再结合辅助检查,血象、血沉、肠镜及病理检查可与一般肛瘘鉴别。

## 三、直肠阴道瘘

直肠阴道瘘(rectovaginal fistula,RVF)是一种临床上较为少见但危害性极大的疾病,它是指位于直肠与阴道间、由上皮组织构成的病理性通道。病因复杂,由先天性畸形和后天因素引起,但均需手术治疗。直肠阴道瘘由于局部解剖的特殊性和复杂性,往往导致患者难言的痛苦,生活质量下降,是一种危害极大的疾病。

### (一) 病因及发病机制

**1. 先天性因素** 现代胚胎学已经证明后肠发育障碍是畸形形成的原因。后肠近端与中肠相连,远端部分形成一个膨大的囊腔,为泄殖腔。其腹侧连通尿囊,两侧有中肾管开口。胚胎第5周时,管状的尿囊管发育为膀胱,且与中肾管合并成尿生殖窦,与后肠连接形成泄殖腔。胚胎第7周时,中胚层的尿生殖膈以额状面向尾端生长,将泄殖腔分为前、后两部分,即将尾肠与尿生殖窦隔开,尾肠继续向尾端发育成直肠。此时在原始会阴的肛门部出现一凹陷,即为原始肛道,原始肛道向体内伸展与尾肠相遇后,肛道与尾肠之间仅有一层膜状隔,即为肛膜。胚胎第8周时,肛膜破裂,尾肠与肛道贯通,形成直肠与肛道。在这一发育过程中,如尾肠或原始肛道发育不全,肛膜未破裂,则形成肛门闭锁;如尾肠与尿生殖窦分隔不全,则形成直肠与泌尿生殖系之间的瘘管,泄殖腔前部封闭后部向下伸展,则形成直肠会阴瘘。

**2. 后天性因素** 临床上较少见,病因复杂。Venkatesh与同事研究了20 500例经阴道分娩的妇女并发症的发生情况,5%的正常分娩者存在与会阴切开术相关的Ⅲ度及Ⅳ度外阴撕裂伤。而在Ⅳ度裂伤的妇女中,有10%的人在首次修补后再次破裂形成直肠阴道瘘(多为低位)。除了与产科相关的因素外,其他与直肠阴道瘘发生、发展相关的病因包括以下几种:

(1) 产伤:产伤是直肠阴道瘘最常见的病因。产伤引起直肠阴道瘘的发生率高达88%。在产科的临床中经常采用会阴侧切术,在美国阴道分娩者大约62%需要行会阴侧切术,其中初产妇约占80%、经产妇占2%。造成直肠裂伤或肛门括约肌撕裂伤的几率阴道分娩者约5%,而会阴侧切术则占了20%。虽然大多数会阴损伤可在分娩时进行修补术,但仍有可能发生伤口裂开,合并感染、脓肿、瘘或肛门括约肌撕裂伤。经历过一次会阴侧切术的妇女发生直肠阴道瘘几率可达1.5%,可于产后立即出现症状,其主要原因为Ⅳ度会阴损伤在产时没有发现;也可于会阴修补术后7～10天才出现症状。会阴直切术合并Ⅲ或Ⅳ度会阴撕裂者形成直肠阴道瘘的风险最高。在英国更多采用会阴侧切术，因为后者与会阴直切术比较，导致直肠损伤风险更小。感染及会阴侧切术后伤口裂开所导致的直肠阴道瘘最常发生在低位的直肠阴道隔，但是可以扩展到更高部位，特别是在泄殖腔创伤的部位。对于这些患者来说，最重要是判定患者粪失禁的程度。有27%的低位直肠阴道瘘患者同时存在粪失禁，所以在行修补术前要进行排便控制能力的评估。

(2) 炎症性肠病：炎症性肠病(inflammatory bowel disease，IBD)特别是克罗恩病，在直肠阴道瘘常见病因中占第二位。对直肠阴道瘘修补术后失败的患者，应该考虑有克罗恩病的可能。因为溃疡性结肠炎并不会穿透肠壁，所以通常不出现瘘。克罗恩病引起的直肠阴道瘘最常见的部位是直肠阴道隔的中部。然而，在近肛门的直肠克罗恩病患者中，瘘管可延伸至阴道或会阴的最末端。克罗恩病合并肛门阴道瘘或直肠阴道瘘的患者，常需行直肠切除或回肠造口术。

(3) 感染：隐窝腺脓肿位于肛管前端，它形成的直肠阴道瘘在非产科感染因素中为最常见的病因。脓肿可以蔓延至阴道壁而导致瘘管形成。其他病因还包括：性病性淋巴肉芽肿、结核病和前庭大腺脓肿等。女性感染人类免疫缺陷病毒的早期表现是出现继发性的直肠阴道瘘。结肠阴道瘘常由憩室炎引起，一般位于阴道顶端或阴道残端的附近，多发生于绝经后或有子宫切除手术史的妇女。

(4) 肛门直肠手术史：涉及阴道后壁或直肠前壁的手术可引起直肠阴道瘘，包括肛门直肠周围脓肿手术、阴式子宫切除术、直肠膨出修补术、痔疮切除术、PPH术、直肠肿瘤局部切除术和直肠前下段切除术等。

(5) 癌肿与放射治疗：宫颈浸润癌、阴道癌或肛门、直肠恶性肿瘤均可导致直肠阴道瘘。子宫内膜癌、宫颈癌或阴道恶性肿瘤在接受放射治疗后，约有6%以上的患者发生直肠阴道瘘，且与放射剂量相关。在放射治疗过程中，较早出现症状者多为恶性肿瘤的侵蚀破坏所致，而较晚出现症状者则多为放射治疗对局部组织的损伤，且常伴有直肠狭窄。对于有盆腔肿瘤史的患者，判断直肠阴道瘘是否因复发性肿瘤所致则非常重要，通常需要在麻醉下对瘘口边缘组织进行活检。放疗引起的直肠阴道瘘常在放射治疗后2年内发生，多位于阴道中段或下段。早期警报信号包括：直肠排出鲜红血液、经久不愈的直肠溃疡和肛门直肠疼痛等。

### (二) 临床特点

直肠阴道瘘临床表现为从轻度溢粪到显著溢粪不等，也有极小瘘孔虽未见排粪但有气体自阴道排出。瘘口小或肛门狭窄或肛门闭锁时则表现为慢性不完全性肠梗阻。在出生后数日甚至数月或2～3岁后，小儿发生排便困难，有顽固的大便秘结有时必须灌肠或用泻剂才能排便。若瘘口很大则无梗阻症状，但有排便位置异常、排便疼痛和粪便变形症状。

**1. 症状**　便时粪便从阴道内流出，尤其是稀便时更为明显，瘘孔较小者，虽不见粪便从阴道排出，但有阴道排气现象。少数患者由于局部分泌物的刺激，可发生慢性外阴炎，有瘙痒、渗液和皮疹。新生儿若出生后即有，多合并有先天性肛门闭锁或狭窄，成人多有明显的致病原因。

**2. 体征**

(1) 新生儿直肠阴道瘘：正常肛门位置多为皮肤覆盖，平坦无肛门或仅有一小孔。哭闹时可见患儿粪便从阴道内排出，用阴道窥器检查可发现接孔，也可在指诊时触及。用子宫探子检查瘘口，另一手指伸入肛门内，指端可触及探子头。

(2) 成人直肠阴道瘘：瘘孔较大，可见大便从阴道排出。检查时，瘘孔较大者，可在阴道窥器暴露下看到，或指诊触及；瘘孔较小者，或只可见到一处小的鲜红的肉芽组织。可用子宫探子(或探针)探查瘘口，另一手指伸入肛门时，指端可触及探子头。

**3. 辅助检查** X线造影检查：从阴道内注入造影剂，然后摄正、侧位片，以显示瘘管，并提示瘘管的位置；亚甲蓝染色检查：在阴道窥器下检查，如可疑有直肠阴道瘘，则先在直肠内相应部位放一干净纱条，在可疑部位涂上亚甲蓝，如纱条上有染色即可确诊。

**4. 直肠阴道瘘的分类方法**

(1) 根据病因分类：可分为先天性、后天性两种。

① 先天性直肠阴道瘘：出生时即有。

② 后天性直肠阴道瘘：多因产伤、妇科手术、炎症性肠病、肿瘤、放疗、痔注射感染、肺结核转移、淋巴组织肉瘤等所致。

(2) 根据瘘口位置的高低分类：可分为低位、中位、高位三种。

① 低位：瘘口位于齿线处或其上方，在阴道开口于阴唇系带处。也有人提出，瘘在直肠的下 1/3，在阴道的下 1/2，易于从会阴部修补。

② 高位：瘘在直肠的中 1/3 及阴道后穹窿处，近宫颈处，需经腹修补。

③ 中位：即在低位及高位之间。

(3) 根据瘘的大小分为三类：① 小型：瘘口直径小于 0.5 cm；② 中间型：瘘口直径为 0.5～2 cm；③ 大型：瘘口直径大于 2.5 cm。

(4) 目前较为公认的分类：根据瘘口在阴道内的位置、大小及病因将 RVF 分为两类。

① 单纯性 RVF：指直径小于 2.5 cm，位于阴道下半部，由创伤或感染导致。

② 复杂性 RVF：指直径大于等于 2.5 cm，位于高位，由肿瘤、炎症性肠病或放疗所致。此外还包括修补失败的复发瘘。

**5. 诊断** RVF 的诊断相对比较明确，通过患者的症状和特征，一般均能够明确诊断，最常见的症状为患者主诉经阴道有排气或少量粪样液体流出，可合并低热、阴部疼痛等。瘘口较大的患者可从阴道排出成形便。对瘘管走行及瘘口位置等精确的判断对指导临床治疗方案有较高的价值，因此合理有效的术前检查和评估方法至关重要。位置较低的 RVF 通常直视下即可确定瘘口大小及位置。高位且瘘口小的 RVF 常用美蓝灌肠，阴道内填充棉球观察其是否染色来确诊，可分别行阴道镜和直肠镜精确定位，阴道直肠双合诊对 RVF 的诊断有一定的帮助。影像学检查：直肠腔内超声检查可确定 RVF 的位置，该检查能较好地评估括约肌损伤程度。近年来直肠内 MRI 亦被广泛使用对 RVF 进行评估。

### (三) 鉴别要点

本病最常见的症状为患者主诉经阴道有排气或少量粪样液体流出，可合并低热、阴部疼痛等，瘘口较大的患者可从阴道排出成形便，再结合病史及辅助检查可鉴别。

## 四、会阴尿道瘘

在前阴周围有尿生殖三角，在后阴周围有肛门三角。这些患者多有外伤史，尿道球部瘘道常与皮肤相通，在会阴部尿道三角内，排尿时有尿自瘘口溢出。直肠内无内口，常有外伤史及尿道狭窄等情况。若以尿道内或外口注入美蓝，则有蓝色液体从外口或尿道流出即可诊断。

## 五、肛瘘癌变或肛管直肠癌

肛瘘是常见的肛门直肠病，一旦肛瘘形成，自愈的机会极少，瘘管复杂化后，带来许多麻烦与一定的危害性，不但给治疗带来了困难，而且也影响到肛门的正常生理功能。肛瘘的多发性，可形成直肠阴道瘘、直肠尿道瘘和直肠膀胱瘘，危及周围脏器，并且有恶变倾向，即肛瘘转变成癌症。肛瘘合并肛门直肠癌的病例近年来不断增多。早在 1936—1955 年，stMark 医院曾发现肛瘘并有直肠胶样癌 8 例。1981 年日本学者统计，肛瘘癌变以黏液腺癌占大多数。一般认为癌变与长期慢性炎症的刺激有关。硬结形成、黏液分泌及疼痛常为癌变的先兆，10 年以上者癌变率较高，值得人们引起高度的重视。术后常规病理检查，避免延误诊断和治疗。从大量的临床资料来看，导致肛瘘癌变的原因有以下几个方面：① 长期的慢性炎症刺激：长期的炎症存在，使得脓性物以及粪便从瘘管排出，从而刺激细胞异常增生，导致恶性病变；② 细菌感染：细菌长期存在于瘘管内，特别是绿脓杆菌或结核杆菌感染，缠绵不愈，可导致癌变；③ 药物刺激：长期大量地使用各种局部外用药，经常刺激局部，导致癌变。总之，肛瘘应早诊断、早治疗，防止病久癌变。

### (一) 临床特点

**1. 临床表现**　肛门部刺激症状：肛瘘癌变的临床表现缺乏特征性。肛管直肠腔内并没有肿瘤表现，肿瘤在坐骨直肠间隙或会阴部隐匿性缓慢生长使早期诊断困难。复杂的肛周病变形成的狭窄、溃疡、炎症等导致局部检查受限。患者的主诉常表现为长期、反复发作的肛瘘或肛周脓肿、肛周溃疡、红肿疼痛、硬结、肛管狭窄,脓液多呈胶冻样,没有便血或梗阻症状。临床医师常误诊为肛周或坐骨直肠窝的脓肿或肛瘘而反复手术治疗。癌变时发生多表现为:① 肛瘘症状加重,局部分泌物增多,而无暂时假性愈合的征象;② 出现肛周局部疼痛,呈持续性,有进行性加剧的趋势;③ 瘘口排出的分泌液性状发生改变,可见胶冻样液和(或)血性液,有时混有具特殊恶臭味的咖啡色样坏死组织;④ 肛周瘘管部位出现的肿块,呈进行性增大,但并无明显红、热等急性炎症的表现,后期肿块可自行破溃,流出混合型坏死组织,伴恶臭;⑤ 晚期伴有腹股沟区淋巴结的进行性肿大,抗感染治疗后不消退。

**2. 辅助检查**

(1) 影像学检查:影像学检查对鉴别肛瘘癌变的组织学类型帮助不大,影响其外科切除方案的主要因素不是组织学类型,而是肿瘤的部位、形态、大小、边界、密度、受累的脏器等。MRI 对肛瘘诊断的准确率达 85%以上,对简单的肛瘘,MRI 能显示括约肌间隙的异常信号及其向下通于皮肤的瘘口。对复杂性肛瘘,MRI 能显示瘘管通过直肠旁间隙穿过肛管或直肠壁,能较好地显示肛门括约肌、直肠等瘘道周围组织结构,从而有助于判断瘘道周围炎症侵及的范围。CT 三维重建在颌面骨骨折、肠梗阻等疾病诊断中已广泛应用并取得了很好的临床价值,在肛肠外科的应用报道较少,但可以客观逼真地反映瘘管的类似于树枝状的立体结构,其最大优点是能提供目前为止术前最为全面的影像学资料供外科手术参考,在拟行外科手术治疗的病例中能提供给外科医师最直观的资料,对临床制订手术计划、减少复发有重要的指导作用。

(2) 血清肿瘤标志物如癌胚抗原(CEA)、糖类抗原(199、125)等在结直肠癌与术后评估中广泛应用。目前临床资料显示,CEA 可作为肛瘘癌变术前评估与术后随访的重要指标。

**3. 临床分类**

(1) 按组织学分类

① 鳞状细胞癌:最常见。占肛管及肛门周围恶性肿瘤的 50%~75%,但与直肠腺癌相比则少见,两者之比约为 25∶1。多来源于肛管部的鳞状乳头状瘤。预后与细胞分化有关,分化差者多有淋巴结转移。癌肿或呈边缘隆起的溃疡状,或呈斑块状及结节状,有的呈菜花状。

② 基底细胞癌:基底细胞癌又名基底细胞上皮癌,系基底细胞恶性增殖,极少见。癌肿或呈变平肥厚状,或呈息肉状,亦有的呈环形,通常不产生溃疡。

③ 恶性黑色素瘤:肛门部的恶性黑色素瘤是恶性程度极高的一种肿瘤,常为息肉样型而非溃疡型。肿瘤生长速度,早期即发生转移,预后不佳。本病以老年人多见。

④ 移行肛管癌:较少见,占肛门直肠肿瘤的 1%左右。近年的研究观察认为,本病是一种特殊起源的肿瘤。

⑤ 肛周 Paget 病：是一种少见的上皮内腺癌，特征为表皮内分散或成群的 Paget 细胞。

(2) 按生长部位分类

① 肛管癌：位于肛管部的癌肿，较多见，分化差，角化少，恶性程度高，转移早，预后差，多见于女性。

② 肛门周围癌：以肛门为中心的直径 6 cm 以内的癌肿，分化较好，产生角质，角化好，恶性程度低，转移少，男性多见。

**4. 诊断标准**　Roosr 在 1934 年提出肛瘘癌变的诊断标准：① 肛瘘在肿瘤诊断前存在至少 10 年；② 肛管直肠及其周围组织只存在一个肿瘤，并且肿瘤继发于肛瘘；③ 肛瘘内口位于肛管，而不是肿瘤自身。组织病理性质是确诊的“金标准”，病理性质多为黏液腺癌。目前大多数学者对上述诊断标准存有争议，但是符合大多数临床规律。

### (二) 鉴别要点

在肿瘤晚期或并发感染溃烂后形成肛瘘。肛门指检可发现肿块坚硬成菜花状，表面溃疡较深大，易出血，大便次数多，脓血便，恶臭，肛门持续性疼痛。肛门镜可见到溃疡全貌，病理切片可以证实。

# 第五节　其他类型

## 一、直肠子宫内膜异位症

直肠子宫内膜异位症(rectal endometriosis，RE)是指具有生长活力的子宫内膜累及直肠壁，在直肠壁内非癌性生长，受卵巢激素周期性影响，出现周期性肛门坠胀、里急后重、经期便血等临床症状的疾病，临床上易漏诊或误诊为直肠肿瘤(如直肠癌、直肠类癌、平滑肌肿瘤等)。通常发生于育龄妇女，亦可见于青少年。中医称“经行便血”。

### (一) 发病机制

**1. 组织发生学**

(1) 化生学说：该学说认为子宫内膜异位症是由盆腔腹膜细胞变形化生所致。这是由于子宫内膜和腹膜表面的细胞均来源于体腔上皮。这种学说可以说明病灶不仅可在卵巢和腹膜，也可在腹腔、脐、四肢等远处部位发生。但该学说存在一些问题：① 如果腹膜细胞早期能变形化生，男性中也应该有此现象，但目前仅在一些用大量雌激素治疗的前列腺癌患者中发现此现象；② 虽腹腔、胸腔在体腔有腹膜覆盖，子宫内膜异位症原发部位仍在盆腔；③ 多数情况下，随年龄增加化生程度也随之增加，但子宫内膜异位症实际上仅限于性成熟期女性。

(2) 种植学说：该学说认为内膜从子宫通过淋巴管、血管医源性播散或经血倒流送至发病部位，它可以解释腹膜后淋巴结、输尿管、肺、前臂等处病变。体内外一些研究资料也支持该学说：① 经血中及子宫内膜床上的子宫内膜细胞有生长和种植能力；② 输卵管腔、腹腔液中有子宫内膜细胞存在；③ 盆腔淋巴结及静脉中也有子宫内膜组织。但该学说如能成立，全身各处的子宫内膜异位症似应较常见，但事实并非如此。

(3) 诱发学说：该学说综合了上述两种学说，认为子宫内膜床释放某些物质能诱发未分化间质形成子宫内膜样组织。动物实验发现，兔腹腔、皮下组织中与子宫内膜结果相似的腺体有子宫内膜样物质种植，但未见子宫内膜基质的形成。

**2. 经血倒流** 经血倒流是重要的发病原因。月经期间脱落的子宫内膜碎屑随经血倒流入输卵管，然后溢出移植在盆腔、腹膜、卵巢等组织表面继续生长，最后发展成子宫内膜异位症。

**3. 其他** 子宫内膜异位症患者的 T 淋巴细胞介导的细胞毒性 NK 细胞活性、B 淋巴细胞功能、补体水平有异常，这种较低下的免疫功能状态可能与发病有关。

此外，近年来的研究还发现正常位或异位的子宫内膜上有表皮细胞生长因子及其受体、转移生长因子存在。

### (二) 发生和病理

直肠子宫内异症显示为由纤维肌组织和异位内膜组织组成的结节状病变，在严重阶段病变的主要组成是纤维肌组织而不是异位内膜组织。早在 1922 年 Sampson 就描述了直肠子宫陷凹的内异症，广泛的粘连使陷凹封闭，或侵入子宫下段和直肠前壁。直至 1992 年 Martin 认为这一类型的内异症是腹膜内异症深部浸润直肠子宫陷凹的结果，并且根据内异症在陷凹浸润的深度将其分为三个亚型。至 1996 年 Donnez 等首次提出腹膜内异症和直肠子宫内异症是两种不同疾病，认为直肠子宫内异症起源于腹膜后，Vimentin 和细胞角蛋白的共同表达提示它与中胚层苗勒的紧密联系，是由苗勒管残余通过化生形成的腺肌症结节。

大体病理：月经期中，异位的子宫内膜剥脱出血，血液集聚于组织内，呈棕红色或紫蓝色斑点，随病程进展，积血呈棕褐色，病灶周围有类似感染的炎症反应。纤维组织增多，形成瘢痕，或与邻近器官形成粘连。异位的内膜反复脱落出血，病灶内积血逐渐增多，纤维组织增厚，最后形成硬结或包块压迫肠腔，且可向肠腔浸润。患者一旦妊娠，异位的内膜也可形成蜕膜样变，症状得以暂时或永久缓解。绝经后，异位的内膜将随卵巢的萎缩而退化吸收。

Acosta 按病变程度将本病分为：

(1) 轻度：病变主要在腹膜上的表浅病变，卵巢、输卵管正常或是基本正常。

(2) 中度：卵巢已有明显病变，伴有轻度粘连或腹膜病变，有较深的浸润。

(3) 重度：卵巢异位囊肿直径在 2 cm 以上，伴有严重粘连或子宫直肠窝闭锁，及生殖道以外的器官受累。

### (三) 临床特点

**1. 临床症状**　本病好发于25～45岁的生育期妇女，但也偶见于绝经后妇女或青少年，多数为非周期性表现，当症状与月经周期关系不密切时易被忽视。直肠子宫内膜异位症典型的临床表现有周期性腹泻、肛门坠胀、便血、下腹痉挛性疼痛、性交痛等，病变距肛门近者指诊可触及痛性肿块，经期时肿块增大。如病变范围广、病灶大者，可有肠梗阻表现。

(1) 月经异常：约80%的病人有月经异常，主要表现为痛经、尽量过多或月经不规则。痛经呈继发性，即在初潮若干年后出现痛经，逐年加重，可放射至阴道、会阴、肛门或腿部。经前一天最严重，经期过后疼痛完全消失。疼痛主要是由于异位的子宫内膜在经期前水肿，经期出血、刺激或牵粘周围组织所致。经量过多或月经不规则与卵巢间质受到子宫内膜的侵犯和破坏、卵巢周围重度粘连不能排卵、卵巢激素分泌失调等有关。

(2) 性交痛：经前较为明显，多位于阴道深部。病人因此拒绝性生活、性冷淡、受孕机会减少。这可能与性交中触动子宫颈使子宫异位，刺激充血的盆腔腹膜有关。

(3) 不育：约30%～50%的病人有原发性或继发性不孕，30%～50%的不育病人腹腔镜检查见到异位病灶。不育与输卵管梗阻、排卵障碍、配子或受精卵运送障碍、卵巢组织挤压、黄体功能不足、未破裂卵泡黄素化综合征、卵泡成熟及卵子受精障碍、着床障碍、存在危害配子的输卵管及腹腔的微环境等因素有关。

(4) 肠道症状：结直肠受累初期可有排便痛、腹部不适、腹泻等肠道症状，病灶较大或侵入肠黏膜时可出现便秘、血便等症状。多呈周期性，经前一天或经期加重，有时便血无周期。晚期病人可发展为完全性肠梗阻。

**2. 体征**　病变侵犯直肠与子宫后壁发生粘连时，直肠阴道隔增厚，甚至形成包快。Coronado 等发现，84%病人的子宫直肠凹陷处肿块，其中57%与直肠固定。Bailey 等也发现，术前最常见体征是子宫直肠凹陷处和子宫骶骨韧带处肿块，及直肠壁与子宫直肠凹陷粘连，这可通过双合诊检出。盆腔检查时要注意子宫直肠陷凹、子宫骶骨韧带，做直肠、阴道双合诊时，可触及到直肠不同程度狭窄或受压，其环周组织明显增厚、变硬。病变侵犯乙状结肠时可有乙状结肠不同程度梗阻的体征。

**3. 辅助检查**　B超、CT、MRI及钡剂造影等影像学检查可显示病变形态，但不能判定病变性质，早期无辅助诊断作用，如能提示病变在月经周期不同时间有不同表现则有助诊断。

(1) 腹腔镜检查：可直接观察病灶并做活检，对疾病早期诊断、准确分期和选择治疗方法均有帮助。但为有创性，对于有多次手术史、盆腔粘连严重者并不适合，目前也尚未普及。临床上无典型子宫内膜异位症病史、症状和体征的早期病人，主要通过腹腔镜检查作出诊断和分期。镜下诊断正确率和操作者对该病的认识程度有关。

子宫内膜异位症病灶在腹腔镜下形态多种多样，色泽不一，可呈墨蓝、黄、白、红、无色透明等多种颜色，应取活检证实。卵巢子宫内膜异位囊肿在镜下可见囊壁厚，呈蓝白色或隐约的咖啡色，与周围组织粘连，表面可见蓝点或咖啡色斑块，穿刺可得棕色稠液。

(2) 结肠镜检查及活检：有助于明确诊断，排除恶性病变。典型的结肠镜下表现有：① 病变位于直肠前壁或侧壁；② 病变部位黏膜有轻微或明显的皱缩，多呈一侧性或半周性放射状排列，偶见黏膜下暗紫色出血斑；③ 异位内膜具有浸润性，引起炎症和纤维增生，形成肿块多位于；④ 黏膜者可见突出肠腔的肿块表面糜烂、溃疡或伴出血。

(3) B超检查：有助于了解子宫内膜异位症及其大小，偶尔能发现盆腔检查未能扪及到的肿块。

(4) X线检查：气钡双重造影的典型表现有：① 直肠及乙状结肠有较长的充盈缺损，肠腔狭窄，边缘清晰，而黏膜完整。② 在月经中期及月经的第二天各做一次检查，对比两次结果，观察肠道狭窄部位病变的变化对诊断更有意义。

(5) MRI检查：MRI检测子宫内膜异位症附件包快的水平较高，其敏感性、特异性、预见性分别为90%、98%、96%。诊断盆腔散在病变的准确率高于B超，但灵敏度仍很低。该检查的作用是：术前观察盆腔粘连程度；一旦诊断成功，以后用于检测治疗效果。

(6) 细胞穿刺吸引细胞学检查：用细针穿刺肿块，负压吸引，将抽吸物做涂片，固定染色体做细胞学检查。如见成团的子宫内膜细胞、陈旧的红细胞和含铁血黄素即可帮助诊断。

(7) 钡剂灌肠检查：在月经中期及月经第二天各做一次钡灌肠检查，观察肠道狭窄部位病变变化，有助于诊断。钡剂灌肠时可发现：① 直肠和(或)结肠有较长的充盈缺损、狭窄，狭窄部位边缘清晰且黏膜完整；② 肠道仅有轻度炎症表现，狭窄部固定，有触痛，稍不规则，但不像肿瘤那样僵硬或破溃。

(8) CEA、CA125等血清学检查有助诊断，但无特异性。

**4. 诊断标准** (1) 三合诊检查：直肠前壁触及直径大于等于2 cm痛性结节，质硬，表面不光滑。(2) 排粪造影结果显示：直肠前壁有结节状压迹。(3) 乙状结肠镜检查提示：异位病灶突向肠腔，局部组织活检病理报告为子宫内膜异位病灶。

### (四) 鉴别要点

本病好发于 25～45 岁生育期妇女，但也偶见于绝经后妇女或青少年，临床表现随月经呈周期性的变化，结合辅助检查及术后病理可鉴别。

## 二、巴氏腺囊肿

巴氏腺囊肿即前庭大腺囊肿，系因前庭大腺管阻塞，分泌物积聚而成。在急性炎症消退后腺管堵塞，分泌物不能排出，脓液逐渐转为清液而形成囊肿，腺腔内的黏液浓稠。先天性腺管狭窄排液不畅，也可形成囊肿。亦可因前庭大腺损伤，如分娩时会阴与阴道裂伤后瘢痕阻塞腺管口，或会阴侧切术损伤腺管。囊肿大小不一，多由小逐渐增大，有些可持续数年不变。若囊肿小且无感染，患者可无自觉症状；若囊肿大，患者可感到外阴有坠胀感或有性交不适。囊肿多呈椭圆形，囊性包块位于大阴唇后部下方，向大阴唇外侧方向突出。发病多为单侧，也可双侧。在较长时间内可不出现任何症状，常在妇科检查时被发现。囊肿生长较缓慢，一般不超过鸡蛋大小。巴氏腺囊肿继发感染时可形成脓肿，反复感染可使囊肿扩大。

### [参考文献]


1. [唐]王冰. 黄帝内经素问[M]. 北京：人民卫生出版社. 1963.

2. 曹吉勋. 中国痔瘘学[M]. 成都：四川科技出版社. 1985：193.

3. 李润庭. 肛门直肠病学[M]. 沈阳：辽宁科学技术出版社. 1987.

4. 胡伯虎，李宁汉. 实用痔瘘学[M]. 北京：科学技术文献出版社. 1988.

5. Weisman R I, Orsay C P, Pcarl R K, et al. The role of fistulography in fistula-in-ano: Report of five cases [J]. Dis Colon Rectum, 1991, 34(2):181 - 184.

6. 黄乃健. 中国肛肠病学[M]. 济南：山东科学技术出版社. 1996：733.

7. 吴宁，保舜，刑丽，等. 瘘管探查造影及粘堵诊断治疗肛瘘[J]. 中华放射学杂志，1998，32(9)：614 - 615.

8. 吴阶平，裘法祖. 黄家驷外科学[M]. 第 6 版. 北京：人民卫生出版社. 1999.

9. 张东铭，王玉成. 盆底与肛门病学[M]. 贵阳：贵州科技出版社. 2000.

10. 张有生，张春雨. 实用肛肠外科学[M]. 北京：人民军医出版社. 2009.

11. Morris J, Spencer J A, Ambrose N S. MR imaging classification of perianal fistulas and its implications for patient management [J]. Radiographics, 2000, 20(3): 623 - 637.

12. B. Holzer, H. R. Rosen, M. Urban, et al. Magnetic resonance imaging of perianal fistulas: predictive value for parks classification and identification of the internal opening [J]. Colorectal Disease, 2000 (2): 340 - 345.

13. 赵宝明，李民山. 肛门直肠病诊断治疗学[M]. 北京：中国协和医科大学出版社. 2001.

14. 胡伯虎. 大肠肛门病治疗学[M]. 北京：科学技术文献出版社. 2001.

15. 田振国. 新编肛肠病学[M]. 沈阳：辽宁科技出版社. 2001.

16. Schwartz D A, Wiersema M J, Dudiak K M, et al. A comparison of endoscopic ultrasound, magnetic resonance imaging, and exam under anesthesia for evaluation of Crohn's perianal fistulas [J]. Gastroen Terology, 2001, 121(5): 1064 - 1072.

17. Beet-Tan RG, Beets GL, van der Hoop AG, et al. Preoperative MR imaging of anal fistulas: does it really help the surgeon[J]. Radiology. 2001; 218: 75 - 84.

18. 吕厚山主译. 结肠与直肠外科学[M]. 北京:人民卫生出版社. 2002.

19. 胡道予. 肛瘘的影像学诊断[J]. 放射学实践,2002,17:153.

20. 叶玲,郑鸣霄,等. 超声诊断在肛周脓肿、肛瘘的临床应用[J]. 福建中医学院学报,2003,13(2):11 - 12.

21. West RL, Zimmerman DD, Dwarkasing S, Hussain SM, et al. Prospective comparison of Hydrogen Peroxide-Enhanced three-Dimensional Endoanal Ultrasono-grapHy and endoanal magnetic resonance imaging of perianal fistulas[J]. Dis Colon Rectum. 2003; 46(10): 1407 - 1415.

22. Buchanan GN, Halligan S, Bartram CI, et al. Clinical examination, endosonograpHy, and MR imaging in preoperative assessment of fistula in ano: comparison with outcome-based reference standard[J]. Radiology, 2004, 233(3): 674 - 681.

23. Schaefer O, Lohramann C, Langer M. Assessment of anal fistulas with high-resolution subtraction MR fistulograpHy: comparison with surgical findings[J]. J Magn Reson Imag, 2004, 19(1): 91 - 98.

24. West RL, Dwarkasing S, Felt-Bersma RJ, et al. Hydrogen peroxide-enhanced three-dimensional endoanal ultrasonograpHy andendoanal magnetic resonance imaging in evaluating perianal fistulas: agreement and patient preference[J]. Eur J Gastroenterol Hepatol. 2004; 16(12): 1319 - 1324.

25. 周乐平,赵兴远等. 腔内超声诊断肛瘘的临床价值初探[J]. 中国中西医结合外科杂志,2004;10(2):87 - 89.

26. 安阿月. 肛肠病学[M]. 北京:人民卫生出版社. 2005.

27. Al-khawari HA, Gupta R, Sinan TS, et al, Rolc of magnectic resonance imaging in the asscssment of perianal fistulas [J]. McdPrinc, 2005, 14: 46 - 52.

28. Whiteford MH, Kilkenny J 3rd, Hyman N, et al. Practice parameters for the treatment of perianal abscess and fistula-in-ano (revised) [J]. Dis Colon Rectum. 2005; 48(7): 1337 - 1342.

29. RattoC, Grillo E, Parello A, et al. Endoanal ultrasound-guided surgery for anal fistula[J]. Endoscopy. 2005; 37(8): 722 - 728.

30. Gosselink MP, West RL, Kuipers EJ, et al. Integrity of the anal spHincters after pouch-anal anastomosis: evaluation with three-dimensionalendoanal ultrasonograpHy[J]. Dis Colon Rectum. 2005; 48(9): 1728 - 1735.

31. Buchanan GN, Bartram CI, Williams AB. 赵天智. 过氧化氢作为肛管内三维超声增强剂对肛瘘的诊断意义[J]. 世界核心医学期刊文摘(胃肠病学分册),2005,10:19 - 20.

32. 丁义江. 丁氏肛肠病学[M]. 北京:人民卫生出版社. 2006.

33. Halligan S, Stoker J. Imaging of fistula inano [J]. Radiology, 2006, 239(1): 18 - 33.

34. Terra MP, Deutekom M, Beets-Tan RG, et al. Relationship between external anal spHincter atropHy at endoanal magnetic resonance imaging andclinical, functional, and anatomic characteristics in patients with fecal incontinence[J]. Dis Colon Rectum. 2006; 49(5): 668 - 678.

35. Steve Halligan. Imaging of fistula in Ano[J]. Radiology. 2006, 239, 18 - 33.

36. Mahjoubi B, Haizadch Kharazi H, et al. Diagnostic accuracy of body coil MRI in describing the characteristics of perianal fistulas[J]. Colorectal Dis. 2006; 8(3): 202 - 207.

37. Gregory WT, Boyles SH, Simmons K, Corcoran A, Clark AL. External anal spHincter volume measurements using 3-dimensional endoanalultrasound[J]. Am J Obstet Gynecol. 2006; 194(5): 1243 - 1248.

38. Engin G. EndosonograpHic imaging of anorectal diseases[J]. J Ultrasound Med. 2006; 25(1): 57 - 73.

39. Cazemier M, Terra MP, Stoker J, et al. AtropHy and defects detection of the external anal spHincter: comparison betweenthree-dimensional anal endosonograpHy and endoanal magnetic resonance imaging[J]. Dis Colon Rectum. 2006; 49(1): 20 - 27.

40. 杨柏林,谷云飞,祝新,等. 磁共振成像在复杂性肛瘘诊断中的应用[A]. 中国中西医结合学会. 首届国际中西医结合大肠肛门病学术论坛暨第十二届全国中西医结合大肠肛门病学术会议论文集萃[C]. 中国中西医结合学会:2007:6.

41. 王伟忠,张云,王之. 肛瘘的磁共振成像[J]. 国外医学(临床放射学分册),2007,05:358 - 360.

42. GravanteG, GiordanoP. The role of three-dimensional endoluminal ultrasound imaging in the evaluation of anorectal diseases: a review[J]. Surg Endosc. 2008; 22(7): 1570 - 1578.

43. Olsen IP, Augensen K, Wilsgaard T, et al. Three-dimensional endoanal ultrasound assessment of the anal spHincters: reproducibility[J]. Acta Obstet Gynecol Scand. 2008; 87(6): 675 - 681.

44. Sun MR, Smith MP, Kane RA. Current techniques in imaging of fistula in ano: three-dimensional endoanalultrasound and magnetic resonance imaging[J]. Semin Ultrasound CT MR. 2008; 29(6): 454 - 471.

45. 郭献忠,兰莉,王宏清,等. 多层螺旋 CT 三维重建技术在复杂肛瘘中的应用[J]. 浙江医学,2008,04:407 - 409.

46. 李剑,李卫萍,王颢. 直肠腔内三维超声在肛瘘中的应用[A]. 中华医学会超声医学分会. 中华医学会第十次全国超声医学学术会议论文汇编[C]. 中华医学会超声医学分会:2009:2.

47. 陆金根. 中西医结合肛肠病学[M]. 北京:中国中医药出版社. 2009.

48. MiloneM, PesceG, LeongitoM, MiloneF. Role of endoanal ultrasonograpHy in reducing anal fistula recurrence[J]. Chir Ital. 2009; 61(4): 461 - 465.

49. Kim Y, Park YJ. Three-dimensional endoanal ultrasonograpHic assessment of an anal fistula with and without $H_2O_2$ enhancement[J]. World J Gastroenterol. 2009 14; 15(38): 4810 - 4815.

50. Li T, Ding K, Wang JX, et al. Application of three-dimensional endoanal and endorectal ultrasound in the diagnosis of anorectal fistula[J]. Zhonghua Wai Ke Za Zhi. 2010; 48(16): 1210 - 1213.

51. Garcés Albir M, García Botello S, Esclápez Valero P, et al. Evaluation of three-dimensional endoanal endosonograpHy of perianal fistulas and correlation with surgical findings[J]. Cir Esp. 2010; 87(5): 299 - 305.

52. 庞伟明,李颜屏. 32 例肛瘘的多层螺旋 CT 诊断[J]. 河北医学,2010,07:816 - 818.

53. Sudo-SzopińskaI, Ko odziejczakM, SzopińskiTR. The accuracy of a postprocessing technique—volume render mode—in three-dimensional endoanal ultrasonograpHy of anal abscesses and fistulas[J]. Dis Colon Rectum. 2011; 54(2): 238 - 244.

54. Olsen IP, Wilsgaard T, Kiserud T. Transvaginal three-dimensional ultrasound: a method of studying anal anatomy and function[J]. Ultrasound Obstet Gynecol. 2011; 37(3): 353 - 60.

55. WasserbergN, MazaheriA, PetroneP, TulchinskyH, KaufmanHS. Three-dimensional endoanal ultrasonograpHy of external anal spHincter defects in patients with faecal incontinence: correlation with symptoms and manometry

[J]. Colorectal Dis. 2011; 13(4): 449 - 453.

56. 高玲.探讨螺旋CT三维重建技术在高位复杂性肛瘘的应用价值[J].中国CT和MRI杂志,2011,01:43 - 44.

57. 葛欣,王锡山.直肠子宫内膜异位症12例漏诊误诊分析[J].中国实用外科杂志,2012,03:235 - 237.

58. 贝绍生,丁克.肛瘘三维肛管直肠超声诊断[A].中国中西医结合学会大肠肛门病专业委员会.北京结直肠肛门病学术交流会暨卢克捷学术思想研讨会论文集[C].中国中西医结合学会大肠肛门病专业委员会:2012:3.

59. 黄斌,安少雄,熊芳,等.三维肛管直肠腔内超声诊断肛瘘40例[J].中国中西医结合外科杂志,2013,(2).

60. 陈凌云,田锦波.三维肛管直肠腔内超声检查在肛瘘患者诊治中的应用[J].中华医学超声杂志(电子版),2013,07:577 - 579.

61. 王嵩,马海峰,王夕富,等.多层螺旋CT瘘管造影在肛瘘中的应用价值[J].中华放射学杂志,2007,05:507 - 509.

62. 蔡华亮,徐覃莎.肛瘘的多层螺旋CT瘘管造影诊断前景展望[J].现代诊断与治疗,2012,02:93 - 95.

63. 马海峰,王嵩,王夕富.肛瘘术前评估新方法:多层螺旋CT直肠填塞瘘管造影三维重组技术临床应用探讨[J].临床放射学杂志,2007,06:605 - 608.

64. 陶弘武,柳越冬,路越.中医切开挂线疗法治疗高位肛瘘的影像学分析[J].中华中医药学刊,2007,05:933 - 934.

65. 左志贵,宋华羽,徐昶,等.多层螺旋CT在肛瘘定位诊断中的应用探讨[J].中国实用外科杂志,2008,08:653 - 656.

66. 柯玮,柯勇,周兵,等.肛瘘的诊断方法和螺旋CT三维重建临床应用价值初探[A].中华中医药学会肛肠分会.中华中医药学会第十二次大肠肛门病学术会议论文汇编[C].中华中医药学会肛肠分会:2006:4.

67. 张大俊,傅传刚,王培军,等.螺旋CT三维重建技术在肛瘘诊断中的应用[J].中国实用外科杂志,2001,11:63 - 65.

68. 戚婉,石荣.MSCT在复杂性肛瘘中的临床应用[J].中国中西医结合影像学杂志,2005,03:181 - 183.

69. 马木提江·阿巴拜克热,温浩,黄宏国,等.肛瘘手术前后肛肠测压的改变[J].中国现代医学杂志,2010,11:1729 - 1733.

70. 丁义江,丁曙晴,孙明明,等.肛门功能评估在高位复杂性肛瘘治疗中的价值[J].临床外科杂志,2007,02:92 - 94.

71. MoraisMB, Sdepanian VL, Tahan S, et al. Effectiveness of anorectal manometry using the balloon method to identify the inhibitory recto2anal reflex fordiagnosis ofHirschsp rung[J]. Rev Assoc Med Bras. 2005; 51(6): 313 - 317.

72. 周雪莲,陈飞波,欧弼悠,等.新生儿先天性巨结肠直肠肛管压力监测及其临床意义[J].中华儿科杂志,2004,09:45 - 47.

73. EmirH, AkmanM, SarimuratN, et al. Anorectalmanometry during the neonatal period: its specificity in the diagnosis ofHirschsprung's disease[J]. Eur J PediatrSurg, 1999, 9(2): 101.

74. 王伟,白玉作,王维林,等.先天性巨结肠术后直肠肛管向量测压的研究.中华小儿外科杂志,2002,23(3):231.

75. 余苏萍,丁义江,王业皇,等.肛管直肠压力测定诊断盆底失弛缓综合征的应用研究[J].大肠肛门病外科杂志,2003,01:12 - 17.

76. Kerrigan D D, LucasM G, SunWM, et al. Idiopathic constipation associated with impaired uretetovesical and sacral reflex function[J]. B r JSurg, 1989, 76: 48-51.

77. 华扬,马秀坤,乔立,等. 肛管直肠压力测定诊断盆底失弛缓综合征的临床研究[J]. 中国实用外科杂志,2008,10:888-889.

78. 陈迪祥,刘贵麟,王燕,等. 肛管直肠测压在肛门外伤中的应用[J]. 军医进修学院学报,2004,01:58-59.

79. 刘青,肖飏,颜洪亮,等. 肛瘘手术前后肛管直肠压力测定研究[J]. 世界中西医结合杂志,2009,03:203-204.

80. 林良毅,王萍,郭光远,等. 动态磁共振排粪造影对手术治疗直肠前突前后的影像观察[J]. 中国中西医结合影像学杂志,2012,05:466-467.

81. 李亚里,张淑兰. 子宫内膜异位症[J]. 中国实用妇科与产科杂志,2002,03:5-46.

82. 邱晓红,韩丽英,李荷莲. 直肠子宫内膜异位症 32 例临床分析[J]. 实用妇产科杂志,2007,01:36-38.

83. 黄美近,黄奕华,汪建平,等. 直肠子宫内膜异位症 16 例临床分析[J]. 中华胃肠外科杂志,2003,01:24-26.

84. 郭燕,黄兆民,刘明娟,等. 直肠子宫内膜异位症的 CT 表现[J]. 中华放射学杂志,2004,05:51-52.

85. 许捷鸿. 直肠子宫内膜异位症的临床特点与误诊原因[J]. 临床误诊误治,2009,03:43-44.

86. Decker D, K nig J, Wardelmann E, et al. Terminal ileitis with sealed perforation—a rare complication of intestinal endometriosis: case reportand short review of the literature[J]. Arch Gynecol Obstet. 2004; 269(4): 294-298.

87. 夏志刚,潘芳杰,徐斌. 中西医结合治疗结核性肛瘘[J]. 新疆中医药,2005,03:35-36.

88. 文家勇,唐学贵. 结核性肛瘘的诊治体会[J]. 川北医学院学报,2004,02:146-147.

89. 李先贵,曹安华. 结核性肛瘘综合治疗的体会[J]. 中国现代药物应用,2007,11:69-70.

90. 李激. 结核性肛瘘的误诊分析[J]. 浙江临床医学,2001,12:928.

91. 洪子夫,李国栋,寇玉明,等. 中西医结合方法治疗肛周化脓性汗腺炎 6 例[J]. 中国中西医结合外科杂志,2012,05:521-522.

92. 黄学军,陈超,钟晓华,等. 肛周化脓性汗腺炎的外科治疗[J]. 实用临床医学,2009,02:58-59.

93. 谢昌营,胡朝,肖慧荣. 肛周化脓性汗腺炎误诊分析[J]. 实用中西医结合临床,2010,05:74-75.

94. 王文岭,杨蓉娅,郝震锋,等. 化脓性大汗腺炎 2 例[J]. 临床皮肤科杂志,2008,01:41-42.

95. 吴勇,王远,孟毓国. 肛周化脓性汗腺炎误诊为复杂性肛瘘[J]. 临床误诊误治,2005,06:419-420.

96. 张爱国. 肛周化脓性汗腺炎 2 例报告[J]. 河北医药,2005,04:293.

97. 吴庆军,李红霞. 老年肛周化脓性汗腺炎恶变肛周鳞癌 1 例[J]. 中国误诊学杂志,2011,03:755-756.

98. 吴家娣,杨金才. 肛周化脓性汗腺炎并高位肛瘘 1 例[A]. 中华中医药学会肛肠分会. 全国第十三次中医肛肠学术交流大会论文集[C]. 中华中医药学会肛肠分会:2009:2.

99. 杨波. 肛周化脓性汗腺炎误诊 5 例[J]. 现代诊断与治疗,2002,05:276.

100. 吴彬,丁义江,樊志敏. 直肠腔内超声对骶尾部藏毛窦的诊断价值[J]. 大肠肛门病外科杂志,2003,03:162-163.

101. 海燕,魏卿,谢继庆,等. 肛周藏毛窦合并感染误诊为肛瘘[J]. 临床误诊误治,2005,03:204.

102. 冯滢滢,丁健华,赵克. 骶尾部藏毛窦的诊断与治疗体会[J]. 中国当代医药,2010,27:181-182.

103. 郑毅,杨新庆. 尾部藏毛窦的诊断和治疗[J]. 中国临床医生,2006,09:16-17.

104. 马磊,张勇,刘广余,等.中西医结合治疗骶尾部藏毛窦[J].中国中西医结合外科杂志,2012,06:601-603.

105. 赖荣斌,李春雨.骶尾部藏毛窦84例诊治体会[J].中国普外基础与临床杂志,2013,02:76-79.

106. 程先能,冯光静,卢小刚,等.试述骶尾部藏毛窦的诊断与治疗[J].实用中医药杂志,2012,07:594-595.

107. 陈志康,陈子华,伍韶斌,等.慢性肛瘘癌变:附6例临床分析[J].中国普通外科杂志,2006,10:769-771.

108. 张维胜,张明,李然春,等.慢性肛瘘癌变六例分析[J].中华胃肠外科杂志,2003,06:414-415.

109. 吕艳锋,丁克,王建新,等.慢性肛瘘癌变诊疗分析[J].山东大学学报(医学版),2009,06:55-57.

110. 杨柏霖,竺平,孙桂东.克罗恩病肛瘘的诊断与治疗[J].世界华人消化杂志,2009,20:2058-2063.

111. 丁义江,杨柏林.肛周克罗恩病的诊断与治疗[J].中华胃肠外科杂志,2005,04:376-378.

112. 郑家驹,史肖华,褚行琦,等.克罗恩病临床特征以及诊断和治疗选择[J].中华内科杂志,2002,09:8-12.

113. 缪应雷,欧阳钦,周曾芬,等.克罗恩病和肠结核的组织病理学研究[J].临床内科杂志,2002,02:109-111.

114. 智发朝.克罗恩病的内镜学特点及病因学研究[D].南方医科大学,2007,05:312-315.

115. 吉磊,李福玉.骶尾部畸胎瘤误诊29例分析[J].临床小儿外科杂志,2006,04:309-313.

116. 林国乐,邱辉忠,蒙家兴,等.医源性直肠阴道瘘的成因分析和治疗方法探讨[J].中国普通外科杂志,2006,09:685-688.

117. 郑科炎,钱群,刘志苏,等.直肠阴道瘘的病因分析和临床对策[J].临床外科杂志,2004,06:342-343.

118. 刘菊先,罗燕,马文敏,等.骶尾部畸胎瘤超声特征与临床特点探讨[J].中华超声影像学杂志,2004,12:41-43.

119. 荣道建,李旭,李心元.骶尾部畸胎瘤术后复发因素及对策[J].现代医学,2005,01:23-24.

120. 刘彦.直肠阴道瘘的病因及诊治[J].中国实用妇科与产科杂志,2005,04:12-13.

121. 袁芬,周智洋,练延帮,等.磁共振直肠阴道造影对于直肠阴道瘘的诊断价值[J].临床放射学杂志,2013,04:539-542.

122. 章蓓,吴国柱,金黑鹰.成人骶尾部畸胎瘤超声声像图特征分析[J].江苏医药,2012,08:970-971.

# 中　篇

# 肛瘘的治疗

# 第四章

# 肛瘘常用的操作技术与手术方法

## 第一节　肛瘘切开/切除术

### 一、肛瘘切开术

**1. 概念**　即指沿瘘管走向，自外口至内口完全切开瘘管壁外的皮肤及皮下组织，打开瘘管，再加以清刮管腔内的炎性肉芽或坏死组织的术式。

**2. 适应证**

（1）低位肛瘘，包括瘘管通过外括约肌皮下层与浅层之间，或通过外括约肌浅层与深层之间，或内、外括约肌之间的瘘管，并处于静止期，管道上皮化不明显且无空腔、脓腐坏死组织较少的瘘管。

（2）部分高位肛瘘，如瘘管通过肛管直肠环，但其局部病变已完全纤维化，且与周围组织粘连的。

（3）一些高位复杂性肛瘘位于皮下浅层的支管。

**3. 手术方法**　手术原则是将瘘管全部切开，并将切口两侧边缘的瘢痕组织充分切除，使引流通畅，切口逐渐愈合。

（1）常规消毒后，做示、拇指双合诊，摸清外口与肛门间是否有条索，肛内能否触到硬结，有助于在手术时辨认瘘管的走向及判定内口的位置。

（2）切开瘘管：术者一手示指插入肛内作引导，另一手持探针，从外口轻轻探入，沿瘘管走行继续向肛内探查。切开内、外口之间的肛管直肠壁，使瘘管全部敞开（图4－1、4－2）。

（3）用刮匙充分搔刮瘘管管壁上的坏死组织，使之暴露新鲜创面。修剪切口两侧的皮肤和皮下组织，使创腔呈底小口大的“V”字形引流，仔细止血，凡士林纱布填入肛内，并嵌入创腔，外用塔形纱布压迫，丁字带固定。

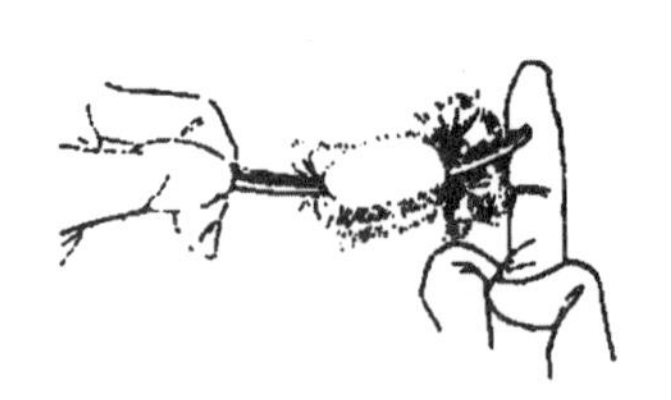

图 4-1　探入内口

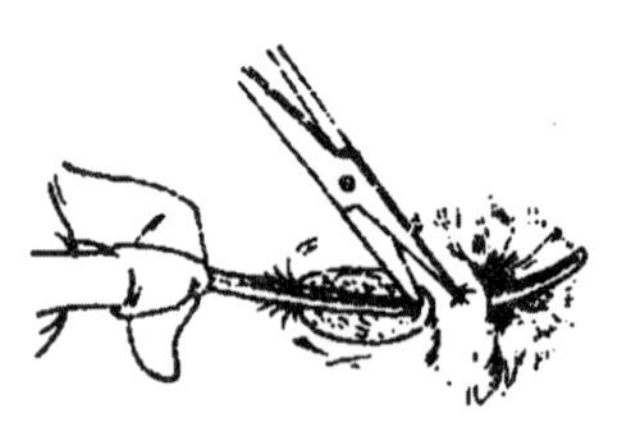

图 4-2　切开瘘管

**4. 手术原则**

（1）被切开组织应不影响或基本不损伤肛门括约肌功能。

（2）切开部位应位于肛管直肠环以下。

（3）手术后应无肛门失禁。

**5. 术后管理及注意事项**　切口敷以凡士林纱布，术后每天予中药坐浴，熏洗，并更换敷料，2～3 周后创口即能愈合。注意事项：

（1）探查瘘管及内口时，一定要轻轻探查，以免造成假道而影响疗效。在探针进入瘘管后手感很重要，可将探针在瘘管内上下提拉几下，充分体会是否为瘢痕组织，然后沿瘢痕组织走行缓缓向肛内探入。

（2）瘘管底部的纤维组织不必完全切除，有时也不可能完全切除，这种纤维组织以后可以吸收变软。

（3）如果是弯瘘或复杂瘘，探针伸入瘘管时不能直接探入内口，可将一段瘘管切开，再将探针向内伸入，再切开一段瘘管，直至探针经内口探入肛内，将内口切开，这样可将瘘管全部切开。

## 二、肛瘘切除术

**1. 概念**　将内口、外口、瘘管及瘘管周围的纤维组织一并切除。

**2. 适应证**　已纤维化的低位单纯性肛瘘和低位复杂性性肛瘘。

**3. 手术方法**　用探针从外口轻轻插入，经内口穿出。亦可先从瘘管外口注入 1% 美蓝溶液，以显露瘘管。用组织钳夹住外口的皮肤，切开瘘管外口周围的皮肤和皮下组织，再沿探针方向用电刀或剪刀剪除皮肤、皮下组织、染有美蓝的管壁、内口和瘘管周围的所有瘢痕组织，使创口完全敞开，结扎内口处黏膜。仔细止血后，创口内填以碘仿纱条或凡士林纱布（图 4-3）。

**4. 术后管理及注意事项**　术后伤口的处理往往关系到手术的成败，关键在于保持伤口由基地部逐渐向表面愈合。每日更换敷料一次，直至肛管内创面愈合为止。每隔数日做直肠指检可以扩张肛管，更可防止伤口桥形粘连，避免假愈合。注意事项：

（1）如瘘管在外括约肌深、浅部之间，可与肌纤维呈垂直方向切外括约肌浅部。

（2）切除的瘘管壁应送病理化验，以排除结核性或其他原因引起的瘘管。

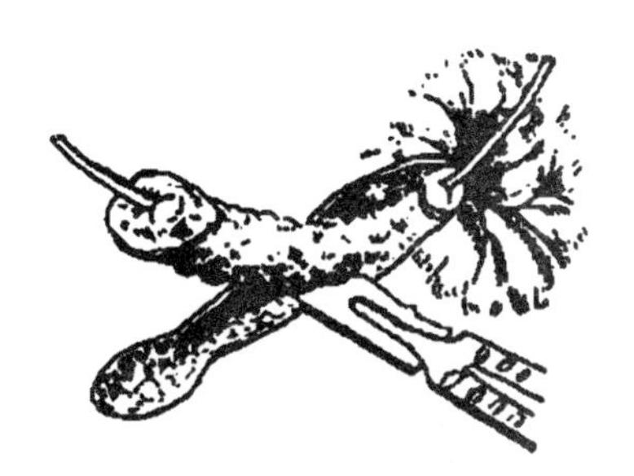

图 4-3 切除瘘管

(3) 切除肛门前方蹄铁形肛瘘时,不宜切除过多的组织,因该处肌肉较为薄弱。切除肛门后方蹄铁形肛瘘时,注意勿切断肛尾韧带,以免造成肛门前移。

(4) 将切口两侧皮肤切除一部分,使创面敞开,以免分泌物积存,妨碍愈合。

## 三、肛瘘切除缝合术

**1. 概念** 将内口、外口、瘘管及瘘管周围的纤维组织一并切除后,切口做一期缝合。

**2. 适应证** 本法仅适用于单纯性或复杂性低位直型肛瘘,如触到瘘管呈硬索状,则效果更好。本法在 1903 年由 Tettle 首先提出,当时遭到许多外科专家的反对,其治疗效果也不尽满意,未能得到推广。1944 年 Starr 强调一期缝合术,只适合于低位直型肛瘘,不适用于高位弯形肛瘘。Coligher 曾用此法治疗 20 例低位肛瘘,其中 8 例一期愈合、12 例失败。1947 年国外 Kenney 氏、1948 年国内崔永锡、1955 年唐子曦、1982 年高良春等均有报道,高氏提出对结核性肛瘘列为禁忌。由于切缝法容易局部感染失败,不易推广。

**3. 手术方法**

(1) 常规消毒后,洗必泰棉球填入直肠内,以达到消毒肠腔和防止肠道分泌物外溢的目的。

(2) 术者一手示指插入肛门作引导,另一手持探针,探清瘘管及内口后,切开内、外口之间的皮肤,将内口、外口、瘘管及瘘管周围的纤维组织一并切除,显露出健康组织。

(3) 用肛门拉钩将肛门拉开,显露切口上端的内口后,用 2-0 可吸收线连续缝合内口下缘黏膜两针,以封闭内口。然后,用丝线全层间断缝合切口。重新消毒,切口覆盖凡士林纱条,外用塔形纱布压迫,丁字带固定(图 4-4、4-5、4-6)。

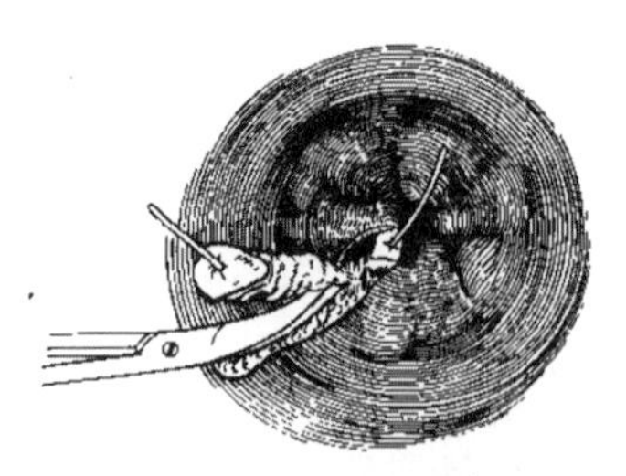
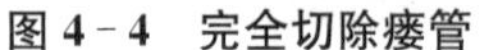

图 4-4　完全切除瘘管

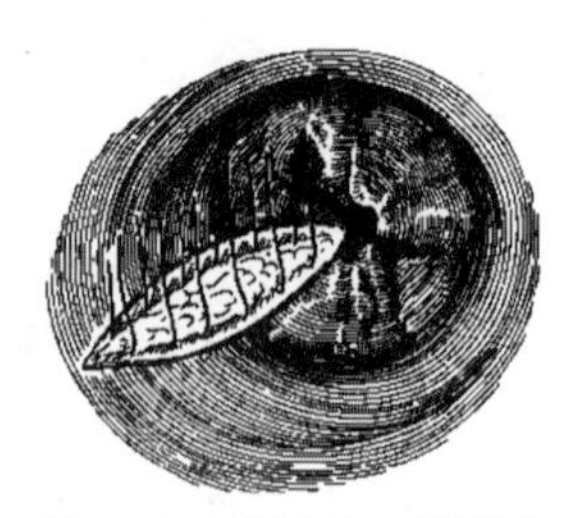

图4-5　切除后一期缝合

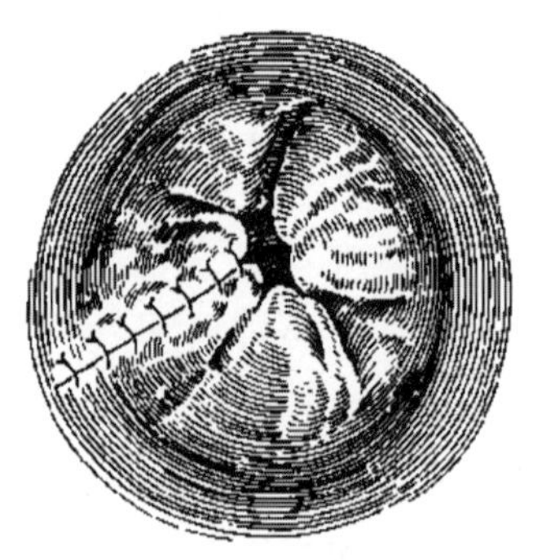

图 4-6　缝合后

**4. 手术操作技巧**

(1) 术中要彻底切除瘘管及瘢痕组织，使创面新鲜柔软。皮肤、皮下脂肪组织不能切除过多，以便于缝合。

(2) 术中严格无菌操作，防止污染。在行缝合之前，可以在切口内缘上填干棉球或是干纱布，以防止肠液下降污染手术视野，手术后取出。

(3) 在内口处的一针需缝深，以挂住内括约肌的一部分，且需扎紧，以免渗液感染。

(4) 为使缝合不致张力过大，故切除时需设计，窗口宽度尽量小，较深的切口可用可吸收线自基底部将皮下组织间断缝合数针，以减少压力，不留死腔。

(5) 一旦发现感染立即拆线或是间隔拆线，并按开放伤口换药。

**5. 术后管理及注意事项**　术前要做充分的肠道准备，手术前后应用抗生素，手术后控制大便 5～6 天，7～9 天拆除皮肤缝线，拆线前不坐浴。若创面发红，及时拆除缝线，通畅引流。

## 四、肛瘘切除术后植皮

肛瘘切除后，若创面过大、表浅而又无特殊并发症，可考虑游离植皮。手术前后要求同肛瘘切除一期缝合术。

手术要点：

(1) 创面应平坦，止血要完全。

(2) 游离植皮区皮肤缝合要完全，并要加压包扎固定，防止创面下存留气体或是血液，这是手术成功的重要措施之一。

(3) 若创面渗血过多，则需延迟植皮，即先在创面敷以凡士林纱布，2～3 天后再做游离植皮。

Hughes(1953)报道 40 例，有 30 例植皮完全成功，其余大部成活。Goligher(1975)报道 22 例，均为低位肛瘘，效果较差，仅 13 例完全成功。

肛瘘切开术是将瘘管全部切开开放，靠肉芽组织生长使伤口愈合，适用于静止期、管壁上皮化不明显且无空腔、脓腐坏死组织较少的低位肛瘘。因瘘管在外括约肌深部以下，肛瘘切开后不易造成括约肌损伤而导致肛门失禁，加上肛瘘管壁上皮化不明显，故直接切开即可。肛瘘切除术是切开瘘管，将瘘管壁全部清除至正常组织，创面不予缝合，使创面由底向外生长至愈合，适应于肛瘘管壁上皮化明显、触之较硬的低位肛瘘。肛瘘一期切除缝合可缩短创面愈合时间，但有可能感染。三种术式各有利弊，就疗效而言，多项 RCT 研究表明肛瘘切除术的创面比肛瘘切开术的创面大，术后创面愈合时间长，缝合创面较开放创面恢复快，对肛门括约肌功能影响小，但是瘘管感染明显，空腔较大的肛瘘缝合后可能再次感染。

# 第二节　挂线术

## 一、概述

一般所述挂线主要是指传统挂线法，属实挂类，利用挂线的弹性以线代刀缓慢切断括约肌，使括约肌断端不会回缩而形成缺损，是中医肛肠特色疗法之一。

祖国医学最早见于明代的《古今医统大全》，该书中专门设立“痔漏门”，详细阐述了肛瘘的症状、治法和方药，在治疗上云：“（肛瘘）病深者又不同也，用稻草心顶替针丸，探入鹅管，屈曲处再用火针开之，或替针丸咬开。次用稻草叶撚紝之，取去死肌，鹅管路尚未断，又依前法，以鹅管死肌去尽为度。穿肠者治之亦愈，但穿处不能完补耳。”阐述了高位瘘管采用直接切开手术的方法和步骤，同时也认识到高位瘘管直接切开可造成肛门缺损的后遗症，为解决高位肛瘘治疗效果不佳的问题，采用了挂线法，引《永类钤方》治法，“予患此疾一十七年，遍览群书，悉尊古法，治疗无功，几中砒毒，寝食忧惧。后遇江右李春山，只用芫根煮线，挂破大肠，七十余日，方获全效”，治疗效果为“必是庶可通达而除根矣”，“百治百中”。挂线术在后世医家不断发展，在《医门补要》、《外科大成》、《外科图说》、《疡科荟萃》等书籍中均有挂线术的记载。经过众多医家的不断改良，挂线疗法日趋完善，至清代已为临床广泛应用，并成为一种成熟的治疗方法。《外科大成》云“有漏者插以药丁，通肠者挂以药线”，说明肛瘘挂线术已被广泛采用；又云“出脓成漏，尤内先通肠，而后外溃也，必有附管，治非取管挂线不能收功”，明确描述了肛门脓肿溃脓后可形成肛瘘，并肯定了肛瘘挂线术的临床疗效。而《疡医大全》中云：“既溃之后，每每多成漏管，不能收口者……医家妄用刀针，药线系扎，铅丸悬坠，利剪割切……”，虽然提出反对意见，却从反面说明在清朝用挂线术治疗肛瘘已很普遍。

后来随着人们对挂线疗法的进一步深入研究，挂线疗法目前被广泛用于肛瘘和肛周脓肿的治疗中，取得了较好的效果，成为祖国医学的一个特色疗法。

国外挂线术又称“seton”疗法或瘘管二次切开术，主要用于治疗括约肌外瘘。早在古代印度就已经将肛瘘列入预后不良的八类病种之一。古希腊著名学者Hippocrates大约在公元前430年就认为肛瘘是由“划船或骑马所造成的挫伤和结节”引起的，他也是提倡“使用柔软、未加工的软麻线，折叠五折后，用马鬃包裹”制成泄液线（Seton）治疗肛瘘的第一人。公元前5世纪，希波克拉底在他的医学著作《希波克拉底文集》中有描述。日本应用挂线疗法的方法与我国相近。日本著名肛肠外科学者三轮德定和高野正博认为该疗法疗效满意，具有不用刀、分离创面小、术后基本不出血、局麻下就可进行、术后可以从事日常工作等优点，缺点是分离创面较狭深。英、美等国称挂线疗法为泄液线疗法，其使用的方法与我国有所不同。一种方法是用线作为第二次切开的标志，用于高位肛瘘的二期手术，另一种方法是挂线引流后拆除。英国著名肛肠外科学者Goligher提出泄液线疗法应作为治疗高位肛瘘的首选疗法，该疗法无效再考虑其他治疗方法。美国结直肠外科医师学会肛瘘和肛周脓肿治疗指南（2003年修订）中介绍挂线也可以用于分期切开瘘管，也可以作为标志，当皮下组织愈合以后再后期切开括约肌，尽管这两种方法的复发率较低（0～8%），但是轻度肛门失禁发生率为34%～63%，而严重肛门失禁率为2%～26%。

## 二、适应证和禁忌证

挂线疗法在肛肠科应用广泛，这里主要介绍在肛瘘治疗中的应用。

**1. 适应证**

（1）高低位肛瘘、复杂性肛瘘，有原始内口及疑似内口。

（2）肛瘘外口距肛缘较远，外口多，窦道互相通连。

（3）炎症侵犯致直肠下段狭窄。

**2. 禁忌证**

要注重患者整体情况、气血的盛衰。若患者气血不足，则不可挂线，如《医门补要》曰：“虚人不可挂线，易成痨不治。”另外，对于肛瘘局部也应详细观察，谨慎操作，如“串臀漏、蜂窠漏，二症若皮硬色黑，必内有重管，虽以挂线依次穿治，未免为多事”（《外科大成》）。

## 三、挂线的作用机理

挂线的作用机理在《古今医统大全》中已有阐述：“药线日下，肠肌随长，澼处既补，水逐线流……譬筑堤决防，水既归漕，众流俱涸，有何汛滥？”其中“药线日下，肠肌随长”，说明了挂线的慢性勒割作用，挂线上方肌肉断端又粘连生长；“澼处既补，水逐线流”，认识到挂线的引流和切割作用，使瘘管在被切开的同时可被肌肉长出填补缺损。现代研究认为挂线主要有以下四方面作用：

**1. 引流作用**　药线或橡皮筋在瘘管中起引流作用，使肛瘘得到引流，达到使肛瘘愈合的作用。引流作用是使用挂线疗法的基本作用之一，不管切割挂线还是引流挂线，引流是挂线治疗的重要目标之一。一些脓肿及肛瘘经过单纯的充分引流可以自愈，尤其是克罗恩病肛瘘，传统的手术治疗因为创面不愈合及肛门失禁而充满争议，使用挂线疗法尤为合适。

**2. 异物刺激作用**　橡皮筋或药线的异物刺激作用，可以使括约肌周围形成炎症，从而使括约肌的断端粘连固定，所以切割后的括约肌不至于造成较大的缺损，预防肛门失禁的发生；异物刺激作用是切割挂线作用的基础，如果切割过快，炎性粘连不十分确切时，可能达不到预防肛门失禁的作用。

**3. 慢性切割作用**　重力或橡皮筋的弹力可以缓慢持续地对括约肌产生压力，造成局部慢性缺血、坏死，使肌肉和组织脱落，达到缓慢切割的作用。慢性切割作用是挂线治疗的最重要的作用，切割的速度应该取决于炎性粘连的速度。

**4. 标志作用**　使用挂线可以标志出瘘管和内、外口的关系，不仅可以在一次性切开时帮助确定瘘管，而且为分期处理瘘管、切开已纤维化的括约肌提供准确位置。

慢性切割作用和引流作用是挂线术治疗肛瘘的重要原理，而异物刺激作用是保护肛门功能、使组织修复、减少术后组织缺损的重要机理。强调在组织切开的同时，底部组织生长，肌肉两端粘连、固定，维持张力，避免肛门失禁。

## 四、挂线的材料

挂线（seton）一词，起源于拉丁词 Sate，意思为动物的鬃毛，现在指穿过瘘管的任何材料，包括丝线、橡胶、硅橡胶、聚酯塑料、金属丝以及草药线（药捻）等。本节主要介绍以下四种：

**1. 药线**　主要是指丝线药线，用丝线或麻绳等韧性较强的材质反复浸泡中药药液制成，根据药液的不同主要有腐蚀、止血及止痛等作用。药线以是否含有白砒和明矾分为两大类：一是药物组成不含有白砒和明矾，以《外科正宗》《医宗金鉴》为主要代表，其药线的主要组成为芫花、壁钱；二是药物组成以白砒和明矾为主，以《外科大成》为主要代表，药线中起到祛腐拔毒功效的主要还是白砒和明矾（见下节介绍）。

**2. 橡皮筋**　橡皮筋是目前使用切割挂线最常用的材料，特别是在国内，许多人选用不同来源的橡皮筋进行挂线治疗，但是由于使用材料差异巨大，因此报道的结果可比性较差。橡皮筋挂线法也是从药线挂线发展而来，主要是取其能自动收紧的优势，缺点是只能靠橡皮筋的钝性勒割作用，不能腐蚀坏死纤维组织，没有促进内部肉芽组织生长和创面愈合的作用，也没有减轻疼痛和止血等作用。

**3. 硅橡胶** 在国外文献报道中，有使用硅橡胶进行挂线治疗的报道，但是由于硅橡胶的组织相容性较好，因此造成异物刺激和炎性粘连作用较差，会不会造成切割挂线后组织缺损较大也是一个问题，需要进行进一步的研究。

**4. 复合材料** 王业皇教授提出线的材质可以考虑通过特殊的结构设计或工艺处理，让线还具有充当应力传感器的功能，再结合电学系统软硬件，使挂线过程的完成是精确、无痛、无损伤的。尚待进一步的研究开发。

目前临床应用的挂线材料主要为丝线和橡皮筋，或是药液与丝线的结合，近年来未见明显发展。药线的应用虽然在一定程度上减轻了挂线给患者带来的痛苦，但是就肛瘘患者本身的痛苦来说这些是微不足道的，且药线使用的药物多为有毒药物，其使用规范限制了祛腐药的使用。放眼当代材料学专家，对挂线材料的研究少之又少，多种复合材料的研制目前仍是空白。

## 五、挂线术的分类

挂线的分类方法有很多种，按挂线的力度有实挂、虚挂；按挂线深度有高挂、中挂、低挂；按挂线数量又有单线、双线；根据临床应用有挂线、拖线、浮线、引线等多种使用方法；根据挂线力的作用方向可分为非定向挂线和定向挂线等。最终，从线对括约肌的损伤上来看，主要分为实挂和虚挂。

### （一）实挂

实挂即切割挂线(cutting seton)，是利用挂线的弹性张力缓慢切割括约肌，切割后括约肌两断端形成的纤维化，确保两断端不分离，从而达到治愈肛瘘而又尽量保护肛门功能的目的。对于外科医师来说，复杂性肛瘘患者的术后管理仍将是一个挑战，切开挂线术是防止肛门失禁的不二选择，特别是对高位经括约肌及括约肌上肛瘘，甚至括约肌外肛瘘。适应证：肛瘘的主管道贯穿外括约肌深部和耻骨直肠肌以上的高位肛瘘，包括骨盆直肠间隙瘘和高位直肠后间隙瘘等。又分为一期切割挂线和分期切割挂线。

**1. 一期切割挂线** 当高位肛瘘涉及肛门外括约肌浅部大部分以上时，为保护肛门功能，避免排便失禁，一期切割挂线是目前应用最广泛的方法。但是由于切割的速度存在差异，有可能在瘘管部位引流不是十分充分时切开，因此残余的感染可能导致复发。同样，我们认为挂线疗法亦为治疗高位经括约肌间瘘的最佳选择。由于女性前侧没有耻骨直肠肌的支撑，并且可能因分娩而存在潜在的括约肌损伤，切断外括约肌可能会导致肛门失禁。Willimas 认为女性前侧高位经括约肌肛瘘最佳的治疗方法是采用切割挂线治疗；Isbister 治疗经括约肌间肛瘘 47 例，随访 1 年，1 例复发，肛门失禁 30%；Mentes BB 等人采用一期挂线治疗的过程中发现，在 1 个月之内完全愈合的患者占 45%，所有患者在术后 3 个月内均治愈，另有 5%的患者 8 个月后肛瘘复发，还有 20%的患者其肛门自制功能较术前有所下降,然而术后的大便失禁评分与术前相比并无明显差异。事实证明采用慢性稳定的挂线切割在保护肛门括约肌功能发面有着进一步的临床意义。

**2. 分期切割挂线**　部分高位肛瘘合并有难以处理的残腔,或因手术及术后引流的需要而在肛门外部切开较大的创面,术中应暂不紧线,通过线的引流和异物刺激作用,2～3 周后待残腔缩小、创面生长变浅,与挂线部相适应再紧线,完成慢性切割作用。丁义江认为传统的切割挂线时间长、病人痛苦大,他提出术中敞开病灶,非全程挂线,后期切开挂线部位。

如何选择分期挂线和一期切割挂线是一个存在很多争议的问题,从目前的文献来看,在切割挂线时间、紧线时间等很多问题上众说纷纭,所以很难得出统一的意见。目前每个医生根据自己的经验选择分期切割和一期切割,可能需要进行临床研究以确定其优点和缺点。

**3. 国内外研究概况**　Hammond TM 采用一种硅橡胶材质用于肛瘘患者的挂线治疗,29 例患者参与短期评估,括约肌间肛瘘 9 例、经括约肌肛瘘 20 例,其中有 15 例(52%)的患者在 24 周内通过慢性切割自行切断,还有 14 例患者需要切开,所有患者均痊愈,但是有 10 例(34%)的患者有轻微的肛门失禁,参与 42 个月中期随访的 16 例患者中,7 例出现早期的肛门功能受损,没有患者复发,但是其中有 4 例患者出现轻度肛门失禁。Hamel CT 采用一种简化可控的切割挂线法治疗经括约肌肛瘘,此种方法可以简化操作,减轻患者疼痛,适用于大多数的肛瘘患者。Vatansev C 等采用一种新型合成材料用于切割挂线,回顾性地分析了患者的术后情况,他们发现,在 32 例高位复杂性肛瘘患者中采用这种新型材料,无一例患者病情复发,只有一例患者在控制气体方面有障碍,事实证明这种新型材料安全有效,可以得到满意的治疗效果。Gurer A 在采用新型挂线材料治疗各种类型肛瘘的过程中发现,其平均紧线次数为 3.18 次,平均掉线时间是 17.41 天,无一例出现复发及大便失禁,但在低位肛瘘与高位肛瘘的比较中,其紧线次数、掉线时间及伤口愈合时间在统计学上有显著地差异,而且这种材料价格低,操作简单,可逐渐收紧。Chuang-Wei 等回顾性分析了在他们医院过去 15 年里采用切割挂线术治疗的肛瘘患者术后情况,共有 112 例患者纳入研究,其中 84 例为经括约肌肛瘘或是括约肌上肛瘘、28 例为括约肌外肛瘘,用外科手套的橡皮筋作为挂线器材,术后每两周紧线,手术时间平均为 42 分钟,平均术后紧线 3 次,术后平均 28.7 天橡皮筋脱落,伤口愈合时间平均为 9.3 周,术后仅 1 例(0.9%),复发 27 例(24.1%)的患者在肛门控制方面有障碍,其中包括控制气体(18.6%)和稀大便(5.4%)的功能障碍,但没有发现固体大便的失禁患者。Ritchie RD 等通过文献检索发现,切割挂线术导致大便失禁的平均概率是 12%,内口的位置越高、失禁率越高,其主要原因可归结为在治疗的过程中破坏了肛门的括约肌;Vial M 等回顾性分析了 19

篇文献，其中448例肛瘘患者被详细随访，保留括约肌组的复发率和大便失禁率分别为5%和5.6%，切割挂线组的复发率和大便失禁率分别为3%和25.5%。Kamrava A等采用控制性挂线治疗47例肛瘘，其中94%的患者为经括约肌肛瘘，所有的患者都有手术史，至少是肛瘘部分切开术，术后1例(2%)出现肛门失禁、4例(9%)复发，可见控制性挂线可提高治愈率减少并发症的风险。Lykke A等回顾性分析58例采用慢性切割挂线的患者，其中34例完成问卷调查，平均在术后第32天第一次紧线，疗程平均在256天，有4例(12%)复发，21例Wexner评分为1分以上，8例评分在4分以上，82%的患者有效率在75%～100%，2例(6%)患者手术失败。Leventoğlu S等采用混合性弹性管线治疗21例马蹄形肛瘘，约8周后21例患者全部治愈，患者在术后3.5周可正常工作，术后Wilcoxon's评分与术前无明显区别，随访20.9个月后只有1例(4.8%)复发。Inoue M对婴儿(小于1岁)肛瘘用挂线治疗做了长期的回顾性的评估，在过去的5年里共95例患者采用此方法，有90例的患者接受随访，平均随访49.8个月，其中36例患者发展成为肛瘘并接受挂线术，平均愈合时间为6.3周，肛瘘治愈率占97.2%(35/36)，其中1例进行了两次挂线，并在5周后愈合。

**4. 改良术式**

(1) 低切高挂术：低位瘘道切开、高位瘘道挂线，避免了单纯挂线剖开全部组织的痛苦，缩短了疗程，具有无肛门失禁、肛门移位、狭窄、黏膜外翻等后遗症的优点，是目前临床疗效确切的方法，被普遍应用。

(2) 切挂部分缝合术：找准内口、瘘管的行径与数量，切开内口，主瘘管行半切开，经肛管直环挂线，支管全部切开，刮匙搔刮坏死组织，切除瘘管壁硬结组织，并做全层缝合。该法优点在于通过缝合缩短疗程，有效维护肛门的正常形态与功能；缺点在于因管道深在，缝合张力较高，术后可残留死腔，从而继发感染。

(3) 同期多侧挂线：此法用于两个及两个以上瘘管，且主管道深及肛管直肠环以上的高位肛瘘。于术中同期将肛管直肠环的内口以双根橡皮筋挂线。根据瘘管的深浅程度的不同，橡皮筋结扎紧度也各有差别。

(4) 切开挂线旷置：此术式只清除原发病灶，即切除感染的肛腺和肛窦，而对其上端感染蔓延形成的瘘管采取潜行扩创，剥除瘘管，将橡皮筋挂在齿线上瘘道的中下部，减少切割组织。此法挂线的主要作用是早期引流，后期创面缩小的情况下再予紧线，故而对周围组织的损伤较小。

(5) 切挂对口引流：此术式常用于马蹄形肛瘘。鉴于瘘管跨度较大，全部切开旷置容易引发肛门失禁、肛门狭窄及肛门畸形；而切口过小则不利于术后创面引流，残留死腔，继发感染。故以瘘管的两侧做对口，适当保留皮岛，既使创面引流通畅，又可缩小创面，有效地保护肛门功能，减少肛门失禁、肛门狭窄及肛门畸形的发生。

(6) 定向挂线：选一细硅胶管，长度较主管内、外口间肛管面距离短2 cm左右，侧面造 2～3 个引流孔后套入肛管侧橡皮筋，轻微拉紧橡皮筋两端，用 7-0 号丝线捆扎固，皮筋对挂入组织上部的压强可以是皮筋对挂入组织下部(垫片处)压强的若干倍。

(7) 立体挂线：此法由李柏年教授独创，适用于有两个以上的内口、内口均高于肛管直肠环并在同一垂直方向上的高位复杂性肛瘘。为了一次性挂线将其治愈，可采用立体挂线法，即在两个内口之间及下方内口与肛缘之间分别挂一线，紧线时，应先紧两个内口之间的线，即上方的线先紧，待此线脱落后再紧下方内口与外口之间的线。把握好紧线程序及时间可有效降低内口的位置，使两个内口在愈合的过程中转化为一个内口，高位复杂肛瘘转化为高位单纯性肛瘘，从而一次性治愈并且保护了肛门功能。

**5. 关于术后紧线管理**

(1) 紧线时机：根据伤口大小、深浅、生长速度、病人的耐受力以及对肛门功能和缺损程度进行综合考虑选择紧线时间。肛瘘手术时对于挂线何时紧线，没有一定的金标准，临床主要根据手术时伤口面积大小、深浅、肛瘘复杂程度综合考虑。

① 手术时紧线：主要用于低位肛瘘或高位肛瘘外口小。如直肠下段狭窄及耻直肌肥厚，多选择在手术时挂线并同时紧线，对狭窄的病例起到松解肌肉、扩大肛管和直肠口径作用。

② 术后数日紧线：主要适用于术后创口较大、内口在肛窦附近的肛瘘患者，待新肌生长过半再予紧线，可起到固定的作用，紧线后不致形成大的缺损。

③ 接近愈合时紧线：适用于较高的高位肛瘘，挂线上端黏膜下有窦道至直肠壶腹部及尾骶前的创腔，且外口大，待深部组织生长至挂线处的上端、创口缩小至贴近橡皮线再予紧线，则线脱后不致形成缺损，也就避免了后遗症的发生。如过早紧线，上端窦道深、外口大，线脱后肉芽仍未能填满窦道，有的线脱后组织回缩，断端内卷，愈后形成较深的瘢痕，病人肛门长年有潮湿感。

④ 可控性紧线：在挂线外部，垫一烟卷样棉球，直径在 0.5 cm 以上，垫入挂线圈内，间隔持续收紧，从橡胶线上端开始剖开，下部因有衬垫，保持肛外原位组织不被一次剖开，愈后瘢痕较浅，从而降低缺损程度。

(2) 紧线速度：高位肛瘘挂线后的紧线问题，要结合伤口面积大小、深浅、挂线部位的高低和病人的耐受力，决定紧线量的多少。一般可采取“多次少紧”的原则。如两个主管道均在直肠环以上，可同时挂线，但不能同时紧线，需先紧一线，待此线脱落，伤口接近愈合时，再紧另一线。

一般 3～4 天紧线一次，每次紧 0.5～1 cm 左右，原则上不宜紧多，考虑紧线量与生长速度相统一，过紧的话，往往在很短时间内完全剖开直肠环区肌肉，断端向两侧回缩，失去断端组织粘连，愈后形成较深的缺损，因而愈合后可能会发生大便失禁，泄漏分泌物，稀便、气体不能控制等，与一次手术切开有相似之处。如缺损大，人体长期站立、负重、下蹲、排便等因素，可致黏膜下移，或有黏液、粪便嵌入切口中。同时在手术时，尽量将挂线部位、切口与肠腔间隔的组织多切一些，可缩短紧线的时间。肛缘皮肤要适当切一些，如不切，线收紧时可呈机械性淤血水肿。

（3）紧线的时间：临床发现后遗症的发生主要与紧线时间的长短有关。紧线时间短者，术后易发生肛门失禁；紧线时间长者，不易发生肛门失禁。众所周知，挂线疗法治疗高位肛瘘之所以不发生肛门失禁，是挂线的慢性勒割作用和异物刺激作用的结果。《古今医统大全》指出："线落日期，在疮远近，或旬日半月，不出二旬"。现代研究表明一般挂线时间不得少于2周。根据创伤修复的现代概念。挂线的创伤或异物刺激机体所形成的纤维结缔组织，是由胶原和少量间质组成。胶原的合成以第1～2周最快，第3～4周积沉，并且随着时间推移，胶原的交联作用增强，创口抗张强度也提高。也就是说必须有2周以上的时间，才能在自控肌层断端形成足量的纤维结缔组织，使之得到有效的固定，从而达到治疗目的。同时缓慢紧线减轻了患者的疼痛，对疗程亦无影响。经充分引流的创口在脱线时已变得浅平，脱线后可很快愈合，而无假性愈合之虑。

（4）紧线的注意事项

① 立体挂线分上下两部分紧线，先上后下。

② 同时挂两处线的，先紧一线，线脱落后，再紧另一线；或交替紧线。

③ 做到紧线量与生长速度同步。

④ 伤口深大，填塞物不宜太紧，窦道顶端宜松不宜紧，以利新肌生长。

⑤ 每次换药时要注意移动橡胶线，防止新肌生长包裹橡胶线。

⑥ 对外伤口生长过快，要抑制生长速度，始终注意生长速度与引流通畅，达到同步愈合。

⑦ 伤口边缘生长过快，上皮向切口中心生长，或由一侧向对侧生长，应及时采取措施，予以刮除，否则愈后瘢痕较深。

⑧ 注意手术时缝扎止血线头及时拆除，注意新肌生长速度，肉芽水肿，分泌物稠厚稀薄、量的多少等，发现苗头，及时处置。

### (二) 虚挂

虚挂又称挂浮(悬)线，即引流挂线(loose seton)，利用挂线进行可靠的持续性引流，术中挂线，不紧线，并利用引流作用进行治疗。Wong S等人通过问卷调查后发现，单纯引流与切开挂线相比，80％的医生与56％的患者选择前者；皮瓣推移术与切开挂线术相比，95％的医生与50％的患者选择前者。其实肛门功能障碍与生活质量的高低并无必然联系，手术方式的选择与个体肛瘘患者的生活质量相比，后者比较重要，其生活质量的内容涉及社会因素与心理因素。适应证：目前临床上主要适用于主管道贯穿外括约肌深部和耻骨直肠肌以上的高位肛瘘，包括骨盆直肠间隙瘘和高位直肠后间隙瘘，婴幼儿肛瘘，复杂性肛瘘的支管和窦腔的处理，肛周Crohn's病和AIDS

病的慢性脓肿等。引流挂线又分为长期引流挂线和短期引流挂线。

**1. 长期引流挂线**　长期引流挂线在克罗恩病肛瘘患者中已得到广泛应用，Williams 建议侵及括约肌很少的克罗恩病肛瘘可做手术切开或切除，但高位经括约肌克罗恩肛瘘应该用长期挂线引流治疗，以限制症状和保持肛门功能。AIDS 患者伴发的肛周脓肿和肛瘘也应使用长期挂线引流，可预防复发性脓肿的形成。另外，对于高位肛瘘，如果通过切开或挂线失禁的风险非常大时，可能需要进行长期的引流挂线。

**2. 短期引流挂线**　Thomson Mc 等使用挂线引流完全保留括约肌治疗高位复杂性肛瘘，切开内括约肌，开放肌间隙，原发瘘管用 1 号尼龙线作挂线引流，形成瘘道的持续引流，从而预防复发性脓肿的形成，6 周后拆除挂线，治愈率为 44%。Buchaman 治疗复杂性肛瘘，随访 6 个月，复发率为 30%，15 个月复发率为 55%，60 个月复发率为 75%，因此临床运用时需谨慎。

**3. 国内外应用概况**　Buchanan GN 报道松弛挂线引流法治疗复杂性肛瘘，随访 6 个月的复发率为 30%，但随着随访时间的增加，其复发率也逐渐升高。李兴谦等采用对口引流挂线对 46 例高位马蹄瘘患者进行临床观察，治愈 44 例，好转 2 例，治愈率为 95.16%，有效率为 100%。谷云飞等采用多中心平行随机对照试验将 66 例复杂性肛瘘患者随机分成两组，施行保留括约肌挂线法或切开挂线法治疗(各 33 例)，两组的近期疗效无明显区别，治疗组后遗症发生率为 9.09%，对照组后遗症发生率为 60.60%，直肠测压结果表明对照组对肛门外括约肌的损伤大于对肛门内括约肌的损伤，对肛门自制功能的保护远低于试验组。钱海华等比较高位虚挂线法与传统切割挂线法治疗高位肛瘘，试验组采用内口上方引流挂线(即虚挂线)，对照组采用内口上方切割挂线(实挂线)。共治疗患者 151 例，失访 23 例，其中试验组 40 例，对照组 88 例，引流挂线法术后不需分次紧线、不勒断肛直环，充分保证括约肌完整性，术后疼痛轻、血供好、内环境相对稳定，且炎症渗出容易吸收，利于创面愈合，愈合时间短。切割挂线术后最终需通过紧线勒断患者肛直环，损伤了肛直环的完整性，术后紧线时疼痛明显、患者痛苦大，且影响局部血供不利于炎症吸收及创面愈合，愈合时间长。Eitan A 等报道采用引流挂线法治疗经括约肌间肛瘘 41 例，其中 8 例复发。赵航等总结挂线用线与疗效的关系，分析国内外高位肛瘘引流挂线复发率存在明显差异的原因，在临床运用时应视具体情况选择挂线方法和材料；发现高位虚挂线引流法对治愈率和保护肛门括约肌功能均有明显疗效。Galis-RozenE 等报道松弛挂线引流术治疗复杂性肛瘘 77 例，中位随访期 24 个月的克罗恩病肛瘘复发率为 40%，隐窝腺肛瘘复发率为 47%，肛门失禁 5 例。松弛挂线引流术在国外报道较多，其治愈率在 30%～60%。MGP 等报道采用引流挂线治疗复杂性肛瘘，平均引流线脱落的时间为 4 个月(3～12 个月)，术后无肛门失禁。Subhas G 等采用引流挂线法治疗 24 例括约肌间肛瘘，平均随访 45 个月，治愈率为 75%。钱海华等采用低位切开结合引流挂线治疗高位肛瘘患者55例，采用内口上方引流挂线法（即虚挂线）和内口上方切割挂线法（实挂线），各55例，平均随访28.43个月，治疗组平均创面愈合时间为27.32天，对照组平均39.73天愈合，在降低更换敷料或肛门检查时的疼痛、Wexner评分、减少肛管锁眼畸形、降低肛管静息压和肛管最大收缩压等方面，引流挂线法优于切割挂线法。李方银等采用放射状多切口浮线引流术治疗高位蹄铁型肛瘘，将84例高位蹄铁型肛瘘患者随机分为两组，实验组采用放射状多切口浮线引流术治疗，对照组采用弧形切开内口引流术治疗，两组在手术时间、术中出血、术后第2～4天疼痛、切口水肿、肛门功能和形态及愈合时间等方面有显著性差异。孙薛亮等对复杂性肛瘘保留括约肌手术进行回顾性分析，发现引流挂线可形成瘘管的持续引流，从而预防脓肿的形成，虽然引流挂线完全保留了括约肌，减少了肛门失禁，但研究结果显示其治疗复杂性肛瘘的远期复发率为20%～80%。袁东伟等探讨肛瘘根治术中引流浮线的临床应用效果及体会，将20例肛瘘患者随机分为两组（对照组和治疗组），对照组实施肛瘘根治术，治疗组在实施根治术基础上还使用浮线引流治疗，治疗组的愈合时间明显缩短，术后并发症也减少。龚希峰等对完全浮线引流法保留肛瘘道治疗肛瘘患者进行回顾性分析，发现本术式具有治愈率高、治愈时间短、对肛周组织及肛门括约肌损伤小、术后肛门外观平整、患者痛苦小的特点。

**4. 拆除虚挂线的指征** 创面分泌物较少，创面脓腐已经脱尽，肉芽新鲜，腔道变窄，橡皮筋转动阻力较大。如系双股橡皮筋虚挂线，应先拆单股，过3～5天再拆除另一股橡皮筋。具体应用时还应根据个体的创面生长情况等而定。在未拆除虚挂橡皮筋前，换药时要进行冲洗，并转动，拆除后也要根据愈合情况继续冲洗1～3天，同时配合使用垫棉法，压迫拆除虚挂线后的管道创腔，加速其闭合。

挂线疗法治疗肛瘘已经具有几百年的历史，在临床实践中已经证明挂线法治疗肛瘘是成功有效的。被结扎肌肉组织发生血运障碍，逐渐坏死、断开，但因为炎症反应引起的组织纤维化，使切断的肌肉与周围组织粘连，肌肉不会收缩过多且逐渐愈合，从而可防止被切断的肛管直肠环回缩引起的肛门失禁。同时挂线亦能引流瘘管，排除瘘道内的渗液，防止急性感染的发生。此法还具有操作简单、出血少、换药方便、在线脱落前不会发生皮肤切口黏合等优点。但是临床上选择实挂还是虚挂各有利弊，实挂术后紧线给患者带来的痛苦是常人无法想象的，虚挂虽然能完全保留括约肌，不会导致肛门失禁，但因其复发率高。这就要求我们在临床实践中不断摸索改良挂线的方法或是挂线材料的更新（无痛？可控?），还有就是药线法的改良（无毒副作用的药物）并制定操作标准。

# 第三节 药线脱管法

## 一、概述

药线脱管法是根据药线的引流作用来治疗肛瘘的一种方法。其将化腐生肌的中药置入瘘管内，使瘘管与瘢痕腐烂脱落，形成新鲜创面而愈合。该法首见于《太平圣惠方》，又名纸捻，其中记载了将砒溶于黄蜡，捻为条子，纳痔疮窍中治疗肛漏的方法，“砒霜(半两研如)黄蜡(半分)，以铫子先熔蜡作汁，后入砒霜，搅和令，看疮口大小，捻为条子，每于发时用”。即用吸水性较强的纸(古代多用桑皮纸)搓成纸捻，外粘或内裹去腐生肌药，插入窦道或漏管中，引流去腐，促其疮口愈合。明・申斗垣《外科启玄・卷之三・明疮疡宜火针论》中详细介绍了脱管药捻的制作方法，确定施捻方法和换药的原则。明・陈实功《外科正宗・卷之三・下部痈毒门・痔疮论第三十》中有插棒(三品一条枪)插入瘘道脱管的记载，介绍了两种脱管的方法：一种是将药放在纸中，插入瘘管，蚀去恶肉，用生肌散收口；另一种要视疮大小深浅，做成棒或条，插入窍内；并记述了用红砒为主要药物配制药线脱管的方法。后来药棒的组成方剂不断改进，将砒改为红升丹、白降丹等，以汞代砒，从而减少了毒性反应。清・祁坤《外科大成・卷二・分治部上(痈疽)・下部后》中将漏分为八种，其中有指瘘管弯而复杂的肛瘘，如“肾囊漏，为具管屈曲不直，难以下药至底也；串臀漏，蜂巢漏，二症若皮硬色黑，必有重管，”并指出“有漏者插以药丁”，详述了“退管锭子”的配制方法。

清・祁坤《外科大成》(公元1665年)有关药线记载：“有漏者插以药丁，通肠者挂以药线”，并著有药线配方：“鲜芫花根(一钱)，雷丸(一钱)，蟾酥(一钱)，草乌(三钱)，水二盅，煎一盅，去渣取汁，用生线一钱，入药汁内。以文火煮汁将干，存汁一小酒盅，取起晒干。复浸汁内，又晒又浸，以汁尽为度。晒干，包收听用，至六七月，取露天蜘蛛丝做成药线，任用。”也有其他药物制作药线的方法，如《疡科荟萃》曰：“凡遇穿肠痔漏，用细好丝线，入煅蛇含石，醋内煮过，要从夏秋月内，收取蜘蛛网过网丝，网一根，共合丝线，穿入漏孔内。”《外科心法要诀》：“芫花(五钱)壁(二钱)用白色细衣线三钱，同芫花、壁，用水一碗盛贮小瓷罐内，慢火煮至汤干为度，取先阴干”等。现代药线的制备根据辅料的不同有药捻、棉芯捻、棉线捻、蜜蜡捻、糊线、多聚物药线等。

国外对药线的研究情况：公元前600年印度外科医生Sushnxa第一个应用药线疗法，方法是将药线插入瘘管。应用的是由印度草药浸渍的药线，由三种腐蚀性药物制成亚麻布线，干燥15分钟制成。1973年Despande报道应用化学性药线挂线治疗肛瘘200例，并认为应用药线挂线治疗肛瘘要优于外科的切除术，且应用药线疗法治疗肛瘘疮口愈合后为整齐的线性瘢痕，而外科切除会形成畸形。1873 年越南 Dittel 第一个报道应用印度橡胶结扎治疗肛瘘的优点，18 个月后 St Marks's 医院的 William Allingham 在伦敦医学会上发表了用弹性结扎法治疗肛瘘 60 例的经验，并在 1875 年发表。

## 二、适应证

瘘管细小，内口单一，无感染者。低位肛瘘成功率高。

## 三、手术操作方法

**1. 手术过程** 病人取截石位，肛门周围常规消毒，瘘道用生理盐水或双氧水冲洗干净，取脱管棒从外口在瘘道内沿瘘道走行，插入至内口又不以超出内口为度，再将多余药棒剪断，与外口相平，外盖灭菌敷料固定，防止药棒脱出，隔日更换药棒一次，至瘘道壁坏死，与周围组织分离脱落，用双氧水冲洗干净为止。再改换生肌棒，插法同脱管棒，每日更换一次，至瘘道逐渐变细而浅、瘘道与外口闭合为止。

(1) 脱管棒：白降丹 15 g，红降丹 15 g，朱砂 7.5 g，生石膏 30 g，取上药共研细末，再取淀粉 80 g，胶粉 20 g，混合成胶剂，用手捻成粗细长短不等的药棒，烘干备用。

(2) 生肌棒：珍珠、麝香、龙骨、象牙、儿茶、白芨、花蕊石各 5 g，白芷、轻粉、白蔹、朱砂各 2.5 g，冰片 1.5 g，取上药共研细末，取 5 g 加胶着剂 1 g，混合均匀，加水合成糊状，用手捻成药棒，烘干备用。

**2. 术后管理** 术后 24 小时换药，从瘘管外口插入脱管棒，至脓腐脱净流血水时，停用药捻，改用生肌棒换药至伤口愈合。术后半流质，3 天后改普食，手术后 1 周内给予替硝唑注射液静滴，以抑制细菌生长和控制感染。

## 四、目前临床应用概况

于庆环等用陈氏药线治疗肛瘘 583 例，切除外口的鼠状乳头，切开瘘管上皮肤、高位肛瘘的主管及高位支管，可用弯曲的球头探针由外口进入弯曲后由内口拉出，把适当长度的 01 号、02 号、03 号线由内口拉出外口，均适当拉紧结扎。较深的多发性肛瘘，如果内口附近有高位盲管，采取造瘘法挂线，内口要稍高于瘘底。低位肛瘘及高位肛瘘的低支管道用同样方法，可单用 03 号线以上法结扎，特别适合女性的前方肛瘘和肛门括约肌松弛的患者以及难以配合的小儿患者。对个别支管已发生纤维化的，不做处理，最后外口敷上陈氏脱管散，用敷料固定。其中 01 号线：用陈氏脱管散和 20 ml 麻油混合均匀，放入一轴 8 号医用丝线，煮至沸腾即可，将药线晾干放入棕色磨口瓶内，加少许麝香和冰片，保存备用。02 号线：川乌、白及各 30 g，8 号医用丝线一轴，加 75%酒精 100 ml，煮沸后倒入棕色磨口瓶内浸泡，1 周后即可使用。03 号线：用 01 号线缠绕橡皮筋部分使用。陈氏脱管散是陈氏家传方，由江子油、穿山甲、僵蚕、芫花、三七、雄黄、川乌、白及等组成，具有止血止痛、解毒、消肿化腐排脓、收敛生肌等功效。川乌、白及合用，可提高止痛、抗炎、抗结核菌的功效，配制药线使用，经临床观察，疗效满意。临床观察陈氏药线挂线具有痛苦小、疗程短、一次手术成功、治愈率高等优点。荣文舟运用药捻脱管根治法治疗肛瘘，其选择适合瘘管粗细的药捻送入瘘管，内、外口部各露出药捻头即可，剪除多余药捻，留置丝线。利用丝线每日拖出旧捻更换新捻，更换新捻前以生理盐水冲洗管腔。视腐肉脱尽（约 1 周）后，撤除拖线及药捻，以后每日肛内置放烟卷状纱布卷，肛周采取纱布垫压迫，至内口及瘘管粘连闭合治愈。脱管根治法可使组织损伤小，减轻痛苦，无碍肛门功能。刘文龙等将内口缝合和药捻脱管法相结合治疗高位复杂性肛瘘 11 例，既保留了肛门外括约肌深层、耻骨直肠肌及肛提肌等具有肛门括约功能的肌肉，又可以完全防止切开挂线等手术方法因操作不当而引发的肛门失禁或狭窄的弊端。其中药捻红升丹中含有朱砂、雄黄、火硝、白矾、皂矾、水银等成分，具有拔毒祛腐、生肌长口的功效；金黄膏中含有黄连、黄柏、黄芩、大黄、黄芪、郁金、甘草、龙脑等成分，具解毒消肿、生肌止痛的功效。生肌散中含有血竭、乳香、没药、象皮、冰片等成分，具有化腐生肌、解毒止痛的功效。倪广林采用简单手术并结合中药外用分期脱管治疗肛瘘，利用透脓祛腐中升丹、雄黄、轻粉、煅石膏、冰片的透脓祛腐作用，祛除瘘管内的腐败组织，利用脱管生肌中白芨、象皮、煨刺猬皮、煨穿山甲、儿茶、珍珠粉、乳香、没药的化新生肌、活血作用，促进瘘管愈合；同时利用愈疡坐浴散中苦参、地肤子、川椒、黄连、枯矾、冰片、芒硝的清热解毒、利湿消肿作用，再结合一些抗生素控制局部感染。根据肛瘘的疾病特点和发病因素，再结合局部解剖特点，利用中药腐蚀性、生肌愈疡性、解毒抗炎性，祛除瘘管内的炎性、增生、瘢痕组织，促进局部血液循环，加速局部组织的生长修复功能，同时结合西药抗生素控制感染，配合现代医学的手术缝合方法，中西医结合治疗，从而达到快速愈合的理想治疗目的。通过临床观察，该方法的治愈率虽然比传统手术方法略低，但对患者的精神、生活影响甚微，具有痛苦小、费用低、治愈时间短、无后遗症及并发症等优点。但其换药有时换不到位，最终导致不能完全愈合，同时对于复杂肛瘘若采用此方法，换药则更为困难，这些缺点还有待于进一步改进和提高。庄在信用药线分束挂线治疗高位肛瘘，将大黄、黄柏、巴豆、地榆、血竭、芫花、大戟等各 15 g，加水文火煎至药液约 100 ml，去渣后将 7 号丝线放入，并加密陀僧、亦墨、乳香、没药各 15 g，文火煎至药将干，取出丝线晾干备用。我们将药线改为分束挂线法，即把瘘管所穿过的肛管直肠环根据其直径大小分为 2～3 束，分别用线结扎，药线组能减轻创面疼痛程度及持续时间，缩短脱线时间，促进创面愈合。谷春光应用脱管加截根术治疗肛瘘 120 例，其中脱管钉成分主要是中药红粉，有溶解组织和杀菌作用，其优点是保存肛门括约肌，组织损伤小，不伤及直肠环，无排便失禁之虞，保护肛门形态，瘢痕小。此种治疗方法切口小、病程短，瘘管远端及外口部分无需切开，只要脱管彻底瘘管能提前愈合。截根术同时切断瘘管的感染源，有利于瘘管全程愈合，病例多在20天内切口愈合。其缺点是对有脓腔或支管多者，效果不满意，因瘘管中遗留死腔，创面愈合慢或不愈合，故此时不宜采用此方法治疗。汪草原施行不切除瘘管法治疗肛瘘，除应遵循找到正确内口并处理的原则外，还应做到除瘘务尽——即破坏瘘管的管壁，以防日后变生它症。自制的“玫瑰铤”即是用相当于光滑的探针，在其周围挫出若干锯齿状的三角形小齿。既能充分地锉刮破类腺囊样改变的瘘管管壁，使之成为粗糙面的管道，从而能有效地防止日后变生它症，又能利于采用祛腐引流生肌的药捻得以真正有效地发挥作用，因而也就能彻底治愈肛瘘。换药时运用的具有腐蚀作用的八二丹红油膏药捻，应在见到“围口”出现后即停止再用。但是在临床中发现，若用之稍久，极易导致肛周湿疹的发生，进而致伤口日久难愈。用这种药捻，最好不超过1周。用糜蛋白酶药捻，其基质最好不要用红油膏（宜用凡士林），因为红油膏含升丹，易导致糜蛋白酶变性而失效，而糜蛋白酶具有分解组织蛋白的作用，是一种很好的祛腐生肌药。

药线脱管疗法历史悠久，具有使用简便、痛苦小、对瘘管周围正常组织损伤小等特点。但是，因其不能完善处理肛瘘区原发病灶，因而复发率高，故近几十年来在肛肠科临床中已被弃用。为了进一步提高对肛瘘的疗效，在保证肛瘘病灶彻底获得治疗的前提下，缩短疗程和提高对肛门功能的保护作用，有学者发掘药捻脱管疗法的基础上，结合现代医学对肛肠疾病的认识，中西医结合治疗肛瘘的括约肌保留手术新方法。

## 第四节　隧道式拖线术

### 一、概述

隧道式拖线术是在中医学“腐脱肌生”、“煨脓长肉”，疮面修复理论以及“药捻疗法”、“挂线疗法”等特色疗法的基础上，“以线代刀”，吸取现代外科“微创”理念而改进的术式。这是在长期临床实践中继承脱管疗法之长所总结出来的肛瘘保留括约肌术式，是一种中医外治特色方法，由上海中医药大学附属龙华医院首创。隧道式拖线术主要通过合理清除肛瘘的内外口，管道对口拖线引流达到治疗肛瘘的目的。该术式不直接切开皮肤和切除过多肛周组织，特别是肌肉组织，最大限度地避免了肛门周围组织的损伤，有效地保护了肛门直肠正常的形态和功能的完整，以及最大限度减少瘢痕组织引起的肛管缺损。

## 二、适应证与禁忌证

**1. 适应证**　单纯性肛瘘主要用隧道式主管拖线术；对于复杂性的多支管、残腔及管道弯曲度较大的肛瘘(如马蹄型、半马蹄型肛瘘等)，主要用隧道式支管拖线术治疗。但对于管腔过大、管壁较厚、管道走行位置过高者，需配合其他手术方法。

**2. 禁忌证**　原有肛门部手术和外伤史；患有急慢性腹泻或肛周湿疹等肛周皮肤病史；患有心脑血管病、血液病、糖尿病、恶心肿瘤等疾病和精神疾病患者；妊娠和哺乳期患者。

## 三、手术操作方法

1. 手术采用侧卧位或截石位，常规消毒铺巾，局部麻醉或鞍麻。术中以亚甲蓝染色并结合银质球头探针，沿瘘管探查管道走行方向、深度及内口的位置，明确管道与肛括约肌的关系，以硬质刮匙清除内口及管道内的坏死组织。如管壁较厚者，可予以部分切除。

2. 用银质球头探针将 10 股医用丝线(国产 7 号)引入主管道内，10 股丝线两端打结，使之呈圆环状。放置在瘘管内的整条丝线应保持松弛状态。拖线一般多采用 10 股医用 7 号丝线。管道腔径 1 cm 以上或预拖线部位非管道状结构，呈残腔状不规则结构，为达到最佳引流效果，可以增加丝线股数。同时一般建议拖线在管道内的长度应以 5 cm 以下为宜。若欲拖线部位管道长径 5 cm 以上，建议将管道截断，分别予以拖线处理。

3. 术毕次日起每日换药 2 次，换药前先做局部清洁，以 1∶5 000 高锰酸钾液熏洗坐浴 20 分钟，水温控制在 35～40 ℃之间。换药时拭净瘘管、外口、创面及丝线上的脓腐组织，用 0.9%生理盐水冲洗瘘管及创面 2 次，用干燥的棉球吸干管道及创面的分泌物。将提脓祛腐药九一丹掺丝线上缓慢拖入管道，拖线蚀管 10～14 天(视脓腐脱落的快慢而定)。待引流创面无明显脓性分泌物后，采用“分批撤线法”撤除丝线。自撤线开始之日起，配合“垫棉压迫法”，至创面愈合。

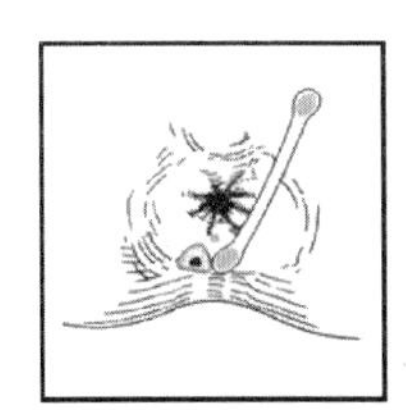
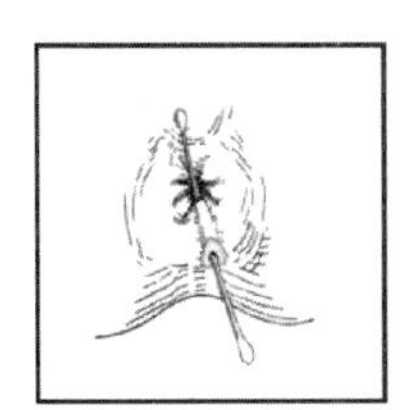
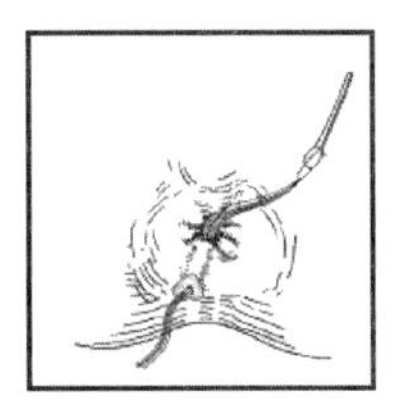
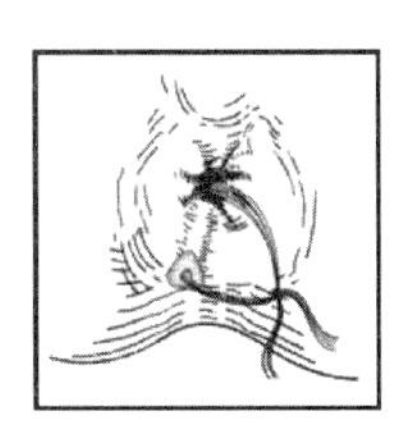

**图 4－7　隧道式拖线术操作方法**

用银质球头探针导引，将丝线引至瘘管病灶中，掺祛腐药物于拖线上，转动线段将药物导引至瘘管腔内，消融管壁，煨脓长肉

## 四、操作技术要点

**1. 术前**　影像诊断以了解全貌。应用隧道式拖线术治疗肛瘘，需重视术前检查。对于管腔过大，或反复发作者，特别是有潜在腔隙者，可结合肛周或腔内超声检查、螺旋 CT 三维重建检查，进一步明确管道走形与位置，尽可能发现潜在腔隙，便于提高手术成功率，减少复发率。

**2. 术中**　合理清除内口和管道脱腐。

(1) 扩大整修内口：准确寻找并清除内口，若管道走行未过肛管直肠环，直接沿银丝打开主管道，清除内口和感染的肛腺及邻近管道内的坏死组织，并配合刮匙搔刮。若探查管道走行越过肛直环，需配合挂线处理内口及管道顶端，保证内外口引流一定要充分、通畅。

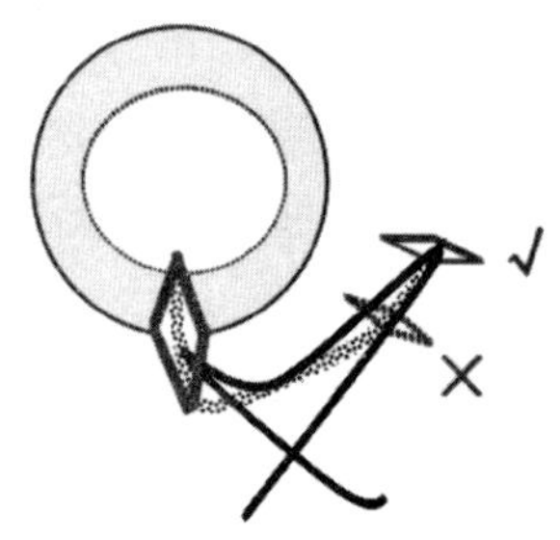

**图 4-8　扩大修整内口并将瘘道修整到尽头**

(2) 拖线瘘灶组织间距不超过 8 cm。大于 8 cm 者，需中间开窗分段。

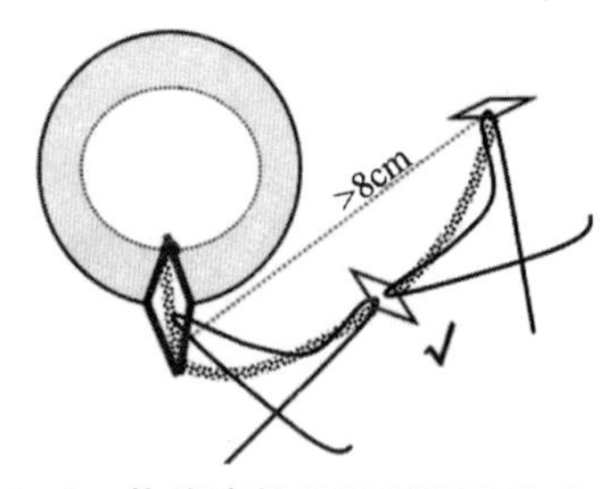


**图 4-9　拖线瘘灶组织间距不超过 8 cm**

(3) 瘘灶呈潜行空腔：将丝线改纱条，或空腔部位小切口开窗。

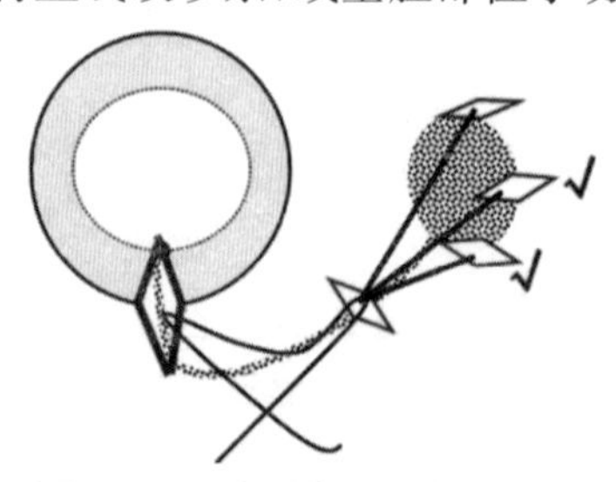

**图 4-10　空腔部位小切口开窗**

(4) 术中仔细探寻瘘灶之间的交通支:采用隧道式对口拖线对支管及支管形成脓腔进行引流。通过拖线的拖动,将提脓祛腐丹粉拖入管腔,清除支管管壁及腔内的炎性和坏死组织,达以“化腐”之功。

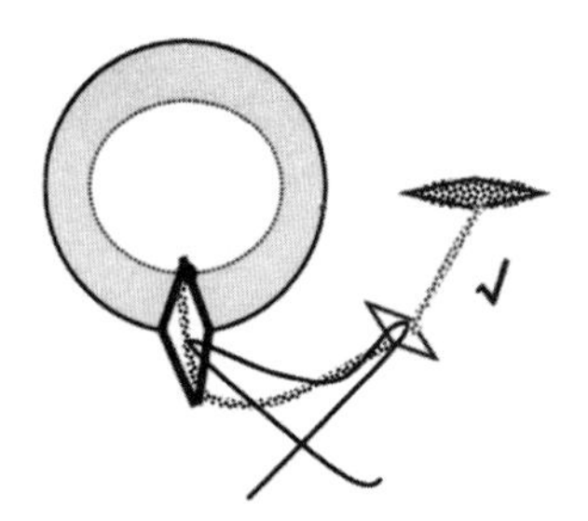

图 4-11　隧道式对口拖线引流

(5) 置线瘘灶两端,创口应足够大,以利于引流。

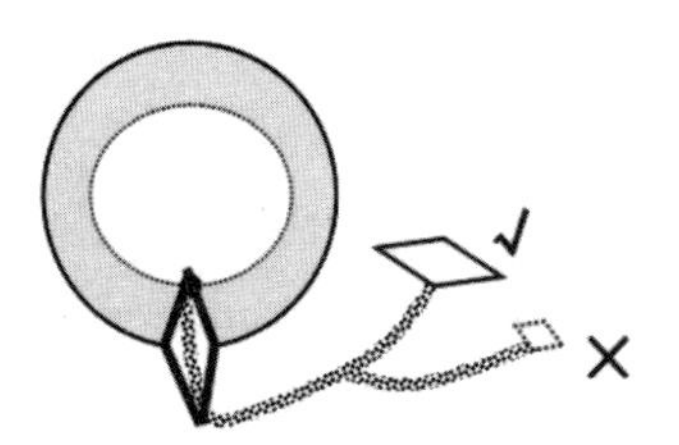

图 4-12　置线瘘灶两端

(6) 前后正中两侧需做多点减压切口。

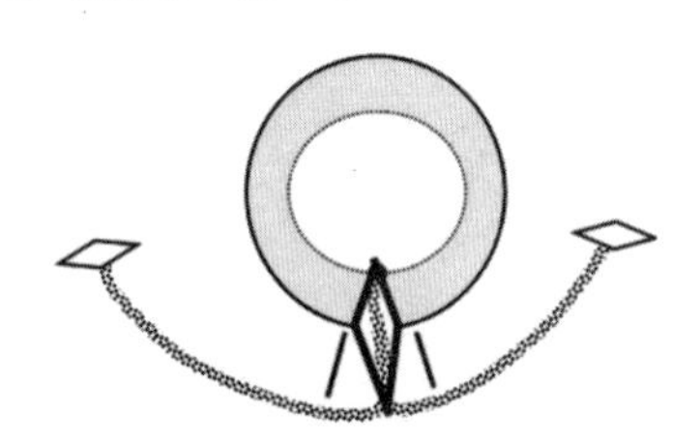

图 4-13　前后正中两侧多点减压切口

**3. 术后**　术后伤口的处理往往关系到手术成败,正确的换药是保证创面顺利愈合的主要措施。

(1) 拭净瘘腔内的脓腐,冲洗泄污,上新药:需要保持伤口由基底部逐渐向表面愈合。应自创口基底部轻轻擦拭,然后以适量棉絮搽红油膏或生肌散嵌入创面。

(2) 撤线时善辨分泌物:需待分泌物性状质稠色泽清澈及组织色泽新鲜红活时撤线。

(3) 连通内口的拖线应递减撤线:一般为 10～14 天,术后 10 天左右行超声诊断。根据超声提示,管道腔径小于 0.5 cm,可以考虑拆除拖线,进行下一阶段治疗;管道腔径大于 0.5 cm,应保持拖线引流 14 天左右。强调需将超声诊断与医生的经验判断相结合,灵活掌握拖线时间,以管壁化脱、坏死组织和分泌物引流干净通畅为度。若拖线保留时间过短,则坏死组织和异物会残留于管腔,影响正常肉芽组织生长,使管腔难以愈合或愈后复发；而拖线保留时间过长，易造成异物刺激管壁，引起管壁纤维化、上皮化，亦影响管腔的适时愈合。

(4) 配合压迫法的应用：自撤线开始之日起，管腔外置消毒纱布 1/2 块(烟卷状)配合压迫法，借用压垫之持久压力，使管道前后壁贴合，管腔组织得以向心性生长，最终使管腔粘连闭合。根据患者臀部形态、臀沟深浅，把沙袋(用晒干的黄沙、棉布制成筒状式，有 5 kg、2.5 kg 两种)做成相适应的形状，以利臀部坐压，压迫管腔，使皮肉相合。一般需坐压 3 天左右(每天坐压时间应 5 小时以上)，在此过程中应控制排便。

## 五、目前临床应用概况

曹永清等观察隧道式引流治疗复杂性肛瘘，采用随机对照的方法将 120 例复杂性肛瘘分为两组，治疗组为线管分期引流，对照组为切开切除法。结果：两组总有效率治疗组为 98.33%，对照组为 96.67%。线管分期引流组临床治愈时间为 24.02±8.12 天，切开切除法组临床治愈时间为 35.50±9.14 天。陆金根等采用隧道式拖线法治疗复杂性肛瘘 216 例，与同期采用传统切开切除法治疗的 187 例进行对比，结果显示治疗组的治愈率 96.30%，疗程 17～45 天，平均(26±3)天，且未出现肛门变形、肛门狭窄、肛门自主功能失调、肛门失禁及严重的出血和感染等并发症或后遗症。而对照组有 17 例出现不同程度的肛门变形、肛门狭窄、肛门自主功能失调等后遗症。何春梅等采用隧道式拖线加内口切挂术治疗后位马蹄型肛瘘 46 例，结果显示 44 例为一次性治愈，2 例经一次扩创后治愈，总治愈率 100%，疗程 17～45 天，平均(26±3)天。46 例均未出现肛门变形、肛门狭窄、肛门自主功能失调、肛门失禁及严重的出血和感染等并发症或后遗症。王明华等将拖线疗法应用于 21 例婴幼儿肛瘘治疗，因为婴幼儿肛门括约肌的发育尚未完善，肌纤维薄，常规切开扩创术容易造成肛门括约肌的损伤，产生肛门畸形或不完全失禁等后遗症，采用隧道式拖线术可避免该弊端。王琛等通过对体表瘘管大鼠模型隧道式拖线法治疗，研究在治疗不同时期Ⅰ型和Ⅲ型胶原表达量的变化，结果显示治疗组Ⅰ型胶原表达量在术后第 9 天出现明显下降后逐级上升，在第 14 天及愈合时治疗组高于对照组和空白组($P<0.05$)，而Ⅲ型胶原表达量在第 9 天至第 14 天上升，且高于对照组和空白组，具有显著性差异($P<0.01$)，有助于肛瘘创面愈合。叶茂等采用主管切开引流支管拖线术治疗复杂性肛瘘 60 例，术后随访 1 年，一次治愈率为 97%。仲贵香观察隧道式拖线术治疗肛瘘的临床疗效，将 118 例肛瘘患者随机分为隧道式拖线术组和传统手术方法组，各 59 例，结果显示：两组的治愈率相同但是治疗组的治愈时间短于对照组，治疗组术前术后的静息压和收缩压与对照组相比均有统计学意义。王华军等将 130 例低位单纯性肛瘘随机分为两组，治疗组采用隧道式拖线术，对照组采用传统瘘管切除法，结果显示治疗组在减轻术后疼痛及术后肛门功能上均优于对照组。

隧道式拖线术的作用原理是由于线的良好引流和标志作用，借助线的转动将提脓祛腐中药拖入管腔蚀管，同时由于线的异物刺激作用，引起瘘道周围组织与括约肌炎性反应而粘连固定，有利于创面的愈合。强调保护肛周括约肌，特别是外括约肌，基本不损伤肛门功能。但是用之于高位复杂性肛瘘疗效尚待评估，且祛腐中药的临床应用的量效比仍缺乏统一的标准。

此方法的使用是在明确瘘管方向的前提下进行的，随着高科技的发展，术前虽然有三维腔内 B 超、CT 重建及 MRI 检查等辅助检查明确瘘管走向，但是高位复杂性的肛瘘术前瘘管走向仍难于明确，且如果患者为多次手术患者，正常的解剖结构已被破坏，很难明确管道方向，且目前仍缺乏标准化的操作规范。目前临床文献报道采用隧道式拖线术治疗肛瘘(包括高位肛瘘和低位肛瘘)临床疗效显著，但文献数据的主要来源为同一家医院，数据有一定的重复性，并且缺乏大规模的随机对照研究。

该术式秉承中医护肛理念，完整地保留括约肌，不失为一种较好的肛瘘手术方法，临床疗效有待进一步的观察。至于中医祛腐药的使用，肛肠科医师需辨明利弊，区别使用。

未来的拖线将被具有定向引流的生物线所取代，所以将达到较好的持续性、准确性、相容性的引流。

# 第五节　垫棉压迫术

## 一、概述

垫棉压迫疗法是中医外科一种古老传统的治疗方法，用于溃疡脓出不畅，有袋脓现象者，或溃疡脓腐已尽，新肉已生，而皮肤与肌肉一时不能黏合者。治疗方法是将棉垫或纱布垫按空腔的范围稍放大，垫在疮口之上，再用宽绷带扎紧，以促进疮口愈合。明清时代就已有医家运用“绢帛绷缚”、“软帛缚定”对老烂脚、背疮进行有效的治疗。如《外科正宗》卷四中杂疮毒门第一百四十一条一记述了痈疽内肉不合法：“痈疽、对口、大疮内外腐肉已尽，惟待痂脓时，内肉不粘连者，用软绵帛七、八层放患上以绢扎紧，将患处睡实数次，内外之肉自然粘连一片，长如生成之肉矣。有患口未完处，再搽玉红膏，其肉自平矣。”《医宗金鉴》也提到：用“夹纸膏贴上，以帛缚之，三日一洗，再换新药贴之”，治臁疮取得较好的疗效。《外科证治全书》也载有绷缚法：“凡阴疽溃后，敷贴药，外用绢帛四、五层安盖上面，再用棉布八寸见方两块，四角用软棉纱细带钉之，以一块绷实患处，将带缚，所余一块顶备洗涤上药时更换。不但无外邪乘袭，且使皮膜连属,融融然气血流畅,易生肌肉也”。清代徐灵胎在《洄溪医案》中也记载了他从临床实践中摸索并应用缚帛托脓法的经验。从古至今垫棉压迫法已被广泛用于体表痈疽、胸腹部、会阴部窦瘘、新生儿疝、传囊乳痈、浆细胞性乳腺炎瘘管期、乳癌术后空腔不愈等疾病,且取得了较好的疗效。这里主要介绍其在肛瘘中的应用。

## 二、作用机制

1. 借着加压的力量,使溃疡的渗液或是脓液不在袋下储留。

2. 使过大的溃疡空腔皮肤与新肉得以黏合,及疮周皮角与疮面容易发生黏合,从而达到愈合的目的。

3. 使窦道管壁碰拢闭合,管腔发生粘连,胶原纤维增多,促进管腔肉芽生长。

4. 可以保持创面的湿性环境,形成湿性愈合。

垫棉压迫术就是通过外在的压力,消灭死腔,不令深部积液,使溃疡空腔组织之间得以黏合,防止假性愈合,加速创伤愈合。

## 三、压垫术的优势

1. 高位复杂性肛瘘传统手术术后创面较大,愈合时间长,肛门括约肌及周围正常组织结构易受损,瘢痕增生,影响肛门括约功能,从而引起肛门失禁、畸形、狭窄、变形等严重并发症。术中采用多切口设计,可避免较大的手术创伤,因而可避免患者因手术带来的巨大痛苦。

2. 使术后创面分泌物循道引流,而且可使新生肉芽相互融合充填腔道,促进粘连组织愈合。

3. 避免肛门周围神经、血管和淋巴组织的意外损伤,及较大创面带来的瘢痕挛缩而影响功能。

## 四、适应证和禁忌证

**1. 适应证** 临床用于溃疡脓出不畅,有袋脓者;或疮孔窦道形成,脓水不易排尽者;或溃疡脓腐已尽,新肉一时不能黏合者。在肛瘘治疗中主要用于肛瘘对口引流术后,一种为脱管法:隧道式拖线术后;一种为手术剥除法,如对口切除旷置术后。

**2. 禁忌证** 急性炎症期不能使用,或是垫棉后出现体温升高等症状时停用。

## 五、操作方法

**1. 时机的选择** 符合“腐肉已净”的要求,可在术中压垫或是术后炎症期已过(一般为术后1～2天),溃疡脓腐已尽,新肉已生,而皮肤与肌肉一时不能黏合者。而停止压垫的时机要看创面愈合的情况而定(一般为术后7～10天)。

**2. 具体操作** 上海医院经验:将棉垫或沙袋制成不同形状,嘱患者坐在棉垫或沙袋上,加强压迫的效果。通常每次坐压 30 分钟,根据创面大小每日坐压数次,以患者无特殊不适为宜。具体的垫棉压迫部位应以稍超出旷置或拖线的组织范围为宜,并要求创腔中间受力大于两端受力,以促进创腔组织由中间向两侧黏合生长。

当瘘管位于肛门前方或男性阴囊根部时,仅靠棉垫或沙袋难以保证压力可以均匀分布到该部位,必须在瘘管表面放置较厚棉垫,并用宽胶布在棉垫上呈叠瓦状加压,同时配合沙袋坐压,以保证局部有效的压迫治疗。由于女性患者会阴体较短,该处的瘘管垫棉压迫难度较大,除增加棉垫厚度外,还可联合适当粗细的棍状物或沙袋坐压。需注意的是:固定宽胶布时应避开患者尿道,且嘱患者排尿时尽可能抬高臀部,以防尿液污染棉垫。当肛瘘管道位于肛门正后方,尤当患者体型瘦弱时,若患者坐压重心偏后,则会因尾骨的阻挡而使患者感到疼痛不适,此时则应增加所垫的棉垫厚度,并适当缩短每次坐压时间,以增加坐压频率为主。

## 六、注意事项

1. 病例选择一般选择瘘管明显呈条索状的病例,通过术前术中的检查可明确瘘管与周围组织关系,以保证瘘管的完整剥除。

2. 术中将瘘管组织完整剥离,皮桥下组织新鲜或是术后辅助中药祛腐,待创面腐肉干净方可行垫棉术。

3. 垫棉后不再行坐浴,以防止异物进入管腔。

4. 伤口换药注意事项:换药时对皮桥下伤口边缘轻轻擦拭分泌物即可,不必硬行探入皮桥下,否则易使已粘连的部分组织重新分开。若肛瘘管腔小,切除组织少,则皮桥张力低,轻压即与皮下组织对合,术后早期垫棉多可在 1 周内与皮下组织粘连;若管腔大,则创腔深而大,皮桥较难与皮下组织黏合,需待创面肉芽增生长出,创腔逐渐缩小后方可粘连愈合。

## 七、目前临床应用概况

张少军等采用对口切剥结合早期垫棉法治疗复杂性肛瘘,将 160 例复杂性肛瘘患者按照 3∶1 比例随机分为两组,治疗组 120 例,采用对口切剥结合早期垫棉法。对照组 40 例,采用传统的复杂性肛瘘切开术。治疗组的平均愈合时间为 23.1 天,对照组的愈合时间为 30.6 天,其他比较无统计学意义。耿学斯等采用切挂开窗引流配合垫棉法治疗复杂性肛瘘 46 例,明显缩短术后住院时间(20.7 天)。杨巍及其学生郑德等采用对口切开旷置结合垫棉法治疗高位复杂性肛瘘,于术后 1 周左右,待创面渗出减少,创面洁净,新鲜肉芽组织开始生长时予压垫处理,结果两组在术后不适症状、平均伤口愈合时间、术后一个月和术后三个月肛管直肠压力变化方面有统计学差异,在总体疗效方面无明显统计学意义,治疗组在术后伤口感染、尿潴留及肛门失禁和肛管狭窄发生方面少于对照组。

垫棉压迫法古法今用，可加快肛瘘术后创面愈合，但是目前的治疗方案仅凭经验而定，腐肉已净根据临床经验判断，各家医者不同，缺乏规范化的操作。压迫的方法缺乏生物力学支撑，缺乏大规模的临床随机对照研究支持，但就临床报道来说，仍不失为一种很好的肛瘘术后辅助治疗方案。

# 第六节　皮瓣推移术

## 一、概述

皮瓣推移术分为直肠黏膜皮瓣推移术(Rectal advancement flap，RAF)和肛周皮瓣推移术(Anocutaneous advancement flap，AAF)，即是通过清除感染灶，闭合内口，利用切口上方游离直肠黏膜肌瓣或切口下方游离肛管皮瓣修复肠壁缺损，使直肠内细菌不能再进入瘘管管道。

1902 年 Noble 第一个介绍直肠黏膜皮瓣推移术(Rectal advancement flap，RAF)，并将此项手术方式用于治疗直肠阴道瘘。起初的瓣很厚，包括直肠全层，厚瓣容易影响括约肌功能，也更倾向于回缩。1912 年 Elting 于将此技术应用于治疗高位肛瘘，在 1948 年由 Laird 改进为包含黏膜、黏膜下组织及部分内括约肌的较薄的黏膜推移瓣(mucosal advancement flap，MAF)。现在 RAF 术在肛瘘、直肠阴道瘘的治疗中被广泛应用，皮瓣有 U 形、菱形、V-Y 形、岛形、锥形、半月唇缘形和袖管状形等，近十年文献报道其成功率为 70%～90%，因其安全有效、基本不损伤肛门括约肌等优点，被 2005—2011 年美国《肛周脓肿和肛瘘治疗指南》推荐为治疗复杂性肛瘘的主流手术。但是因为直肠黏膜皮瓣推移操作难度大、血供差，容易造成黏膜外翻，而改良采用肛周皮瓣推移术(Anocutaneous advancement flap，AAF)。此术式相对具有更多的优点：① 不会造成直肠黏膜、黏膜下或肌层缺损，避免形成感染性死腔，损伤皮瓣；② 延展性好，避免张力缝合；③ 成功率更高，操作更容易。目前国外对于直肠黏膜/肛周皮瓣推移的应用较多，国内尚缺乏大样本临床研究。

## 二、适应证和禁忌证

### (一) 适应证

1. 高位肛瘘，尤其是复杂肛瘘。
2. 肛周 Crohn 病有明确瘘管形成，同时直肠黏膜大体上仍正常者。
3. 伴有慢性腹泻或先兆大便失禁的高位经括约肌瘘患者。

4. 既往有过多次失败的手术史。

5. 女性患者前位肛瘘。

### (二) 相对禁忌证

1. 直肠炎症，尤其是 Crohn's 病。

2. 脓肿未引流和/或支管持续存在。

3. 直肠阴道瘘直径在 3 cm 以上。

4. 恶性或与放疗有关的瘘管。

5. 肛瘘病程不足 4 周。

6. 肛门直肠狭窄。

7. 严重括约肌缺损。

8. 肛门直肠手术史引起的严重会阴部瘢痕。

## 三、手术操作

### (一) 直肠黏膜皮瓣推移术手术操作

术前肠道准备，根据麻醉时间选择鞍麻或连硬外麻醉，取侧卧位或是俯卧折刀位。肛门拉钩暴露肠腔及瘘口，用去甲肾上腺素盐水 20 ml 作瘘口周围及直肠黏膜下浸润，以减少出血。

用电刀或刮匙自直肠隧道式切除瘘口及上皮化管壁，由内口远端切开(作斜形切口，有缺血坏死的危险；作环形切口，总共可达肛门周径的 50%)，然后游离皮瓣，切除瘢痕，用稀释的肾上腺素溶液浸润有助于减少出血、帮助游离至满意的深度。单独游离黏膜是不合适的，需包括黏膜、黏膜下层和部分环肌层，或是直肠壁的全层，以保证血供和无张力，然后游离皮瓣，切除瘢痕。先用 2-0 可吸收缝线横向或纵形缝合肌层，再将直肠瓣向下牵引覆盖瘘口，用 3-0 可吸收缝线分别间断缝合直肠瓣的顶端及两侧，使黏膜缝合和肌层缝合不重叠。

**1. 术后注意事项**　术后禁食 5～7 天，控便 7～10 天，并给予预防性抗生素治疗，阴道碘伏冲洗，每日一次。

以上手术操作时必须注意以下原则：(1) 肛瘘的解剖必须精确地加以确定。(2) 仔细止血最为重要。(3) 用作修补的直肠黏膜或皮肤瓣必须是广基、宽蒂的而且血供良好。(4) 缝合应完全避免张力。

**2. 手术操作关键点**

(1) 准确定位并清除内口和原始感染病灶。术前应常规做美蓝试验，必要时做腔内 B 超或核磁共振检查，以明确内口的位置和防止遗留支管；术中游离皮瓣后，应切开齿线至括约肌间沟之间的内括约肌，敞开中央间隙，彻底清除原始感染的肛窦、导管及肛腺组织，以防复发。

(2) 最大限度地减少括约肌损伤。本术式不像Park's术那样要完全隧道式剔除瘘管,只需将外口和瘘管分离至肛门外括约肌处剔除,对穿越外括约肌的瘘管予充分搔刮后置管引流,从而避免对外括约肌的过多损伤;在缝合皮瓣前,先缝合修复切断的肛门内括约肌,以维护肛门自制功能。

(3) 保证皮瓣的血供并低张力缝合。皮瓣虽有U形、菱型、V-Y形、岛形、锥形、半月唇缘形和袖管状形等,但一般U形皮瓣容易操作、血供好、愈合快。皮瓣的深度宜厚,最好取一部分内括约肌和皮下组织,以保证血供。缝合皮瓣时,要充分游离内口上方黏膜和两侧皮肤,使其在低张力状态下缝合。

(4) 广泛而充分的外引流。

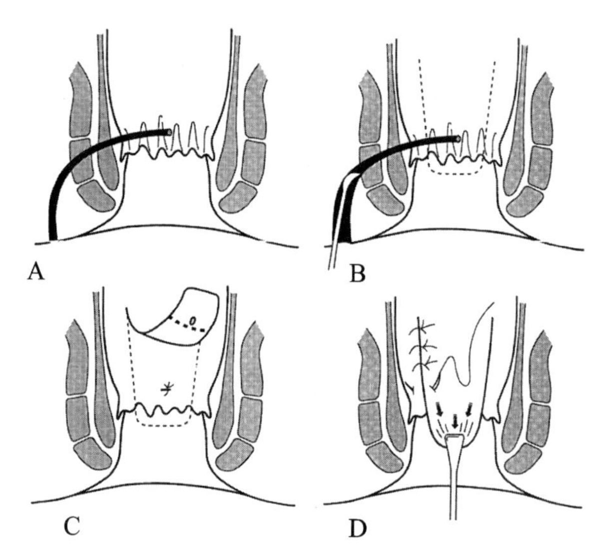


A. 经括约肌肛瘘; B. 外口扩大并清刮瘘管内坏死肉芽组织; C. 游离黏膜瓣并封闭损伤的内括约肌; D. 黏膜瓣覆盖内口并缝合

**图4-14 直肠黏膜瓣推移术操作步骤**

**3. 优点** 它没有表皮的切口,因此疼痛可降至最低程度。局部术野暴露充分,术中失血很少,手术时间短,术后并发症少,同时如果需要再次手术的话,也不会使其复杂化。

### (二) 肛周皮瓣推移术手术操作

术前准备、麻醉方式、手术体位同直肠推移瓣修补术。用肛门拉钩暴露肠腔及瘘口,用去甲肾上腺素盐水20 ml注射在瘘口周围及腔管皮下,以减少出血。用电刀自直肠侧向切除瘘口及上皮化管壁,在瘘口下方向腔管外作一带部分肌层的"U"型皮瓣,长约4.0 cm,顶窄底宽(基底为顶宽的两倍),以保证血供和缝合无张力。用2-0可吸收缝线横形或纵形缝合肌层。潜形分离瘘口上方直肠黏膜和两侧肛管皮肤,将皮瓣向肛管内牵引推移,分别与上方的直肠黏膜与两侧的肛管皮肤用3-0可吸收缝线间断缝合,闭合瘘口,使皮肤黏膜缝合与肌层缝合不重叠。术后处理同直肠推移瓣修补术。

内推皮瓣内口封闭术的创新之处在于：内口分层缝合后又用皮肤封闭了缝合口，避免了污染及肛门高压区对缝合口的直接作用；肛门内缝合固定排气管，解决了肛管内压力大于肛外的问题，有利于内口的愈合。通过对整个瘘道的电烧灼，破坏了管壁，通畅了引流，灭活了内口周围的病理内皮细胞及肛腺，防止肛瘘的复发。

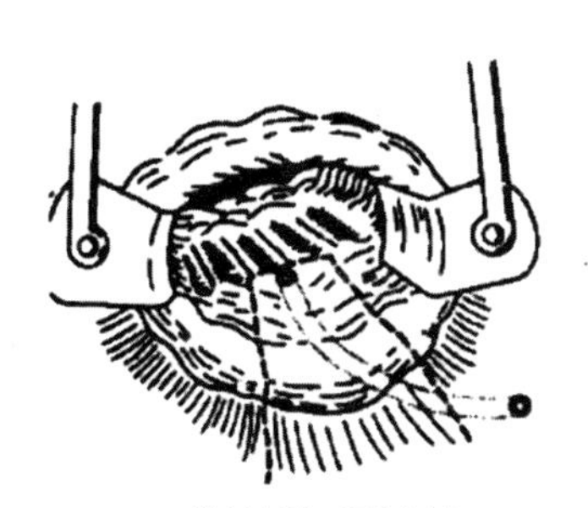

A　设计倒“U”形皮瓣

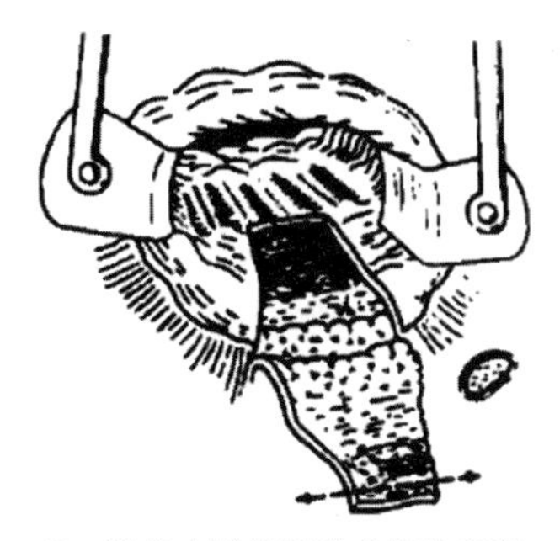

B　游离皮瓣并隧道式挖除瘘管

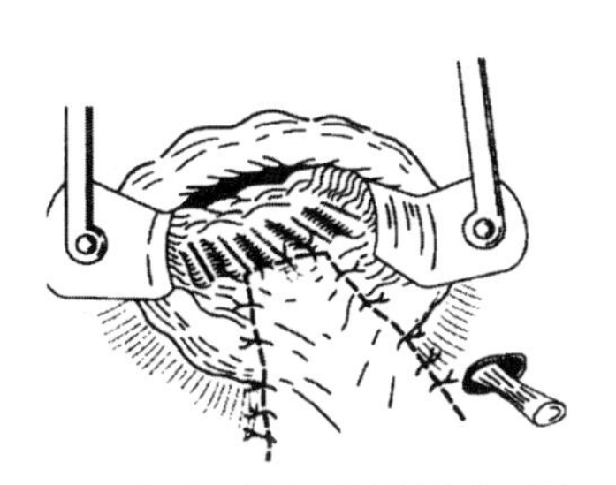

C　缝闭内口缺损后皮瓣缝合覆盖

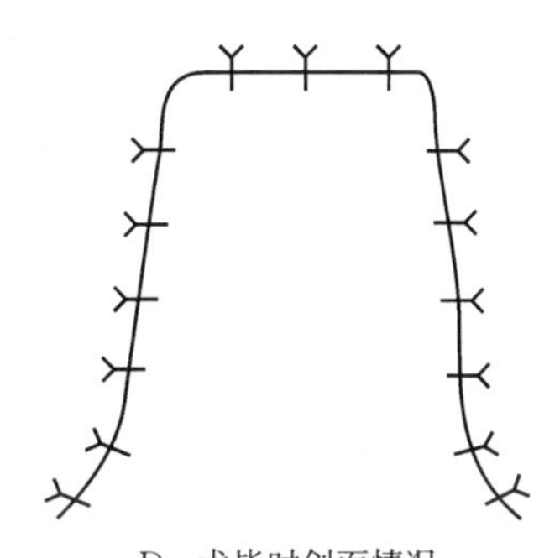

D　术毕时创面情况

**图4－15　肛周皮瓣推移术操作步骤**

## 四、目前临床应用概况

国内外对于直肠黏膜/肛周皮瓣推移的应用还是很多见的，尤其对于一些难治少见的肛瘘，可与其他方法同时运用，以增加手术的成功率，并且减少术后的复发率。早期的文献报道有较高的成功率。Jun SH 等应用肛周皮瓣推移封闭内口来治疗高位肛瘘 40 例，38 例术后 2～3 周治愈，1 例术后 4 周治愈，仅 1 例未愈合，且没有患者出现肛门失禁情况。Zimmerman DD 等选择肛周皮瓣推移术治疗经括约肌肛瘘患者 26 例，一次修复成功 12 例，总治愈率为 78％，有 30％的患者出现肛门功能减退。经多次修复后的成功率明显降低。Koehler A 等观察了 37 例患者的 42 个瘘管，采用四种术式：直肠黏膜瓣推移、肛周皮瓣推移、黏膜下层皮瓣推移和直接关闭内口治疗马蹄形肛瘘，平均随访 58 个月，总复发率为 23％(分别为直肠黏膜瓣 35％，肛周皮瓣 25％，黏膜下层皮瓣 25％，直接关闭 25％)，8 例患者出现轻微缺损，包括大便失禁和肛门功能减退。应根据肛瘘的类型来选择合适的术式。Sungurtekin U 等报道，采用 V-Y 型肛管皮瓣推移术治疗复杂肛瘘 65 例患者，平均随访 32 个月，其中 59 例基本治愈，无肛门失禁或仅有轻度功能损伤。Dixon M 等回顾性分析了 29 例直肠推移黏膜瓣治疗肛门直肠瘘患者，其总治愈率可达 83%，但病例样本量少，远期疗效尚有待观察。Van der Hagen S 等回顾性分析了直肠推移黏膜瓣治疗高位肛瘘和肛瘘切开治疗低位肛瘘的经验，41 例患者接受皮瓣推移术，62 例患者接受肛瘘切开术，在随访 12、48 和 72 个月后，直肠推移黏膜瓣组的复发率分别为 22%、63%和 63%，切开组的复发率分别为 7%、26%和 39%，但是因肛瘘复杂程度不同，没有太大的可比性。Perez F 等报道了关于直肠黏膜皮瓣推移术和肛瘘切开括约肌重建术(FSR)治疗高位复杂性肛瘘的随机对照研究，每组各 30 例，术后随访 36 个月，两组的复发率分别为 7.4%和 7.1%，其余无显著差异。Uribe N 等报道应用直肠黏膜瓣推移术治疗复杂性肛瘘 60 例，随访 43.8 个月，复发率为 7.1%，12.5%的患者轻微肛门失禁，9%的患者严重肛门失禁。邵万金应用推移皮瓣治疗直肠阴道瘘患者 11 例，平均随访 30.5 个月，失败 1 例，总成功率 91%，无继发感染和肛门失禁发生。Dubsky PC 等回顾性分析了直肠皮瓣推移术式治疗高位肛瘘，选择 34 例患者运用部分厚度皮瓣推移，选择 20 例患者运用全厚度皮瓣推移，总的复发率为 24%，全厚度复发率为 5%，部分厚度复发率为 35.3%。Abbas MA 等报道直肠推移黏膜瓣治疗高位复杂性肛瘘的远期效果，回顾性随访 36 例直肠推移黏膜瓣手术患者，其术后治愈率为 83%，随访 27 个月后，仅 5 例患者复发。尽管本法在修复时不切断括约肌，但仍有 31%的患者报道有轻度肛门失禁，12%的患者有严重肛门失禁。van Koperen PJ 等比较了使用直肠皮瓣推移术结合生物蛋白胶治疗肛瘘的优点，从 127 例高位复杂性肛瘘患者中排除炎症性肠病和 HIV 感染者共 80 例患者纳入研究，其中 26 例行直肠黏膜皮瓣推移术结合生物蛋白胶，随访 13 个月，发现反而是使用生物蛋白胶后复发率升高(13%:56%)。胡克等采用内口远端皮瓣内移封闭内口术治疗 15 例高位肛瘘患者，与 15 例采用传统低位切开高位挂线相比，可缩短疗程，减轻痛苦，避免并发症。Christoforidis D 等回顾性分析了直肠皮瓣推移与肛瘘栓两种术式，43 例采用直肠皮瓣推移术，平均随访 56 个月，治愈率为 63%；而 37 例采用肛瘘栓术，平均随访 14 个月，有效率为 32%。Rodríguez-Wong U 等运用直肠皮瓣推移治疗 16 例产后直肠阴道瘘(直径小于 2.5 cm)的患者，15 例修复优良。Uribe Quintana 等对 90 例接受直肠黏膜皮瓣推移术的肛瘘患者术后采用 Wexner 失禁评分标准进行评分，7 例(7.7%)复发，80%的患者 Wexner 失禁评分为 0 分，20%轻度失禁，但大多数评分低于 3 分。谷云飞采用推移皮瓣药捻式半管引流术治疗肛瘘 16 例，16 例患者全部临床近期治愈，随访平均 13 个月，均未见复发。Ortiz H 等开展了一项进行肛瘘栓治疗肛瘘的临床研究，对于腺源性肛瘘，其 1 年后复发率，肛瘘栓组为 80%，而直肠黏膜皮瓣推移组为 12%。Jacob TJ 等通过查阅文献,将1950—2009年中肛瘘手术随机对照并进行回顾性分析,得出结论:纤维蛋白胶与直肠推移瓣治疗肛瘘术后肛门失禁率低于其他手术方式。张玉国等采用直肠内黏膜瓣前徙内口修补加纤维蛋白胶瘘管封堵术治疗高位复杂性肛瘘11例,11例患者均一期治愈。Joshi HM等运用推移皮瓣治疗术后直肠尿道瘘5例,有4例一次治愈,1例二次手术,随访11个月均无复发。毛红等采用黏膜肌瓣下移闭合内口多切口引流术治疗复杂性肛瘘103例,其中100例一次手术治愈,一次治愈率97.09%,无明显并发症及后遗症。Stremitzer S等应用直肠黏膜瓣推移术式治疗肛瘘患者97例,随访85个月,9例患者再次手术,其中治愈7例,总共有5例出现肛门功能减退的情况。

目前数据显示,直肠黏膜瓣推移术和肛周皮瓣推移术治疗肛瘘有一定的优势,其具有不损伤外括约肌、失禁风险低、创面小、避免锁眼样畸形、可重复治疗的优点。

总体而言,直肠黏膜/肛周皮瓣推移术式相对更具有优势,国外对于此术式的应用方面比较成熟,但国内在直肠黏膜/肛周皮瓣推移术式的应用还比较少,与国外相比有差距。国内在应用治疗肛瘘时仍存在一些问题:① 暴露不充分:国外患者较国内患者肛管口径大,内口及内口上方直肠肠腔暴露充分,操作时常从内口上方作推移瓣游离,向下覆盖内口。针对存在的问题,国内有些医者尝试将内口下皮肤瓣上移来封闭内口,但又存在血供不良的问题。有些皮肤为炎性组织,组织较脆,不适合向上游离封闭内口。此外,皮瓣与直肠黏膜缝合切口向上,粪便容易进入缝合切口内部,造成切口部感染而使手术失败。② 瘘管切除:手术操作时要将瘘管清理干净且又不损伤肛门括约肌,需要十分明确瘘管的走形,且需要较高的技术水平。临床上有使用关节腔镜隧道式切除瘘管,但器械过大,操作灵敏度较差,手术也较难进行。③ 研究水平方面:目前临床治疗高位复杂性肛瘘手术方式多样,但尚缺乏随机对照试验标准的规范性研究,同时在临床疗效观察上缺乏客观评价指标,仍受主观因素影响较大。

推移瓣在治疗高位复杂性肛瘘方面有其独特的优势,医生应结合临床实际选择合适的手术方式,在选择推移瓣修补内口术时仍需要进一步思考及做出更大的努力来解决上述存在问题,以更好保护患者括约肌功能,减少术后并发症,并为临床治疗高位复杂性肛瘘提供客观科学的治疗依据。对于肛瘘的治疗方面,仍需进一步的探索和更多的实践来完善。

直肠皮瓣推移术是治疗高位复杂性肛瘘一个并发症少、疗效确切的方法,近年来国内外关于皮瓣推移术治疗肛瘘的文献报道成果是喜人的,成功率达70%~90%,让肛瘘患者和肛肠科医师看到了曙光,符合现代肛瘘微创思想。当然文献报道的成功率,因为肛瘘的类型,患者的年龄、体征等不同,会存有一定的差异,但该手术方法未损伤到肛门括约肌,不会给患者带来肛门失禁等严重并发症,只是仍需进一步前瞻性、多合作研究，从而作出更准确的疗效评判。目前在直视下作皮瓣(黏膜瓣)的推移操作较为复杂，视野不够清晰，特制的内口切割闭合器(可吸收生物钉或生物线)则可使该手术更加简便、可靠。这也是我们专业工作者急需研发的专用器械。

# 第七节　肛瘘栓术

## 一、概述

肛瘘栓(anal fistula plug，AFP)是利用组织工程及再生医学技术开发的医疗器械产品，可促进损伤组织修复，取材为异种或是异体的脱细胞真皮基质(acellular dermal matrix，ADM)。肛瘘栓术是填塞瘘管治疗肛瘘的微创治疗方法，具有微创、痛苦轻、疗程短和不损伤肛门功能及外形的优势。

1912 年 Elting 首先提出了用封闭内口来治疗肛瘘的概念。1995 年由 Livesey 等开发研制成功并首先报道。后用人的皮肤制成脱细胞真皮，进行异体覆盖烧伤创面，取得成功。目前临床上有很多领域都开始使用生物补片进行组织的再生性修复，如颅脑外科、口腔外科、胸普外科等，且动物实验和临床应用均证实了该生物材料具有良好的生物相容性。Shelton AA 和 Welton ML 应用该生物材料对曾经手术失败的直肠阴道瘘患者再次手术修补，获得成功。Jamshidi R 和 SchecterWP 报道 7 例因开放性损伤导致的肠瘘病人中，6 例予以生物补片进行瘘口修补，有 5 例瘘口闭合。美国学者 Lynn 尝试应用猪小肠黏膜制作的生物材料通过填塞的方法治疗 20 例因克罗恩病引起的肛瘘，取得了成功(治愈率 80%)。

国内生物补片在肛瘘治疗中的应用也逐渐兴起。王振军在彻底处理瘘管及内口的基础上，率先应用生物补片填塞瘘管并加固封闭内口，将生物材料裁剪为适合大小的肛瘘栓治疗肛瘘，认为其具有微创、痛苦小、疗程短和不损害肛门功能及外形的优势。

随着人们对肛门部解剖结构更深的认识及生物技术的飞速进步，瘘管填塞技术也在不断提高，由开始的单纯性内口封闭到复杂性复合式封闭，封闭的材料也由最初自身的直肠黏膜瓣发展到现在的生物材料。

## 二、本术式的理论基础

### (一) 肛瘘栓材料的特性

肛瘘栓的材料是取自同种或异种的组织，经脱细胞处理后，去除了组织中含有的各种细胞而完整地保留了细胞外基质的三维框架结构，是一种能用于修复人体软组织的生物材料。材料的主要成分是蛋白质，其修复机制是“内源性组织再生”，即诱导干细胞进入生物补片，使其分泌细胞外基质，逐步替代降解的植入物。

### (二) 现代医学的肛腺感染学说

1878年，Chiari报道肛瘘的发病与肛腺感染有关。1956年，Eisenhammer提出“隐窝腺感染学说”。1961年，Parks进一步完善了肛腺感染学说，提出了绝大多数肛瘘是由肛腺的原发感染引起。肛隐窝是肛门瓣与直肠柱之间的肠壁黏膜形成开口向上的袋状间隙，隐窝底部有肛腺开口。由于该处常积存粪屑，易发生感染，引发肛隐窝炎，进而导致肛门直肠周围脓肿、肛瘘等，所以准确寻找并正确处理内口，是治疗并治愈肛瘘的关键所在。

### (三) 祖国医学“拔根塞源”思想

“拔根”即彻底清除感染的内口；“塞源”即封闭内口。本术式在“拔根”的基础上，应用生物补片“塞源”，阻断了肛门直肠内的污染物及细菌经内口进入瘘管的途径。

### (四) 中医“祛腐生肌”法

祛腐生肌法是中医外治大法之一，主要是指用具有祛腐生肌作用的方药及其他疗法，促进腐肉脱落、新肉生长，加速疮口愈合的方法。《薛己医案》语：“大凡痈疽溃后，腐肉凝滞必取之，乃推陈致新之意。”《医宗金鉴》语：“谓腐小去则新肉小生，盖以腐能浸浮好肉也……”均说明了祛除腐肉的必要性。腐肉去，则新肉生。本术式用刮匙彻底清除腐肉，用生物补片填塞瘘道，是“去腐以生肌，生肌先去腐”的充分体现及深化。

### (五) 中医“护肛温存”的思想

“护肛温存”即保护肛门功能。现代研究表明，肛管内外括约肌的完整性、内括约肌反射的完整性、瘢痕组织引起的肛管缺损以及肛门局部上皮电生理感觉，都是影响肛门节制功能的主要因素。很多人认为切开齿线以下的括约肌不会影响到肛门的功能，但是有研究显示传统肛瘘切开术后有18%～52%的病人出现了肛门控制能力减弱，出现了漏气、漏液现象。Christnesne发现，患者肛瘘术后瘢痕组织的形成导致了肛门缺损，而这恰恰是导致肛门失禁的主要原因，因此他建议临床手术治疗肛瘘时应尽量减少瘢痕组织的形成，从而保护肛门功能。而临床上我们治疗肛瘘中，肛门功能的保护和肛瘘的根治始终是一对矛盾体，肛瘘根治的结果往往是肛门缺损，甚至肛门失禁。而为了保护肛门功能，肛瘘往往得不到根治，甚至“带瘘生存”。本术式正是在寻求一种两全其美的方法，既彻底清除原发灶及内口，处理干净瘘道，保证一定的治愈率和降低复发率，又能尽量多地保留肛门括约肌，将创面最小化，保护肛门的解剖形态和生理功能。

## 三、作用机制

肛瘘栓的作用机制尚不是非常明确，根据文献报道总结如下：

**1. 机械屏障作用** 肛瘘栓植入机体后，可在局部形成一层物理屏障，隔离细菌和感染物，防止创伤局部的组织粘连和病理性增生，使不同组织独立完成其愈合过程，重建局部组织的正常解剖关系。并且生物补片填充瘘管，可使瘘管组织不易再次增生及病理性粘连，有效防止了假性愈合。

**2. 耐受感染的能力** 肛瘘栓具有一定的耐受感染能力，所以可用于肛瘘这种伴有污染或潜在感染的创面。有报道 ADM 生物材料甚至可以在有消化液的窦道上进行修补，对亚急性感染的肛瘘瘘道有着显著的修复能力。

**3. 足够的张力** 肛瘘内口位置正处于直肠内的高压区，正是直肠内的高压把肠内容物源源不断"挤入"这一组织薄弱的缺损部位，是肛门腺感染和肛瘘长期不愈的重要因素。肛瘘栓具有抗拉力强、柔韧性好的特性。肛瘘栓固定于内口处的黏膜下层，因其较强的抗拉力，有效抵抗了肠内高压，给内口和瘘管的愈合提供了一个相对安全又清洁的环境。又因其柔韧性好，能使其与瘘管组合周围充分贴覆，有利于新生组织的生长。

**4. 网状框架结构** 肛瘘栓是以胶原蛋白和弹性纤维为主的三维网状框架结构，置入体内能诱导组织再生，诱导肉芽和毛细血管的生长和爬行，促进组织生长。

**5. 良好的组织相容性和应用安全性** 由于完整去除了具有免疫原性的抗原成分，置入体内无免疫排斥反应，无瘢痕增生，可长期留置宿主体内，被动降解，成为自体组织的一部分。脱细胞异体真皮基质植入体内后的血管化和再塑形在肛瘘愈合中起重要作用。

## 四、材料学特点

肛瘘栓应用现代组织工程学技术，将哺乳动物的膜性材料，通过组织固定和诱导、蛋白修饰和改性技术，去除引起异体组织间排斥反应的细胞成分及Ⅰ、Ⅱ型细胞相容性抗原，无免疫活性，保留以胶原蛋白和弹性纤维等细胞外基质为主的生物支架。通过细胞支架的形式移植到受体部位，为细胞生长提供空间和场所，诱导和调节细胞的生长、分化和代谢，自身细胞在这一生物支架上生长繁殖，新生细胞又分泌新的细胞外基质，同时这一置入的生物基质在体内被动降解，降解速度和组织生长速度同步，降解产物最终被正常组织吸收改建，有利于缺损组织的再生性修复。

其根据组织来源可分为两种材料，同种异体材料：如真皮脱细胞基质（acellular dermis matrix，ADM）、羊膜、硬脑膜等；异种异体材料：如猪小肠黏膜下层（small intestinal submucosa，SIS）、牛马的心包、牛腹膜等。国内外当前已有数十种商品化的肛瘘栓材料。

肛瘘栓的常用来源有真皮、小肠黏膜下层和心包，三者各有特点。

(1) 组织构成上：SIS 的细胞外基质（extracellular matrix，ECM）三维网状支架结构由Ⅰ、Ⅲ和Ⅴ型胶原纤维构成，其他成分包括黏蛋白、氨基葡聚糖等糖类和生长因子,如成纤维细胞生长因子、转化生长因子和血管内皮细胞生长因子等;ADM 的 ECM 三维网状支架结构由Ⅰ、Ⅲ、Ⅳ、Ⅶ型胶原纤维和弹力蛋白、层黏蛋白和氨基葡聚糖等糖类构成;心包的胶原成分主要是Ⅰ型纤维,其他成分有脂质和糖类。

(2) 结构特征上:SIS 中胶原纤维呈层状分布,并可大致分为两群,分别与小肠长轴方向呈 28°交叉;ADM 内有基底膜结构,胶原纤维排列无特定规律;心包内胶原纤维呈水平层状分布,层数在 20 层以上,每层间纤维主要方向 30°或 90°交叉叠置。

(3) 生物力学方面:三者都具有满足体壁修复的良好强度,相对而言,在同等厚度时心包的强度最高,SIS 的弹性最好、平均孔隙率最大。① 体内降解速度:ADM 和心包的降解时间一般大于 9 个月,而 SIS 植入 4 个月即完全降解。② 修复区强度变化:SIS 植入体内 2 周左右修复区强度降低约 45%,1 个月后强度回复到初始水平,之后逐步升高,至 3 个月时达到稳定。ADM 的修复区强度表现为"先扬、后轻抑、再扬"的变化曲线,即:植入 1 周内稍增高,2 周左右降至初始强度的 80%左右,2 个月时恢复到初始强度,其后强度同样逐步升高至 6 个月时达到稳定。心包修复区强度相对比较稳定,先缓慢轻度降低再缓慢升高,达到稳定至少也需 6 个月,最终强度相对稍低于真皮和 SIS 修复区。③ 植入后炎症反应方面:相对来说,SIS 引起的炎症反应水平最低,心包最高。

## 五、适应证和禁忌证

### (一) 适应证

1. 适用于各种类型的慢性肛瘘(单纯或不超过两个窦道者,更复杂者正在研究中;经括约肌肛瘘最适用,也有用于括约肌间肛瘘治疗的报道)。

2. 慢性窦道者,外口闭合伴发不严重的急性炎症者,可直接切开外口引流并用本法治疗。

3. 直肠阴道瘘。有相关文献报道 AFP 用于直肠阴道瘘的治疗,结果存在一定的差异,但无重大并发症的发生。也有学者采用专门的直肠阴道瘘的栓(rectovaginal fistula plug,RFP)用于直肠阴道瘘的治疗。

4. 克罗恩病肛瘘。目前临床有相关报道采用 AFP 治疗,但治疗效果存有争议。

### (二) 禁忌证

无绝对的禁忌证,只有相对禁忌证:储袋阴道瘘,瘘管极短的瘘管,瘘管有感染腔存在或是可能存在感染,对 AFP 过敏和无法识别内外口的肛瘘。

## 六、操作过程

1. 患者侧卧于手术台上,鞍麻成功后,常规消毒,铺置无菌巾单。

2. 结合术前超声等辅助检查对肛内进行探查,明确瘘管走向及内口的位置,并排除其他疾病。

3. 用探针确定瘘道内口和瘘道外口，对不超过两个窦道和外口的病人，环形切除瘘道内、外口炎症感染组织，用刮匙深入管腔彻底清理干净瘘道，清除肉芽组织；然后先后用甲硝唑盐水、双氧水、生理盐水冲洗管道，吸引器吸干水分。

4. 根据瘘道的长度和管腔直径修剪肛瘘栓材料，以丝线将 AFP 自外口拉入内口，填充瘘管，修剪内口处多余的 AFP 材料，以 2-0 可吸收缝线封闭内口，同时将 AFP 材料缝合固定在内口黏膜下层以下，以封闭内口。将肛门外口处多余部分剪去。残余补片材料应略低于周围皮肤，外口处开放不缝合。

5. 术后肛门内留置止血纱布和太宁栓，然后用无菌纱布敷盖外口，外盖棉垫，丁字带固定。

6. 术后处理：术后观察 AFP 与周围组织的结合情况，组织的色泽、弹性、质地；分泌物量及性质，有无局部疼痛、异物感及全身反应等。术后常规应用抗生素 3～5 日；每次大便后坚持换药清洁创面，可应用太宁栓或太宁膏等黏膜保护剂。嘱患者切勿淋浴或坐浴熏洗；术后 2～3 日可以将残留在外口处的组织残端剪除，使其略凹于创面，以利于创面上皮组织的生长。每周复诊一次，以了解创面恢复情况。

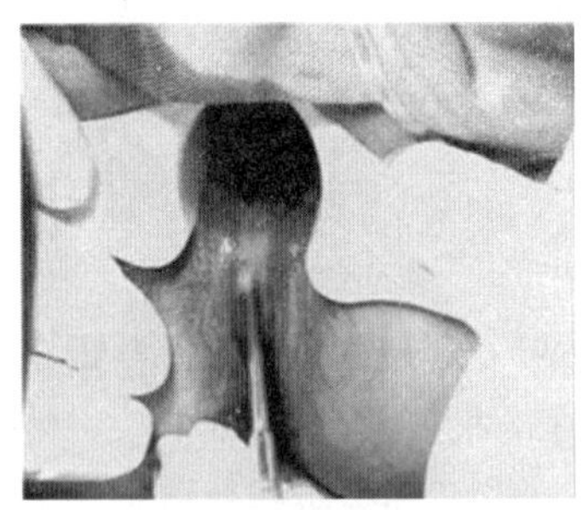

用刮匙彻底刮除窦道感染、坏死组织

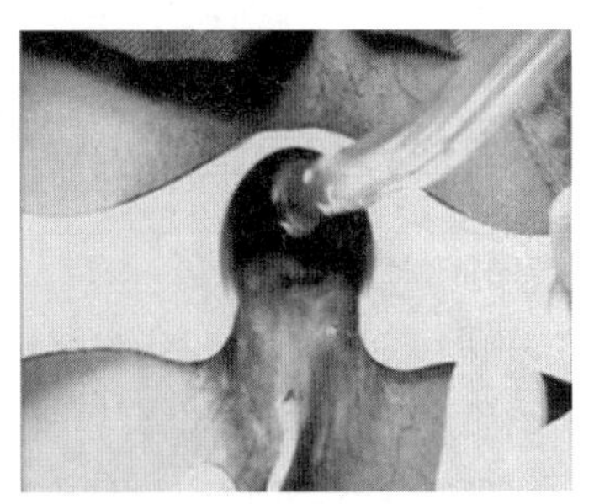

依次用双氧水及甲硝唑，生理盐水冲洗瘘道

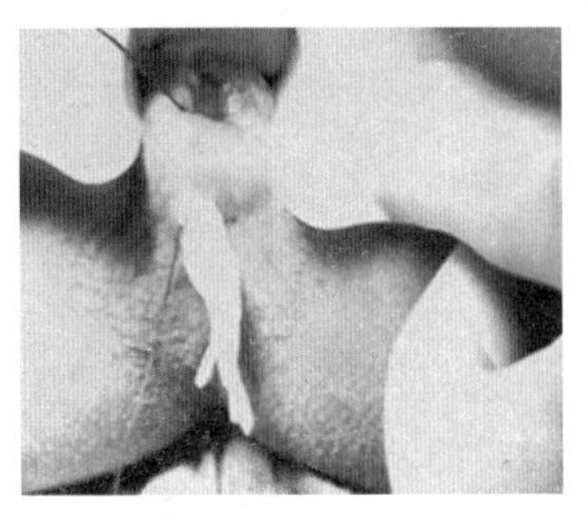

以丝线将脱细胞真皮基质材料自外口拉入内口，填充瘘管

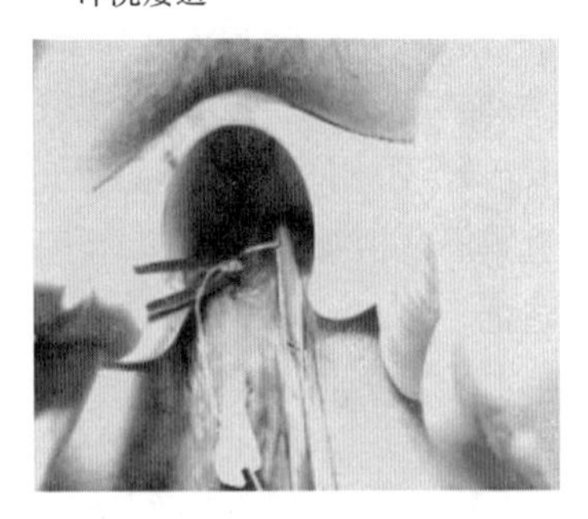

以可吸收缝线缝闭内口并注意同时将脱细胞真皮基质材料缝合固定在内口黏膜下。剪除外口处过长的脱细胞真皮基质材料，外口开放不缝合

**图 4－16　肛瘘栓术操作过程**

## 七、手术操作技术要点及注意事项

### (一) 术前

关键在于内口及瘘道确认。根据隐窝腺感染学说，约有95%的肛瘘的形成是由于肛隐窝的感染所致，内口的感染是肛瘘发生发展的根本原因所在，因此通过肛门指诊、探针、腔内B超、影像学检查等确认内口和瘘道是手术的首要关键。

### (二) 术中

手术成败关键在于处理内口并彻底清理干净瘘道。

**1. 内口及瘘道处理**　随着肛瘘治疗技术的发展和进步，各种新方法、新术式、新理念不断涌现，但对于肛瘘内口的处理，均强调在肛腺感染学说的指导下，彻底清除感染的隐窝和肛门腺体及其导管，去除原发病灶，在此基础上对肛瘘内口进行切开或切除以及对内口进行各种形式的封闭或填塞。彻底清除内口及瘘管，能更好地诱导新生组织的生长和代替，否则术后易感染及复发。

**2. 无菌操作**　用双氧水、甲硝唑等冲洗后需更换手套及手术器械。无菌的手术操作环境降低了手术后的感染率。

**3. AFP 的置入**　AFP置入瘘管之前需用0.9%生理盐水浸泡1分钟，宜剪成条状，卷起，有利于创面贴覆。利用AFP良好的柔韧性和塑形性，根据瘘道直径及长度，修剪合适大小生物补片，裁成0.5 cm左右的条状，卷起，由丝线带入瘘道。这样，AFP可与瘘道管壁紧密贴覆而无张力。在AFP这一网状支架诱导下，局部肉芽组织能尽早分泌细胞外基质，逐步替代降解的植入物，提高手术成功率。

**4. AFP 固定**　AFP用2-0可吸收线缝合固定在内口黏膜下层以下时，以确保AFP不会滑脱为宜。过多会形成异物刺激，不利于AFP的降解和组织的生长；过少则易脱落。2-0可吸收缝线，其成分是聚乳酸和聚乙醇酸的共聚物，在体内大约14天可逐渐水解吸收，不需要拆线，既解决了内口处位置较高且视线狭窄不易操作的麻烦，又有效防止了线头长时间被包埋而引起的感染。

**5. 外口引流**　外口处修剪多余的AFP组织，不缝合，有利于引流。创面引流的通畅对于肛瘘能否愈合也至关重要，AFP纳入瘘道内，由于其特殊的三维网状结构，分泌物可顺着补片流出，不淤积于管道。

### (三) 术后

**1. 术后最应注意感染问题**　虽然手术过程中应该严格无菌操作，术中正确寻找和处理内口并彻底清理干净瘘道，但由于肛门部手术不能完全杜绝污染的特征，决定了术后应用抗生素和及时换药是完全必要的。术后换药对于肛瘘的治疗至关重要，每天换药时可以观察患者伤口的生长情况、并发症的轻重程度。每日伤口换药时，需挤压瘘道，使渗液能及时排出；记录患者伤口分泌物的色、量、质，肉芽组织的颜色及生长速度,生物补片的降解情况及生物补片对周围组织的影响等。如果患者创面局部皮肤出现红肿,分泌物突然增多,甚至内口处有裂开趋势或现象,同时查体温、白细胞都有增高等,说明已有局部感染,应及时口服抗生素并用甲硝唑冲洗创面。若体温、血象持续增高,则考虑补片反应,当行二次手术,将补片取出。

**2. 术后一定要杜绝坐浴外洗** 坐浴外洗是肛门手术术后的常规选项,但是本术式后如果外洗会破坏填塞物的稳定,且液体也会造成填塞物与周围组织分离,使成纤维细胞重塑受到影响,从而影响组织的重建修复,造成手术失败。

## 八、AFP 术式的特点

### (一) AFP 封闭内口

传统手术直接切开内口,总会或多或少造成肛门括约肌的损伤,且为了引流通畅,需敞开更大的肛周面积来完成这项工程。这对于多次手术导致肛门收缩能力减退或者肛门功能已经退化的老年患者尤不适宜,往往会造成漏气、漏液等不完全失禁的发生。如果术后换药不彻底,更容易导致桥型愈合,不可避免的二次手术治疗。

本术式在彻底处理原发病灶的基础上,没有采用传统直接切开内口的手术方法,而是应用 AFP 来封闭了这一感染的源头。AFP 固定于内口处的黏膜下层,因其较强的抗拉力和机械屏障作用,有效地抵抗了肠内高压,切断了肛瘘感染的源头,封闭了肠内容物再次进入瘘管的通道。

### (二) 隧道式清除瘘管组织

传统手术切开瘘道管壁,修剪创缘,敞开创面,不仅或多或少造成了肛门功能的损伤和肛门形态的改变,而且术后换药给病人造成了很大痛苦。本术式利用探针的引导,用刮匙清除纤维坏死组织,保留正常组织,利用 AFP 填塞瘘管,诱导周围组织爬行和生长,使空腔逐渐充实。

### (三) 微创低侵袭

肛瘘是良性的肛门疾病,只有反复多年的感染发作才有恶变的可能,所以临床上我们不能一味地要求根治,而忽略患者的生活质量。保留部分括约肌、保护肛门的功能,或许对于很多患者来说才是最重要的。而传统的治疗方法都会或多或少地损伤到括约肌,同时也不可避免地会损伤到正常的肛周组织。而对肛周皮肤的损伤不仅使患者术后感觉疼痛明显,也增加了肛周瘢痕形成面积。

本术式既彻底清除了原发灶及内口,处理干净了瘘道,又在保证一定的治愈率和降低复发率的情况下,尽可能地保留了肛门括约肌,将创面最小化,保护了肛门的解剖形态和生理功能,对术后换药、愈合时间也有一定的临床意义。因此,该手术具有内口瘘道处理彻底、括约肌损伤小、患者痛苦小、瘢痕形成少等优点。

## 九、目前临床应用概况

AFP 对肛瘘的治疗，从目前文献报道的临床疗效来看，有一定的治愈率，对那些即使没有治愈的患者也不会带来灾难性的后果。在 2006 年 Johnson 认为目前肛瘘使用纤维蛋白胶的远期闭合率还不能令人满意，可能因为蛋白胶的液体黏度因素。第一次设计一项前瞻性队列研究对肛瘘填料与纤维蛋白胶进行了比较，其将高位或更高位的穿括约肌瘘管患者纳入该项前瞻性研究(克罗恩病或浅表瘘管患者除外)。对组间的年龄、性别、类型以及先前瘘管行手术治疗情况进行比较，前瞻性观察了 25 例患者，15 例行纤维蛋白胶闭合，10 例使用肛瘘填料。纤维蛋白胶组在 3 个月时持续存在大于或等于 1 个瘘管的患者为 6 例，而肛瘘填料组为 2 例。研究结果表明，使用可缝合生物修补材料闭合肛瘘内口是治疗肛瘘的一种有效方法，该方法似乎比纤维蛋白胶更可靠。O'Connor L 等报道了 AFP 治疗克罗恩病肛瘘的疗效，入选病例为 20 例克罗恩病肛瘘患者，共有 36 个瘘管，中位随访 10 个月。在 20 例患者中 16 例患者的肛瘘愈合，同时在 36 个瘘管中 30 个瘘管愈合。Champagne BJ 等报道 38 例 AFP 植入手术患者，平均 12 个月的随访，总体的治愈率为 83%。2007 年 Van Koperen PJ 等采用肛瘘栓治疗 17 例肛瘘患者，在术后 7 个月的随访中，41%的患者痊愈。Ellis CN 报道用 AFP 治疗 13 例经括约肌肛瘘和 5 例直肠阴道瘘患者，在平均 6 个月的随访中，复发率为 12%，而 95 例肛瘘患者采用皮瓣推移术，平均 10 个月的复发率为 32.6%。2008 年，Garg P 采用 AFP 治疗 21 例肛瘘患者，手术成功率为71.4%，但多是低位肛瘘，对高位肛瘘的治疗待进一步的摸索。Echenique I 等报道对 23 例患者行 AFP 治疗，排除恩罗恩病，总体治愈率为 60%。Lawes DA 等报道 20 例 AFP 植入手术，17 例为经括约肌肛瘘，3 例为直肠阴道瘘，10 例至少曾进行过一次肛瘘手术，3 例患者行 AFP 治疗的同时行皮瓣推移术，平均随访 7.4 月，单纯使用 AFP 的患者成功率为 24%，2 例联合手术的患者痊愈，5 例发生会阴部感染。Ky AJ 等报道了 45 例 AFP 植入治疗的患者，其中单纯性肛瘘 24 例，复杂性肛瘘 20 例，术后 3～8 周的治愈率为 84%，以后逐渐下降，8 周下降到 72.7%，12 周下降到 62.4%，长期随访发现对单纯性肛瘘的治愈率高于复杂性肛瘘的治愈率。Schwandner O 等采用 AFP 治疗 19 例复杂性经括约肌肛瘘，排除括约肌间肛瘘和单纯性肛瘘，其中 12 例为腺源性肛瘘，8 例为克罗恩病肛瘘，1 例患者失访，术后随访 279 天，总体成功率为 61%，腺源性肛瘘的成功率为 45.5%，克罗恩病肛瘘的成功率为 85.7%。Song WL 等观察脱细胞真皮基质治疗肛瘘的临床疗效，经过 7～10 天的随访，30 例患者的成功率为 100%。Van Koperen PJ 等采用 AFP 治疗 17 例肛瘘患者，在术后 7 个月的随访中，41%的患者痊愈。Christoforidis D 等报道了 47 例 AFP 植入手术的患者，47 例患者共有 49 个复杂性肛瘘，共用 64 个 AFP 植入，平均随访 6.5 个月，成功率为 43%。2009 年

Schwandner T 等采用 AFP 治疗复杂性肛瘘 60 例，12 个月后的成功率为 62%。Gonsalves S 等纳入 12 例病例，研究直肠阴道栓的临床疗效，其中 5 例直肠阴道瘘，7 例回肠阴道储袋瘘，平均随访 15 周，总体治愈率为 58%，直肠阴道瘘中 60%成功，57%回肠阴道储袋瘘成功。Zubaidi A 等对 22 例肛瘘患者采用 AFP 治疗，平均随访 12 个月，总体成功率为 83%。Wang JY 等 29 例患者采用 AFP 治疗，26 例患者采用皮瓣推移法治疗，分别随访 219 天和 819 天，手术成功率分别为 34%和 62%。Schwandner O 等采用 AFP 治疗 16 例克罗恩病肛瘘，平均随访 9 个月，总体疗效为 75%，其中经括约肌肛瘘的成功率为 77%，直肠阴道瘘的成功率为 66%。Itah R 等采用 AFP 治疗 10 例复杂性肛瘘，中位随访 12 个月，有 50%的治愈率。Ortiz H 等采用随机分组法将肛瘘患者随机分为 AFP 组合皮瓣推移组，各 15 例，1 年后的治愈率分别为 20%和 87.5%，说明 AFP 治疗肛瘘治愈率较低。Safar B 等对 35 例患者行 39 例 AFP 植入，随访时间 126 天，总体手术成功率为 13.9%。Christoforidis D 等回顾性分析了 43 例直肠皮瓣推移和 37 例 AFP 植入治疗肛瘘的病例，在 56 个月的随访中，直肠皮瓣推移术的治愈率为 63%，而经过 14 个月的随访，AFP 的治愈率为 32%。我国学者王振军首次设计并使用异体脱细胞真皮基质，将其剪裁成肛瘘栓进行肛瘘的填塞治疗。对 50 例患者的临床治疗观察，治疗成功率达 80%，3 例患者延迟愈合(术后 1 月以后愈合)，7 例于术后 3～6 个月复发，复发率为 14%。2010 年 Adamina M 等研究使用 AFP 治疗肛瘘的使用成本，各 12 例患者分别接受 AFP 及皮瓣推移治疗肛瘘，分别中位随访 28 周和 14 周后，两组手术成功率分别为 50%和 33%，使用 AFP 比采用皮瓣推移术节约 1588 美元，可见使用 AFP 治疗肛瘘可节约成本。Garg P 等系统总结了 1995—2009 年 317 例采用 AFP 治疗肛瘘的病例，成功率在 24%～92%。El-Gazzaz G 等回顾性分析了 33 例接受 AFP 植入的肛瘘患者，其中 61%为腺源性的，39%为克罗恩病肛瘘，中位随访 221.5 天，总体治愈率为 25%，其中克罗恩病肛瘘的治愈率为 9.1%，腺源性肛瘘的治愈率为 34.6%。Owen G 等采用 COOK 公司生产 AFP 治疗 32 例肛瘘患者，中位随访 15 个月，总体成功率为 37%。Lenisa L 等将 60 例腺源性肛瘘患者纳入 AFP 治疗肛瘘的临床研究，平均随访 13 个月后，手术成功率为 60%，手术后复发的病例一般在术后 5.7 个月。Ellis CN 等回顾行分析了 2005 年 5 月到 2006 年 9 月的 63 例肛瘘患者，均采用 AFP 治疗，术后随访 1 年，治愈率为 81%。Buchberg B 等观察 Cook-AFP 和 Gore-AFP，12 例病例接受 Cook-AFP 治疗，10 例病例接受 Gore-AFP，Gore 组的成功率为 54.5%，Cook 组的成功率为12.5%。Lupinacci RM 等观察 AFP 治疗经括约肌肛瘘，15 例患者纳入研究，3 个月后的成功率为 40%，7 个月后的成功率为 53.3%，克罗恩病的成功率为 33%。McGee MF 等采用 AFP 治疗肛瘘，41 例腺源性肛瘘患者纳入研究，排除克罗恩病肛瘘，平均随访 25 个月后的成功率为 43%，手术成功与否与性别、年龄、瘘管位置、挂线的时间和随访时间长短无明显相关性，与瘘管管道的长短有关，瘘管超过 4 cm 的手术成功率约为短瘘管成功率的 3 倍。候超峰采用生物补片对 70 例肛瘘患者随机分组治疗，两组患者相比，治疗组患者术后中重度疼痛、中重度分泌物、伤口愈合时间均显著优于对照组，对照组肛门功能损伤率远大于治疗组，而两组的复发率之间无显著性差异。2011 年韩加刚等使用异体脱细胞真皮基质治疗 114 例高位复杂性肛瘘患者，平均随访 19.5 个月，没有观察到死亡或重大并发症。总体成功率为 54.4%(62/114)，平均随访 19.5 个月。52 例失败患者中，11 例(21%)有塞挤压和 9 例(17%)败血症。大多数塞故障发生在 30 天内，只有 1 例塞故障发生在手术后 6 个月。多元逻辑回归分析，吸烟、长期外部开放时间和性能操作的非专家外科医生明显与手术的失败有关。考虑到低发病率和相对简单的过程，采用异体脱细胞真皮基质治疗复杂性性肛瘘是一个合理的选择。Borda Mederos LA 等回顾性分析了 Bio-AFP 治疗复杂性肛瘘 46 例，平均随访 29.8 个月后成功率为 73.9%。Muhlmann MD 分析皮瓣推移和 AFP 治疗肛瘘的临床疗效，入选 70 例患者，其中 57 例高位腺源性肛瘘，4 例克罗恩病肛瘘，7 例直肠阴道瘘，1 例会阴尿道瘘，1 例会阴储袋瘘，中位随访 4.5 个月，48 例采用直肠皮瓣推移，成功率为 33%，22 例采用 AFP 治疗成功率为 32%。Dela Portilla F 等观察生物栓治疗 19 例经括约肌肛瘘患者，中位随访 12 个月，成功率 15.8%。Koperen PJ 等采用随机双盲法观察推移皮瓣和 AFP 治疗肛瘘临床疗效，60 例病例纳入研究，随访 11 个月，皮瓣推移组的复发率为 52%，AFP 组的复发率为 71%。Kleif J 等观察 AFP 治疗 37 例复杂性肛瘘，手术成功率为45.9%。王明祥对 7 例中低位直肠阴道瘘患者行生物补片填塞治疗后随访 1 年，痊愈 6 例，术后 3 周复发 1 例，为肛门直肠周围脓肿患者。平均住院 9 天，无生物补片排斥反应，肛门功能及外形正常。2012 年 O'Riordan JM 等系统性回顾性分析了 76 篇文献，挑选其中 20 例文献，530 例患者纳入研究，其中 488 例非克罗恩病肛瘘，42 例克罗恩病肛瘘，肛瘘的排除率为 8.7%，约 54%的非克罗恩病肛瘘患者接受 AFP 治疗，还没有充分显示在克罗恩病肛瘘治疗中的优势。Leng Q 等回顾性分析了 AFP 治疗的 408 例肛瘘患者，两组患者相比，在治愈率相同的情况下，治疗组患者疼痛的持续时间，瘘管的愈合时间、住院时间均显著优于对照组。治疗组对并发症的风险明显低于对照组，且对术后的生活质量有明显改善。Chan S 等观察了 44 例肛瘘患者共植入 62 个 AFP，平均随访 10.5 个月，总体成功率为 50%，AFP 的成功率为 35%，首次行 AFP 治疗患者的成功率为 65.5%，再次手术成功率为 20%。Ommer A 等观察 Bio-AFP 治疗高位肛瘘的德国多中心研究，40 例病例纳入研究，12 个月后肛瘘的治愈率为 57.5%，治愈率因医生干预措施的不同差异为 0～75%。Ratto C 等采用 Gore Bio-AFP 治疗 11 例复杂性肛瘘患者，其中 5 例高位前侧肛瘘，6 例高位后侧肛瘘，中位随访 5 个月，成功率为 72.7%。秦澎湃等将 AFP 应用于 17 例高位复杂肛瘘盲端填塞，采用分期手术，将复杂或弯曲的瘘管转变成相对直行的狭长管道后，行 AFP 填塞。14 例于填塞后一期愈合，治愈率82.3%，17 例中，14 例填塞后一期愈合，愈合时间平均 5 周，而以往高位复杂肛瘘行传统切开挂线术的愈合时间一般在 6 周以上，AFP 填塞治疗无传统切开挂线术以外的特殊不良反应。赵勇等采用瘘管切开挂线术和 ADM 生物补片治疗 60 例复杂性肛瘘患者，共有 39 例达到一期愈合，13 例复发，总的治愈率和复发率分别为 65%和 33.3%，术后并发症如出血、尿潴留总体发生率均较低。2013 年 Tan KK 等回顾性分析了 2007—2008 年 26 例腺源性肛瘘患者，成功植入了 30 个 AFP，中位随访 59 周，86.7%的肛瘘复发，其中有 20 例再次手术治疗。Cintron JR 等观察猪小肠黏膜下组织制成 AFP 治疗肛瘘的临床疗效，纳入 73 例病例，不包括直肠阴道瘘，8 例克罗恩病肛瘘，53 例患者为初次手术，20 例患者为二次手术，中位随访 15 个月，总体有效率为 38%，成功率与初次和再次手术无明显相关性，克罗恩病肛瘘成功率为 50%。Heydari A 采用 AFP 治疗 48 例肛瘘患者，总体治愈率达到 69.3%(33/48)，其中 8 个患者术后 3 个月恢复，21 例术后 6 个月恢复，4 例术后 12 个月恢复，出院后随访 3 个月，没有栓子开始脱落，没有患者出现会阴部疼痛或大便失禁、肛门狭窄、出血、局部感染或其他并发症。王占军对 33 例经括约肌瘘采用 LIFT 结合脱细胞异体真皮基质治疗 33 例患者，一次手术痊愈 27 例，6 例失败再次行肛瘘切开挂线术，治愈率 81.8%。应用 LIFT 结合脱细胞真皮基质材料治疗经括约肌瘘具有微创、痛苦轻、疗程短和损害肛门功能及外形的优势，但远期效果仍待观察。

近十年来，国内外报道 AFP 的成功率从开始的 80%，在经过在 6～7 年的临床实践后，治愈率降低到 13.3%，但病例选择的适应证不统一，其真实性有待商榷。此外，目前尚缺乏大样本的研究，临床没有太多的经验借鉴，且生物补片价格昂贵，要考虑到经济成本。目前肛肠医师似乎对 AFP 的治疗有了更加理性的认识，近年来有了更多的随机对照研究，但 AFP 的临床应用是否有价值让人深思。AFP 保护肛门括约肌功能是可靠的，起码不会给患者造成难以挽回的后果，即使不成功也不会影响下一次的治疗。但随着临床应用样本量的不断扩大，临床疗效有待考证，对术者来说可考虑采用多种手术方法相结合的综合疗法或是改进手术操作方法来治疗肛瘘。

# 第八节　生物蛋白胶封堵术

## 一、概述

生物蛋白胶封堵术就是利用高科技的生物纤维蛋白制剂封堵肛瘘瘘管，这种制剂具有止血、封闭缺损组织、防止组织粘连及促进创伤愈合等作用，是现代微创外科兴起的产物，治疗肛瘘操作简单。

早在20世纪初，单独使用生物蛋白胶作为一种外科手术的密封胶就已经开始了。1944年，Cronkite等首次将纤维蛋白原和凝血酶结合到一起使用，简化植皮过程。后来，随着浓缩凝血因子方法的进步，出现了商品化的纤维蛋白胶，它有更强、更持久的黏合作用。微创技术的发展更是促进了纤维蛋白胶的应用，且逐渐扩大了它的应用范围。在肛瘘治疗中其主要应用于括约肌间肛瘘和皮下肛瘘，《美国结直肠外科医师协会2005年肛瘘临床执业指南》指出，复杂性杂肛瘘可以应用纤维蛋白胶灌注封堵法（证据来源Ⅳ，推荐级别B）。

## 二、生物蛋白胶的主要成分和作用原理

生物蛋白胶（fibrin glue，FG），又称纤维蛋白凝胶或纤维蛋白封闭剂（fibrin sealant，FS）等，是一种从人血或哺乳动物血中提取的多种因子组成的复合物，主要由纤维蛋白原、凝血酶、凝血因子ⅩⅢ和钙离子四种成分组成，还有纤维连接蛋白和少量Ⅱ、Ⅴ、Ⅸ等其他凝血因子。生物蛋白胶中纤维蛋白原的浓度为正常生理状态的15～25倍，其凝血过程更为迅速，产生的蛋白凝块更为坚固。此外，通常纤维蛋白凝块会在4～5天内降解，而生物蛋白胶蛋白凝块平均生存周期可提高10～14天，其原因在于生物蛋白胶中添加了纤溶抑制剂。使用时将上述物质溶解后混合在一起，即可模拟机体凝血过程的最后阶段，最终使纤维蛋白原转变为纤维蛋白网而发挥止血封闭缺损组织、促进创伤组织愈合等功能。纤维蛋白与凝血酶接触后产生可溶性纤维蛋白多聚体，同时Ⅹ因子被凝血酶激活，活化的Ⅹ因子促使可溶性纤维蛋白多聚体转化为不可溶性纤维蛋白多聚体并形成网状，进一步增强纤维蛋白凝块的弹性、稳定性和抗纤溶能力。稳定的纤维蛋白多聚体形成后，既填充了组织间隙的缺损，又成为创伤组织粘接的桥梁，起到了类似于细胞连接的作用，而且为成纤维细胞、平滑肌细胞等间叶细胞的增殖提供了良好的基质。在伤口的愈合中，催化纤维蛋白原转变成纤维蛋白，并可使蛋白C活化，促进创口正常愈合。

生物蛋白胶最初应用于临床是作为一种新型止血药，其能有效地制止组织创面渗

血和小静脉性出血。在止血方面，它的组织相容性、无毒性和临床有效性等方面的性能优于其他任何一种生物或人工合成的外用止血剂。

目前生物蛋白胶的临床应用主要用于以下几个方面：① 止血，减少创面渗液。② 封堵、黏合及防漏(瘘)，覆盖及保护手术创面，填充缺损。③ 促进创伤愈合。④ 防止粘连。⑤ 药物载体。

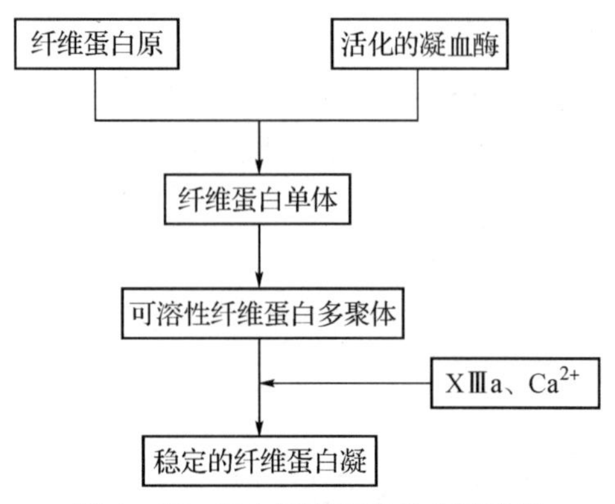


**图 4－17　凝血级联反应的共同途径**

国外的生物蛋白胶成分多从人的血液中提取，如 Vivostat(Convatec Ltd, Deeside, UK), Beriplast P(Aventis Behring, Marburg, Germany)等，经过病毒钝化处理得到。国内的医用生物蛋白胶是从哺乳动物猪血液中提取，其来源具有一定优势，还可减少人与人之间传染性血液病的传播，但对于猪来源的生物蛋白胶，面临的最大的问题是其具有潜在的免疫原性。

## 三、适应证与禁忌证

与前节“肛瘘栓术”相似。

## 四、手术操作

### (一) 一期手术

清除肛瘘内口感染组织并作瘘管虚挂线(泄液线)引流：根据手术时间长短采用腰麻或连续硬膜外麻醉，患者取侧卧位或是折刀位。首先务必准确地确认肛瘘的内、外口及瘘管的走行，一般用探针自外口沿瘘管轻轻探入直至内口，需注意避免形成假道，并从内口穿出。带引 10 号丝线或是橡皮筋，环穿瘘管，每个外口与内口之间都贯穿入泄液线或是橡皮筋引流，沿原发和继发的瘘道。瘘道的处理主要用刮匙或是清创球(为两组小椭圆形钢球，一组表面光滑，一组表面呈毛刺状，每一组小球分别有 0.25 cm、0.3 cm、0.35 cm 三种不同大小，小球中心有一细孔，光滑小球起扩张瘘管用，毛刺状为清创用)将炎症坏死组织及分泌物清除干净。

### (二) 二期手术

一般在 6～9 周以后，患者的瘘管已经成为直行的简单瘘管，引流通畅，分泌物少，肉芽组织红润。采用 0.5%～1%的利多卡因局麻下即可(必要时采用腰麻)。先取出橡皮筋引流条，再次用刮匙清除瘘管内分泌物，用 3-0 保护薇荞缝合内口，注水实验保证内口的封闭完全。从外口插入纤维蛋白胶注射管喷头，从瘘管顶端开始注入纤维蛋白胶，以灌满瘘管为度，注入过程中轻按瘘管，使纤维蛋白胶与瘘管组织充分接触，视纤维蛋白胶凝固后，也可以于所填胶体上方相当于窦腔口处以可吸收线荷包缝合一周，收紧打结，将胶体完全埋入窦腔内，敷料覆盖，适当加压包扎。

## 五、手术操作要点

1. 彻底清除坏死组织与潜在感染病灶，这是提高治愈率的关键。

2. 无需过多切除正常组织来考虑术后引流。

3. 创面不能有搏动性出血。

4. 要从最顶部开始注射，推注生物蛋白胶时应缓慢、速度均匀，防止忽快忽慢；可边注入边退出导管，不要有气泡残留。生物蛋白胶要注到比荷包缝合线高的位置，待胶体凝固成胶冻状时收紧荷包。

5. 先将荷包缝合打结，再注射胶液。荷包缝合于肛瘘深部腔隙的瘘道口，于生物蛋白胶填充瘘道前缝合。瘘道组织较脆，缝合时注意进针位置应略深，过浅，会在打荷包时将组织勒断；过深则不能恰到好处地封闭窦腔，从而影响胶体的附着。如果窦腔口部较宽大，勉强缝合会使张力过大，可不予缝合，待确认胶体已牢靠再覆盖敷料，适当加压包扎。

6. 生物蛋白胶的主要成分为蛋白质，与酒精、碘和重金属接触会引起蛋白质变性，因此，应避免与上述物质接触，术后仅用生理盐水纱布外敷创面即可。

7. 术后控制饮食，1 周左右排便；排便后再打开伤口换药。

8. 生物蛋白胶一旦发生脱落，可按照传统的肛瘘切开挂线术的方法治疗，可以再次在肛瘘盲端扩创换药，直至愈合，也可再次填充生物蛋白胶治疗。

## 六、目前临床应用概况

2004 年 Jurczak F 等应用纤维蛋白胶注射治疗 31 例肛瘘患者(28 例为经括约肌肛瘘，3 例括约肌上肛瘘)，进行 9 个月的随访，83.9%的患者有效，未发现大便失禁及其他并发症；Loungnarath R 等回顾性分析了纤维蛋白胶应用于复杂性肛瘘患者 42 例，3 例失访。按肛瘘的病因分：腺源性肛瘘 22 例，克罗恩病肛瘘 13 例，回肠/结肠肛管吻合瘘 4 例。按肛瘘走行分为：高位经括约肌瘘 33 例，表浅的经括约肌肛瘘 3 例，括约肌上肛瘘 2 例，直肠阴道瘘 3 例。最初大部分病人封闭了肛瘘，但复发率较高，持续下来有31%的治愈率，其中腺源性肛瘘的治愈率为23%，克罗恩病肛瘘的治愈率为31%，回肠/结肠肛管吻合瘘治愈率为75%，高位经括约肌肛瘘治愈率为33%，直肠阴道瘘为33%，其余为0，以前未接受过治疗的病人治愈率为38%，而以前接受过治疗者为22%，8例再次接受纤维蛋白胶治疗，但仅有1例治愈。Hammond TM等使用肛瘘、肛门瘘和纤维蛋白胶检索MEDLINE(1966.01—2004.02)，Cochrane数据库和EMBASE后发现，共包括19篇文献，成功率在0～100%，这些差异与病理的选择、治疗方法和随访时间等相关。2005年Zmora O等对60例复杂腺源性肛瘘患者进行瘘管注射治疗，将抗生素和高度浓缩的纤维蛋白胶混合注入，32例患者完全愈合，28例未完全治愈的患者中有8例(29%)症状明显改善，无1例出现与该治疗有关的排便失禁。Buchanan GN等应用纤维蛋白胶对于肛瘘猪模型进行实验研究，6头猪瘘管被刮除，其中4头用纤维蛋白胶处理、2头挂线引流，应用磁共振成像观察，确定肉芽组织和瘘腔的体积，结果显示彻底清除肉芽组织是保证纤维蛋白胶成功的关键。Swinscoe MT等回顾性分析了MEDLINE和PubMed等数据库进行分析(1966—2004年)，发现纤维蛋白胶的整体愈合率为53%，肛瘘的复杂程度是影响肛瘘愈合率的主要因素。Vitton V等选择14例克罗恩病患者进行纤维蛋白胶注射，平均随访23.4个月，8例患者有效，无副作用发现。Sharma SK等回顾性分析了8例尿道瘘患者(1例难治性经皮消融治疗肾盏憩室，1例结肠膀胱瘘，1例回肠皮肤瘘，1例回肠阴道瘘，1例输尿管皮肤瘘，1例尿道瘘，1例输尿管直肠瘘)注射纤维蛋白胶，中位随访11.75个月，成功6例。Gisbertz SS等选择简单肛瘘患者27例采用纤维蛋白胶注射治疗，平均随访27周，总成功率33%，没有失禁和其他并发症。Singer M等开展前瞻性的随机对照研究，观察头孢西丁加入纤维蛋白胶中治疗肛瘘的临床疗效，平均随访27个月，采用纤维蛋白胶联合头孢西丁、联合内口封闭和两种方法联合使用，治愈率分别为21%、40%和31%，但是无统计学意义。2006年Maralcan G等进行前瞻性研究发现，在对36例肛瘘患者进行手术，搔刮瘘道后，在瘘管中应用纤维蛋白胶，平均随访54周，成功率为77.8%(28/36)，两名患者重新注射，总成功率为83.3%(30/36)。Johnson EK等对25例高位复杂性肛瘘(排除克罗恩病和低位的)进行前瞻性研究，10患者用纤维蛋白胶，15例选择肛瘘塞，3个月后发现6例应用纤维蛋白胶患者的瘘管还存在，而应用肛瘘塞的仅有2例。Ellis CN等将58例经括约肌瘘患者随机分为单独皮瓣推移组和皮瓣推移(36例)与纤维蛋白胶相结合组(22例)，随访22个月，总复发率为32.6%，单独推移皮瓣组的复发率为20%，而与纤维蛋白胶结合组的复发率为46.4%。2007年Tyler KM等回顾性分析保留括约肌术式的临床疗效，共纳入137例患者(腺源性肛瘘116例、炎性肠病性肛瘘9例、HIV肛瘘3例)，其中38例行瘘管切开术，全部治愈，其余99例分期手术，其中89例行挂线处理后，予纤维蛋白胶封闭内口(55例治愈)，9例挂线处理后行皮瓣推移术(9例痊愈治愈)，1例只采用挂线治疗。

采用纤维蛋白胶封闭治疗失败的 14 例患者再次采用纤维蛋白胶封闭，成功 8 例(57%)，其余 20 例失败病例拒绝使用纤维蛋白胶治疗，6 例采用皮瓣推移全部成功。Witte ME 等应用纤维蛋白胶治疗 23 例简单肛瘘(皮下瘘、内括约肌及经括约肌)和 11 例复杂肛瘘(括约肌外伴克罗恩病、溃结或者 HIV)，13 例简单肛瘘和 6 例复杂肛瘘治愈。2008 年 Hadzhiev B 应用纤维蛋白胶治疗慢性肛瘘患者 34 例，成功率 73.53%(25/34)，没有肛门失禁情况出现。Paul J 等应用纤维蛋白胶与皮瓣推移治疗 80 例高位复杂性肛瘘患者(炎症性肠病、HIV 被排除)，其中 26 例应用纤维蛋白胶与皮瓣推移结合，总复发率 26%，单独推移皮瓣者为 13%，结合者为 56%，先前没做过手术者为 23%，先前做过手术者为 41%。Van Koperen PJ 等对 127 例高位复杂性肛瘘患者进行回顾性分析，排除炎症性肠病或艾滋病患者后，80 例患者中有 26 例结合纤维蛋白胶瘘道闭塞和推移皮瓣，术后随访 13 个月，总复发率为 26%，单独使用推移皮瓣的复发率为 13%，推移皮瓣和纤维蛋白胶相结合的复发率为 56%。Adams T 等应用纤维蛋白胶治疗腺源性经括约肌肛瘘 36 例，22 例患者在 3 个月内瘘管关闭，长期观察仍有 16 例愈合。2009 年 Roberto Cirocchi 等应用纤维蛋白胶治疗肛瘘患者，发现常规手术治疗治愈率较高，应用纤维蛋白胶治疗肛门失禁率较低，亚组分析纤维蛋白胶联合内服抗生素不提高成功率，与肛瘘塞相比，纤维蛋白胶治疗的效果好，小样本未导致统计学上的差别，需要更多的研究。Cirocchi R 等针对纤维蛋白胶治疗肛瘘的临床疗效做了回顾性分析，结果显示传统手术方法治疗肛瘘治愈率较高，但是采用纤维蛋白胶治疗无肛门失禁，应用纤维蛋白胶效果优于肛瘘塞。Damin DC 等应用纤维蛋白胶注射治疗复杂性肛瘘患者 30 例，只有 3 例(10%)治愈。Jurczak F 等应用纤维蛋白胶注射治疗复杂性肛瘘患者 45 例，平均随访 67 个月，发现复发主要在前 6 个月，无远期复发；Chung W 等回顾性分析了 232 例高位经括约肌间肛瘘治疗的临床疗效，随访 12 周后，肛瘘栓、纤维蛋白胶，推进皮瓣，引流挂线四种方法的术后治愈率分别为59.3%，39.1%，60.4%和 32.6%。2010 年 Yeung JM 等选择 40 例肛瘘患者应用纤维蛋白胶，平均随访 5.2 个月，28 例复杂性肛瘘患者未愈，12 例简单的肛瘘患者中，治愈 5 例。结论：它可能是单纯性肛瘘的一线治疗，但是不太可能在复杂性肛瘘中成功。Grimaud JC 等应用纤维蛋白胶治疗 34 例克罗恩病肛瘘患者，13 例有效，对照组挂线 37 例，有效 6 例。Chung W 等选择 51 例炎症性肠病的复杂性肛瘘的患者，12 周后肛瘘塞，纤维蛋白胶，推移皮瓣，挂线引流组愈合率分别为 75%，0%，20%和 28%。Cirocchi R 等将纤维蛋白胶的临床疗效做荟萃分析，其中有 2 篇随机对照研究(106 例病例)，1 篇非随机对照研究(232 例)，数据分析显示纤维蛋白胶注射治疗和传统方法治疗在复发和术后肛门功能上无明显相关性。Queralto M 等应用纤维蛋白胶治疗高位复杂性肛瘘患者 34 例，1 个月后，治愈 23 例，平均随访 34 个月无复发。De Parades V 等应用纤维蛋白胶治疗复杂性肛瘘患者 30 例，平均随访 11.7 个月，15 例患者治愈。王彦芳等采用生物蛋白胶填充治疗高位复杂性肛瘘 45 例，术后随访 6～12 个月，除早期 2 例发生胶体外溢效果欠佳外，其余 43 例均愈合良好，愈合时间 3～5 周，平均 30 天。2011 年 Altomare DF 等应用纤维蛋白胶及挂线治疗复杂性肛瘘患者 62 例，其中 38 例应用蛋白胶，24 例挂线，随访 1 年，21 例挂线患者治愈，15 例纤维蛋白胶患者一次治愈，23 例使用纤维蛋白胶未愈患者再次治疗，8 例再次注射蛋白胶的患者中治愈 4 例，15 例挂线患者治愈 9 例。结论：挂线治疗成功率更高，但纤维蛋白胶的应用可减少肛门失禁的风险。Gaertner WB 等选择 51 例伴克罗恩病的直肠阴道瘘患者，包括挂线引流 35 例、推移皮瓣 8 例、纤维蛋白胶注射 8 例。经会阴修复 6 例，胶原塞 4 例和球海绵体肌皮瓣 4 例，在手术时，26 例患者术前接受英夫利昔单抗治疗，平均随访 38.6 个月，27 例(53%)愈合，术前接受英夫利昔单抗治疗者愈合 60%，未接受的愈合 51%。Joshua IS Bleier 等对于目前肛隐腺肛瘘进行了回顾性研究发现，纤维蛋白胶在肛瘘的治疗中成功率低(16%)，但在保护肛门括约肌功能上具有优势。Haim N 等选择 60 例腺源性肛瘘患者应用纤维蛋白胶注射治疗，32 例患者在 6 个月内治愈，随访 23 例患者平均 6.5 年，复发 6 例，无肛门失禁出现。2012 年 De Oca J 等选择 28 例经括约肌肛瘘患者术后应用纤维蛋白胶，总共 9 例患者在应用纤维蛋白封闭剂治疗后 3～20 个月后复发，无肛门失禁出现。Herreros MD 等对来自 19 个中心的 200 例患者进行多中心随机单盲实验，其中 64 例应用自体脂肪干细胞 200W 单位注射，60 例应用自体脂肪干细胞 200W 单位加纤维蛋白胶注射，59 例应用纤维蛋白胶注射，12 周内瘘口未愈合，前两组增加 400W 单位脂肪干细胞，共随访一年，治愈率分别为57.1%、52.4%和 37.3%。谭国强采用生物蛋白胶封堵结合清创球治疗 34 例肛瘘患者，其中 6 例为高位肛瘘，28 例为低位肛瘘，随访一年，治愈率为 82.3%。2013 年 Radionov M 等选择 191 例腺源性慢性肛瘘患者进行分析，164 例一次手术，27 例多次手术，随访 11 例患者2～12 个月，使用纤维蛋白胶封堵肛瘘复发 8 例，切开和切除的无复发。Atul MishrA 等应用纤维蛋白胶治疗肛瘘患者 30 例(肛门直肠环上 14 例，肛门直肠环下 16 例)，随访 6 个月，高位治愈率为 57.14%、低位治愈率为 81.25%，高位复发组的复发率为85.71%、低位复发组的复发率为 25%，单一高位肛瘘组复发率 25%、单一低位肛瘘组治愈率 100%。结论：纤维蛋白胶在原发性、低位、单一瘘管的肛瘘中应用比较可行，有减少疼痛等并发症、减少住院时间、保留括约肌功能等优势。Mishra A 等选择应用纤维蛋白胶对 30 例高位和低位肛瘘患者进行前瞻性研究，随访 6 个月，高位组成功率 57.14%，低位组为 81.25%。吴金萍等将 48 例高位复杂性肛瘘和脓肿患者随机分为生物蛋白胶组(手术加灌注)和传统手术组，治疗组 24 例患者一次性治愈率为91.7%，失败 2 例，经二次手术治愈，住院时间平均 25 天，治愈后随访半年无复发。对照组 24 例，一次性治愈率为 66.7%，好转后复发 8 例，经二次手术治愈。

目前文献报道生物蛋白胶填塞的治愈率为0～100%，疗效存在明显差异。对于简单的低位肛瘘，生物蛋白胶治疗相对于挂线疗法没有什么突出优点，但对于复杂的肛瘘治疗，虽然目前的临床文献报道缺乏与传统手术方法的大规模随机对照研究，但是保护肛门括约肌是肯定的，临床未见肛门失禁的报道，且手术操作易行，不影响再次手术，适用范围广。我们的体会是：对肛周脓肿引流后比较干净且上皮化尚未形成的创面（空腔或瘘道），用生物蛋白胶填充还是有一定疗效的。

# 第九节　LIFT术

## 一、概述

LIFT术（ligation of the interspHicteric fistula tract，LIFT）即括约肌间瘘管结扎术，是一种保留肛门括约肌的新术式。从括约肌间沟入手治疗肛瘘最早见于1933年，由英国圣马克医院Matos设计，共观察13例患者，平均随访时间为22个月，治愈率为53.8%。2007年由泰国医生Arun Rojanasakul正式开展括约肌间瘘管结扎术（LIFT术），与Matos等描述的方法有所不同，LIFT主要在括约肌间结扎并切断瘘管，刮除瘘道壁感染组织。Matos的方法是切除括约肌间的瘘管，再缝合肛门内括约肌开口，切除瘘道并修补，Matos法在切除瘘道时易损伤肛门外括约肌。LIFT术的理论依据是肛腺感染学说，肛腺感染是肛瘘发生的始动因素，括约肌间瘘管结扎后，切断了肛瘘感染和复发的源头。Arun Rojanasakul认为肛瘘不能自愈的原因有两方面：① 粪便残渣可由内口进入，造成瘘管感染；② 括约肌间沟处的瘘管由于受内外括约肌的挤压，易使坏死组织聚集，引流不畅，造成反复的感染。LIFT术的设计思路是将括约肌间处的瘘管结扎切除，这样不仅关闭了粪便残渣进入肛瘘的通道，而且也消除了括约肌间的感染源。从括约肌间沟入手进行操作，对肛门内外括约肌都没有损失，从而保护肛门功能。

LIFT术与其他治疗复杂性肛瘘的手术方法相比有明显优势：保护了肛门括约肌、减少组织损伤、缩短治愈时间、创面小、操作简单、费用低等，且若手术失败对后续手术治疗无任何障碍。LIFT术作为全括约肌保留术式，是目前为止对肛门损伤最小的手术方法之一。LIFT术符合肛门解剖学特点，从括约肌间沟入手，关闭了在内括约肌侧的瘘道，这样形成了一个原发内口到内括约肌的盲道，有分泌物可从内口排出，从而恢复了肛腺的生理功能。

## 二、适应证及禁忌证

### (一) 适应证

适应证目前尚有争议，临床报道使用较多者为括约肌间肛瘘。排除禁忌证后，几乎可推广到所有肛瘘。

### (二) 禁忌证

1. 急性脓肿、炎症期、早期尚未完全形成瘘管的患者不适用。

2. 肛瘘合并结直肠癌、直肠息肉、溃疡性结肠炎等肛肠疾病者；妊娠期、哺乳期妇女；合并有心血管、肝、肾和造血系统等严重原发疾病以及精神病患者；合并糖尿病、免疫抑制和免疫缺陷的患者。

## 三、手术操作方法

### (一) 术前准备

1. 具体询问病史，查体，完善血尿粪三大常规、凝血机制、胸片、心电图、生化全套等检查。

2. 行肛周指诊、探针、肛周超声、核磁共振检查等，大体了解内口的位置、肛瘘内外口的数目、瘘道走向、与括约肌的关系、括约肌功能等。

3. 术前备皮，肛肠科常规肠道准备，术前晚及术晨行清洁灌肠，患者排空大便。

4. 麻醉满意后，患者取俯卧折刀位或侧卧位或截石位，宽橡皮胶布或半环形肛门镜充分暴露肛门部，术中再次确定有无脓肿或者脓腔。

### (二) 手术步骤

1. 首先确认内口，一个较为简单的方法是经外口向瘘管内注射水或亚甲蓝液或双氧水以显示内口。如果注水不畅或无水流出，可选择金属探棒轻轻探索瘘管走向。有些患者探棒近内口处不能轻松穿出，此时不可暴力捅出，以免造成假内口，触摸探针接近直肠黏膜即可，因为接近肛管内口对手术切除来说已经足够。

2. 用探针从外口探入，从内口穿出。

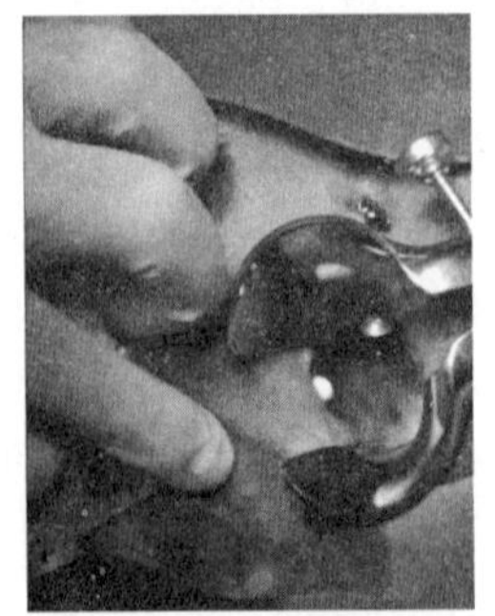

图 4－18　从外口注射双氧水或亚甲蓝液或水以显示内口

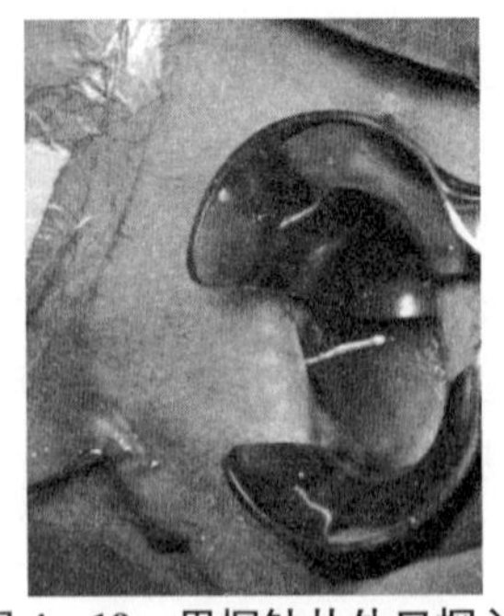

图 4－19　用探针从外口探入，从内口穿出

3. 在瘘管上方沿肛缘括约肌间沟作一长约 1.5～2.0 cm 的弧形切口。

4. 分离皮下组织，进入括约肌间沟，拉钩牵开两侧肌肉，在探针的引导下分离括约肌间的瘘管。

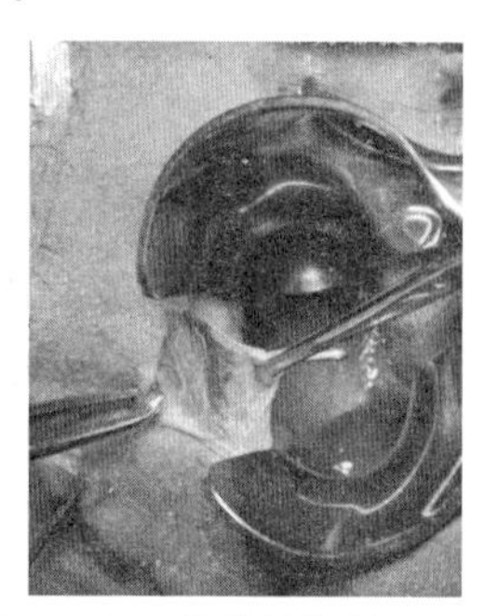

**图 4-20 沿内外括约肌间作弧形切口**

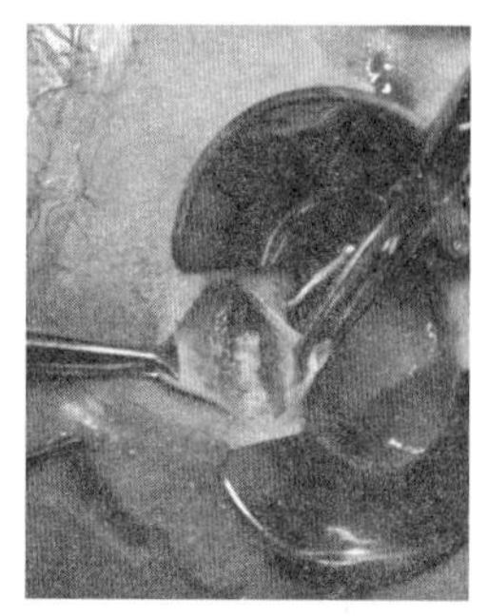

**图 4-21 探针明确瘘管，沿括约肌间隙分离**

5. 分离完毕后，用弯直角钳钩起瘘管，分别用血管钳钳夹肌间瘘管的内口侧及外口侧，尽量靠近内口侧切断肌间瘘管，予 3-0 可吸收薇乔线缝扎瘘管内口侧。

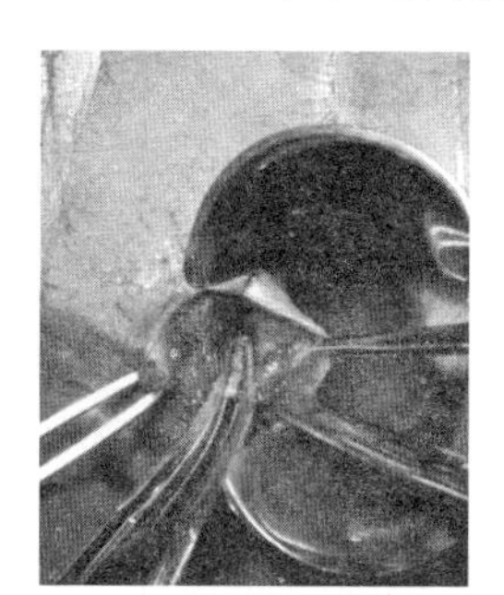

**图 4-22 分别用血管钳钳夹肌间瘘管的内口侧及外口侧**

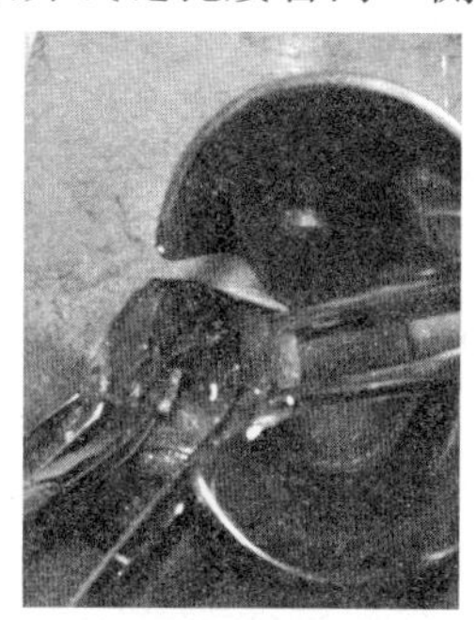

**图 4-23 靠近内口侧切断肌间瘘**

6. 从外口侧注入亚甲蓝或双氧水，证实肌间瘘管被钳夹切断。

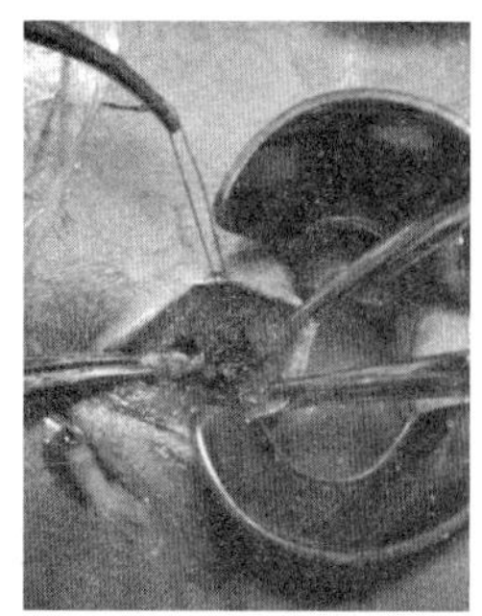

**图 4-24 缝扎瘘管内口侧**

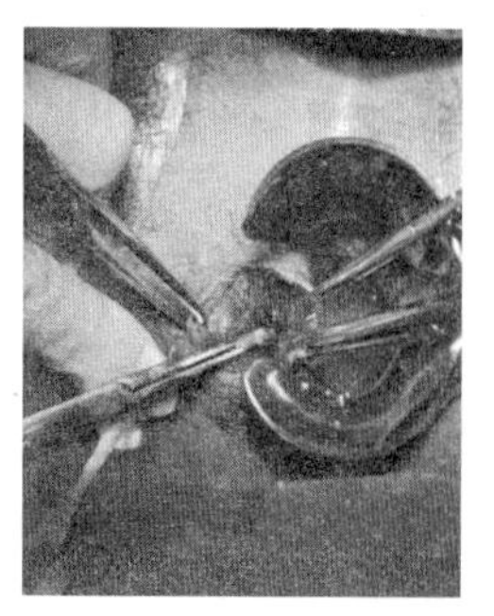

**图 4-25 从外口侧注入亚甲蓝或双氧水，证实肌间瘘管被钳夹切断**

7. 外口部分作隧道式挖除或扩大搔刮，剔除肌间瘘管外口侧部分，尽量不要残留，搔刮远端瘘管内坏死组织，修剪外口处肉芽组织。

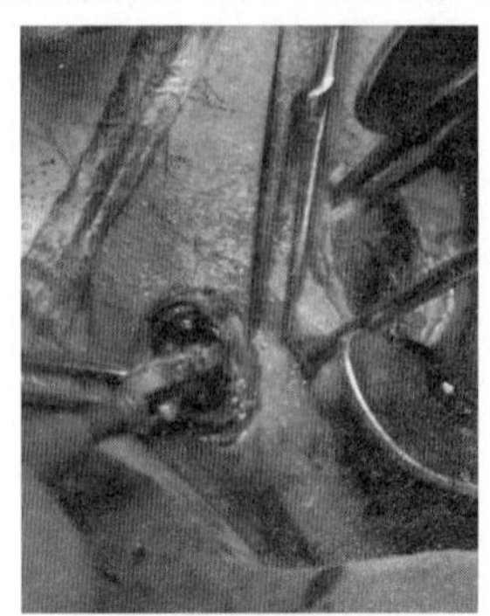

图 4－26　外口作隧道式挖除

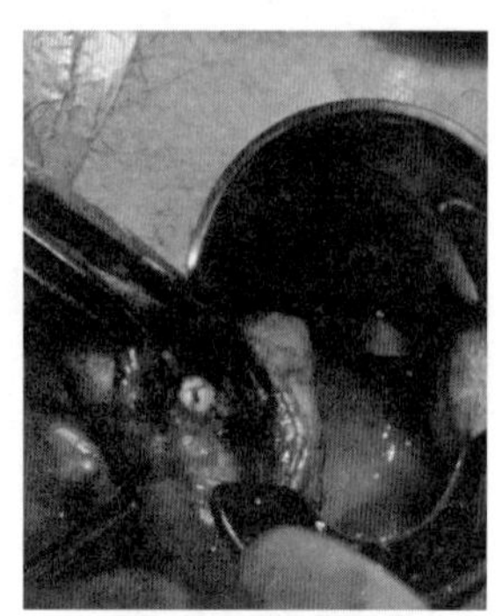

图 4－27　剔除肌间瘘管外口侧部分，尽量不要残留

8. 予 3-0 可吸收薇乔线闭合括约肌间外口侧肌肉缺损，查无明显出血，间断缝合括约肌间切口，外口开放引流，术毕。

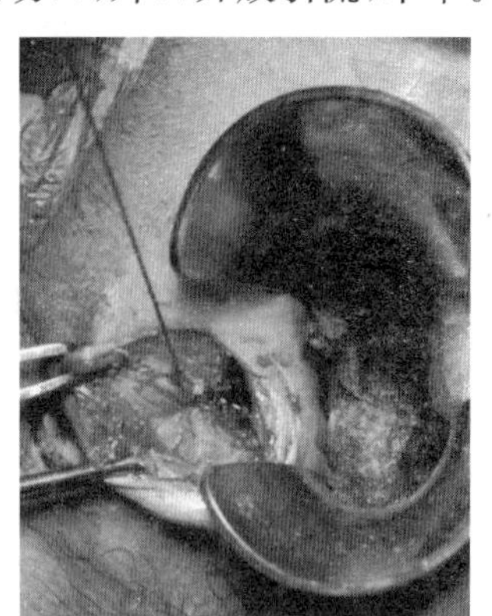

图 4－28　闭合括约肌间外口侧肌肉缺损

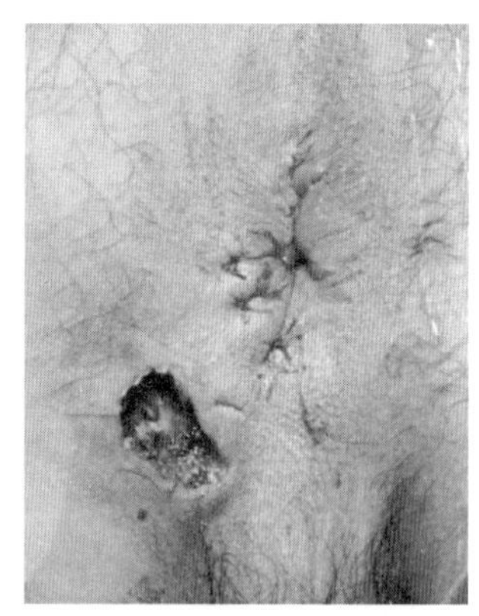

图 4－29　间断缝合括约肌间切口，外口开放引流

### (三) 术后处理

术后嘱患者半流质饮食，控制排便 3～5 天，予环丙沙星、甲硝唑等抗生素治疗 5～7 天，常规口服大便软化剂 1 周，患者每天便后需及时清洗创面、肛门伤口换药，保持伤口处干燥。术后随访 3～14 个月，主要就复发情况、控便功能等进行评估，其他观察指标包括术后疼痛、愈合时间等。

## 四、LIFT 术后复发因素及相应对策

**1. 找错括约肌间的瘘管**　应该通过从外口向瘘管内注水的方法准确定位括约肌间瘘管的断面。

**2. 结扎瘘管的丝线松动**　应该缝扎，用周围的肌肉包埋结扎的残端。

**3. 内括约肌和肛管黏膜破损**　应该缝合至外括约肌，以加固缝扎部位或转为推移皮瓣手术。

**4. 远端瘘管硬结组织未全部清除**　应自外切口，经括约肌间搔刮，从外括约肌间挖除瘘管，寻找继发瘘管。

**5. 特异性疾病未发现**　如：结核性肛瘘、克罗恩病肛瘘等。

## 五、目前临床应用概况

2007 年 Arun Rojanasakul 最初使用 LIFT 术，主要针对经括约肌肛瘘，17 例患者，平均愈合时间为 4 周，治愈率为 94.4%，无肛门失禁。2010 年 BleierJ 采用 LIFT 术治疗 39 例肛瘘（括约肌间瘘 1 例，经括约肌瘘 28 例，马蹄瘘 7 例，括约肌上瘘 1 例和阴道直肠瘘 2 例），中位随访 20（0～58）周，治愈率为 57%，无肛门失禁者。Shanwani 在对 45 例复杂性肛瘘患者（低位经括约肌瘘 33 例，高位经括约肌瘘 3 例，多外口瘘 4 例，多发瘘 5 例）的研究中，随访时间平均 9 个月（2～16 个月），治愈率为 82.20%，无肛门失禁者，术后，3～8 个月随访复发率为 17.7%。2011 年 Aboulian A 等用 LIFT 术治疗 25 例肛瘘的研究中，随访平均 24 周（8～52 周），治愈率为 68%。Sileri P 等采用 LIFT 术治疗 18 例复杂性肛瘘患者，术后至少随访 4 个月，3 例患者需先进行挂线后采用 LIFT 治疗，最后治愈率为 83%，3 例患者需进一步治疗，无重大并发症的发生。Tan KK 在采用 LIFT 术治疗 93 例肛瘘患者（低位经括约肌瘘 17 例，高位经括约肌瘘 18 例）研究中，中位随访时间 23 周（1～85 周），7 例失败，6 例复发，术后治愈时间平均为 4 周（1～12 周）；杜培欣治疗 30 例患者（低位括约肌间瘘 18 例，低位括约肌外瘘 12 例），治愈率为 100%，随访时间 3 个月，无肛门失禁者。2012 年陈敏治疗 50 例患者（马蹄形瘘 8 例，多外口复杂性肛瘘 23 例，单一外口瘘 13 例，Y 型瘘管 6 例），治愈率为 94%，随访时间 3～6 个月，无肛门失禁者。王占军治疗 33 例患者（全部为经括约肌瘘），治愈率为 81.8%，随访时间 2～16 个月。薄彪等治疗 39 例患者（全部为经括约肌瘘、括约肌上肛瘘）研究中，随访时间 9 个月，治愈率为 94.9%。Ooi K 等观察 LIFT 治疗复杂性肛瘘的临床疗效，有 25 例患者纳入研究，平均手术时间为 39 分钟，中位随访 22(3～43)周，治愈率为 68%，7 例患者在术后第 7～20 周复发，无肛门失禁发生。Abcarian AM 等采用 LIFT 术治疗 40 例患者共 41 个括约肌间肛瘘，中位随访 18 周，痊愈率为 74%。Van Onkelen RS 等用 LIFT 术治疗 22 例低位经括约肌瘘患者，中位随访 19.5 个月，治愈率为 82%，其中 4 例没有愈合的患者转变为经括约肌肛瘘，后期采用肛瘘切开术，治愈率为 100%，无肛门失禁发生。Wallin UG 等观察 LIFT 治疗肛瘘的成功率，中位随访 19 个月，结果显示第一次采用 LIFT 术后的成功率为 40%，二次采用 LIFT 术的成功率为 47%，LIFT 与瘘管切开术相结合的成功率为 57%。Tan KK 等比较直肠黏膜皮瓣推移术和 LIFT 治疗肛瘘疗效分析，纳入病例均为经挂线治疗后的高位肛瘘，其中 31 例采用直肠黏膜皮瓣推移，24 例采用 LIFT 术。皮瓣推移组挂线和皮瓣推移中间间隔 13 周，术后随访 6 个月，93.5%的患者痊愈；LIFT 组挂线和 LIFT 术中间间隔 14 周，术后随访 13 个月，62.5%的患者痊愈，可见高位肛瘘挂线术后采用皮瓣推移法可提高手术成功率。Mushaya C 等也比较了两者的疗效区别，其中 LIFT 组 25 例，皮瓣推移组 10 例，术后随访 19 个月，LIFT 组 2 例复发，皮瓣推移组 3 例复发，皮瓣推移组有 1 例患者出现轻度失禁。Cui JJ 等将 LIFT 术与肛瘘栓相结合(LIFT-Plug)治疗 36 例肛瘘，瘘管主要为括约肌间肛瘘，治愈率为 94.4%，手术时间为 12～35 分钟(平均 17 分钟)，术后住院时间平均为 5 天，平均治愈时间为 18 天，术后随访至少 3 个月，2 例患者复发。2013 年 Sileri P 等采用 LIFT 治疗 26 例复杂性肛瘘患者，术后无重大并发症发生，随访 16 个月，治愈率为 73%，27%的患者在术后第 4～8 周复发。Liu WY 等用 LIFT 术治疗 38 例患者中位随访时间 26 个月(3～44 个月)，总体治愈率为 61%，随访时间超过 12 个月的患者治愈率为 62%，失败的患者中 80%为早期失败，20%为后期失败，结果显示瘘管越长治愈率降低，无术中和术后并发症发生。Lehmamm JP 等采用 LIFT 术治疗 17 例复发性肛瘘(全部为经括约肌瘘)，随访时间 13.5 个月(8～26 个月)，治愈率为 65%，2 例患者有小窦道未愈合，4 例患者未治愈。Van Onkelen RS 等用 LIFT 术治疗 22 例腺源性低位括约肌间肛瘘，中位随访时间 19.5 个月，初期治愈率为 82%，4 例没有痊愈的患者发展为经括约肌肛瘘，采用瘘管切开术，治愈率为 100%，术后 6 个月，无肛门失禁发生。Sirikurnpiboon S 等治疗 41 例患者(主要是高位经括约肌瘘)，随机采用 LIFT 术和 LIFT 结合部分瘘管切除术治疗，中位随访时间 24 周，总体治愈率为 81%，其中 LIFT 组治愈率为 81%，LIFT 结合部分肛瘘切除术的治愈率为 85%，两组术后平均治愈时间为 4 周，无肛门失禁及重大并发症的发生。Campbell ML 等报道采用 LIFT 术治疗肛周难治性瘘管，20 例患者纳入研究，其中 9 例为二次手术患者，术后第一个月的成功率为 70%，术后第三个月的成功率为 80%，对于复发性肛瘘术后第一个月和第三个月手术成功率分别为 67%和 89%。Tan KK 等将生物材料填塞与 LIFT 术相结合(Bio - LIFT 术)治疗 13 例肛瘘患者，其中 56.3%的瘘管为前侧瘘管，术后平均随访时间 26 周(12～51 周)，治愈率为 68.8%，无肛门失禁者。如果先采用瘘管切开术再采用 LIFT 术，治愈率为 81.3%。TsumodaA 等评估 LIFT 术治疗 20 例肛瘘术后肛门功能，平均手术时间为 42 分钟，平均随访时间 18 个月(3～32 个月)，无术后肛门失禁发生，术前术后平均肛门静息压分别为 125 cm $H_2O$ 和 133 cm $H_2O$，术前术后的平均收缩压分别为 390 cm $H_2O$ 和 432 cm $H_2O$，静息压和收缩压无明显差异，治愈率为 95%，平均在术后第 7 周治愈，无肛门失禁者。Han JG 等采用 LIFT-Plug 治疗 21 例患者(全部为经括约肌瘘)，平均手术时间为 20 分钟(15～40 分钟)，中位随访时间 14 个月(12～15 个月)，总体治愈率为 95%，中位治愈时间为 2 周(2～3

周)，1 例患者 Wexner 评分为 1 分。Vergara-Fernandez O 回顾性分析了 2009 年 1 月到 2013 年 5 月的 18 篇文献，包括 592 例患者，其中 73.3%为括约肌间肛瘘，平均治愈率为 74.9%，复发的危险因素为：肥胖、吸烟、多次手术和瘘管的长度，愈合时间平均为 5.5 周，术后平均随访 42.3 周，患者的满意度为 72%～100%。Alasari S 等回顾性分析了 13 篇文献，包括 435 例患者，其中 92.4%为括约肌间肛瘘，平均手术时间为 39 分钟，8 篇文献报道为当天手术后出院，其余文献平均住院时间为 1.5 天，术后并发症的发生率为1.88%，无肛门失禁发生，术后随访时间为 33.92 周，总体治愈率为 81.7%，治愈时间平均为 8.15 周，复发率为 7.58%。Yassin NA 等回顾性分析了 21 篇文章，纳入 13 篇文献分析，共有 498 例肛瘘，其中 99%为腺源性肛瘘，其中 94%为括约肌间肛瘘，总体成功率为 40%～95%，随访时间为 1～55 个月，其中 6%的患者轻度肛门功能欠佳。

LIFT 术治疗肛瘘获得较好的临床疗效，作为全括约肌保留术式获得了广泛的关注与研究。2007－2013 年国内外用 LIFT 术治疗各种类型肛瘘研究调查表明：治愈率最高为 100%，最低位 40%。治疗低位经括约肌瘘治愈率最高，达 90%左右。但目前报道的多为单个中心的小量病例报道，具体的适应证仍有待明确，手术疗效的差异及手术失败的原因也有待探讨，缺乏大规模的随机对照试验及远期的临床观察。LIFT 没有损伤肛管周围正常解剖结构，创面小，对二次手术没有影响。即便术后复发，也使原先复杂的经括约肌肛瘘变成了简单的括约肌间肛瘘，使后续治疗更简单，更安全。术前严格选择病例、注意肠道准备及手术操作细节是决定手术成功的关键。目前总结的病例中虽近期疗效良好、并发症少，但长远期疗效还需进一步观察。我们的体会是：LIFT 术对单纯的、静止期的直瘘疗效较好，而对高位复杂性(特别是后蹄铁形)肛瘘则疗效较差。

## 第十节　内镜下潜行切除闭锁式引流术

### 一、概述

内镜下潜行切除闭锁式引流术是指在内镜(关节镜)引导下超声刀潜行切除瘘管，切除或截断内口，闭合外部创面、内置双套管负压封闭引流的微创方法。2011 年 Meinero 等首次提出视频辅助治疗肛瘘。视频辅助治疗术的主要特色是完全直接置入腔内进行观察，精确识别瘘管解剖，通过瘘管镜识别内口，在直视下电灼瘘管壁，还可以确认任何可能复发的瘘道或慢性脓肿。Meinero 对 136 例肛瘘患者在视频辅助下行肛瘘治疗，其中 98 例患者术后随访至少 6 个月，均无重大并发症发生，在大部分患者调查中发现，术后短期和长期的疼痛是可以接受的。术后 2～3 个月一期愈合 72 例(73.5%)，62 例患者随访超过 1 年，1 年后的治愈率为 87.1%。我国学者王业皇等在此术式基础上利用现代腔镜技术提出内镜(关节镜)下潜行切除(内口切除或截断)闭锁式引流术。该术式是将丁泽民教授在大量医疗实践中提出的“拔根塞源，护肛温存”治疗肛瘘的思想运用于临床的体现。这里主要将王业皇教授提出的该术式作一介绍。

## 二、本术式的理论基础

### (一) 祖国医学“拔根塞源、护肛温存、主动引流”学术思想指导

《五十二病方》中早有“牡痔居窍旁……絜以小绳，剖以刀”、“徐以刀去其巢”的记载，其中“去其巢”的观念，便是强调拔其根，即彻底清除肛瘘发病的源头，包括瘘管和原发性内口。丁泽民教授在肛瘘治疗过程中，既充分重视彻底清除内口，达到拔根塞源之目的；同时十分强调保护肛门功能。

“拔根”，即彻底清除肛瘘内口，清除肛瘘发病之根源，是中医学治病求本先进思想的体现。祖国医学肛瘘挂线疗法最具代表性，它以线代刀，对肛瘘内口缓慢切割，以达到清除内口、彻底治愈的目的。目前挂线疗法不断发展，包括挂线方法的选择和挂线材料的不断更新，但其核心均强调对肛瘘内口行彻底清除，也是治疗肛瘘“拔根”学术思想的充分体现。

“塞源”，即彻底封闭肛瘘内口，堵住肛瘘的源头。在清除肛瘘内口的基础上，应用不同方法封闭内口，阻断感染源扩散蔓延的途径。目前临床上应用的直肠推移黏膜瓣，便是避免切断肛门括约肌，封闭内口的方法，具有疗效确切、并发症少等优点。

“护肛温存”，强调在高位肛瘘治疗过程中，要处理好肛瘘的彻底根治和肛门功能的维护这对相互制约的矛盾。临床上，肛门失禁对患者生活质量的影响远甚于肛瘘本身对患者生活质量的影响，为此有不少学者主张“带瘘生存”。随着现代肛肠外科学的发展，为提高肛瘘治愈率，更好维护肛门括约肌功能，肛瘘的许多治疗新方法和微创新术式，都在努力探索这对矛盾的平衡点，以提高患者生活质量，力求“护肛温存”，最大限度维护肛门功能。

“主动引流”，即在肛瘘创面愈合过程中，重视内口及保证创面引流通畅，防止其假性桥型愈合。肛瘘患者创面愈合的基本条件便是保持引流通畅，从传统的挂线、中药药捻、药线脱管法引流，到目前的拖线、置管引流、负压封闭引流等，均十分强调主动引流在肛瘘创面愈合过程中的作用，也是提高治愈率、防止复发的一个关键因素。

### (二) 快速康复外科理念的应用

快速康复外科(fast-track surgery，FTS)是指为了加快患者术后恢复，减少术后并

发症，缩短住院时间及降低病死率而采取的一系列围手术期综合措施。FTS 是由丹麦外科医生 Henrik Kehlet 在 2001 年率先提出的。其内容包括术前心理准备、术中微创操作、术后治疗及精心护理一系列多学科参与和综合措施的优化运用。快速康复理念已在外科许多疾病中成功应用，大多研究结果也肯定了康复外科的效果，如可明显缩短住院日、减少并发症、提高患者满意度、降低住院费用等。

21 世纪是外科微创化时代，患者的生活质量及满意度将主导一切医疗活动。在医学模式由单纯的生物模式向生物—心理—社会模式转化的今天，FTS 在没有增加术后并发症发生率和病死率的基础上，可明显缩短住院时间，减少住院费用，最大限度地利用医院现有资源，必将成为外科今后快速发展的趋势，成为外科医生的不懈追求。外科医生理应倡导"以患者为中心、以循证为依据、以微创为方向"的指导理念，在 FTS 临床实施过程中，始终遵循"3W"原则，贯彻微创思想。

快速康复理念同样可运用到肛肠科领域，内镜下潜行切除闭锁式引流术式正是顺应快速康复外科理念，因其具有疗效确切、术后并发症明显减少、住院时间缩短、加快创面愈合、提高患者满意度等优势，是值得临床推广应用的肛瘘治疗新技术，我们相信 FTS 作为一种指导理念，其原则和治疗方法必然会在肛肠外科得以更好地运用和拓展。

## 三、适应证与禁忌证

### （一）适应证

1. 高位复杂性肛瘘，且炎症为静止期，尤其是高位后马蹄型肛瘘，常规手术视野暴露不好，或损伤较大者。

2. 对距离肛门较远的肛瘘也较适合，可通过潜行切除来保护肛门的形态。

3. 对高位复杂性脓肿，且为首次手术的患者也较适合，可借助内镜放大的高清视野，将脓腔进行充分清创，然后用双套管进行冲洗引流，这样既可以保护肛门功能，又能使脓肿不成瘘。

### （二）禁忌证

1. 克罗恩病、溃疡性结肠炎、结核或放线菌感染等所致的特异性肛瘘。

2. 合并直肠癌、直肠息肉等。

3. 外伤所致的肛瘘。

4. 感染期的肛瘘。

5. 形态及功能异常者。

6. 特殊人群：人群：孕妇、婴幼儿、未成年人或合并其他严重慢性疾病，如白血病、严重的心、肺、肝、肾疾病的患者。

7. 糖尿病、维生素 C 缺乏等代谢系统病症而可影响伤口愈合的患者。

8. 交流障碍，无法充分知情同意的患者。

## 四、手术操作方法

### (一) 术前准备

1. 术前医患告知，让病人大致了解手术操作过程及术后注意事项，以便配合治疗。

2. 术前晚用辉力灌肠液1支清洁肠道或肥皂水清洁灌肠。

3. 术前局部备皮。

4. 采用鞍区麻醉，取侧卧位。

5. 器械要求：高清内镜(关节镜)、超声刀、Pro2000I动力主机，D9824刨削手柄，C9254刨削刀、各种引流器械等。

### (二) 手术操作

1. 患者鞍麻成功后，根据瘘管分布情况选择合适侧卧位，用75%酒精常规消毒肛周皮肤，铺置无菌巾单，然后用1∶1 000洗必泰棉球消毒肛管及直肠黏膜下段。

2. 根据术前专科检查及腔内B超或MRI对肛内予以探查，排除直肠肿瘤及息肉可能，明确掌握瘘管走行及其与括约肌的关系。

3. 手术开始：结合术中"一看、二探、三摸"，在充分掌握瘘管走行后，在瘘管的边缘打孔，作为内镜的光源。在肛瘘外口处用超声刀沿肛瘘走行作潜行切除，直到瘘管的顶端。同时镜下冲洗创面，至内外括约肌部位，仔细分离正常括约肌组织，清除瘘管达直肠黏膜下内口位置。如内口位置在齿线处，则将内口切除；如内口不明显，则可将瘘管切到黏膜下层，然后在黏膜下将根部用可吸收线作结扎切除。对支管则采用隧道式潜行切除。

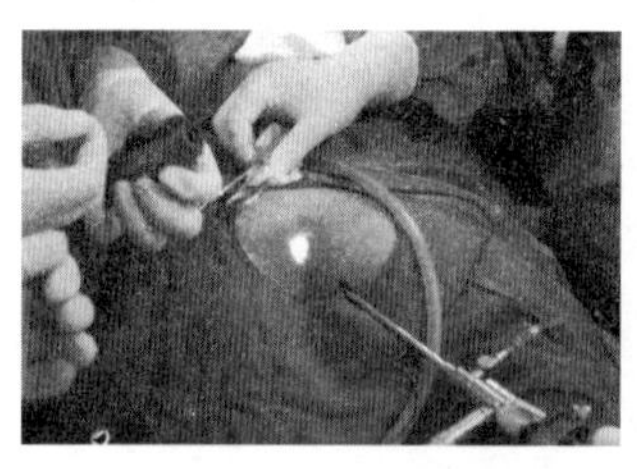
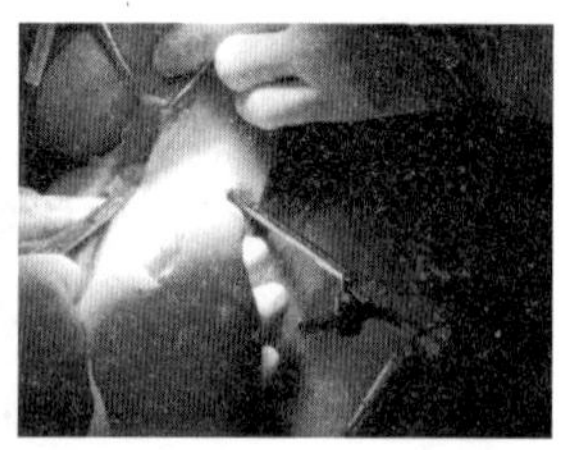

肛瘘外口置入高清摄像头

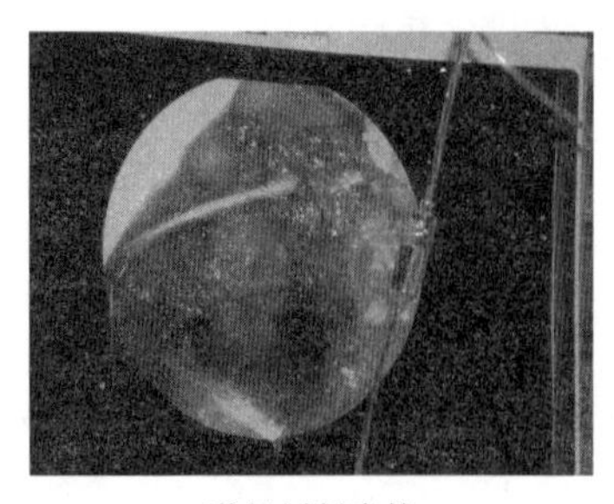

潜行刨削瘘管

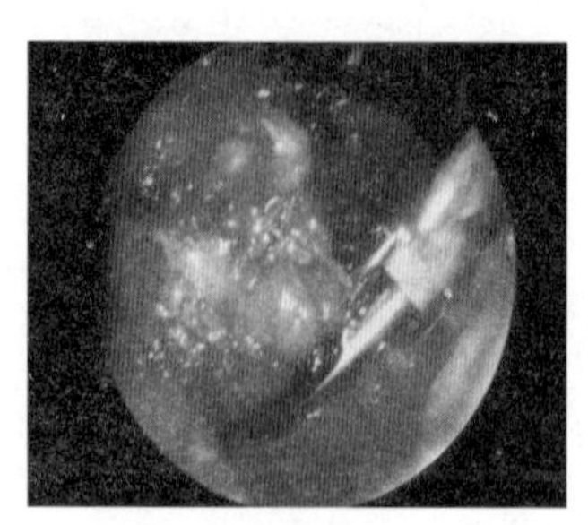

腔镜下缝合内口

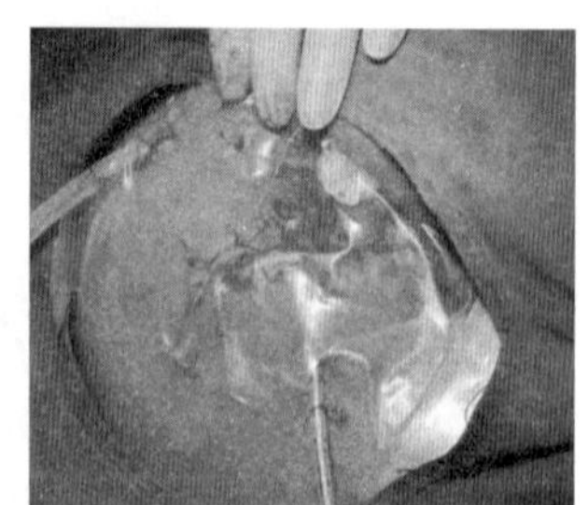

置入VSD海绵后全层缝合

**图4-30　内镜下潜行切除闭锁式引流术操作**

4. 止血、冲洗创面:将管道彻底清创、切口充分止血后,选用双氧水及碘伏液依次冲洗后,再用生理盐水反复冲洗,并予二次更换手套及手术器械。

5. 根据伤口形态,选择合适的引流管(双套管或 T 型管)或采用负压封闭引流技术(VSD)进行引流。将外伤口分层缝合。

### (三) 术后处理

1. 流质饮食两天后改半流,逐渐过渡到普食,尽量控制大便 3～5 天。

2. 术后均不用镇痛泵,常规预防性广谱抗生素使用 3～5 天,若创面较大、发热者,可联合使用抗生素或延长使用时间。

3. 根据引流物的类型,进行有效的冲洗及引流。鼓励患者早日下床活动,通过体位进行引流,引流管应在引流液基本没有的情况下拔除,一般在术后 10～15 天左右。拔管前可配合超声、CT 或 MRI 检查,以明确掌握管腔闭合和肉芽组织填充情况,同时拔管后配合垫棉压迫疗法可加速创面闭合。若伤口较深,可用负压封闭引流技术进行引流,可确保创面引流通畅,中心负压应达到－400～－125 mm Hg,以见 VSD 敷料收缩变硬并有液体引流出来,同时配合生理盐水持续有效冲洗。在持续负压吸引过程中,密切观察引流管是否阻塞,是否持续有效。一般 5～7 天后拆除 VSD 敷料。

## 五、注意事项

1. 完全切除感染的肛腺,彻底清除坏死组织,正确处理内口,并保证创面有充足的血液供应。

2. 缝合部分应行全层缝合,不留死腔,缝合前用甲硝唑及双氧水反复冲洗创面,并二次更换手套及手术器械,降低创面污染和感染机会。

3. 重视负压封闭引流管理,保证管道引流通畅,要经常仔细检查负压源、封闭膜及引流管是否被堵。对患者予健康指导,增加他们的心理护理,争取其理解与配合,为切口顺利愈合创造条件。

4. 术后第二天开始局部冲洗,多采用生理盐水在胶管内缓慢冲洗,并予相应负压持续吸引,以冲洗液清澈为度,如坏死组织多而臭秽污浊者,可加用双氧水和甲硝唑液冲洗。鼓励患者多下床直立缓行,通过体位进行引流,避免积液残留,形成新的感染源。

5. 严格掌握拔管指征,若伤口愈合良好,无感染发生,则引流管一般应在引流液基本没有的情况下拔除。但若伤口出现感染迹象,则引流管应提前拔除,一般在术后 3～5 天内,暴露切口,敞开引流换药,可配合使用二联抗生素,根据创面生长情况,适当修剪引流,直至创面愈合。

6. 术后应适当控制饮食,48 小时内尽量避免排便,降低缝合处刺激;但也要增加营养,以利于创面组织修复和再生,并加强抗感染治疗,争取达到一期愈合的目的。

## 六、术式特点

"内镜下潜行切除内口切闭加持续冲洗 VSD 引流术"是一种新的创新术式，通过术后持续冲洗 VSD 引流，变开放式被动引流为封闭式主动引流，以达到保护肛门括约肌，维护肛门功能及缩短治愈时间，降低疾病复发率，减轻患者术后生理疼痛和心理恐惧的目的。持续冲洗 VSD 引流是以祖国医学"祛腐生肌"思想为指导，以"隐窝腺感染学说"为依据，追踪现代医学发展前沿，结合中医"切开挂线"、"温存护肛"、"整体观"的特色，将动态持续冲洗引流应用到肛瘘治疗中的一种新术式。

### (一) 微创性

本术式遵循祖国医学"温存护肛"的理念，在内镜引导下刨削刀在较小范围切开肛周皮肤，实施"瘘道隧道式潜行切除"，配合 VSD 畅通引流，手术损伤小，创面愈合快，患者满意度高。

### (二) 温和性

传统术式有可能会损伤一定的括约肌，引起一些令人痛心的术后并发症。本术式在内镜系统的引导下，不损伤肛门括约肌功能，更不影响下一次治疗。因为没有切开或勒断内括约肌，故对肛门括约肌损伤轻微，不仅维护了肛门形态完整性，而且能最大限度地保护肛门功能，即使本次手术不成功，也不影响下次治疗。目前临床未见有肛门功能损伤的报道。

### (三) 主动性

传统的切开挂线法是通过线来起到引流作用，使得创面的分泌物顺延着所挂的线或皮筋流下，是一种被动引流方式，常因引流不通畅而导致疾病的再次复发。本术式通过冲洗液的持续主动性冲洗和外接负压的持续主动性吸引，促进了创面快速有效的愈合，减少了病患的痛苦，住院时间大大缩短，病人换药时的疼痛也得到减少。

### (四) 高清术野，便于操作

利用内镜技术，可使手术视野更加清晰，以达到视觉与触觉的完美结合，使切除的范围更加准确、合理。另外肛门直肠周围有许多间隙，也便于内镜的操作。

### (五) 具有良好的社会和经济效益

由于本术式损伤小，住院时间较开放创面可明显缩短，加大病床周转率，增加住院综合费用，具有不可低估的社会和经济效益。

## 七、目前临床应用概况

王业皇教授等采用该法治疗 29 例高位复杂性肛瘘，近期全部治愈，其中 3 例引流管周围伴轻度感染，经对症处理后治愈。4 例出院 1 个月后复发，但经局部处理后，病情稳定，未出现严重感染。全部病例术后随访 1～6 个月，肛门形态均完整、功能正常。

住院时间最短9天，最长30天，平均住院时间18.86天。王慧敏等运用内镜下潜行切除闭锁式引流术治疗高位复杂性肛瘘进行临床研究，将2010年9月至2011年9月收治入院的46例高位复杂性肛瘘患者随机分为治疗组和对照组，试验组采用内镜下潜行刨削术，对照组运用传统切开挂线术治疗。结果表明，治疗组近期全部治愈，创面平均愈合时间32天，其中2例引流管周围有轻度感染，经相应处理后炎症逐步消退，3例在出院后一个月内复发，但经局部清创处理后，情况稳定，未出现严重感染。全部病人术后肛门形态完整，功能正常。对照组创面愈合时间33～78天，平均43.3天。两组在创面愈合时间、疼痛指数、静息压和最大收缩压及Wexner评分等方面差异有统计学意义。郑雪平等运用内镜下潜行切除闭锁式引流术治疗高位复杂性肛瘘进行临床研究，将2010年1月至2010年12月住院收治的58例高位复杂性肛瘘患者随机分为治疗组和对照组，试验组采用内镜下潜行刨削术，对照组运用传统切开挂线术治疗。结果表明，治疗组1例缝合创面拆线后二期愈合，时间25天，其余均一期愈合，引流管拔除后遗留小创面，愈合时间2～3天。静息压和肛管最大收缩压与术前相比差异无统计学意义。对照组均二期愈合，时间32～86天，因有橡皮筋持续收紧，故疼痛较剧，VAS评分多在4～10分之间。静息压和肛管最大收缩压与术前相比有显著性下降。

目前本术式主要是王业皇教授等在研究运用，治疗的成功率最高为100%、最低为80%，但样本量少，依据不充分，远期疗效尚待证实。本术式仍存在许多问题有待研究，如：内口缝合或截断是否可靠，能否完全替代挂线术；内置引流是否通畅，是否会形成腐肉；镜下切除靠近肠壁的硬结组织也有一定的风险；急性的直肠后间隙脓肿可在镜下手术，但内引流是否合适等。镜下潜行瘘切除（清创）、内口切闭、伤口封闭式引流（或生物材料填充）的微创术式，是治疗高位复杂性肛瘘的努力方向。

# 第十一节　负压封闭引流术

## 一、概述

负压封闭引流术（vacuum sealing drainage，VSD）是一种处理各种复杂创面和用于深部引流的全新方法，相对于现有的各种外科引流技术而言，VSD技术是一种革命性的进展。1992年由德国ULM大学创伤外科Fleischmann博士首创，将传统的压力引流技术与封闭式敷料相结合，用于治疗开放式骨折中软组织损伤，获得了成功。1997年Argenta、Morykwas等学者首创了封闭负压辅助闭合术（vacuum-assisted closure,VAC),基于以上两项技术进行进一步研究,命名为VSD。自此伤口负压治疗成为一种处理创面的新方法。1994年,裘化德教授将这一技术引入国内,其后在多学科进行应用,均取得较好效果,目前被广泛应用于各种急慢性创面的治疗。

## 二、VSD技术的材料及组成部分

### (一) 医用泡沫材料

由比利时 Polymedics N. V公司生产,是一种泡沫型聚乙烯酒精水化海藻盐泡沫敷料(polyvinyl alcohol,PVA泡沫),色白,海绵样,质地柔软,富有弹性,抗张力强,其内密布大量彼此相通的直径为0.2～1.0 mm的腔隙,有极好的可塑性和透水性及良好的生物相容性。有两种规格:10 cm×15 cm×0.9 cm和5 cm×15 cm×0.9 cm。

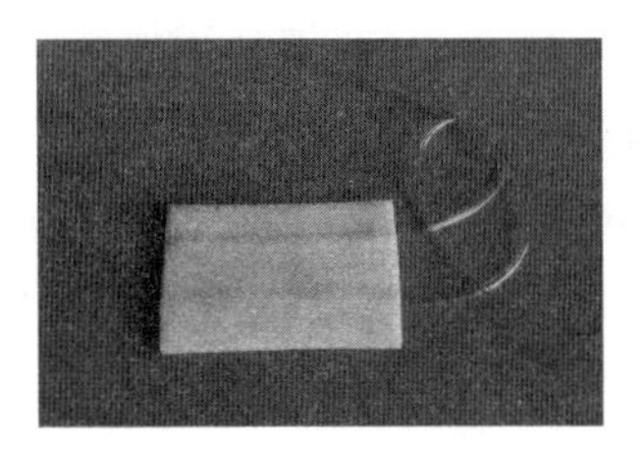
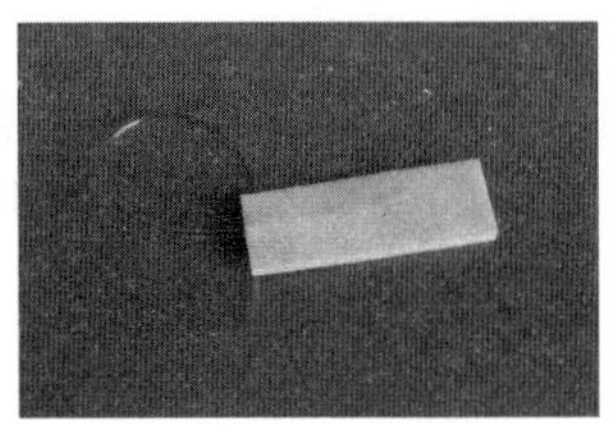

图4-31　医用泡沫材料

### (二) 多侧孔引流管

是一种多侧孔硬质硅胶引流管,长50 cm,其一端14 cm范围内含有密集的侧孔,引流时需把多侧孔引流管穿入泡沫敷料内。

### (三) 生物透性粘贴薄膜

美国3M公司生产的透明敷料,其主要成分为聚氨酯,是一种具有分子阀门作用的透性粘贴薄膜。成品装在无菌塑料袋内,供一次性使用,具有良好的透氧和透湿性,并能防水和阻止细菌入侵。

### (四) 负压源

负压发生装置是最主要的组成部分,发挥最主要的功能。在早期的研究中,伤口负压是通过一些传统的方法得到的,例如中心负压吸引装置、外科真空瓶等,但是,这些方法有不便之处,例如器械的移动、负压水平的控制和保持等。由于负压大小模式的设定至为关键,所以推荐带刻度可调节式装置。1995年,出现了一种真空辅助治疗仪,其能够克服上述问题。仪器的核心是一个微处理器真空控制单元,能够提供可控制的持续的或是间断的25～200 mmHg的负压,最大限度地保证效果。缺点是:机器体积较大,不便于移动,病人需在床边使用,只适用于卧床、伤口渗出严重的病人。后来又特别研发了便于携带的型号,供渗出较少、非卧床的病人使用。目前临床使用较多的为病房床头中心负压源或负压引流瓶。

在早期的研究中并没有提出最佳的压力大小与负压模式概念。直到1997年,

Morykwas 等进行了一系列动物实验，着重研究了这个问题。研究以伤口血流情况和肉芽组织生长情况为切入点，通过激光多普勒技术来测量伤口周围的皮下组织和肌肉的血流情况，通过测量随时间伤口体积的减少量来判断肉芽组织的生长情况。结果表明，当负压值为 125 mmHg 时，伤口皮下组织和周围肌肉血流是基线值的 4 倍。而当负压值为 400 mmHg 以上时，血流反被抑制。而肉芽组织的生长情况则是间断负压比持续负压更为有效。针对此，Philbeck 等提出了两种可能的解释：他们认为当组织毛细血管的自我调节机制没被激活时，间断循环疗法能提供像组织本身一样的有节律的血液灌注。间断的刺激使细胞能够有时间休息并准备进入下一个循环，而持续的负压刺激将使细胞对刺激耐受，从而导致刺激失效。对于污染或感染较重的伤口，也有学者认为应持续真空治疗 48 小时，起到最初的净化作用后再采用间断负压。

## 三、作用机制

VSD 的原理是利用医用高分子泡沫材料作为负压引流管和创面间的中介，高负压经过引流管传递到医用泡沫材料，且均匀分布在医用泡沫材料的表面，由于泡沫材料的高度可塑性，负压可以到达被引流区的每一点，形成一个全方位的引流。较大块的、质地不太硬的块状引出物在高负压作用下被分割和塑形成颗粒状，经过泡沫材料的空隙进入引流管，再被迅速吸收入收集容器中。而可能堵塞引流管的大块引出物则被泡沫材料阻挡，只能附着在泡沫材料表面，在去除或更换引流时与泡沫材料一起离开机体。通过封闭创面与外界隔绝，防止污染和交叉感染，并保证负压的持续存在，持续负压使创面渗出物立即被吸走，从而有效保持创面清洁并抑制细菌生长。由于高负压经过作为中介的柔软的泡沫材料均匀分布于被引流区的表面，可以有效地防止传统负压引流时可能发生的脏器被吸住或受压而致的缺血、坏死，穿孔等并发症。

(1) 封闭负压引流可减轻组织水肿及防治感染：组织水肿是阻碍创面愈合的原因之一。Duby 等研究发现水肿的控制与创面的愈合率直接相关，肿胀加大了组织细胞间的距离，使细胞间的物质交换受阻；同时压迫创伤周围微血管，影响组织灌注，加重了创面的缺血缺氧，使创面的营养物质供应减少，从而延迟了创面的愈合。而封闭负压引流持续的机械应力持续延缓创周水肿，吸走细菌，从而有利于创面的愈合。

创伤后皮肤的天然屏障功能丧失，创面被各种细菌污染，并大量繁殖，会产生毒素和酶等成分，引起组织溶解、坏死。同时，炎症导致局部的毛细血管壁通透性增加，加重组织水肿，影响局部血流，导致血液内的各种炎症细胞不能顺利到达创面发挥其免疫功能。封闭负压引流装置为无菌装置，应用过程中使创面与外界完全隔离，不仅阻止了外来菌的入侵，还使创面内形成低氧或相对缺氧的微酸环境，抑制了细菌生长。由于封闭负压引流促进了局部血液循环，消除了坏死组织、细菌、分泌物等，从而减少了细菌繁殖的培养基。

(2) 负压促进创面血液循环:局部血液循环障碍是影响创面延迟愈合的最主要原因之一。封闭负压引流可在局部持久地产生负压作用,使毛细血管口径增大,从而增加血流量,促进毛细血管的再生,促进血管内皮细胞间的连接,加速血管基膜的恢复,减少血管通透性,防止组织水肿,改善创面微循环,有利于创面愈合。

(3) 封闭负压引流促进创面组织各种细胞因子的表达:在结缔组织的愈合修复过程中,各类炎症细胞分泌的生长因子参与其中,由于机械应力减轻水肿,降低了组织间的压力及氧张力,同时加速结缔组织生长因子的表达,因此有利于及时清除坏死组织,加速纤溶蛋白溶解,增强胶原组织的生长,进行自溶性清创。封闭负压引流抑制基质金属蛋白酶的合成,进而抑制胶原和明胶降解。此项技术最先被应用于治疗四肢软组织创面缺损和感染,取得了肯定效果。如今,封闭负压引流被进一步扩展应用于表皮、血管、神经、脂肪等各种组织的缺损,其应用范围已涉及骨科、普外科、胸心外科、泌尿外科、妇产科等各种临床科室。相信随着研究的不断深入,其应用范围也将更加广泛。

(4) 封闭负压引流技术相对而言更符合人体结构:每一项新技术的应用,都应尽可能减轻对患者的创伤。现代医学模式认为:人不仅是由各种器官组织组成的有机实体,而且是有着复杂心理活动的社会成员,一切不良刺激和不良情绪都可破坏人体身心平衡,导致疾病发生。封闭负压引流由于创伤小,灵活方便,稳定了患者的心理。

## 四、VSD引流的优越性

1. 高负压将较大块、质地不太硬的残渣/分泌物分割塑形成颗粒状引出,不易发生堵管——解决了引流的瓶颈:堵塞。

2. 引流管外有医用泡沫材料 PVA 包裹,伤口周围组织/器官无法接触引流管,不损伤周围组织——避免了伤口周围组织被吸入发生缺血、坏死,局部出血。

3. 引流区封闭,与外界隔绝,防止污染和交叉感染——及时排出引流组织中的脓性积液、少量坏死组织、异常积聚的各种液态物质。

4. 压力均匀分布于 PVA 表面——形成全方位引流。

5. PVA 良好的透水性,不阻碍液体和小颗粒通过——高效通畅引流,即"零积聚"。

6. 大幅度地减少了抗生素的应用,有效地防止院内交叉感染的发生,缩短住院时间。

7. 该方法是一种纯物理方法,完全避免了各种化学治疗可能引起的副作用。

8. 护理方面,透明的透性粘贴薄膜极有利于对创口或创面的观察。

9. 无需天天换药,病人免除频繁换药之苦,医务人员免除天天换药之劳,同时也很大程度上缓解了患者的心理压力。

10. 操作简便易行,对手术条件要求不高,必要时床边即可施术,经处理的创面肉芽生长旺盛,使二期手术简单化。

## 五、VSD 引流适应证

主要适用于软组织损伤及皮肤缺损及高位复杂性肛瘘的创面引流。

## 六、操作方法

负压封闭引流的操作步骤:清创—准备引流物—填充—封闭—开放负压。

**1. 清创**　彻底清除创面的坏死失活组织或容易坏死的组织、异常分泌物和异物等,开放所有腔隙,确保软组织和骨组织床的血供,清洗创周皮肤。

**2. 修剪、置管**　按创面大小和形状设计修剪带有多侧孔引流管的 VSD 敷料,使引流管的端孔及所有侧孔完全为 VSD 敷料包裹,每一根引流管周围的 VSD 敷料中必须有一根引流管。遇大面积创口时,以引流管串联并和,降低引流管数量,引流管出管的方向以方便引流管密封为原则。覆盖填充敷料,把设计好的 VSD 敷料加以缝合固定,使敷料完全覆盖创面。如创面较深,需将 VSD 敷料填充底部,不留死腔。

**3. 填充和封闭**　擦干净创面周围皮肤,用具有生物透性粘贴薄膜封闭 VSD 敷料覆盖着的整个创面。良好的密封是保证引流效果的关键,耐心、细致、灵活地完成密封工作,可以用“叠瓦式”粘贴敷料。用“系膜法”封闭引流管出创面边缘处,即用薄膜将引流管包绕,多余的薄膜对贴成系膜状,可以有效地防止引流管出薄膜处的松动和漏气,或“戳孔法”密封引流管。

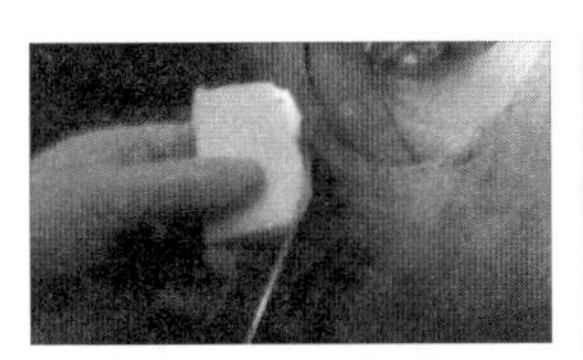
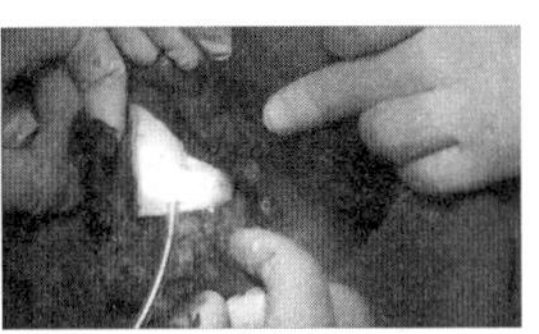

将 VSD 辅料修剪至适宜大小放入创面

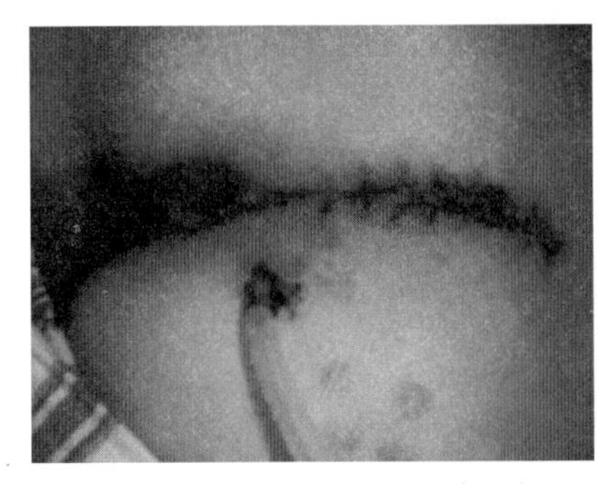

将设计好的 VSD 敷料加以缝合固定

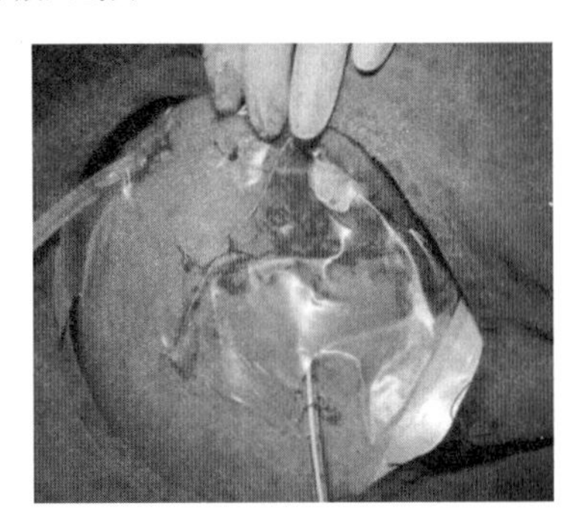

VSD 生物透性粘贴薄膜封闭创面

**图 4-32　VSD 操作**

**4. 开放负压**　根据需要,用三通管将所有引流管合并为一个出口,引流管接负压装置,开放负压。将负压调节在－125～－450 mmHg 的压力。负压有效的标志是填入的 VSD 敷料明显瘪陷,薄膜下无液体积聚。

**5. 观察和管理** 确保负压封闭引流正常后,5～7 天拆除 VSD 敷料,有时最短 2～3 天,最长不超过 10 天。检查创面,如果肉芽组织生长饱满、鲜红嫩活,随即植皮闭合创面,否则可重新填入 VSD 敷料继续引流。有时要更换敷料 2～3 次,多时甚至 4～5 次,直到创面新鲜再进行植皮手术,修复创面。

## 七、VSD 术后护理

1. 按一般外科护理常规护理。

2. 易压迫的部位,如背部、骶尾部等,应经常更换患者体位,用垫圈、被子等将其垫高,悬空,防止 VSD 敷料的引流管被压迫或折叠,因而阻断负压源。

3. 每天更换引流管、透明的引流瓶一次,在更换时,为防止引流管内的液体回流到 VSD 敷料内,先钳夹住引流管,关闭负压源,然后更换引流瓶。

## 八、注意事项

1. 早期合理应用:对有明显适应证的患者早期使用可起到事半功倍的功效,而对创面小、无明显感染或无严重感染威胁的且经济状况差的患者,酌情使用。

2. 彻底清创,不留死腔,注重血运:尽可能清除坏死组织,对外露的神经、血管转移筋膜或肌肉覆盖予以清除。引流不能代替清创,适度的清创仍然是必要的,良好的血运是肉芽组织生长的基础,必要时还得重建血运。创面彻底止血,防止术后出血及凝血块堵塞引流管。如创面深或感染较重,可放置冲洗管接生理盐水持续冲洗。

3. 配合抗感染治疗:尽管 VSD 使创面处于负压,是相对隔离和清洁状态,抗厌氧菌治疗也不应忽视。

4. 每天吸出的渗出物中含大量蛋白、液体、电解质等,应防止发生负氮平衡和酸碱、水电解质的紊乱,加强患者全身营养,增强抗病能力。

5. 床头中心负压吸引较理想,如无条件,可用电动吸引,但噪声较大,吸引压力维持在－125～450 mmHg 之间。引流物不多时使用负压引流瓶较方便,每日小于 20 ml 量时,可以拆管。

6. 若出现吸引管道塌陷,敷料干燥,引流管堵塞,或薄膜处漏气,出血时,应及时处理,如经管注射生理盐水,冲管,更新管道,或重新封闭,查看出血原因等。负压吸引瓶应每日更换,记录引流液的量和性状。

7. 一般一次 VSD 敷料 5～7 天后拆除,有时也 2～3 天,最长不超过 10 天,视创面需要,必要时可能使用 VDS 敷料 2～3 次,甚至 4～5 次。

8. 尽管 VSD 有着与传统疗法难以达到的优势,但只是一个过渡手段,最终还需二期手术。

封闭式负压引流术是外科引流技术的革新。临床实践证明，该技术疗效显著可靠，安全、应用简便，对治疗各种复杂创面是一种简单而有效的方法，疗效远优于常规治疗，也使医疗费用得以降低，明显减轻了患者的痛苦，值得在临床上广泛推广和应用。更加合适肛瘘术后创面引流(形态和规格与瘘道创面相匹配)的 VSD 材料值得深入研究开发。还有，负压引流的压力拔除(替换)时间与方法尚需进一步研究。

# 第十二节　其他术式

## 一、瘘管剔除术

瘘管剔除术由 Parks 于 1961 年创立，已成为现代保存括约肌手术的基础，就是将整个瘘管及内外口间硬化组织、皮肤一并剔除。

**1. 适应证**　低位肛瘘(皮下瘘或肛管后浅间隙瘘，括约肌间瘘)。

**2. 手术操作方法**

(1) 根据肛腺感染学说，从感染肛窦上方 0.5 cm 处的肛门上皮，围绕内口作一椭圆形切口。

(2) 切除部分内括约肌，彻底清除肌下脓肿及感染肛腺及其导管，开放创面。

(3) 在外口周围作圆形切开，沿瘘管向上剥离从括约肌间剜出瘘管，使呈口大底小的洞状开放创面(不切断外括约肌)。放置凡士林纱布引流，塔形纱布压迫，包扎固定。

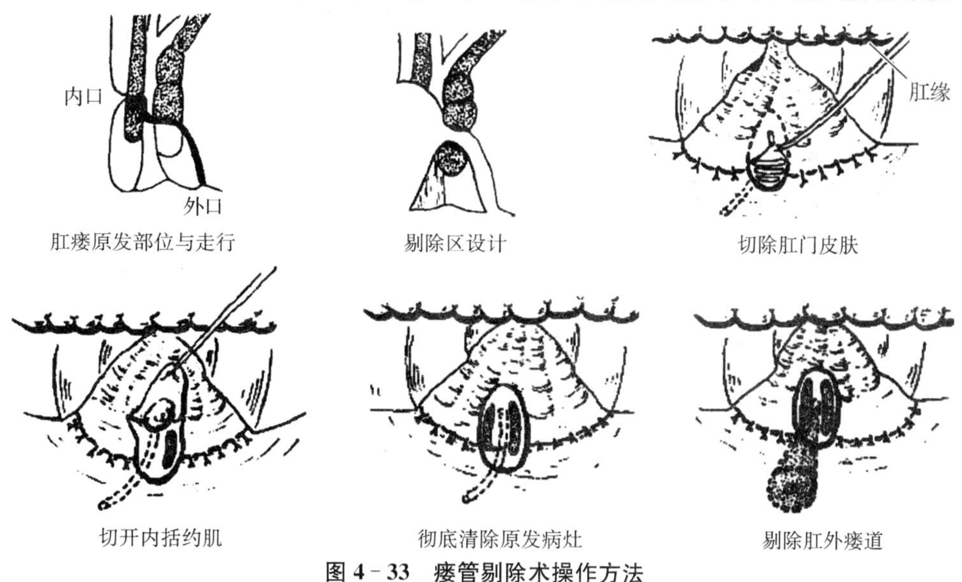


肛瘘原发部位与走行　　剔除区设计　　切除肛门皮肤

切开内括约肌　　彻底清除原发病灶　　剔除肛外瘘道

**图 4-33　瘘管剔除术操作方法**

**3. 术中注意事项**

(1) 当切除内口及部分内括约肌后,要用刮匙尽量搔净瘘管腐败组织。

(2) 外口周围切开后,紧沿管壁将瘘管剔除,不切断外括约肌。

**4. 术后管理及注意事项** 术后按肛门开放伤口换药。术中注意剔除瘘管时贴管壁进行,创口勿过深过大。

## 二、肛瘘剜除术

1970 年 Goligher 针对蹄铁形肛瘘设计的术式,对内口处理与 Parks 相同,但对瘘管的处理不同,他认为坐骨直肠窝瘘等复杂性肛瘘可让管道残存,只搔刮引流而不剜除。1982 年宇井依其原理作了改良,故又称 Goligher-宇井法。Goligher 用此法治疗 30 例,经 3~5 年随访,疗效满意。1987 年高野用肛瘘剜除法治疗 24 例后蹄铁形肛瘘,其中复发 4 例,占 17%,平均疗程 58 天;用宇井法治疗 2 例均痊愈,平均疗程 43 天。

**1. 适应证** 后马蹄形肛瘘。

**2. 手术操作步骤**

(1) 确定内口位置后,用 Parks 法清除原发灶和坏死组织。

(2) 再将切口向外延长成外宽内窄的创面,切除瘢痕,搔刮创面,开放肛后间隙,作一能容纳手指通过的贯通道,以沟通至臀部左右两侧的瘘道,但不损伤外括约肌和肛尾韧带。

(3) 在肛门后方左右各作三角形创面,暴露管道,搔刮或切除瘘管,成开放创面。对纤维化多而硬的瘘管可剜除。对双侧瘘管的处理与 Hanley 法相同,切开搔刮坏死组织,左右两侧充分引流。

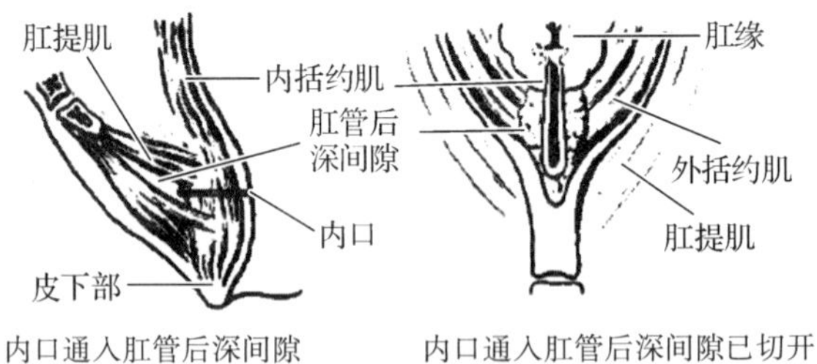


内口通入肛管后深间隙　　内口通入肛管后深间隙已切开

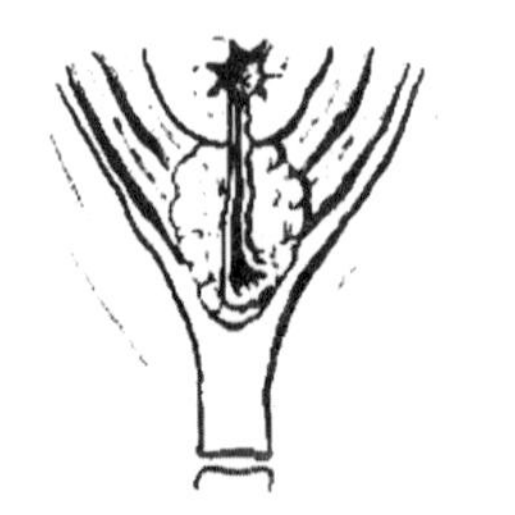

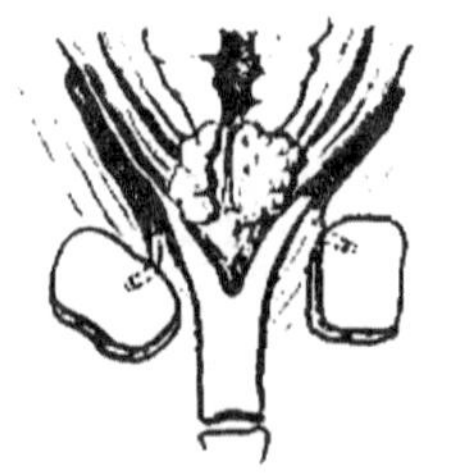

瘘道从肛管深间隙传入坐骨直肠窝一侧

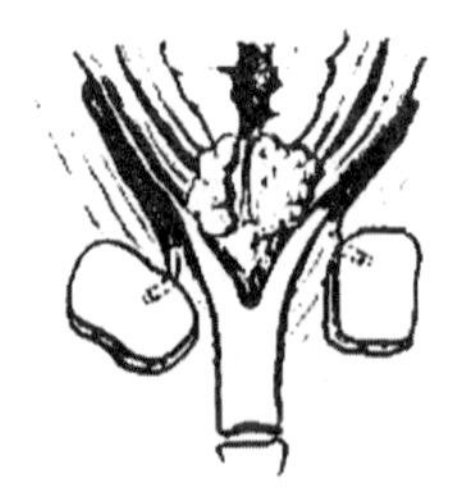

穿入双侧

**图 4-34 肛瘘剜除术操作**

## 三、瘘管移位术(Mann 术)

1985 年,Mann 结合切开法和保存括约肌法的优点,创造了分期治疗肛瘘的瘘管移位法。在术中将肛瘘管道的括约肌以及外部分向肛管表层之下移位,直至下次手术时不切断或损伤内外括约肌的位置,较好地保存了内外括约肌。他报道了 5 例,结果均彻底痊愈并功能良好。但自 1985 年以来,未见其他报道。

**1. 适应证**　高位肛瘘及直肠阴道瘘。

**2. 手术操作**　手术分三个阶段进行,每期间隔 2～3 周。

一期手术:常规消毒和麻醉,术前术中明确瘘管的位置和范围。在探针的帮助下,用一束线从瘘的外口引入,通过内口穿出,拉出肛门外,松松结扎线束的两端,于瘘管周围和括约肌间平面注入大剂量的 1∶20 万肾上腺素溶液,以控制手术区的出血。外口周围切口直达括约肌外缘,并向上分离,暴露耻骨直肠肌和外括约肌,注意瘘口的走向,切开括约肌平面,向上解剖,直达瘘管穿越处,游离瘘管。若瘘道能从外括约肌或耻骨直肠肌的孔中拉入括约肌间平面,应立即缝闭其孔。若瘘道难于从括约肌或耻骨直肠肌穿越处的孔中拉入括约肌间平面,可切断外括约肌,将已游离的瘘管内移和固定,并立即将切断的外括约肌缝合,瘘管中的线继续保留,作为引流脓液或肠内容物之用。术后常规换药处理 3～4 周后括约肌外侧伤口愈合,即可进行二期手术。

二期手术:消毒和麻醉后,注射稀释的肾上腺溶液,切开皮肤、黏膜和内括约肌,切除或切开瘘管,取出线束,创开创面,延长切口至肛门外,以利于引流,伤口可从底部生长至愈。少数病例内口较高者,可在二期手术时,将管道再向内移至黏膜下,同时修补内括约肌。

三期手术:简单切开或切除黏膜下瘘管,换药至愈合。

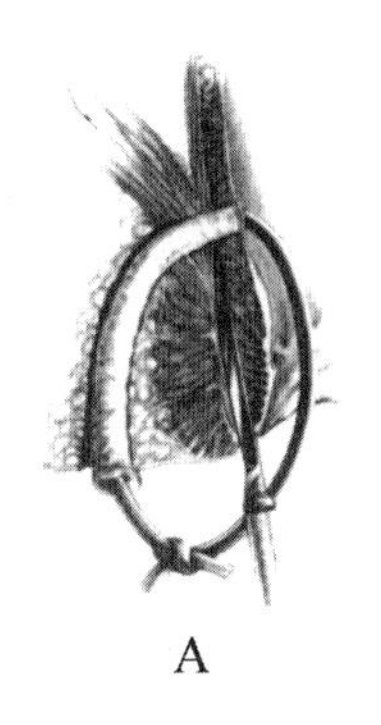
A

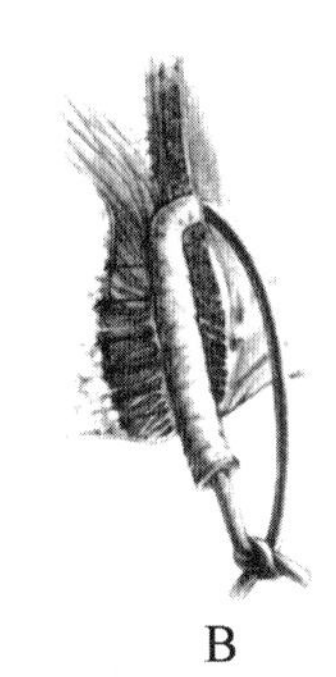
B

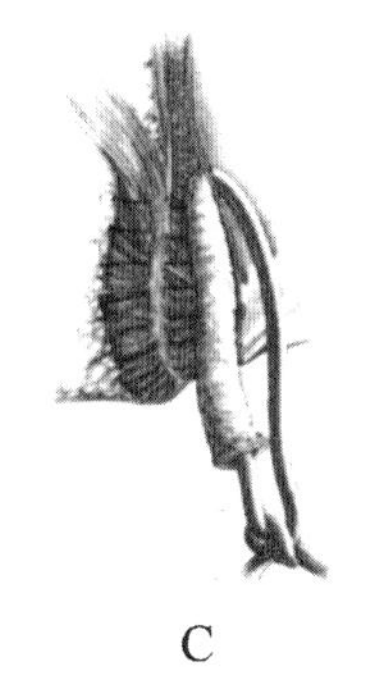
C

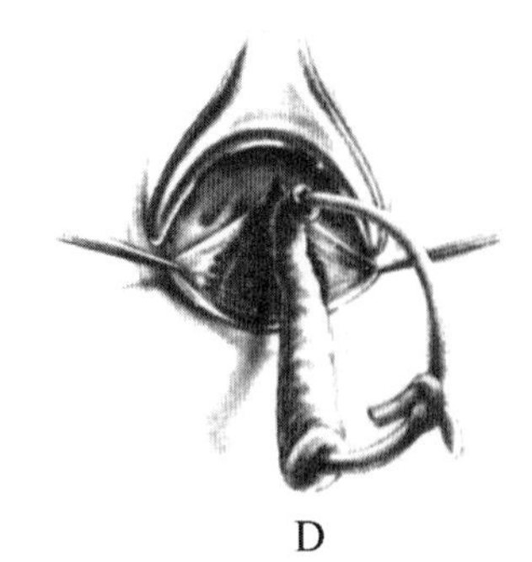
D

**图 4－35　瘘管移位术的操作**

A. 放置挂线分离外括约肌;　B. 修补外括约肌,瘘管移至括约肌间平面;
C. 括约肌间瘘管也可经分离和修补后移位;　D. 完成的肛瘘手术

## 四、Hanley 术

Hanley 术式由 Hanley 于 1965 年设计并应用于临床，又称内口引流、瘘道旷置术，主要针对单侧或双侧肌下瘘，即所谓的坐骨直肠窝马蹄形肛瘘的手术，对向左、右伸展的瘘管只搔刮而不切开，仅切开肛门后方的原发病灶，并切除两侧外口，以期减少组织损伤、缩短病程。该术式由于有效解决了“内口存在”的难题，且不完全切开脓腔、瘘管而具有创口小、出血少、疼痛轻、病程短等优点，被临床广泛应用。但由于 Hanley 术式受不完全切开脓腔、瘘管等限制，使脓腔、瘘管等不能充分显露，在潜行搔刮时不易彻底清除残余感染灶及坏死组织等，也容易导致残余脓肿、硬结和残腔积血等并发症发生。

鉴于此，国内外出现一些 Hanley 术的改良，如瘘管内填塞红升丹纱条、二期缝合、对口挂线引流等方法，促进脱管，引流，促进愈合。这在一定程度上减少了手术对括约肌的损伤，保护了肛门功能，减少复发，提高手术治疗效果。Hanley 和 LIFT 术一样都是全括约肌保留的手术。目前 Hanley 改良术式是日本大肠肛门病专科治疗马蹄形肛瘘的主要术式，临床疗效确切。

**1. 适应证** 马蹄形肛瘘。

**2. 手术操作步骤**

(1) 体位：使患者置俯卧折刀位，常规消毒、铺巾。

(2) 探查：探针从外口插入探查，尽量明确瘘管走向，如果内口探查明确的话，探针牵引 7 号丝线穿过肛瘘窦道，作为切除外口、瘘管、原发灶、内口的标示物。

(3) 切除外口瘘管组织：完整切除外口，在不损伤或尽量少损伤瘘管行程的肛门括约肌的前提下尽量完整切除瘘管。

(4) 搔刮腐死及肉芽组织：若因瘘管不完整或完整切除瘘管损伤肛门括约肌较多，则用刮匙搔刮或用纱条拉刮，清除腐败组织。

(5) 进入肛管后深间隙的原发灶，尽量完整切除原发灶。

(6) 轻牵原发灶，仔细观察何处肛门隐窝最凹，最凹处即可判断为内口，予切除。

(7) 有时原发灶不完整或全为腐死组织，无法通过牵引原发灶的方法找到内口，则从标示线穿过肛门隐窝处敞开内口。

(8) 从肛门后正中线进刀，依次切开皮肤、皮下组织、切断肛门外括约肌皮下部、浅部、肛门内括约肌，敞开原发灶及内口，最后把整个肛管后深间隙敞开。

**3. 注意事项**

(1) 敞开肛管后深间隙(注意勿损伤耻骨直肠肌)，找到正确的内口，并同时理好内口两侧瘘道，促其自然愈合；

(2) 引流必须通畅。支管道和死腔要充分扩创，主管道应修剪成底小口大呈倒漏斗形，保证管腔内引流通畅；

（3）瘘管搔刮腐死组织，外口予简单切除，使呈倒漏斗形；

（4）必要时可在敞开的肛管后深间隙与外口之间全胶管或半胶管对口引流；

（5）手术中应尽量减少对肛门括约肌的损伤，尽量保留肛缘皮肤，防止肛门功能不良；

（6）术中应充分止血，避免术后出血；

（7）术后换药不可忽视。术后应每日换药一次，换药时应使创面清洁、彻底引流，不留死腔。若发现创面过早粘连，应予钝性分离，避免形成桥形假性愈合。

## 五、解剖学肛瘘切除术

1992 年，高野正博在原 Parks 及隅越、岩垂术式的基础上发展出来的保留肛门括约肌的肛瘘根治术，称之为肛瘘的解剖学切除术，即应用解剖学原理清除内口及原发感染灶，在不损伤括约肌的前提下切除瘘管，闭锁内口部分，开放拔管而形成的创面。此方法较好地保护了肛门括约肌，但复发率相对增高。我国学者任东林等报道证实解剖学肛瘘切除术后未出现肛门失禁的病例，术后总的复发率仅 6%，张思奋等应用解剖学切除术治疗高位复杂性肛瘘，内口处全层用可吸收缝线关闭缝合，治疗 46 例，一期治愈 45 例，复发 1 例经二次手术后治愈。随访 6 个月至 2 年，无复发、无肛门失禁及肛门狭窄，平均住院时间(16.2±2.7)天。

**1. 术式的基本特征**

（1）不损伤括约肌，切除肛窦内口—原发脓肿—外口为止的全部瘘管。

（2）只切除瘘管而保留以括约肌为主的正常组织。

（3）对由于拔管而形成的创面做成向外的引流创面。

（4）闭锁在肛门内口黏膜产生的内口部的缺损。

**2. 适应证**　① 瘘管壁较明显者；② 单个内口者；③ 非结节、克罗恩病等特殊肛瘘；④ 全身营养状态较好者。如非上述适应证范围，可采用挂线、切开、对口引流等方法联合使用。

**3. 手术操作方法**　常规消毒、铺巾。探针从外口插入瘘管，手指伸入肛门轻柔寻找内口，并从内口穿出，沿外口作椭圆形切口，牵拉此处，剥离全部瘘管及支管，剥离过程中注意分离保留肛门括约肌，遇有支管较长或弯曲者，在主管与支管之间截断支管，先剥离主管，后剥离支管。剥至内口处时连同内口及周围瘢痕组织一并切除，用过氧化氢溶液及甲硝唑溶液冲洗创面，内口处全层用可吸收线关闭缝合。近内口的主管创面开放引流，支管创面及远离肛缘的主管创面予以一期缝合。缝合时注意不要留有死腔，缝合多少以主管引流通畅为原则。创面予消毒凡士林纱布压迫止血及引流。

**4. 手术注意事项**

(1) 剥离瘘管时要紧贴瘘管壁剥离,尽量避免损伤正常组织。剥离过程碰到支管较长或弯曲时,可先用丝线扎住支管,并在主、支管之间切断支管,先剥离主管,待主管剥离干净后再剥离支管。

(2) 瘘管深达坐骨直肠窝或骨盆直肠间隙接近直肠壁者,剥离瘘管时一定要用一手指伸入直肠内,感受括约肌及肠壁厚度,注意不要损伤肠壁。

(3) 若瘘管较大、管壁较厚,剥离瘘管势必损伤括约肌时,可在剥离瘘管后用可吸收线一期缝合括约肌。若剥离瘘管时暴露困难,也可切断部分括约肌,待切除瘘管后再一期缝合该括约肌。一般只缝合括约肌而不缝合其他切口,这样缝合的括约肌的内(直肠内)外(肛瘘剖面)均引流通畅,一般不会发生感染。

(4) 一期缝合括约肌前一定要把瘢痕组织清除干净,消毒严格,血运良好才能缝合。

(5) 在保证创面引流通畅的前提下,应尽量缩小创面。具体方法为较长支管及远离肛缘的创面部分一期缝合。若为马蹄形肛瘘,可分段开窗对口引流等。

**5. 术后处理** 术后保持大便通畅,如大便困难者适当给予缓泻剂,每天大便后用高锰酸钾溶液坐浴,或中药洗剂坐浴(如有缝合切口,则行肛门洗剂清洗创面)。创面予高锰酸钾溶液、过氧化氢溶液、甲硝唑液依次冲洗后,予生肌膏油纱作引流,皮肤缝合处用75%酒精抹拭。术后酌情应用抗生素,一般用抗生素预防感染。

## 六、显微肛瘘切除术

高位肛瘘手术方法可分为挂线法和切除法,有研究报道高位肛瘘手术切除可达最好根治效果,但由于高位肛瘘瘘管涉及肛管直肠环,手术切除瘘管时易导致大便失禁。高位肛瘘行显微切除术,是在4倍放大镜下进行手术操作,可完全切除穿过括约肌的瘘管和内口,并在放大镜下分别缝合黏膜、内括约肌和外括约肌,使高位肛瘘一期完全切除,保留正常的肛门括约肌功能,患者康复快。但高位肛瘘显微切除术难度高、手术时间长,术中手术视野的暴露成为手术成功的关键。

**1. 手术操作**

(1) 手术物品准备:选用床尾脚板能向两侧分开的手术床,床上铺海绵垫,头圈1个,大长方海绵枕1个,小长方海绵枕1个,约束带2条。

(2) 体位:麻醉成功后,患者俯卧于手术床,呈俯卧折刀位,肛门部超出床身与床尾脚板衔接处约5 cm,头下垫头圈,头偏向一侧,双手随意放置头圈两侧,两肩下垫大长方海绵枕,使腹部悬空,髋下根据患者的舒适度适当加放小长方海绵枕,双下肢分别用海绵约束带固定于两侧脚板上,注意保持肢体的功能位。两侧脚板约呈90°,向两侧分开,并将手术床置于折刀位,即将手术床床身与床尾脚板衔接处折弯,手术床中间高、两头低,臀部置于最高位置,再用宽胶布粘贴牵拉臀部两侧皮肤以暴露肛门部,手术医生站在患者两腿之间直视下进行手术。

（3）手术操作方法：取折刀位，以宽胶布向两侧牵拉臀部。将硬膜外导管经外口插入瘘管，注入碘伏灌洗瘘管并观察内口位置。根据瘘管走向设计切口：内口位于肛后方者，切口需向骶骨延长，以充分显露肛后间隙；内口位于肛后方的马蹄形肛瘘，其切口呈倒“Y”形。环绕外口切开皮肤，在瘘管壁外锐性解剖分离。手术在放大镜下进行，分离外括约肌、耻骨直肠肌或肛提肌与瘘管的粘连，分离平面要保持在肌膜和肌纤维之间。进入外括约肌处时，切断相应的内、外括约肌，显露在括约肌中穿行的瘘管，沿瘘管找到内口，将内口和穿过括约肌的瘘管一并切除。为了避免瘘管壁残留，可在穿过括约肌的瘘管壁上保留 1 mm 肌袖。支管也予以切除。对于低位肛瘘只需要切断内括约肌和外括约肌浅层，切除瘘管和内口后创面仅作一层缝合即可。而高位肛瘘则需要切断外括约肌深层，仔细切除穿过外括约肌深层的瘘管。术中彻底切除复杂性肛瘘的支管，完善止血，以保持术野清晰，然后依次缝合直肠肛管黏膜，对位修补肛门括约肌以恢复其完整性。根据外括约肌的厚度，选用 2-0 或 3-0 Dexon 线，将外括约肌断端对位缝合。再用 5-0 Dexon 线间断褥式缝合外括约肌肌膜，内括约肌用 4-0 Dexon 线缝合。如瘘管纤细、切除后肛周间隙创腔小者，可留置硅胶引流管。如瘘管粗或呈囊状，切除后留下较大创腔者，需切取臀大肌瓣转移填补创腔。臀大肌瓣取自臀大肌下缘，宽约 2～3 cm，长 8～12 cm，以骶骨端为蒂转移至肛后间隙或坐骨直肠窝，并与周围组织固定。

**2. 术式优点**

显微外科技术辅助的肛瘘切除术可以缩小创面，减轻手术对肛门括约肌的损伤，缩短肛瘘治愈时间，提高治愈率。其优点主要体现在以下几个方面：① 能完全切除瘘管，在放大镜直视下清除坏死组织，与隧道式及其他括约肌保留术式相比视野和解剖层次更清楚，从而对瘘管组织的切除更彻底。② 能最大限度地保护肛门功能。术中在清除坏死组织的同时能对切断的括约肌予以精细的对位缝合（解剖性修复），愈合后形成的瘢痕更少，对肛门括约肌功能影响较小。③ 痊愈时间明显缩短。由于切口一期缝合，创口愈合时间大大缩短，相对其他术式恢复更快，疗程更短。④ 患者痛苦轻，术后护理更方便。由于一期缝合伤口，不必每天换药，且创面愈合时间短，减少换药次数，患者痛苦减轻。

**3. 注意事项**

（1）术后过早排便易导致切口感染，因此术前肠道准备和术后控制排便十分重要。

（2）本术式适用于肛腺源性肛瘘且瘘管纤维化已充分的患者，肛瘘伴感染的患者禁用，脓肿期患者要待脓肿引流 3 个月后再手术。

（3）患者必须排除结核病、炎症性肠病、肛周湿疹、其他肛周皮肤病及肛门直肠肿瘤等。

## [参考文献]


1. Belmonte Montes C, Ruiz Galindo GH, Montes Villalobos JL, et al. Fistulotomy vs fistulectomy. Ultrasonographic evaluation of lesion of the anal sphincter function[J]. Rev Gastroenterol Mex. 1999, 64(4): 167 - 170.

2. Pescatori M, Ayabaca SM, Cafaro D, et al. Marsupialization of fistulotomy and fistulectomy wounds improves healing and decreases bleeding: a randomized controlled trial[J]. Colorectal Dis. 2006, 8(1): 11 - 14.

3. Toyonaga T, Matsushima M, Tanaka Y, et al. Non-sphincter splitting fistulectomy vs conventional fistulotomy for high trans-sphincteric fistula-in-ano: a prospective functional and manometric study[J]. Int J Colorectal Dis. 2007, 22(9): 1097 - 1102.

4. Ortiz H, Marzo M, de Miguel M, et al. Length of follow-up after fistulotomy and fistulectomy associated with endorectal advancement flap repair for fistula in ano[J]. Br J Surg. 2008, 95(4): 484 - 487.

5. Jain BK, Vaibhaw K, Garg PK, et al. Comparison of a fistulectomy and a fistulotomy with marsupialization in the management of a simple anal fistula: a randomized, controlled pilot trial[J]. J Korean Soc Coloproctol. 2012, 28(2): 78 - 82.

6. Kim do S. Comparison of a fistulectomy and a fistulotomy with marsupialization in the management of a simple anal fistula: a randomized, controlled pilot trial[J]. J Korean Soc Coloproctol. 2012, 28(2): 67 - 68.

7. 杨勇军,王崇树,唐学贵等. 肛瘘切除术临床路径研究及安全性评价[J]. 中华中医药学刊,2012,08: 1805 - 1809.

8. Charúa-Guindic L, Méndez-Morán MA, Avendaño-Espinosa O, et al. Complex anal fistula treated with cutting seton[J]. Cir Cir. 2007, 75(5): 351 - 356.

9. Williams JG, MacLeod CA, Rothenberger DA et al. Seton treatment of high anal fistulae[J]. Br J Surg. 1991, 78(10): 1159 - 1161.

10. Isbister WH,Sanea NA. The cutting seton[J]. Dis Colon Rectum, 2001, (44): 722 - 727.

11. Mentes BB, Oktemer S, Tezcaner T. Elastic one-stage cutting seton for the treatment of high anal fistulas: preliminary results[J]. Tech Coloproctol. 2004, 8(3): 159 - 162.

12. 金黑鹰,章蓓. 肛瘘诊治新视野[M]. 上海:第二军医大学出版社. 2010.

13. Parks and Stitz. The treatment of high fistula-in-ano[J]. DisColon Rectum,1976, 19: 487 - 499.

14. 黄乃健. 中国肛肠病学[M]. 济南:山东科技出版社. 1996.

15. Hammond TM, Knowles CH, Porrett T, et al. The Snug Seton: short and medium term results of slow fistulotomy for idiopathic anal fistulae[J]. Colorectal Dis. 2006, 8(4): 328 - 337.

16. Hamel CT,Marti WR, Oertli D. Simplified placement and management of cutting setons in the treatment of transsphincteric anal fistula: technical note[J]. Int J Colorectal Dis. 2004, 19(4): 354 - 356.

17. Vatansev C, Alabaz O, Tekin A,et al. A new seton type for the treatment of anal fistula[J]. Dig Dis Sci. 2007, 52(8): 1920 - 1923.

18. Gurer A, Ozlem N, Gokakin AK, et al. A novel material in seton treatment of fistula-in-ano[J]. Am J Surg. 2007, 193(6): 794 - 796.

19. Chuang-Wei C, Chang-Chieh W, Cheng-Wen H. et al. Cutting seton for complex anal fistulas[J]. Surgeon. 2008, 6(3): 185 - 188.

20. Ritchie RD, Sackier JM, Hodde JP. Incontinence rates after cutting seton treatment for anal fistula[J]. Colorectal Dis. 2009, 11(6): 564 - 571.

21. Vial M, Parés D, Pera M, et al. Faecal incontinence after seton treatment for anal fistulae with and without surgical division of internal anal sphincter: a systematic review[J]. Colorectal Dis. 2010, 12(3): 172 - 178.

22. Kamrava A, Collins JC. A decade of selective use of adjustable cutting seton combined with fistulotomy for anal fistula[J]. Am Surg. 2011, 77(10): 1377 - 1380.

23. Lykke A, Steendahl J, Wille-J rgensen PA. Treating high anal fistulae with slow cutting seton[J]. Ugeskr Laeger. 2010, 172(7): 516 - 519.

24. Leventoğlu S, Ege B, Mente BB, et al. Treatment for horseshoe fistula with the modified Hanley procedure using a hybridseton: results of 21 cases[J] . Tech Coloproctol. 2013, 17(4): 411 - 417.

25. Inoue M, Sugito K, Ikeda T, et al. Long-Term Results of Seton Placement for Fistula-in-ano in Infants [J]. J Gastrointest Surg. 2013, 25.

26. 章蓓,金黑鹰. 李柏年肛肠病临证经验集[M]. 上海:上海科学技术出版社. 2011.

27. Browder LK, SweetS, KaiserAM. Modified Hanley procedure for management of complex horseshoe fistulae[J]. Tech Coloproctol. 2009, 13(4): 301 - 306.

28. Wong S, Solomon M, Crowe P, et al. Cure, continence and quality of life after treatment for fistula-in-ano[J]. ANZ J Surg. 2008, 78(8): 675 - 682.

29. WilliamsWillimas. Surgery of the anus, rectum and colon. 第二版. [J]. 北京:科学出版社. 2003, 527 - 529.

30. Buchanan GN, Owen HA, Torkington J, et al. Long-term outcome following loose-seton technique for external sphincter preservation in complex anal fistula [J]. Br J Surg, 2004, 91(4): 476 - 480.

31. Galis-Rozen E, Tulchinsky H, Rosen A, et al. Long-term outcome of loose seton for complex anal fistula: a two-centre study of patients with and without Crohn's disease[J]. Colorectal Dis, 2010, 12(4): 358 - 362.

32. M GP, M GC, S GU, et al. Modified loose-seton technique for the treatment of complex anal fistulas [J]. Colorectal Dis. 2010, 12: 310 - 313.

33. Subhas G, Gupta A, Balaraman S, et al. Non-cutting setons for progressive migration of complex fistula tracts: a new spin on an old technique[J]. Int J Colorectal Dis. 2011, 26(6): 793 - 798.

34. Eitan A, Koliada M, Bickel A. The use of the loose seton technique as a definitive treatment for recurrent and persistent high trans-sphincteric anal fistulas: a long-term outcome[J]. J Gastrointest Surg. 2009, 13(6): 1116 - 1119.

35. 李兴谦,李延林,王艳梅,等. 对口引流挂线术治疗高位马蹄瘘的临床观察[J]. 黑龙江医学,2004,08: 615 - 616.

36. 钱海华,于丽杰. 高位虚挂引流法在高位肛瘘手术中的应用体会[J]. 吉林中医药,2004,11:35 - 36.

37. 钱海华. 论实挂与虚挂[J]. 江苏中医药,2006,08:8.

38. 谷云飞,陈红锦,史仁杰,等. 保留括约肌挂线法治疗复杂性肛瘘的临床研究[J]. 南京中医药大学学报,2007,01:20 - 23.

39. 钱海华. 高位肛瘘手术中应用高位虚挂线法与传统切割挂线法的疗效比较[A]. 中国中西医结合学会. 首届国际中西医结合大肠肛门病学术论坛暨第十二届全国中西医结合大肠肛门病学术会议论文集萃[C]. 中国中西医结合学会:2007,6.

40. 李洪林,岳柏华,戴运刚. 高位复杂性肛瘘切除挂浮线预期根治术[J]. 中国实用医药,2007,26:60.

41. 钱海华,曾莉. 肛周脓肿及肛瘘治疗中虚挂线引流法再思考[J]. 吉林中医药,2009,09:765 - 766+770.

42. 何洪芹,李梅岭,王文进,等. 挂浮线治疗高位复杂性肛瘘临床研究[J]. 现代中西医结合杂志,2009,22:

2622－2623.

43. 钱海华，曾莉. 低位切开结合引流挂线治疗高位肛瘘55例[J]. 南京中医药大学学报，2011，05：428－430.

44. 李方银，侯艳梅，许璟. 放射状多切口浮线引流术治疗高位蹄铁型肛瘘疗效观察[J]. 现代中西医结合杂志，2011，05：540－541.

45. 孙薛亮，林秋，杨柏霖. 复杂性肛瘘保留括约肌手术的治疗进展[J]. 世界华人消化杂志，2011，18：1922－1925.

46. 袁东伟. 肛瘘根治术中引流浮线的临床应用体会[J]. 当代医学，2011，31：100－101.

47. 龚希峰. 完全浮线引流法，保留肛瘘道治疗肛瘘可行性思路与方法[A]. 中华中医药学会、中华中医药学会肛肠分会. 2012医学前沿——中华中医药学会肛肠分会第十四次全国肛肠学术交流大会论文精选[C]. 中华中医药学会、中华中医药学会肛肠分会：2012，4.

48. 黄晨容. 低位切开结合高位挂浮线分次紧线法治疗高位肛瘘疗效观察[J]. 现代中西医结合杂志，2012，10：1075－1076.

49. 于庆环，陈少明. 陈氏药线治疗肛瘘583例[J]. 新中医，2003，35(4)：54－55.

50. 刘文龙，呼汉雷，郭继文. 内口缝合药捻脱管法手术治疗高位复杂性肛瘘11例临床观察[J]. 吉林医学，2006，03：331.

51. 荣文舟. 痔、瘘、裂微创疗法[A]. 中华中医药学会肛肠分会. 全国第十三次中医肛肠学术交流大会论文集[C]. 中华中医药学会肛肠分会：2009：2.

52. 倪广林，岳斌，李占林. 中药分期脱管治疗单纯肛瘘30例临床观察[J]. 河北北方学院学报(医学版)，2007，02：60－61.

53. 谷春光. 脱管加截根术治疗肛瘘120例[J]. 总装备部医学学报，2004，6(2)：101.

54. 汪草原. 自制玫瑰铤并药捻治疗肛瘘50例[J]. 中国中西医结合外科杂志 2001，7(2)：109－110.

55. 陆金根，何春梅，姚一搏. 隧道式拖线术式治疗肛瘘的操作要点及临证体会[J]. 上海中医药大学学报，2007，21(2)：5－8.

56. 曹永清，卢阳，徐昱旻. 不同手术方法治疗多支管复杂性肛瘘的疗效观察与评估[J]. 上海中医药杂志，2000，2：42－43.

57. 陆金根，曹永清，何春梅，等. 隧道式拖线术治疗单纯性肛瘘的临床研究[J]. 中西医结合学报，2006，02：140－146.

58. 何春梅，曹永清，陆金根. 隧道式拖线加内口切挂术治疗后位马蹄型肛瘘46例[J]. 上海中医药杂志，2004，06：32－33.

59. 王明华，唐一多，郭修田，等. 拖线法治疗婴幼儿低位单纯性肛瘘21例[J]. 中西医结合学报，2005，03：231－232.

60. 何春梅，陆金根，曹永清，等. 隧道式主管拖线术治疗单纯性肛瘘疗效和生活质量评价[J]. 中国中西医结合外科杂志，2007，04：329－332.

61. 徐昱旻. 陆金根运用拖线法治疗肛瘘经验探讨[J]. 上海中医药杂志，2007，07：14－15.

62. 陆金根，阙华发，陈红风，等. 拖线疗法治疗难愈性窦瘘的优势[J]. 中西医结合学报，2008，10：991－994.

63. 何春梅，陆金根，曹永清，等. 从拖线术治疗肛瘘方案设计探讨外科手术临床试验特点：前瞻性多中心随机对照临床试验[J]. 中西医结合学报，2009，12：1113－1118.

64. 王琛，陆金根，曹永清，等. 隧道式拖线术结合九一丹对大鼠体表瘘管的治疗作用[J]. 上海中医药大学学报，2009，03：56－59.

65. 王琛，陆金根，曹永清，等. 隧道式拖线法对瘘管大鼠Ⅰ型和Ⅱ型胶原表达的影响[J]. 中国中西医结合外科杂志，2009，04：428－432.

66. 叶茂，龚光辉，焦鹏富. 主管切开引流支管拖线术治疗复杂性肛瘘60例临床观察[J]. 实用中西医结合临床,2010,01:67.

67. 仲贵香.隧道式拖线术治疗 59 例难治性肛瘘的临床研究[J].齐齐哈尔医学院学报,2011,23:3798-3800.

68. 王华军,严水根.隧道式拖线术治疗低位单纯性肛瘘 65 例[J].中国中医药科技,2013,01:95-96.

69. 唐汉钧.顾伯华教授运用“垫棉压迫疗法”的经验[J].上海中医药杂志,1981,10:9-11.

70. 高永昌,刘团霞.垫棉法拾遗[J].中医临床研究,2013,10:96-98.

71. 王琛,陆金根.垫棉压迫法在肛肠疾病的应用[J].世界中西医结合杂志,2013,01:79-81.

72. 耿学斯,赵斌.切挂开窗引流配合垫棉法治疗复杂性肛瘘 46 例[J].中国中西医结合外科杂志,2008,14(1):25-27.

73. 张少军,应光耀,高洪娣,等.对口切剥结合早期垫棉法治疗复杂性肛瘘的临床观察[J].世界中西医结合杂志,2013,04:400-402.

74. 杨巍,芦亚峰.对口切开旷置结合垫棉法对高位复杂性肛瘘的规范化诊治研究[A].中国中西医结合学会.第十三届全国中西医结合大肠肛门病学术会议暨第三届国际结直肠外科论坛论文汇编[C].中国中西医结合学会.2009,4.

75. 郑德,汪庆明,何铮,等.对口切开旷置结合垫棉法治疗高位复杂性肛瘘的疗效评价[J].上海中医药杂志,2012,05:65-67.

76. Kodner IJ, Mazor A, Shemesh EI. Endorectal advancemment flap repair of rectovaginaland other complicated anorectal fistulas[J]. Surgery, 1993, 114: 682-689.

77. Miller GV,Finan PJ. Flap advancement and core fis-tulectomy for complex rectal fistula[J]. Br J Surg 1998, 85: 108-110.

78. Kreis ME,Jehle EC,Ohlemann M,et al. Functional results aftertransanal rectal advancement flap repair of trans-sphinctericfistula[J]. Br J Surg,1998, 85(2): 240-242.

79. Marchesa P, Hull TL, Fazio VW. Advancementsleeve flaps for treatment of severe perianal Crohn'sdisease[J]. Br J Surg, 1998, 85: 1695-1698.

80. Jun SH, Choi GS. Anocutaneous advancement flap closure of high anal fistulas. [J]. Br J Surg, 1999, 86: 490-492.

81. Ortiz H. Matzo J. Endorectal flap advancement repairand fistulectomy for high transsphincteric and suprasphincteric fistulas[J]. Br J surg, 2000, 87: 1680-1683.

82. Michelassi F,Melis M,Rubin M,Hurst RD. Surgi-cal treatment of anorectal complications in Crohn's disease[J]. Surgery, 2000, 128: 597-603.

83. Zimmerman DD,Briel JW,Gosselink MP, et al. Anocutaneousadvancement flap repair of transsphincteric fistulas[J]. Dis ColonRectum, 2001, 44(10): 1474-1480.

84. 刘宇,陈雨历,逯元军.瘘管切除直肠黏膜下拖覆盖瘘内口治疗小儿单纯性肛瘘[J].临床小儿外科杂志,2003,2(6):457-458.

85. Amin SN, Tierney GM, Lund JN, Armitage NC. V-Y advancement flap for treatment of fistula-in-ano [J]. Dis Colon Rectum 2003, 46: 540-543.

86. 张加军,朱志芳,徐明山.经直肠内黏膜瓣覆盖修补小儿肛瘘[J].中国交通医学杂志,2004,18(6):700.

87. Koehler A, Risse-Schaaf A, Athanasiadis S. Treatment for horseshoe fistulas-in-ano with primary closure of the internal fistula opening: a clinical and manometric study[J]. Dis Colon Rectum. 2004, 47(11): 1874-82.

88. Athanasiadis S,et al. To close the fistula inside the mouth and not advancing flap in the treatment of anal sphincter[J]. Dis Colon Rectum,2004, 47(6): 1174-1180.

89. Sungurtekin U, Sungurtekin H, Kabay B, Tekin K, Aytekin F, Erdem E, Ozden A. Anocutaneous V-Y advancement flap for the treatment of complex peri-anal fistula[J]. Dis Colon Rectum, 2004, 47: 2178 - 2183.

90. Dixon M, Root J, Grant S, et al. Endorectal flap advancementrepair is an effective treatment for selected patients withanorectal fistulas[J]. Am Surg, 2004, 70(10): 925 - 927.

91. Hossack T, Solomon MJ, Young JM. Ano-cutaneousflap repair for complex and recurrent suprasphincteric anal fistula[J]. Colorectal Dis, 2005, 7: 187 - 192.

92. Van der Hagen S, Jbaeten CG, Soeters PB, van Ge-mert WG. Long-term outcome following mucosaladvancement flap for high perianal fistulas andfistulotomy for low perianal fistulas: recurrentperianal fistulas: failure of treatment or recurrentpatient disease[J]. Int J Colorectal Dis, 2006, 21: 784 - 790.

93. Perez F, Arroyo A, Serrano P, et al. Randomized clinical and manometric study of advancement flap versus fistulotomy with sphincter reconstruction in the management of complex fistula-in-ano[J]. Am J Surg, 2006, 192(1): 34 - 40.

94. 邵万金. 推移瓣修补治疗直肠阴道瘘的临床研究[A]. 中国中西医结合学会. 首届国际中西医结合大肠肛门病学术论坛暨第十二届全国中西医结合大肠肛门病学术会议论文集萃[C]. 中国中西医结合学会. 2007:4.

95. Uribe N, Millán M, Minguez M, et al. Clinical and manometricresults of endorectal advancement flaps for complex anal fistula[J]. Int J Colorectal Dis, 2007, 22(3): 259 - 264.

96. Mitalas LE, Gosselink MP, Zimmerman DD, Schouten WR. Repeat transanal advancement flaprepair: impact on the overall healing rate of hightranssphincteric fistulas and on fecal continence[J]. Dis Colon Rectum, 2007, 50: 1508 - 1511.

97. Dubsky PC, Stift A, Friedl J, Teleky B, Herbst F. Endorectal advancement flaps in the treatment of high anal fistula of cryptoglandular origin: full-thickness vs. mucosal-rectum flaps[J]. Dis Colon Rectum. 2008, 51(6):852 - 857.

98. Abbas M A, Lemus-Rangel R, Hamadani A. Long-term outcomeof endorectal advancement flap for complex anorectal fostulae[J]. Am Surg, 2008, 74(10): 921 - 924.

99. van Koperen PJ, Wind J, Bemelman WA, et al. ibrin glue and transanal rectal advancement flap for high transsphincteric perianal fistulas; is there any advantage[J]. Int J Colorectal Dis. 2008, 23(7): 697 - 701.

100. 谷云飞, 竺平, 杨柏林, 等. 推移皮瓣药捻式半管引流术治疗肛瘘初探[A]. 中国中西医结合学会. 第十三届全国中西医结合大肠肛门病学术会议暨第三届国际结直肠外科论坛论文汇编[C]. 中国中西医结合学会: 2009, 2.

101. Rodríguez-Wong U, Cruz-Reyes JM, et al. Postobstetric rectovaginal fistula: surgical treatment using endorec-taladvancement flap. Cir Cir[J]. 2009, 77(3): 201 - 205.

102. Christoforidis D, Pieh MC, Madoff RD, et al. Treatment of trans-sphincteric anal fistulas by endorectal advancement flap or collagenfistula plug: a comparative study[J]. Dis Colon Rectum, 2009, 52 (1): 18 - 22.

103. Uribe Quintana N, Aguado Pérez M, Minguez Pérez M, et al. Impactof endorectal advancement flaps in fecal incontinence[J]. Cir Esp, 2009, 86(4): 224 - 229.

104. Ortiz H, Marzo J, Ciga MA, et al. Randomized clinical trial of anal fistula plug versus endorectal advancement flap for the treatment of high cryptoglandular fistula in ano[J]. Br J Surg. 2009, 96(6): 608 - 612.

105. Jacob TJ, Perakath B, Keighley MR. Surgical intervention for anorectal fistula[J]. Cochrane Database SystRev JT, 2010, 5: 6319.

106. Soltani A, Kaiser AM. Endorectal advancement flap for cryptoglandular or Crohn's fistula-in-ano[J]. Dis Colon Rectum. 2010, 53(4): 486 - 495.

107. 张玉国, 董丽春, 李刚. 直肠内黏膜瓣前徙纤维蛋白胶封堵治疗高位复杂性肛瘘[J]. 中国中西医结合外科杂志,2010,04:470－471.

108. 毛红,唐平,李薇,等.黏膜肌瓣下移闭合内口引流术治疗复杂性肛瘘103例报告[A].中华中医药学会.中国肛肠病研究心得集[C].中华中医药学会:2011:3.

109. 张迪,郑雪平,余苏萍.推移瓣修补术治疗高位复杂性肛瘘现状[J].中国中西医结合外科杂志.2011(06).

110. Joshi HM, Vimalachandran D, Heath RM, Rooney PS. Management of iatrogenic recto[J]urethral fistula by transanal rectal flapadvancement[J]. Colorectal Dis. 2011, 13(8): 918－920.

111. De Parades V, Dahmani Z, Blanchard P, et al. Endorectal advancement flap with muscular plication: a modified technique for rectovaginal fistula repair[J]. Colorectal Dis. 2011, 13(8): 921－925.

112. Stremitzer S, Riss S, Swoboda P, et al. Repeat endorectal advancement flap after flap breakdown and recurreence of fistula[J]in[J]ano[J]is it an option[J]. Colorectal Dis. 2012, 14(11): 1389－1393.

113. Tan KK, Alsuwaigh R, Tan AM, et al. To LIFT or to flap? Which surgery to perform following seton insertion for high anal fistula? [J]Dis Colon Rectum. 2012, 55(12): 1273－1277.

114. Lunniss PJ, Kamm MA, Phillips RK. Factors affecting continence after surgery for anal fistula[J]. Br JSurg,1994, 81(9): 1382.

115. Livesey SA, Hemdon DN, Hollyoak MA, et al. Transplanted acellu1ar aUosraft dermal matrix. Potential a8 a template for the recon. struction of viable dermis[J]. Transplantation, 1995, 60(1): 1－9.

116. Mccourtney JS. Finlay IGSetons in the surgical management of fistula in ano[J]. Br J Surg, 1995, 82(4): 448.

117. Stephen M, Sentov ich MD. Fibrin Glue for All Anal Fistulas[J]. J Gastr ointest Surg, 2001,5: 158－161.

118. SclafaniAP, RomoT, JaconoAA, et al. Evaluation of acellular dermalgraft (AlloDerm) sheet for soft tissue augmentation: 1[J]year follow[J]up of clinical observations and histological[ J]. Arch Facial Plast Surg, 2001, 3(2): 101－103.

119. Sento vich SM. Fibr in Glue forAll Anal Fistulas Logterm Results [J]. Dis Colon Rectum, 2003, 46: 498－502.

120. Alberto Navarro [J] Luna, et al. Ultrasound Study of Anal Fistulas With Hydrogen Peroxide Enhancement [J]. Disease of the Colon & Rectum, 2004, 47(1): 108－114.

121. O'Connor L, Champagen BJ, Ferg usan M A, et al. Efficacy of anal fistula plug in closure of Crohn's anorectalfistula[J] . Dis Colon Rectum, 2006, 49(10): 1569－1573.

122. Johnson EK, Gaw JU, Armstrong DN. Efficacy of anal plug vs. fibrin glue in closure of anorectal fistulas[J]. Dis colon rectum, 2006, 49(3): 371－376.

123. Champagne BJ, O'Connor LM, Ferguson M, et al. Efficacy of anal fistula plug in closure of cryptoglandular fistulas: long-term follow-up[J]. Dis Colon Rectum. 2006, 49(12): 1817－1821.

124. Shelton AA, Welton ML. Transperineal repair of per-sistent rectova ginal fistulas using an acellular cada-veric dermal graft (AlloDerm)[J]. Dis Colon Rectum, 2006, 49(9): 1454－1457.

125. Burger JW, Halm JA, Wijsmuller AR, et al. Evaluation of new prosthetic meshes for ventral hernia repair [J]. Surg Endosc, 2006, 20(8): 1320－1325.

126. Lynn Oconnor, MD, Bradley J, Champa gneMD. Efficacy of anal fistula plug in closure of Crohns anorectal fistula[J]. Dis Colon Rectum. 2006, 49(10): 1569－1573.

127. Van Koperen PJ, D'Hoore A, Wolthuis AM,et al. Anal fistula plug for closure of difficult anorectal fistula: a prospective study[J]. Dis Colon Rectum. 2007, 50(12): 2168－2172.

128. Ellis CN. Bioprosthetic plugs for complex anal fistulas: an early experience[J]. J Surg Educ. 2007, 64(1): 36－40.

129. Jamshidi R, Schecter WP. Biolo gical dressings for themana gement of enteric fistulas in the open abdomen: apreliminary report[J]. Arch Sur g, 2007, 142(8): 793－796.

130. Garg P. Acellular extracellular matrix anal fistula plug: results in high fistula-in-ano awaited[J]. World J Gastroenterol. 2008, 14(46): 7143.

131. Echenique I, Mella JR, Rosado F et al. Puerto Rico experience with plugs in the treatment of anal fistulas[J]. Bol Asoc Med P R. 2008, 100(1): 8－12.

132. Lawes DA, Efron JE, Abbas M, et al. Early experience with the bioabsorbable anal fistula plug[J]. World J Surg. 2008, 32(6): 1157－1159.

133. Ky AJ, Sylla P, Steinhagen R, et al. Collagen fistula plug for the treatment of anal fistulas[J]. Dis Colon Rectum. 2008, 51(6): 838－843.

134. Schwandner O, Stadler F, Dietl O, et al. Initial experience on efficacy in closure of cryptoglandular and Crohn's transsphincteric fistulas by the use of the anal fistula plug[J]. Int J Colorectal Dis. 2008, 23(3): 319－324.

135. Song WL, Wang ZJ, Zheng Yet al. An anorectal fistula treatment with acellular extracellular matrix: a new technique[J]. World J Gastroenterol. 2008, 14(30): 4791－4794.

136. van Koperen PJ, Bemelman WA, Bossuyt PM et al. The anal fistula plug versus the mucosal advancement flap for the treatment of anorectal fistula (PLUG trial)[J]. BMC Surg. 2008, 23(8): 11.

137. Christoforidis D, Etzioni DA, Goldberg SM, et al. Treatment of complex anal fistulas with the collagen fistula plug[J]. Dis Colon Rectum. 2008, 51(10): 1482－1487.

138. Gonsalves S, Sagar P, Lengyel J, et al. Assessment of the efficacy of the rectovaginal button fistula plug for the treatment of ileal pouch-vaginal and rectovaginal fistulas[J]. Dis Colon Rectum. 2009, 52(11): 1877－1881.

139. Schwandner T, Roblick MH, Kierer W, et al. Surgical treatment of complex anal fistulas with the anal fistula plug: a prospective, multicenter study[J]. Dis Colon Rectum. 2009, 52(9): 1578－1583.

140. Zubaidi A, Al-Obeed O. Anal fistula plug in high fistula-in-ano: an early Saudi experience[J]. Dis Colon Rectum. 2009, 52(9): 1584－1588.

141. Wang JY, Garcia-Aguilar J, Sternberg JA, et al. Treatment of transsphincteric anal fistulas: are fistula plugs an acceptable alternative[J]. Dis Colon Rectum. 2009, 52(4): 692－697.

142. Schwandner O, Fuerst A. Preliminary results on efficacy in closure of transsphincteric and rectovaginal fistulas associated with Crohn's disease using new biomaterials[J]. Surg Innov. 2009, 16(2): 162－168.

143. Itah R, White I, Greenberg R. Initial experience with collagen plug for the treatment of complex anal fistula[J]. Harefuah. 2009, 148(3): 157－160.

144. Ortiz H, Marzo J, Ciga MA, et al. Randomized clinical trial of anal fistula plug versus endorectal advancement flap for the treatment of high cryptoglandular fistula in ano[J]. Br J Surg. 2009, 96(6): 608－612.

145. Safar B, Jobanputra S, Sands D, et al. Anal fistula plug: initial experience and outcomes[J]. Dis Colon Rectum. 2009, 52(2): 248－252.

146. Christoforidis D, Pieh MC, Madoff RD, et al. Treatment of transsphincteric anal fistulas by endorectal advancement flap or collagen fistula plug: a comparative study[J]. Dis Colon Rectum. 2009; 52(1): 18－22.

147. Al-Sahaf O, El-Masry S. The use of porcine small intestinal submucosa mesh (SURGISIS) as a pelvic sling in a man and a woman with previous pelvic surgery: two case reports. J Med Case Reports, 2009, 3: 70.

148. Han JG, Xu HM, Song WL, et al. Histologic analysis of acellular dermal matrix in the treatment of anal fistula in an animal model[J]. J Am Coll Surg, 2009, 208: 1099 - 1106.

149. 史新立.脱细胞真皮基质材料的研究及应用[J].透析与人工器官,2009,16(2):34 - 40.

150. 王振军,宋维亮.脱细胞异体真皮基质填塞治疗肛瘘 50 例疗效观察[J].结直肠肛门外科,2009,36(1):21 - 23.

151. Adamina M, Hoch JS, Burnstein MJ. To plug or not to plug: a cost-effectiveness analysis for complex anal fistula[J]. Surgery. 2010, 147(1): 72 - 78.

152. Garg P, Song J, Bhatia A, et al. The efficacy of anal fistula plug in fistula-in-ano: a systematic review [J]. Colorectal Dis. 2010, 12(10): 965 - 970.

153. El-Gazzaz G, Zutshi M, Hull T. A retrospective review of chronic anal fistulae treated by anal fistulae plug[J]. Colorectal Dis. 2010, 12(5): 442 - 447.

154. Owen G, Keshava A, Stewart P, et al. Plugs unplugged. Anal fistula plug: the Concord experience [J]. ANZ J Surg. 2010, 80(5): 341 - 343.

155. Lenisa L, Espìn-Basany E, et al. Anal fistula plug is a valid alternative option for the treatment of complex anal fistulain the long term[J]. Int J Colorectal Dis. 2010, 25(12): 1487 - 1493.

156. Ellis CN, Rostas JW, Greiner FG. Long-term outcomes with the use of bioprosthetic plugs for the management of complex anal fistulas[J]. Dis Colon Rectum. 2010, 53(5): 798 - 802.

157. Buchberg B, Masoomi H, Choi J, et al. A tale of two (anal fistula) plugs: is there a difference in short-term outcomes[J]. Am Surg. 2010, 76(10): 1150 - 1153.

158. Lupinacci RM, Vallet C, Parc Y, et al. Treatment of fistula-in-ano with the Surgisis(®) AFP(TM) anal fistula plug[J]. Gastroenterol Clin Biol. 2010, 34(10): 549 - 553.

159. McGee MF, Champagne BJ, Stulberg JJ, et al. Tract length predicts successful closure with anal fistula plug in cryptoglandular fistulas[J]. Dis Colon Rectum. 2010, 53(8): 1116 - 1120.

160. 张剑,王强.生物补片和相关研究进展[J].外科理论与实践,2010,06:680 - 682.

161. 侯超峰.生物组织补片填塞治疗肛瘘的临床研究[J].河南外科学杂志,2010,05:1 - 3.

162. 韩加刚,王振军,赵宝成,等.脱细胞异体真皮基质治疗肛瘘的愈合机制研究[J].中华胃肠外科杂志,2011,14(12):964 - 967.

163. 王明祥,戴光耀,王海等.生物补片填塞治疗中低位直肠阴道瘘疗效观察[J].河北医药,2011,16:2473 - 2474.

164. Borda Mederos LA, Chiroque Benites LI, Pinto Elera JO, et al. Experience with a biological plug for biological in complex anal fistula[J]. Rev Gastroenterol Peru. 2011, 31(4): 345 - 350.

165. Muhlmann MD, Hayes JL, Merrie AE, et al. Complex anal fistulas: plug or flap[J] ANZ J Surg. 2011, 81(10): 720 - 724.

166. de la Portilla F, Rada R, Jiménez-Rodríguez R, et al. Evaluation of a new synthetic plug in the treatment of anal fistulas: results of a pilot study[J]. Dis Colon Rectum. 2011, 54(11): 1419 - 1422.

167. van Koperen PJ, Bemelman WA, Gerhards MF, et al. The anal fistula plug treatment compared with the mucosal advancement flap for cryptoglandular high transsphincteric perianal fistula: a double-blinded multicenter randomized trial[J]. Dis Colon Rectum. 2011, 54(4): 387 - 393.

168. Kleif J, Hagen K, Wille-J rgensen P. Acceptable results using plug for the treatment of complex anal fistulas[J]. Dan Med Bull. 2011, 58(3): A4254.

169. Hadzhiev B. Our first experience in treatment of ano rectal fistula with SURGISIS AFP Anal FistulaPlug[J]. Khirurgiia (Sofiia). 2011, (1): 33 - 38.

170. Leng Q, Jin HY. Anal fistula plug vs mucosa advancement flap in complex fistula-in-ano: A meta-analysis. World J Gastrointest Surg[J]. 2012, 4(11): 256-261.

171. 秦澎湃,银德滨,王彦芳,等.肛瘘栓应用于高位复杂肛瘘盲端填塞[J].北京医学,2012,10:928-929.

172. 赵勇,朱震宇,赵玉涓,等.脱细胞真皮基质在复杂性肛瘘手术中的临床应用[J].中华临床医师杂志(电子版),2012,23:7787-7789.

173. O'Riordan JM, Datta I, Johnston C, et al. A systematic review of the anal fistula plug for patients with Crohn's and non-Crohn's related fistula-in-ano[J]. Dis Colon Rectum. 2012, 55(3): 351-358.

174. Chan S, McCullough J, Schizas A, et al. Initial experience of treating anal fistula with the Surgisis anal fistula plug[J]. Tech Coloproctol. 2012, 16(3): 201-206.

175. Ommer A, Herold A, Joos A, et al. Gore BioA Fistula Plug in the treatment of high anal fistulas-initial results from a German multicenter-study[J]. Ger Med Sci. 2012, 10: 13.

176. Ratto C, Litta F, Parello A, et al. Gore Bio-A Fistula Plug: a new sphincter-sparing procedure for complex anal fistula[J]. Colorectal Dis. 2012, 14(5): 264-269.

177. Heydari A, Attinà GM, et al. Bioabsorbable synthetic plug in the treatment of anal fistulas. Dis Colon Rectum[J]. 2013, 56(6): 774-779.

178. Tan KK, Kaur G, Byrne CM, et al. Long-term outcome of the anal fistula plug for anal fistula of cryptoglandular origin[J]. Colorectal Dis. 2013, 15(12): 1510-1514.

179. Cintron JR, Abcarian H, Chaudhry V, et al. Treatment of fistula-in-ano using a porcine small intestinal submucosa anal fistulaplug[J]. Tech Coloproctol. 2013, 17(2): 187-191.

180. 王占军. LIFT结合脱细胞异体真皮基质治疗经括约肌瘘临床研究[A]. 中国中西医结合学会大肠肛门病专业委员会、广东省医学会结直肠肛门外科学分会. 第十六届中国中西医结合学会大肠肛门病专业委员会学术会议论文集[C]. 中国中西医结合学会大肠肛门病专业委员会、广东省医学会结直肠肛门外科学分会. 2013,4.

181. KohnoH, NagasueN, ChangYC, et al. Comparision of topical hemostatic agengs in elective hepatic resection: a clinic PersPective randommozied trial[J]. World J Surg, 1992,16(5): 966-96.

182. Hiraoka T, Kanemitsu K, Tsuji T, et al. A method for safe pencrentico-jejunostomy[J]. Am j Surg, 1993, 165(2): 270-272.

183. Kaetsu H, Uchida T, Shinya N. Increased effectiveness of fibrin sealant with a higher fibrin concentration [J]. Int JAdhesion Adhesives, 2000, 20(1): 27-31.

184. Dickneite G, Metzner H, Nicolay U. Prevention of suture hole bleeding using fibrin sealant: benefits of factor ⅩⅢ[J]. J Surg Res, 2000, 93: 201-205.

185. Jackson MR, New and potential uses of fibrin sealants as an adjunct to surgical hemostasis [J]. Am J Surg, 2001,182: 36S-39S.

186. Velada JL, Hollingsbee DA, Menzies AR. Reproducibility of the mechanical properties of Vivo stat system patient-derived fibrin sealant[J]. Biomaterials, 2002, 23: 2249-2254.

187. Dickneite G, Metzner H, Kroez M, et al. The importance of factor ⅩⅢ as a component of fibrin sealants [J]. J Surg Res, 2002,107: 186-195.

188. Hammond TM, Grahn MF, Lunniss PJ. Fibrin glue in the management of anal fistulae[J]. Colorectal Dis. 2004, 6(5): 308-319.

189. Loungnarath R, Dietz DW, Mutch MG, et al. Fibrin glue treatment of complex anal fistulas has low success rate [J]. Dis Colon Rectum. 2004 , 47(4): 432-436.

190. Jurczak F, Laridon JY, Raffaitin P, et al. Biological fibrin used in anal fistulas: 31 patients[J]. Ann Chir. 2004, 129(5): 286-289.

191. Whiteford MH, Kilkenny J 3rd, Hyman N, et al. Practice Parameters for the Treatment of Perianal Abscess and Fistul-in-Ano(Revised)[J]. Dis Colon Rectum. 2005, 48: 1337 - 1342.

192. Swinscoe MT, Ventakasubramaniam AK, Jayne DG. Fibrin glue for fistula-in-ano: the evidence reviewed[J]. Tech Coloproctol. 2005, 9(2): 89 - 94.

193. Vitton V, Gasmi M, Barthet M, et al. Long-term healing of Crohn's anal fistulas with fibrin glue injection[J]. Aliment Pharmacol Ther. 2005, 21(12): 1453 - 1457.

194. Sharma SK, Perry KT, Turk TM. Endoscopic injection of fibrin glue for the treatment of urinary-tract pathology[J]. J Endourol. 2005, 19(3): 419 - 423.

195. Gisbertz SS, Sosef MN, Festen S, et al. Treatment of fistulas in ano with fibrin glue [J]. Dig Surg. 2005, 22(1 - 2): 91 - 94.

196. Buchanan GN, Sibbons P, Osborn M, et al. Pilot study: fibrin sealant in anal fistula model[J]. Dis Colon Rectum. 2005, 48(3): 532 - 539.

197. Singer M, Cintron J, Nelson R, et al. Treatment of fistulas-in-ano with fibrin sealant in combination with intra-adhesiveantibiotics and/or surgical closure of the internal fistula opening[J]. Dis Colon Rectum. 2005, 48(4): 799 - 808.

198. Zmora O, Neufeld D, Ziv Y, et al. Prospective, multicenter evaluation of highly concentrated fibrin glue in the treatment of complex cryptogenic perianal fistulas[J]. Dis Colon Rectum. 2005, 48(12): 2167 - 2172.

199. Del Rio P, Dell'Abate P, Soliani P, et al. Endoscopic treatment of esophageal and colo-rectal fistulas with fibrin glue [J]. Acta Biomed. 2005, 76(2): 95 - 98.

200. Maralcan G, Başkonuş I, Aybasti N, et al. The use of fibrin glue in the treatment of fistula-in-ano: a prospective study [J]. Surg Today. 2006, 36(2): 166 - 170.

201. Johnson EK, Gaw JU, Armstrong DN. Efficacy of anal fistula plug vs. fibrin glue in closure of anorectal fistulas[J]. Dis Colon Rectum. 2006, 49(3): 371 - 376.

202. Ellis CN, Clark S. Fibrin glue as an adjunct to flap repair of anal fistulas: a randomized, controlled study[J]. Dis Colon Rectum. 2006, 49(11): 1736 - 1740.

203. Tyler KM, Aarons CB, Sentovich SM. Successful sphincter-sparing surgery for all anal fistulas[J]. Dis Colon Rectum. 2007, 50(10): 1535 - 1539.

204. Witte ME, Klaase JM, Gerritsen JJ, et al. Fibrin glue treatment for simple and complex anal fistulas [J]. Hepatogastroenterology. 2007, 54(76): 1071 - 1073.

205. Hadzhiev B. Treatment of chronic anorectal fistulas by fibrin sealant[J]. Khirurgiia (Sofiia). 2008, (3): 41 - 45.

206. Paul J, van Koperen, Jan Wind, et al. Fibrin glue and transanal rectal advancement flap for high transsphincteric perianal fistulas; is there any advantage[J]. Int J Colorectal Dis. 2008, 23: 697 - 701.

207. van Koperen PJ, Wind J, Bemelman WA, et al. Fibrin glue and transanal rectal advancement flap for high transsphincteric perianal fistulas; is there any advantage [J]. Int J Colorectal Dis. 2008, 23(7): 697 - 701.

208. Adams T, Yang J, Kondylis LA, et al. Long-term outlook after successful fibrin glue ablation of cryptoglandular transsphincteric fistula-in-ano [J]. Dis Colon Rectum. 2008, 51(10): 1488 - 1490.

209. Roberto Cirocchi, Eriberto Farinella, Francesco La Mura, et al. Fibrin glue in the treatment of anal fistula: a systematic review [J]. Annals of Surgical Innovation and Research. 2009, 3: 12.

210. Cirocchi R, Farinella E, La Mura F, et al. Fibrin glue in the treatment of anal fistula: a systematic review[J]. Ann Surg Innov Res. 2009, 14(3): 12.

211. Damin DC, Rosito MA, Contu PC, et al. Fibrin glue in the management of complex anal fistula [J].

Arq Gastroenterol. 2009, 46(4): 300 - 303.

212. Jurczak F, Laridon JY, Raffaitin P, et al. Long-term follow-up of the treatment of high anal fistulas using fibrin glue[J]. J Chir (Paris). 2009, 146(4): 382 - 386.

213. Chung W, Kazemi P, Ko D, et al. Anal fistula plug and fibrin glue versus conventional treatment in repair of complexanal fistulas[J]. Am J Surg. 2009, 197(5): 604 - 608.

214. 王彦芳，于洪顺，张玉茹，等. 难愈性高位复杂肛瘘的微创化治疗-生物蛋白胶填充[A]. 中国中西医结合学会. 第十三届全国中西医结合大肠肛门病学术会议暨第三届国际结直肠外科论坛论文汇编[C]. 中国中西医结合学会:2009:2.

215. Yeung JM, Simpson JA, Tang SW, et al. Fibrin glue for the treatment of fistulae in ano—a method worth sticking to[J]. Colorectal Dis. 2010, 12(4): 363 - 366.

216. De Parades V, Far HS, Etienney I, et al. Seton drainage and fibrin glue injection for complex anal fistulas [J]. Colorectal Dis. 2010, 12(5): 459 - 463.

217. 林蓉，张富军，于布为. 生物蛋白胶与过敏性休克[J]. 中国新药杂志，2010，03:203 - 206.

218. Queralto M, Portier G, Bonnaud G , et al. Efficacy of synthetic glue treatment of high crypoglandular fistula-in-ano[J]. Gastroenterol Clin Biol. 2010, 34(8 - 9): 477 - 482.

219. Cirocchi R, Santoro A. Trastulli SMeta-analysis of fibrin glue versus surgery for treatment of fistula-in-ano[J]. Ann Ital Chir. 2010, 81(5): 349 - 356.

220. Grimaud JC, Munoz-Bongrand N, Siproudhis L, et al. Fibrin glue is effective healing perianal fistulas in patients with Crohn's disease[J]. Gastroenterology. 2010, 138(7): 2275 - 81,2281.

221. Chung W, Ko D, Sun C , et al. Outcomes of anal fistula surgery in patients with inflammatory bowel disease[J]. Am J Surg. 2010, 199(5): 609 - 613.

222. Altomare DF, Greco VJ, Tricomi N, et al. Seton or glue for trans-sphincteric anal fistulae: a prospective randomized crossover clinical trial[J]. Colorectal Dis. 2011, 13(1): 82 - 86.

223. Gaertner WB, Madoff RD, Spencer MP, et al. Results of combined medical and surgical treatment of recto-vaginal fistula in Crohn's disease [J]. Colorectal Dis. 2011, 13(6): 678 - 683.

224. Joshua IS Bleier, Husein Moloo. Current management of cryptoglandular fistula-in-ano[J]. World J Gastroenterol. 2011, 17(28): 3286 - 3291.

225. Haim N, Neufeld D, Ziv Y, et al. Long-term results of fibrin glue treatment for cryptogenic perianal fistulas: a multicenter study[J]. Dis Colon Rectum. 2011, 54(10): 1279 - 1283.

226. De Oca J, Millán M, Jiménez A, et al. Long-term results of surgery plus fibrin sealant for anal fistula [J]. Colorectal Dis. 2012, 14(1): e12 - 15.

227. Herreros MD, Garcia-Arranz M, Guadalajara H, et al. Autologous expanded adipose-derived stem cells for the treatment of complex cryptoglandular perianal fistulas: a phase III randomized clinical trial (FATT 1: fistulaAdvanced Therapy Trial 1) and long-term evaluation [J]. Dis Colon Rectum. 2012, 55(7): 762 - 772.

228. 谭国强. 生物蛋白胶封堵术结合清创球治疗肛瘘的临床研究[J]. 中国医学工程，2012，11:73.

229. Radionov M, Ziya DD, Sechanov I. Crypto-glandular fistulous paraproctites—is the surgical prophylaxis of reccurences imperative[J]. Khirurgiia (Sofiia). 2013, (1):18 - 22.

230. Atul MishrA, sheerin shAh, AMAndeep singh nAr, et al. The Role of Fibrin Glue in the Treatment of High and Low Fistulas in Ano[J]. Journal of Clinical and Diagnostic Research. 2013, 7(5): 876 - 879.

231. Mishra A, Shah S, Nar AS, Bawa A. The role of fibrin glue in the treatment of high and low fistulas in ano[J]. J Clin Diagn Res. 2013, 7(5): 876 - 879.

232. 吴金萍，张兵，王雪冰. 生物蛋白胶在高位复杂性肛瘘及脓肿的临床应用[J]. 江苏医药，2013，01:

107－108.

233. Kronborg O. To lay open or excise a fistula-in-ano: a randomized trial[J]. Br J Surg, 1985, 72(12): 970.

234. Matos D, Lunniss PJ, Phillips RKS. Total sphincter conservation in high fistula in ano: results of a new approach[J]. Br J Surg, 1993, 80(6): 802－804.

235. García-Aguilar J, Belmonte C, Wong DW, et al. Cutting seton versus two-stage seton fistulotomy in the surgical management of high anal fistula[J]. Br J Surg, 1998, 85(2): 243－245.

236. Williams JG, MacLeod CA, Rothenberger DA, et al. Seton treatment of high anal fistulae[J]. Br J Surg, 1991, 78(10): 1159－1161.

237. Kreis ME, Jehle EC, Ohlemann M, et al. Functional results after transanal rectal advancement flap repair of trans-sphincteric fistula[J]. Br J Surg, 1998, 85(2): 240－242.

238. Whiteford MH, Kilkenny J, Hyman N, et al. Practice parameters for the treatment of perianal abscess and fistula-in-ano (revised)[J]. DisColon Rectum, 2005, 48(7): 1337－1342.

239. Han KS, Cho HM, Kim DH, et al. Retrospective analysis of a fistula-in-ano: focus on an anal-sphincter-preserving procedure[J]. J Korean Soc Coloproctol, 2007, 23(6): 403－409.

240. Rojanasakul A, PatTan Kaarun J, Sahakitrungruang C, et al. Total anal sphincter saving technique for fistula-in-ano: the ligation of intersphincteric fistula tract[J]. J Med Assoc Thai, 2007, 90(3): 581－586.

241. Rojanasakul A. LIFT procedure: a simplified technique for fistula-in-ano[J]. Tech Coloproctol, 2009, 13(3): 237－240.

242. Lim SW. Surgery in an intersphincteric fistula[J]. J Korean Soc Coloproctol, 2009, 25(6): 365－371.

243. 王志民. 经括约肌间瘘管结扎术：一种治疗肛瘘的简单技术(英文)[A]. 中华中医药学会肛肠分会. 中医肛肠理论与实践——中华中医药学会肛肠分会成立三十周年纪念大会暨二零一零年中医肛肠学术交流大会论文汇编[C]. 中华中医药学会肛肠分会:2010,3.

244. 王振军. 肛瘘治疗的回顾和思考[J]. 中华胃肠外科杂志,2010,13(12):881－884.

245. Shanwani A, Nor AM, Amri N. Ligation of the intersphincteric fistula tract (LIFT): a sphincter-saving technique for fistula-in-ano[J]. Dis Colon Rectum, 2010, 53(1): 39－42.

246. Bleier J, Moloo H, Goldberg SM. Ligation of the intersphincteric fistula tract: an effective new technique for complex fistulas[J]. DisColon Rectum, 2010, 53(1): 43－46.

247. Rojanasakul A. Comments to the invited comment “LIFT procedure: a simplified technique for fistula in ano” by P. J. Lunniss[J]. Tech Coloproctol, 2010, 14(1): 53－54.

248. 杜培欣,汪庆明. 改良 LIFT 术治疗肛瘘的临床观察(附 30 例临床报告)[J]. 结直肠肛门外科,2011,05: 324－325.

249. Sileri P, Franceschilli L, Angelucci GP, et al. Ligation of the intersphincteric fistula tract (LIFT) to treat anal fistula: early results from a prospective observational study[J]. Tech Coloproctol, 2011, 15(4): 413－416.

250. Bleier J, Moloo H. Current management of cryptoglandular fistula-in-ano[J]. World J Gastroenterol, 2011, 17(28): 3286－3291.

251. Aboulian A, Kaji AH, Kumar RR. Early result of ligation of the intersphincteric fistula tract for fistula-in-ano[J]. Dis Colon Rectum, 2011, 54(3): 289－292.

252. Tan KK, Tan IJ, Lim FS, et al. The anatomy of failures following the ligation of intersphincteric tract technique for anal fistula: a review of 93patients over 4 years[J]. Dis Colon Rectum. 2011, 54(11): 1368－1372.

253. 薄彪,杨凌洪,凌光烈. 肛门括约肌间瘘管结扎术治疗复杂性肛瘘的疗效观察与评价[J]. 中华普外科手术学杂志(电子版),2012,02:216 - 218.

254. 王芳,吴闯,金炜,等. 括约肌间瘘管结扎术治疗肛瘘的研究进展[J]. 结直肠肛门外科,2012,06:404 - 406.

255. 于洪顺,王彦芳,秦澎湃. 肛门括约肌间瘘管结扎术(LIFT)治疗肛瘘的初步经验[A]. 中国中西医结合学会大肠肛门病专业委员会. 北京结直肠肛门病学术交流会暨卢克捷学术思想研讨会论文集[C]. 中国中西医结合学会大肠肛门病专业委员会:2012:4.

256. 陈敏,张涛,龚旭晨. LIFT 术在肛瘘治疗中的应用[J]. 医学综述,2012,23:4081 - 4082+4085.

257. Tan KK, Alsuwaigh R, Tan AM, et al. To LIFT or to flap? Which surgery to perform following seton insertion for high analfistula[J]. Dis Colon Rectum. 2012, 55(12): 1273 - 1277.

258. Wallin UG, Mellgren AF, Madoff RD, et al. Does ligation of the intersphincteric fistula tract raise the bar in fistula surgery[J]. Dis Colon Rectum. 2012, 55(11): 1173 - 1178.

259. Ooi K, Skinner I, Croxford M, et al. Managing fistula-in-ano with ligation of the intersphincteric fistula tract procedure: the Western Hospital experience[J]. Colorectal Dis, 2012, 14(5): 599 - 603.

260. Abcarian AM, Estrada JJ, Park J, et al. Ligation of intersphincteric fistula tract: early results of a pilot study[J]. Dis Colon Rectum, 2012, 55(7): 778 - 782.

261. Mushaya C, Bartlett L, Schulze B, et al. Ligation of intersphincteric fistula tract compared with advancement flap for complex anorectal fistulas requiring initial seton drainage[J]. Am J Surg, 2012, 204(3): 283 - 289.

262. Van Onkelen RS, Gosselink MP, Schouten WR. Ligation of the intersphincteric fistula tract in low transsphincteric fistula: A new technique to avoid fistulotomy [J]. Colorectal Dis, 2012, 13.

263. Song KH. New techniques for treating an anal fistula[J]. J Korean Soc Coloproctol, 2012, 28(1): 7 - 12.

264. Van Onkelen RS, Gosselink MP, Schouten WR. Is it possible to improve the outcome of transanal adVan Ocement flap repair for high transsphincteric fistulas by additional ligation of the intersphincteric fistula tract[J]. Dis Colon Rectum, 2012, 55(2): 163 - 166.

265. Cui JJ, Wang ZJ, Zheng Y, et al. Ligation of the intersphincteric fistula tract plus bioprosthetic anal fistula plug (LIFT-plug) in the treatment of transsphincteric perianal fistula[J]. Zhonghua Wei Chang Wai Ke Za Zhi. 2012, 15(12): 1232 - 1235.

266. Han JG, Yi BQ, Wang ZJ, et al. Ligation of the Intersphincteric Fistula Tract Plus Bioprosthetic Anal Fistula Plug (LIFT-Plug): a New Technique for Fistula-in-Ano[J]. Colorectal Dis. 2012.

267. Abcarian A, Estrada JJ, Park J. Ligation of intersphincteric fistula tract: early results of a pilot study [J]. Dis Colon Rectum. 2012, 55(7): 778 - 782.

268. Tan KK, Alsuwaigh R, et al. To LIFT or to flap Which surgery to perform following seton insertion for high analfistula[J]. Dis Colon Rectum. 2012, 55(12): 1273 - 1277.

269. Wallin UG, Mellgren AF, et al. Does ligation of the intersphincteric fistula tract raise the bar in fistula surgery[J]. Dis Colon Rectum. 2012, 55(11): 1173 - 1178.

270. Blumetti J, Abcarian A A, et al. Evolution of treatment of fistula in ano[J]. World J Surg. 2012, 36(5): 1162 - 1167.

271. 张辉,闵丽,张少军. 括约肌间瘘结扎术(LIFT)治疗肛瘘临床现状及展望[J]. 结直肠肛门外科,2013,01:62 - 65.

272. Sileri P, GiarraTan Ko G, Franceschilli L, et al. Ligation of the Intersphincteric Fistula Tract (LIFT): A Minimally Invasive Procedure for Complex Anal Fistula: Two-Year Results of a Prospective Multicentric Study

[J]. Surg Innov. 2013, 6.

273. Vergara-Fernandez O, Espino-Urbina LA al Ligation of intersphincteric fistula tract: what is the evidence in a review[J]. World J Gastroenterol. 2013, 19(40): 6805 - 6813.

274. Alasari S, Kim NK. et al. Overview of anal fistula and systematic review of ligation of the intersphinctericfistula tract (LIFT) [J]. Tech Coloproctol. 2013, 27.

275. Campbell ML, Abboud EC, et al. Treatment of refractory perianal fistulas with ligation of the intersphincteric fistulatract: preliminary results[J]. Am Surg. 2013, 79(7): 723 - 727.

276. Tan KK, Lee PJ, et al. Early experience of reinforcing the ligation of the intersphincteric fistula tractprocedure with a bioprosthetic graft (BioLIFT) for anal fistula[J]. ANZ J Surg. 2013, 25.

277. Tsunoda A, Sada H, et al. Anal function after ligation of the intersphincteric fistula tract[J]. Dis Colon Rectum. 2013, 56(7): 898 - 902.

278. Sirikurnpiboon S, Awapittaya B, Jivapaisarnpong P, et al. Ligation of intersphincteric fistula tract and its modification: Results from treatment of complex fistula[J]. World J Gastrointest Surg. 2013, 5(4): 123 - 128.

279. Yassin NA, Hammond TM, Lunniss PJ, et al. Ligation of the intersphincteric fistula tract in the management of anal fistula. A systematic review[J]. Colorectal Dis. 2013, 15(5): 527 - 535.

280. Liu WY, Aboulian A A, Kaji AH, et al. Long-term results of ligation of intersphincteric fistula tract (LIFT) for fistula-in-ano[J]. Dis Colon Rectum. 2013, 56(3): 343 - 347.

281. Lehmann JP, Graf W. Efficacy of LIFT for recurrent anal fistula[J]. Colorectal Dis. 2013, 15(5): 592 - 595.

282. Han JG, Yi BQ, et al. Ligation of the intersphincteric fistula tract plus a bioprosthetic anal fistula plug (LIFT-Plug): a new technique for fistula-in-ano[J]. Colorectal Dis. 2013, 15(5): 582 - 586.

283. Van Onkelen RS, Gosselink MP, Schouten WR, et al. Ligation of the intersphincteric fistula tract in low transsphincteric fistulae: a new technique to avoid fistulotomy[J]. Colorectal Dis. 2013, 15(5): 587 - 591.

284. Williams JG, Farrands PA, Williams AB, et al. The treatment of anal fiatula: Acpgbi position statement[J]. Colorectal Disease, 2007, 18(4): 50.

285. Roig JV, Jordan J, Garcia-Armengol J, et al. Changes in anorectal morphologic and functional parameters after fistula-in-ano surgery[J]. Dis Colon Rectum, 2009, 52(8): 1462 - 1469.

286. 徐孟廷,陈富军. 肛瘘诊治现状[J]. 现代中西医结合杂志,2009,18(8):936.

287. 王业皇,邬斌,郑雪平,等. 高位复杂性肛瘘内镜下潜行切除(内口切除或截断)闭锁式引流术的临床观察——(附29例临床病例)[A]. 中华中医药学会. 中国肛肠病研究心得集[C]. 中华中医药学会:2011,2.

288. 王慧敏,王业皇,郑雪平. 内镜下潜行切除闭锁式引流术治疗高位复杂性肛瘘临床研究[J]. 辽宁中医药大学学报,2012,09:54 - 56.

289. 郑雪平,王业皇,邬斌,等. 关节镜下瘘道切除闭式引流术治疗高位复杂性肛瘘临床研究[J]. 结直肠肛门外科,2011,03:171 - 173.

290. 王业皇. 丁泽民学术思想与临证经验研究[M]. 南京:东南大学出版社. 2007.

291. 姜洪池,代文杰,陆朝阳. 普外科微创理念与实践[J]. 中华外科杂志,2006,44:292 - 294.

292. Wilmore DW, Kehlet H. Management of patients in fast track surgery[J]. BMJ, 2001, 322(7284): 473 - 476.

293. Kehlet H, Wilmore DW. Multi-modal strategies to improve surgical outcome[J]. Am J Surg, 2002, 183(6): 630 - 641.

294. 郑民华. 腔镜手术在普外科的应用与发展趋势[J]. 中国微创外科杂志,2010, 10(12):1057 - 1059.

295. 张东铭. 大肠肛门局部解剖与手术学[M]. 合肥：安徽科学技术出版社. 2006：150.

296. Leventoğlu S, Ege B, Menteş BB, et al. Treatment for horseshoe fistula with the modified Hanley procedure using a hybrid seton: results of 21 cases[J]. Tech Coloproctol, 2013, 17(4): 411 - 417.

297. Browder LK, Sweet S, Kaiser AM. Modified Hanley procedure for management of complex horseshoe fistulae[J]. Tech Coloproctol, 2009, 13(4): 301 - 306.

298. Hanley PH. Reflections on anorectal abscess fistula: 1984[J]. Dis Colon Rectum, 1985, 28(7): 528 - 533.

299. Hanley PH. Anorectal supralevator abscess-fistula in ano[J]. Surg Gynecol Obstet, 1979, 148(6): 899 - 904.

300. Hanley PH. Anorectal abscess fistula[J]. Surg Clin North Am, 1978, 58(3): 487 - 503.

301. Hanley PH. Rubber band seton in the management of abscess-anal fistula[J]. Ann Surg, 1978, 187(4): 435 - 437.

302. Hanley PH, Ray JE, Pennington EE, et al. Fistula-in-ano: a ten-year follow-up study of horseshoe-abscess fistula-in-ano[J]. Dis Colon Rectum, 1976, 19(6): 507 - 515.

303. Hanley PH. Anorectal problems: treatment of abscess and fistula[J]. Dis Colon Rectum, 1975, 18(8): 657 - 660.

304. Hanley PH. Conservative surgical correction of horseshoe abscess and fistula[J]. Dis Colon Rectum, 1965, 8(5): 364 - 368.

305. 李日增. Hanley 改良术式微创治疗马蹄形肛瘘临床观察[J]. 中国误诊学杂志，2009, 9(21): 5110 - 5111.

306. 冯彬. Hanley 手术治疗低位复杂性肛瘘疗效观察[J]. 结直肠肛门外科. 2012，18(4)：249 - 250.

307. 任东林. 肛瘘治疗的手术方式选择及评价[J]. 中华胃肠外科杂志，2007，10(6).

308. 任东林，罗湛滨. 解剖学肛瘘切除术结合挂线疗法治疗高位复杂性肛瘘 36 例[J]. 中西医结合学报，2005，3(3)：229 - 231.

309. Takano M. Extraphincteric radical operation of deep, complicated fistula[J]. J Jan Soc Coloproctol, 1985, 18(5): 345.

310. 李省吾. 高位复杂性肛瘘的诊治现状与进展[J]. 浙江临床医学，2003，8(12)：541 - 543.

311. 任东林. 高位复杂性肛瘘治疗中几个值得注意的问题[J]. 大肠肛门病外科杂志，2001，8(3)：112 - 113.

312. Keighley. Value of Fecography to Diagnose Abscess and Fistula Anus and Rectum[J]. Dis Colon Rectum, 2001, 44: 421 - 423.

313. Cieszyński L, Sworczak K, Babińska A, et al. Recurrent acute suppurative thyroiditis due to pyriform sinus fistula in an adult-case report[J]. Endokrynol Pol, 2013, 64(3): 234 - 236.

314. Keogh IJ, Khoo SG, Waheed K, et al. Complete branchial cleft fistula: diagnosis and surgical management[J]. Rev Laryngol Otol Rhinol (Bord). 2007, 128(1 - 2): 73 - 76.

315. Ren DL, Luo ZB. Treatment of complex high anal fistula with combined use of anatomical fistulectomy and thread-drawing therapy: a report of 36 cases[J]. Zhong Xi Yi Jie He Xue Bao. 2005, 3(3): 229 - 231.

316. Miyauchi A, Matsuzuka F, Takai S, et al. Piriform sinus fistula. A route of infection in acute suppurative thyroiditis[J]. Arch Surg. 1981, 116(1): 66 - 69.

317. 宋华羽，左志贵，李激，等. 高位肛瘘显微外科切除与挂线疗法的比较[J]. 中国中西医结合外科杂志，2008，14(4)：369 - 370.

318. 宋华羽，倪士昌，陈绍棋，等. 显微肛瘘切除术治疗高位肛瘘[J]. 温州医学院学报，2006，36(3)：250 - 251.

319. 宋华羽，左志贵，倪士昌，等. 显微外科技术在肛瘘切除缝合术中的应用[J]. 浙江医学 2006，28(9)：741 - 743.

# 第五章

# 肛瘘的围手术期处理

## 第一节　肛瘘手术前准备

### 一、全身情况的一般评估

除掌握病变局部的范围、大小及与周围组织或器官的关系外，对病人的全身情况及病史也应有充分的了解。如是否有高血压、心脏病、肺功能不全、糖尿病、贫血、血友病、凝血功能障碍、肝硬化、性病等，并在给予充分的纠正、排除手术绝对禁忌证后才能手术。如果忽视了这些问题，轻者影响手术效果，重者危及病人生命。伴有心脏病的患者，手术病死率和并发症比无心脏病患者高2～3倍，需待内科治疗，心功能代偿良好，症状不明显后，才能考虑手术。高血压患者因术前精神紧张、麻醉、失血等，血压易出现波动，引起脑血管意外，故不应停用降压药，保持血压稳定。一般高血压患者无并发症，即使伴有左右心室肥大和心电图异常，也可考虑手术。糖尿病患者术后易致周围血管缺血、酮体酸中毒及低血糖反应等，影响创面愈合，且易感染，故术前应保持血糖、尿糖在安全范围值内，查无酮体，代谢平衡才可手术。

### 二、心理评估

手术前期，病人和家属心理活动非常活跃，心理变化和矛盾也很多，如自尊心和依赖性增强，希望得到医护人员的重视，担心被误诊或接受错误的治疗。一般患者对手术均有顾虑，如手术是否成功、术后是否疼痛、术后是否复发等，主要原因有：

**1. 对手术效果的担忧**　所有病人在术前都希望手术顺利、成功，达到术前预期的效果，不发生意外情况。

**2. 对手术方式与病情不了解**　大多数患者缺乏医学知识，他们对手术的了解仅限于道听途说或身边亲友的感受，这些感受往往被夸大或扭曲。

**3. 既往手术史的影响** 特别是高位复杂性肛瘘患者，已经做过多次手术，由于对术后换药疼痛的恐惧和对肛门功能的顾虑，多数患者会存在手术与不手术的矛盾心理。

**4. 医务人员的态度** 医生对病人的态度对手术前患者影响也很大。如果医生对患者缺乏信任，或对病人心理支持不够，言行举止轻率，对病人漠不关心，都会引起病人的焦虑。因此作为医务人员必须耐心、细致地做好病人的思想工作，取得一致意见。需向患者宣传基础的生理、解剖知识，并将手术的必要性和可行性以及手术方式、可取得的效果、手术的危险性、可能出现的并发症及预后等，都要向患者家属或患者本人交代清楚。只有了解手术方案，医生消除患者和家属的顾虑，才能得到理解和认同。同时对手术前后的一些特殊要求，如饮食、体位、大小便、导尿管、引流管等要交代清楚，取得患者及其家属配合，提高患者战胜疾病的信心。

## 三、病情的评估及知情谈话

除了充分做好术前各项准备，术中操作认真仔细，术后严密观察病情，及时处理并发症之外，做好术前谈话、沟通医患关系也是重要的措施之一。术前谈话和签字制度是争取病人家属对手术理解、支持和配合的重要内容，也是预防医疗纠纷不可缺少的医疗程序。

手术是一种高风险、高难度的治疗方法。鉴于当今医学科技水平的限制和患者个体特异性、病情的差异及年龄等因素，绝对安全又没有任何风险的手术是不存在的。由于已知和无法预见的原因，手术有可能会发生失败、并发症、损伤邻近器官或出现难以防范和处理的意外情况。即使在医务人员已认真尽到工作职责和密切观察的情况下，仍存在的医疗风险有：

(1) 麻醉过程中，可能发生呼吸、心脏骤停等意外风险。

(2) 手术过程中，因病变浸润、炎症、解剖异常等因素，可能发生术中难以控制的出血，并有损伤、切除邻近器官或组织的可能，手术中发现病变不能切除，则行姑息性手术或仅作探查。

(3) 术后继发性大出血、疼痛、尿潴留、伤口感染、延期愈合、肛门功能障碍、直肠阴道瘘、性功能障碍等。

(4) 术后效果不显或不能一次手术成功，需多次手术或术后疾病复发。

(5) 术后下肢深静脉血栓形成，遗留肛门疼痛、坠胀等并发症。

(6) 患者既往有高血压、冠心病史多年，且年纪较大，术中、术后发生心、肺、脑血管的风险较大：心功能不全、心律不齐、心跳骤停、心肌梗死；肺炎、肺不张、肺水肿、肺动脉栓塞、呼吸衰竭、ARDS；脑梗死、脑出血、脑血栓、脑水肿等。

医务人员将采取必要的预防和救治措施以合理的控制医疗风险，但由于现有医疗水平所限，仍有可能出现不能预见、不能避免和不能克服的其他情况。一旦发生上述情况则有可能导致患者不同程度的人身损害的不良后果。医患双方需达成共识：医疗机构及其医务人员在医疗活动中，必须严格遵守医疗卫生管理法律、行政法规、部门规章和诊疗护理规范、常规，恪守医疗服务职业道德。患方需要充分了解手术方法的性质、合理的预期目的、危险性、必要性和出现医疗风险情况的后果及可供选择的其他治疗方法及其利弊，经自主选择同意已由医生拟定的手术方案。

## 四、一般肛瘘患者的术前准备

**1. 术前检查**　常规检查包括血、尿、粪常规检查，凝血功能，传染病检查，心电图，腹部B超，全胸片及直肠腔内超声检查。若肛瘘愈合迟缓或易复发者，需查：电子肠镜、血沉、C反应蛋白、结核抗体；若为高位复杂性肛瘘，需做盆腔磁共振检查。根据疾病与机体的情况判断有无手术禁忌证，选择适当的麻醉与手术方式。有全身疾病和心脑血管疾病、糖尿病、凝血功能障碍、严重营养不良等，术前应予以纠正和治疗。

**2. 药物过敏试验**　肛门部位手术常用麻醉药物为普鲁卡因和利多卡因，普鲁卡因需要做皮肤过敏试验，呈阳性者选用利多卡因。术后一般需要使用抗生素抗感染治疗，使用青霉素、头孢类药物需要做皮试。

**3. 饮食准备**　一般患者无需控制饮食，手术前晚可给予少渣饮食或手术前6小时禁食即可。高位复杂性肛瘘手术需要术前两天进少渣饮食，以术后控制排便。选择骶麻或腰麻患者，需术晨禁食。

**4. 皮肤准备**　术前一天洗澡，肛门部备皮时不要损伤皮肤，会阴及其肛门部冲洗干净。若肛瘘患者疼痛明显，伴有炎症者，也可不备皮，术中备皮。

**5. 导尿准备**　一般肛瘘不需要术前导尿，若为直肠尿道瘘，或瘘管在肛门前侧，可能连及尿道，需术中定位者，可在术前麻醉后导尿。

**6. 术前肠道准备**　肠道准备是肛肠手术前必不可少、也是非常重要的一个环节。肠道准备不充分将会直接增加手术的难度及术后的并发症。理想的肠道清洁方法应满足三个要求：安全、有效、耐受性好。肠道准备包括灌肠与导泻。若灌肠效果不显者，可用导泻方法，如顽固性便秘患者。若对肠道要求比较高，如瘘管一次性根治手术，直接给予导泻方法。

**7. 术前给药**

(1) 镇静药物的使用：为减少病人的紧张情绪并得到较好的休息，术前晚常规予以地西泮(安定)5 mg口服；术前30分钟注射地西泮5 mg，以减少患者的恐惧，使手术顺利进行。

(2) 抗感染药物的应用：术前对一般肛瘘手术者不给予抗生素。若为高位复杂性肛瘘患者，术前3天给予口服头孢类或奥硝唑等抗生素；肛瘘伴感染时应给予抗感染药物，如庆大霉素、头孢曲松、青霉素、奥硝唑等。在术前合理地使用抗生素，能有效地减少细菌的数量，是降低术后感染率的重要因素之一。避免使用对肝肾功能有严重影响的抗生素。现代抗生素预防感染的原则强调术前 2 小时静脉注射，保证手术切口渗出的血液和组织液有较高的浓度，才能达到最佳效果。临床上清洁肠道的抗生素使用应遵循如下原则：短时、广谱、低毒、肠道不吸收，术前静推一次效果较为满意。

(3) 麻醉前用药：临床一般多给以镇静药或阿托品类药物。

(4) 术前降压药的应用：一些高血压患者，如需立即手术，可在术前 15 分钟舌下含服硝苯地平 20 mg，待血压降至正常后，再行手术治疗。

## 五、特殊患者的术前准备

对于术前有并发症的患者，术前应正确估计其危险性，认真做好手术前的治疗工作，以减少手术及术后的危险性。

**1. 心脏病** 心脏病的类型与手术的危险性有一定的关系。非紫绀型先天性心脏病、风湿性心脏病和高血压性心脏病，心律正常而无衰竭趋势者，手术危险性较小，冠状动脉硬化性心脏病，容易发生心脏停搏，手术危险性较大。心力衰竭本身就足以说明病人手术的风险较大，除非急症抢救，必须在心力衰竭控制一段时间，最好 3～4 周后手术为宜。急性心肌梗死病人对手术的耐受力差，6 个月内最好不施行择期手术，6 个月以上病人，只要没有心肌梗死发作的情况，在严密心电监护下可实施手术。

心脏病患者手术前准备需要注意以下几点：

(1) 因心脏病患者长期食用低盐和使用利尿剂，手术前应注意纠正水和电解质失衡。

(2) 贫血病人，氧合能力差，对心肌供氧有影响，手术前应少量多次输血纠正。

(3) 有心律失常患者，应根据不同病因区别对待。对偶发的室性期外收缩，一般不需要特殊处理；室性早搏频发，可静脉滴注利多卡因。用 5%葡萄糖溶液 1 000 ml 加利多卡因 2 g 以每分钟 2～4 mg 速度静滴，手术开始，术中持续应用。如有心房纤颤伴有心率增快每分钟在 100 次以上者，用西地兰 0.4 mg 加入 25%葡萄糖溶液 20 ml 中，静脉缓缓推注，或口服心得安 10 mg，每日 3 次。尽可能将心率控制在正常范围内。

(4) 对有心力衰竭病史、心脏扩大、心电图显示有心室劳损的病人，手术前可考虑用洋地黄类药物，一般口服地高辛 0.25 mg，每日 1～2 次，不应急于手术。

**2. 高血压** 高血压患者的手术危险性与高血压的程度及病程长短有密切关系。有关资料表明，重症高血压患者手术死亡率可高达 10%。因此，欲正确防治高血压的并发症，首先应了解高血压的程度、发病开始时间及治疗情况，明确高血压病情的轻重及心脑肾功能状态，充分估计麻醉或手术中可能发生的意外，以便制订有效的预防措施和确切的治疗方案。

高血压的病理生理基础是动脉调节衰竭。其危险性在于麻醉和手术中血压常发生较大幅度的波动，特别是在麻醉诱导及气管插管时血压可骤然升高，诱发高血压患者产生严重或致命并发症，如脑血管意外、心力衰竭、大出血等。因高血压的发病原因不同，对机体各重要器官的影响亦不同。有报道称术前收缩压高于 180 mmHg 的患者脑出血发生率较常人高 3～4 倍。

高血压患者术前准备的要点除休息、戒烟、调节饮食、纠正电解质紊乱等一般措施外，重点是降压治疗。降压治疗要尽早开始，根据病情先用一种作用缓和及副作用小的药物。需要时可改用或合用两种或三种作用更强的药物。

关于手术前是否停用降压药，目前看法不同。应根据患者的具体情况和降压药的种类而定，对血压已控制者，可减少药量而不应停药。有些药物如利血平应于术前 2 周停药。严重高血压术前不能停利血平者，术中应防止血压下降，舒张压以控制在 110 mmHg 以下为宜。

**3. 呼吸功能障碍** 呼吸功能不全的主要表现是稍加运动后就发生呼吸困难。哮喘和肺气肿是两个常见而且严重的慢性病。凡有呼吸功能不全的病人，都应做肺功能检查。即使是肺功能较好的病人，如出现紫绀，即提示有一定程度的呼吸道阻塞或肺气肿。而肺功能极差的病人，手术并发症和死亡率都高，不宜施行择期手术。

凡是肺功能不全，同时并发感染者，必须采取积极措施，控制感染，否则不能施行择期手术。手术前准备应注意以下几点：

(1) 吸烟的病人必须停止吸烟 1～2 周，鼓励病人多练深呼吸，以增加肺通气量。

(2) 急性呼吸道感染的病人，术前应使用抗生素治疗，待病愈 1～2 周后可考虑手术，痰液稠厚的病人可采用雾化吸入或口服黏液溶解药治疗，使痰液稀薄，容易咳出。

(3) 经常发作哮喘的病人，手术前可给予口服地塞米松 0.75 mg，每日 3 次，以减轻支气管黏膜水肿。

(4) 麻醉前给药要少，以避免呼吸抑制和咳痰困难。杜冷丁比吗啡好，具有支气管解痉作用。阿托品给药也要适量，以免增加痰的黏稠度。

**4. 糖尿病** 糖尿病是临床上常见到的代谢紊乱疾病之一，在我国发病率为 6%～10%。糖尿病并不是手术的绝对禁忌证，但患者对手术的耐受性差，危险性较大。糖尿病对手术的不利影响主要是创口愈合不良和易感染。在肛肠科入院的患者中，多数人入院前就有糖尿病病史，而且会有 50%左右的老年性隐性糖尿病患者，对此必须重视。临床上有些患者根本无症状或症状不典型，部分患者空腹血糖也可能正常，较易漏诊，一旦发生糖尿病酮症酸中毒或非酮症高渗性昏迷，并发化脓性感染和败血症，后果甚为严重。所以术前应详细询问病史，测定尿糖、血糖及酮体等，以了解病情的严重程度。同时也需要了解患者应用胰岛素的剂量，如每日剂量超过 40 U

者，术前必须适当处理。

糖尿病患者手术前应做好下列准备：

(1) 血糖和尿糖需调整并保持在最佳水平，尿查无酮体。对尿糖控制不够理想的应重新调整。

(2) 术前复查血糖及尿糖，以核查病情，调整糖尿病用药剂量。

(3) 对口服降糖药或长效胰岛素者，手术前 2～3 天改用短效胰岛素。已使用短效胰岛素的患者在手术当日将胰岛素日需总量的一半皮下注入，并开始 10% 葡萄糖液输入，或在静脉输液时按比例 3～5 g 糖∶1 U 胰岛素输入葡萄糖和胰岛素。行较大手术时，术中、术后一般不宜停用胰岛素和葡萄糖。

**5. 老年患者** 老年人对手术的耐受性明显降低，70 岁以上患者施行手术的死亡率增加 3.3 倍，所以根据老年人的生理变化，增加手术的安全性、减少术后并发症是非常重要的。老年人多合并有心血管系统、呼吸系统或内分泌系统疾病，各种重要生命器官发生退行性变化，应激代偿、修复愈合、消化功能低下，术前准备工作应注意以下几点：

(1) 术前对各个重要生命器官进行详细检查，了解各重要器官功能情况，全面分析，做相应处理。

(2) 术前营养状况的了解，注意有无蛋白质、维生素等营养的缺乏，术前应加以补充，以增加抗病能力。

(3) 感染的防治：老年人感染的临床表现不典型，病情也复杂，有时病情十分严重但体温及血象等全身表现不明显，因此术前必须详细检查，尤其是呼吸及泌尿系统，以便早期发现及治疗。

(4) 多数老年人合并心脑血管疾病者都服用抗凝药物，如阿司匹林、波立维等，术前 7～10 天需停药，否则会增加手术中或手术后出血的几率。

## 六、手术禁忌证

肛门直肠手术一般无绝对禁忌证，但有一些对患者能够直接影响手术疗效或可能造成不良后果的疾病，应予以延期手术并对症治疗，待疾病好转或治愈后再行手术，如急性传染病、严重心脏病、糖尿病、痢疾、肠伤寒、血友病、血小板减少症、重症贫血或严重泌尿系感染等。

# 第二节　肛瘘手术中准备

## 一、手术中人员的配给

手术是外科治疗工作的核心组成部分，也是患者最关心的治疗方法。由于手术的成败关系到病人的安危，所以手术医生应十分重视。主管医生应根据手术大小和难易程度组织手术团队。

科室应严格把关，协调技术力量，务必做到手术者和助手都能胜任所担当的任务。一般的手术组可以由 5 人组成，即手术者、麻醉师、第一助手、第二助手与器械护士。高位复杂性肛瘘等手术可再增加一名第三助手。手术者和助手应该了解彼此的操作习惯，配合得心应手，手术成功率较高。

## 二、手术体位的选择

**1. 侧卧位**　是常用的手术体位，对于患者都比较方便，特别适合病重、年老体弱、下肢活动不便、女性患者。可取左侧或右侧卧位，视瘘管位置而定，臀部靠近床边，两腿向腹部屈曲，左腿稍伸，头部略向前屈，身体呈卷曲状，使臀部充分暴露肛门。此体位的优点是简便、术者操作较省力，缺点是不如截石位暴露术野清楚。

**2. 胸膝位(KC 位)**　是最常用的检查、换药体位。患者双膝跪于检查床上，肘关节和胸部紧贴床，头部着床并转向一侧，腰部放松，抬高臀部。这种体位适用于直肠指诊、肛镜、乙状结肠镜检查及术后换药。但长时间检查，患者不能耐受，故病重和年老或体弱者不宜使用，最好改用其他体位。

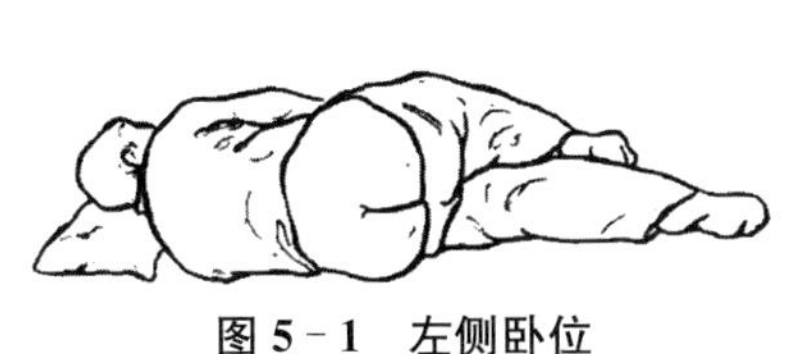

图 5－1　左侧卧位

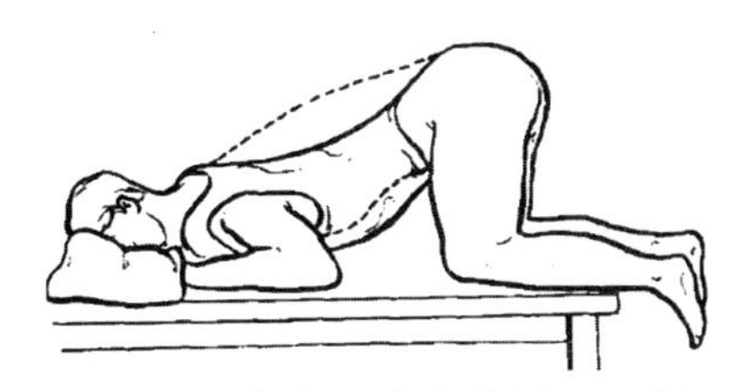

图 5－2　胸膝位(虚线位置不正确)

**3. 膀胱截石位**　是肛门手术最常用的体位。患者仰卧于手术台边缘，双腿抬起分开放于支架上，向脐的方向回屈，臀部移至手术台，使肛门和臀部充分突出和暴露。这种体位特别适用于肛门直肠手术，一般不作为检查体位。此体位优点是手术野清楚；缺点是术者需抬肩举手操作，比较辛苦。

**4. 折刀位(倒置位)**　患者俯卧于手术台上，髋关节弯曲于床端，两大腿下垂，两膝跪在横板上，降低床头，使臀部垫高，头部位置稍低。用宽胶布贴在肛门两侧，另一端固定在手术床边，将臀部向两侧拉开，充分暴露肛门。这种体位适用于肛门直肠检查、骶尾部及肛门部手术，但上下台不方便。

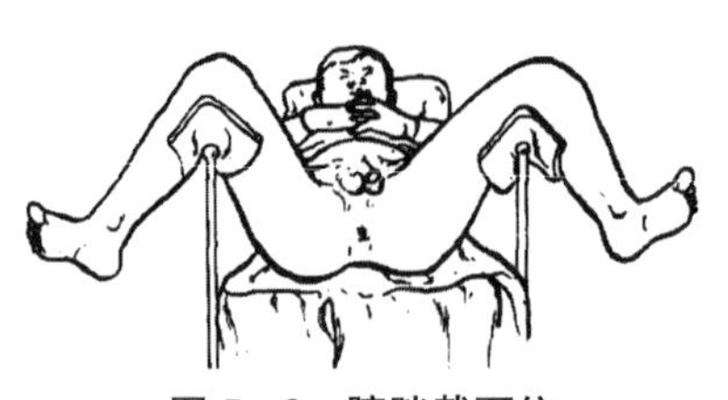

图 5-3　膀胱截石位

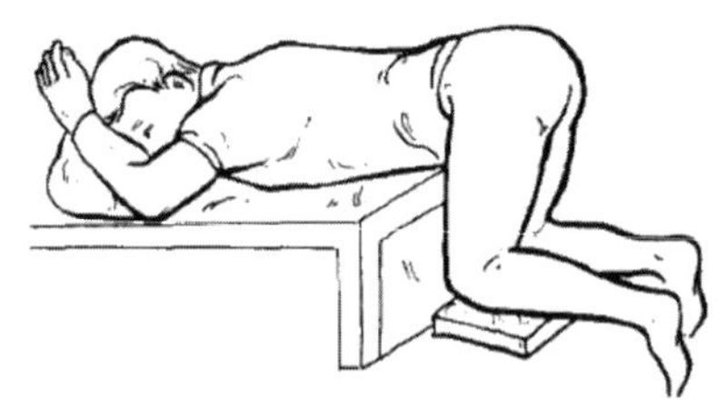

图 5-4　折刀位

**5. 俯卧位**　患者俯卧于手术台上，将枕头或其他物品垫在髂前上方，使臀部垫高，两腿下垂分开，头部和双下肢较低，肛门暴露充分。双手放在颌下，或双臂放于头前。用两条宽胶布贴在肛门两侧，将臀部向两侧拉开，从而更加充分暴露肛门。这种体位适用于体弱或手术时间较长者。

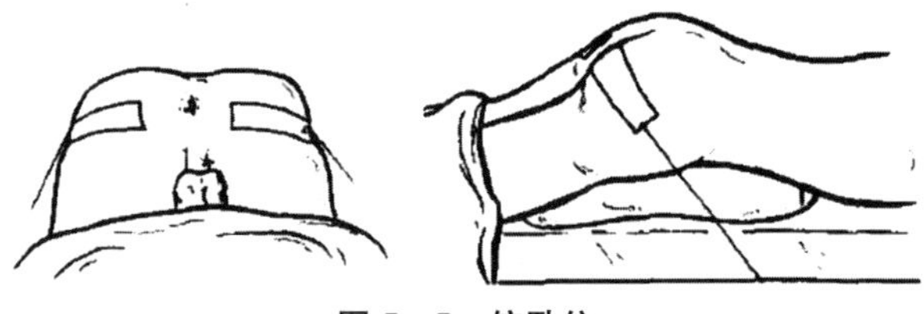

图 5-5　俯卧位

## 三、肛瘘手术器械

肛瘘手术是肛肠科相对复杂的手术，特别是高位复杂性肛瘘，临床上一般的痔科手术包不能满足术中需求，手术中需配备专用的肛瘘手术包，包括：中弯盘 2 个，中弯钳 2 个，蚊式止血钳 2 个，艾利斯钳 3 把，球头探针 1 个，刮匙 1 把，组织剪 1 把，线剪 1 把，橡皮筋 1 根，治疗巾 2 块，7 号丝线 1 轴，镊子 1 个，干纱布 10 余块。以上物品以双层治疗巾包好，高压消毒备用，同时备有电刀、超声刀、刀片、刀柄、持针器、缝合针、可吸收线（带针）、巾钳、持物钳等。如果为高位复杂性肛瘘，还需加备：吸引器，大小 S 拉钩各 1 个，甲状腺拉钩 2 个。

## 四、手术时皮肤的消毒

一般肛门直肠手术消毒区为患者肛门会阴部、肛周臀部和股内后侧中上部。肛门消毒法与一般皮肤和创口消毒不同，不是以肛门为中心向外围涂擦，而是由四周向肛门中心涂擦，最后消毒肛口和肛内。已经接触肛门的药液、棉球和纱布不应再返回涂擦清洁处，而要将其扔掉。依同法再重复消毒一次，最后一次只消毒肛口与肛管直肠内，并将消毒棉球或纱布留置在直肠内，继续消毒和阻止上部污染区的粪便和肠液。

此外，肛管和直肠是移行皮肤和黏膜，故不宜用刺激性较强的消毒剂，如碘酒和酒精，宜选用无刺激性广谱杀菌较强的表面活性消毒剂。

### 五、麻醉的选择

肛门部皮肤及肛管上皮神经末梢极为丰富，感觉非常敏锐，特别是对痛觉有着特殊的敏感性，是全身最敏感的部位，故许多患者都因惧怕疼痛而不愿接受手术治疗，所以要做好手术必先做好麻醉，麻醉是手术成败的先决条件。麻醉的目的，一是要做到术中完全无痛，保证手术顺利完成；二是要做到肛门括约肌充分松弛，扩大术野，便于手术操作。但是一切麻醉药物都具有毒性，必须严格掌握麻醉药物的剂量，使之既能产生理想的麻醉效果，又能减少麻醉药物的毒副作用，从而保证无痛、松弛、安全，圆满地完成手术任务。术后疼痛又是患者最难以忍受的时期，常常给患者带来较大的痛苦，致使很多患者望而生畏，所以要求肛肠科医生必须掌握无痛技术。要选择长效麻醉药物和长效止痛药物联合应用，才能做到术中、术后全程无痛，病人乐意接受，手术才算成功。

## 第三节　肛瘘的术后处理

正确的术后处理与否直接关系到手术效果的好坏，正确的术后处理可促进切口早日愈合，预防并发症的发生。

### 一、术后一般处理

#### （一）休息与活动

患者术后需要适当的卧床休息，特别是手术结束刚返回病房时，嘱患者保持屈膝侧卧位以使括约肌松弛，这样可以减少对伤口的刺激，减轻疼痛，避免出血和虚脱。除适当休息外，还应鼓励患者早期离床活动，以保持创面引流通畅，利于切口的恢复，活动应以患者无不适和对切口无刺激为度。

#### （二）饮食

因肛瘘大多为湿热型，故术后早期给予清淡易消化的食物，忌食辛、热、燥、辣食物，忌饮酒，以免助湿生热。术后当天，小便未畅通前应限制饮水，小便畅通后可给流质饮食；术后第 2～4 天，宜半流饮食，可适当食些水果，如香蕉、梨，多吃些蔬菜汤；术后第 7 天改为普食，宜多饮水，多食些含纤维素多的食物，保持便质软化，易于排出；术后第 10 天起，可恢复正常饮食，并适当补充营养，以促进创面愈合。饮食方面的注意可利于软化大便，避免排便不畅、便干、排便时间过长，从而促进伤口早期愈合。

### (三) 排尿

术后鼓励患者适当饮水，放松精神与身体，这样大多数患者可自行排尿，如长时间不能排尿，可按摩小腹部或听轻微流水声音刺激排尿，如仍无效可针刺气海、关元、中极、三阴交、阴陵泉和水道等穴，加以电针及神灯照射小腹部。如小腹胀痛膀胱充盈隆起，可肌注新斯的明 1 mg(心肌供血不足者慎用)，45 分钟后即可排尿，一般不需导尿。如手术后 12～18 小时仍不能排尿，方可导尿。

### (四) 排便

一般手术后 24 小时内不宜排便。需控制大便者则在术后 5～6 天排便，可服用地芬诺酯或复方樟脑酊 1～2 片，每日 2～3 次。为防止大便干燥，避免排便时干硬粪便对切口的冲击，术后第一次排便前或术后 48 小时仍未排便者可服用缓泻药，如麻仁软胶囊，每次 1 粒，每日 2 次；或润肠通便口服液(南京市中医院院内制剂)每次 20 ml，每日 2 次。术后数日未排便者，用温生理盐水 1 000 ml 灌肠，帮助粪便排出，以防止粪便毒素过量吸收。但插入肛管时应避免对切口刺激，禁止硬性插入。若出现粪便嵌塞，按粪便嵌塞处理，大便次数增多也应处理，以免发生因反复蹲厕加压而引起伤口水肿、出血或感染，影响伤口愈合。

### (五) 肛门坐浴和熏洗

肛门局部的坐浴和热敷，可通过对肛门的加热，缓解肛门括约肌痉挛，减轻疼痛，减少渗出，促进血液循环和炎症吸收，加速切口愈合。

(1) 熏洗坐浴：水温高时蒸汽熏浴，水温降至适度时坐浴。使用时将肛门切口浸泡在药液中，坐浴时间以 5～15 分钟为宜。过长时间、过高温度坐浴会引起肉芽组织水肿，影响切口愈合。常用药物有：

① 消肿洗剂：每次便后用消肿洗剂(南京市中医院自制制剂)50 ml，加开水 700 ml 稀释，先熏 10 分钟，待水温不烫手时再洗 15 分钟。或使用中药祛毒汤坐浴。本法具有清热解毒、消肿止痛、收敛除湿的功效，对术后局部感染、分泌物多、创面腐肉多、切口水肿等有良好的治疗效果。

② 高锰酸钾：在沸水中加入适量的高锰酸钾，浓度不超过 1∶5 000。熏洗坐浴在排便后进行，每日 1～2 次。

(2) 热敷：分为湿热敷和干热敷两种。湿热敷指用药物将纱布浸湿，稍拧干，敷于肛门处；干热敷常用热水袋置于肛门处。湿热敷费时费力，不常采用。

(3) 物理疗法：如红外线、微波照射，它是用微波生物组织和红外线热效应与非热效应，对病变组织进行止血、凝固、灼除或消炎、消肿、止痛、改善局部组织血液循环等，达到治疗疾病的目的。每日 1～2 次，每次 5～10 分钟。

## 二、术后镇痛

术后镇痛是肛瘘手术后的主要任务。术后疼痛是对机体的不良刺激，应根据患者本身情况及疼痛性质的正确评估采用适当的物理疗法(冷敷、热敷、超声波、电刺激、针灸等)和心理安慰。在镇痛过程中，采用较科学的方法对疼痛程度进行评估，以便及时调整镇痛的药量和给药途径，使用安全，让患者减轻疼痛是最终目的。

**1. 口服给药**　首选口服用药及创伤性小的止痛治疗方法。口服是无创性用药途径，长期用药安全方便。

**2. 按时给药**　有规律按时给药可使血药浓度长期保持较恒定的有效治疗水平，减少和避免药物不良反应。

**3. 阶梯给药**　按疼痛程度给予止痛强度不同的止痛药，能更好地控制疼痛。

(1) 轻度疼痛：非阿片类止痛药或加用辅助药物；

(2) 中度疼痛：弱阿片类药或加用非阿片类止痛药或加用辅助药物；

(3) 重度疼痛：强阿片类药物或加用非阿片类止痛药或加用辅助药物。

除重度疼痛，一般从非阿片类药开始用药，据病情调整剂量，必要时用最高推荐剂量。

**4. 个体化给药**　止痛药物的选择、用量、给药时间等多方面存在较大个体差异，根据患者具体情况个体化治疗是安全有效治疗的基本保障。癌症疼痛止痛治疗所需要的阿片类药物用药剂量有较大的个体差异。剂量调整的基本原则是将止痛药剂量(包括按时给药与必要时给药的剂量)调整到理想止痛效果，降低副反应的程度。

## 三、抗感染治疗

普通切口患者口服抗生素，常用甲硝唑。对化脓性切口，多采用青霉素肌注。青霉素过敏者，采用庆大霉素加甲硝唑静滴，有严重感染者可静脉给药。术后使用抗生素时间不宜过长，一般以3～5天为宜。若患者持续感染，需监测体温、血常规，必要时需要做脓培养、血培养，使用对致病菌敏感的抗生素。

中医药根据肛瘘术后创面特点针对性用药，如清热解毒药物：连翘、银花、蒲公英、紫花地丁、败酱草等；清热利湿药物：黄连、黄芩、黄柏等；扶正托里药物：黄芪、当归、穿山甲等；清虚热药物：地骨皮、青蒿、白薇等。

## 四、术后创面的管理

肛瘘手术后的创面多为开放性的，且受排便的生理特点影响，肛瘘手术后须每日换药。一般在手术24小时后开始第一次换药，若术后创面予VSD负压吸引，VSD拔除后方可换药。

**1. 换药目的**　换药又称更换敷料，包括检查伤口，除去脓液、渗出物或分泌物，清洁伤口，伤口引流及覆盖敷料，是预防和控制感染，消除影响伤口愈合因素，促进伤口愈合的一项重要外科操作。伤口换药的目的包括：

（1）了解和观察伤口情况，及时提出适当的处理方法。

（2）改善伤口局部环境，控制局部感染。清除创口异物、坏死组织。分泌物和保持伤口引流通畅，减少细菌的繁殖。

（3）减少毒性分解产物的吸收，减少分泌物的刺激。

（4）直接湿敷有效的药物，使炎症局限，促进新生上皮和肉芽组织生长及伤口愈合。

（5）包扎、固定和保护伤口，防止进一步的损伤和污染。

**2. 换药常用器械**

（1）持物钳：有三齿持物钳、卵圆钳，用于钳取无菌物品。

（2）手术镊：长镊夹持敷料；短镊分为无齿和有齿两种，代替双手的工作。

（3）换药碗：用以盛放无菌敷料，消毒液。

（4）弯盘：用以盛放伤口脓血及污秽敷料等。

（5）手术剪：有组织剪、线剪和拆线剪。组织剪用于剪除坏死组织；线剪用以剪开无菌敷料、引流管；拆线剪用于拆线。

（6）探针：有金属探针和槽式探针两种。前者可弯曲塑形，用以检查瘘管或窦道，或填充脓腔引流物；后者用于引导切开瘘管。使用时避免用力过猛，以防形成假道。

（7）刮匙：用于刮除伤口不新鲜的肉芽组织。

**3. 换药时伤口用药**

（1）盐水：等渗盐水（0.9%）棉球或纱布可用于清洁创面、创面湿敷、填充脓腔引流；3%～10%的高渗盐水具有较强局部脱水作用，可用于肉芽水肿明显的创面。

（2）3%双氧水：与组织接触后释放出氧，具有杀菌作用。用于冲洗外伤伤口、腐败或恶臭的伤口，尤其适用于厌氧菌感染的伤口。

（3）0.1%雷佛奴尔、0.02%呋喃西林溶液：有抗菌和杀菌作用，用于感染创面的清洗和湿敷。

（4）凡士林纱布：用于新鲜创面，有保护上皮作用。

（5）0.5%碘伏：用于浸泡棉球、纱布，消毒创面。

**4. 换药的一般步骤**

（1）换药人员应按无菌原则，穿工作服，戴口罩和帽子，剪短指甲，用肥皂水洗净双手。根据伤口情况准备敷料，一般应准备换药碗、镊子 2 把、纱布若干、生理盐水棉球、碘伏棉球、胶布、凡士林纱布等。

（2）病人体位的安放，原则上应能充分暴露创面，光照良好，病人舒适，便于医生操作。根据伤口的不同部位，有仰卧位、侧卧位、截石位、俯卧位等。

(3) 外层的敷料可以用手取下，内层的敷料应用镊子沿伤口的方向揭起，新鲜的伤口更应该注意。对伤口、创面进行清洁、消毒和其他处理，应根据具体的情况使用相应的方法。缝合的清洁伤口，用75%酒精棉球由里向外消毒；感染性伤口，用0.5%碘伏棉球由外向里消毒，继而用盐水棉球清除创面脓液。如果创面较大、渗出较多，可采用甲硝唑或0.9%的生理盐水或二者1∶1混合液对创面进行冲洗，将创面异常分泌物清除，同时可以减轻局部感染症状。如果创面坏死组织较多或是出现病理性的肉芽组织，可以对创面用刮匙进行搔刮，将坏死组织去除，以创面略有渗血、露出新鲜肉芽为度；对创面过早上皮化组织及突出创面的肉芽，及时修去，使创面始终保持创面内窄外阔、底小口大的漏斗状。如果创面肉芽组织水肿，可采用高渗盐水湿敷。如果创面脓腐组织较多，可配合藻酸钙敷料、银离子敷料等。

(4) 引流管处理：若高位复杂性肛瘘术后创面使用负压封闭引流(VSD)技术，应当密切观察和加强对引流装置的管理。一般予生理盐水2 000 ml配以甲硝唑200 ml持续负压冲洗，调节负压在正常范围，并防止引流管堵塞。要及时观察是否有漏气漏液的现象产生，以保证最佳引流效果。一般拆除VSD敷料时间为术后第5～7天，最多不超过14天，以防止敷料与肉芽组织出现粘连。

(5) 伤口处理完后用无菌敷料覆盖，覆盖的大小应根据全部覆盖伤口并达到伤口周围3 cm左右。至于加盖敷料的数量，应依伤口渗出而定。纱布需要用胶布固定，胶布粘贴尽可能与皮纹平行，粘贴前擦净汗水、血迹。

(6) 妥善处理污染的敷料。

(7) 注意事项：消除患者的紧张情绪，详细讲解换药的程序，逐渐消除患者对疼痛的恐惧心理，做好换药前准备工作。为取得患者良好的配合，在换药的同时可与病人交谈，并嘱咐病人做深呼吸、排便动作，以分散其对伤口的注意力，放松紧张的肌肉，尤其是肛门括约肌。注意观察局部创面有无出血、渗血、敷料脱落，敷料潮湿可以加棉垫，要避免敷料移位和脱落。有少量渗血时可用加压丁字带固定压迫，多量出血应及时打开敷料，检查出血原因并及时处理。

## 五、术后并发症及处理

### (一) 出血

术后大出血是指术后局部出血达500 ml以上，包括渗血和动脉出血，是术后最严重的并发症。根据术后发生大出血的时间，分为原发性出血和继发性出血。前者指出血发生在术后24小时内，后者是出血发生在术后24小时后。通常情况迅速失血量超过800 ml，占全身总血量的20%时，即出现失血性休克。其突出的临床表现为血压下降(<80/50 mmHg)、脉搏加快(120次/分)、脉压缩小、神智障碍、全身冷汗、尿量减少

等。若一次出血量不超过 400 ml 时,一般不引起全身症状。出血量超过 400～500 ml,可出现全身症状,如头晕、心悸、乏力等。短期内出血量超过 1 000 ml 时可出现周围循环衰竭。因其病情急剧,应及时采取有效措施。

**1. 出血原因**

(1) 原发性出血原因

① 术中止血不彻底,术中对搏动性出血点未予处理,创面过大,渗血过多所致。

② 黏膜下肛瘘,黏膜血管丰富,易致出血。

③ 肾上腺素具有收缩血管的作用,术中使用肾上腺素,使血管收缩,术野清晰,而术后药物作用消失,血管扩张可引起大出血。

④ 术后当日过早离床活动或排尿、排便,胶带松动导致出血。

(2) 继发性出血原因

① 术后排便或剧烈活动导致血管破裂,引起出血。

② 局部检查方法不当、换药粗暴,或指诊、肛门镜检查、扩肛时使用暴力,损伤正常组织,或过早强拉组织造成组织损伤等。

③ 局部感染、组织发生化脓感染、坏死,使局部组织和其下的血管损伤破裂,引起大出血。

④ 高血压及动脉粥样硬化症使血管压力增高引起出血。门脉系统高压如肝硬化等,使门静脉系统回流障碍,压力升高导致出血。血液系统疾病如白血病、血友病、再生障碍性贫血等,因凝血机制障碍而出血。

**2. 处理** 大量出血多不能自然止血,必须立即采用止血措施。

(1) 用云南白药散敷到创面或用明胶海绵压迫止血。内服或是肌内注射止血药,如:安络血、维生素 K 等。

(2) 对术后创面出血或是明确的出血点,必须在麻醉下缝扎止血,重新结扎出血点。

(3) 对术后出血点不明确或广泛出血时,可采用纱布压迫、气囊压迫止血。

(4) 因感染导致出血者应及时给予大剂量抗生素,以有效控制炎症,同时应卧床休息,控制排便,利于创面的修复。

(5) 出血量较大、血压下降者,应及时补充血容量,保持水、电解质平衡。

(6) 若出现失血性休克,需紧急抢救,主要包括补充血容量和积极治疗原发病、止血两方面。

① 患者去枕平卧位,双下肢抬高 20°,增加下肢回心血量,保持呼吸道通畅,鼻导管或面罩间断吸氧,建立静脉输液通道。可根据血压和脉率的变化估计失血量。

② 首先静脉快速滴注 5%葡萄糖或葡萄糖氯化钠、生理盐水和林格液,并加入维生素 C 2.5～5 g,氨甲苯酸 0.3～0.4 g 和抗生素,45 分钟内输入 1 000～2 000 ml。

再补充胶体，如706代血浆、低分子右旋糖酐，尽快补充有效循环血容量，改善组织血液灌注。

③ 如休克在快速补充血容量后仍不见好转时可考虑用血管活性药物，如多巴胺100～200 mg加间羟胺20～40 mg，加入5%葡萄糖溶液500 ml中静滴，每分钟20～30滴，收缩压维持在90 mmHg。

④ 不贫血成年人，1 000 ml以内的失血不需要输血，代之以失血量3～4倍的平衡液或相当于失血量代血浆溶液。若仍继续出血，可输全血或红细胞混悬液。

**3. 预防**

（1）术前必须详细了解病史，进行全面的体格检查。有凝血功能障碍及出血倾向者，应给予治疗，等凝血功能恢复。对术前长期使用肠道灭菌药物的患者应补充维生素K，疾病得到控制后再行手术治疗。

（2）术中止血应彻底，特别是术中使用肾上腺素时。

（3）术后换药检查要轻柔，切忌使用暴力，同时应尽量减少检查次数，适当给予润肠通便药物，防止大便干燥，避免做肛镜检查等。

### （二）疼痛

疼痛是肛瘘术后主要并发症之一。术后疼痛因素除与肛门区感觉敏锐等因素有关外，还与患者精神状况、耐受程度、术中麻醉方式、病变范围、损伤轻重有关。

**1. 原因**

（1）解剖因素：齿线以下的肛管组织由脊神经支配，感觉十分敏锐，受到手术刺激后可产生剧烈疼痛，甚至可引起肛门括约肌痉挛，导致肛门局部血液循环受阻，引起局部缺血可使疼痛加重。

（2）排便刺激：由于手术切除了病变组织，形成创面，加之患者的恐惧心理和手术刺激，使肛管常处于收缩状态，因而排便时的刺激可引发撕伤性疼痛。此种疼痛又可加剧患者恐惧心理，可使肛门括约肌长时间处于收缩状态，致使排便后疼痛加剧。

（3）腹压增加：术后增加腹压，致使腹壁及肛门局部张力增加，如咳嗽、大小便时出现伤口疼痛。

（4）麻醉因素：麻醉不完全或麻醉作用消失后，肛门直肠的末梢神经受到刺激后产生疼痛。

（5）术后肛门皮肤损伤过多，致使愈合后肛门狭窄，大便后出现撕裂样疼痛。

（6）其他：手术切口感染、肛门皮肤水肿、便秘、排便次数过多而刺激引起疼痛，或术后紧线或换药手法过重引起疼痛。

**2. 处理**

（1）对术后疼痛轻微者不需处理，疼痛剧烈者可酌情给予口服去痛片，肌注安痛定或哌替啶，或者针灸长强、足三里、承山等穴。

(2) 消除病人恐惧心理,适当给予镇静药物。

(3) 对于瘢痕收缩压迫神经末梢引起的疼痛,轻者无需处理,重者可行局部热敷、理疗,或瘢痕组织局部注射胎盘组织液或玻璃酸酶,或是口服活血化瘀、软坚散结的中药,配合热敷和理疗,以软化瘢痕组织。对于肛门狭窄引起的排便疼痛,可行肛门松解植皮术。

(4) 对于术后排便疼痛,主要因大便干燥或粪渣刺激伤口引起,给予麻仁丸、大黄苏打片等药物软化通便,便后用 1∶5 000 高锰酸钾溶液或是中药坐浴,清洗肛门局部创面内的粪渣,局部外用消炎止痛膏等。

(5) 换药前或紧线前,给予局部注射 0.25%布比卡因 5～10 ml 加 1%的亚甲蓝 0.5 ml。

**3. 预防**

(1) 术前做好患者的思想工作,消除病人恐惧心理,适当给予镇静药物。

(2) 对于术前便秘病人,术后适当给予软化大便的药。

(3) 严格的无菌操作,手术操作细心,动作轻柔,避免过度牵拉或挤压非手术区健康组织,尽量减少刺激和损伤。术中操作要稳、准、轻、巧,以减少不必要的损伤。肛瘘手术时,损伤肛管组织较多,肛管狭窄者,可在手术时酌情切断内括约肌和外括约肌皮下部,以防肛门括约肌痉挛。

(4) 肛内填塞物要少。

(5) 使用低浓度麻醉药,避免术后组织水肿。

### (三) 恶心呕吐

手术后的恶心呕吐是麻醉恢复过程中常见的反应,也可能是吗啡类镇痛药的不良反应。随着麻醉药和镇痛药作用的消失,恶心呕吐即可停止,不需要特殊处理。但频繁的呕吐也可能是某些并发症的早期症状之一,呕吐有阵发性腹痛时,应怀疑有机械性肠梗阻存在。

**1. 原因**

(1) 麻醉方式的选择与术后恶心呕吐的发生率有很大关系。全麻组患者术后恶心呕吐的发生率明显高于非全麻醉组。原因可能是吸入麻醉药物以及多种镇痛药物刺激机体产生大量 5-羟色胺(5-HT)作用于延髓呕吐中枢,而椎管内麻醉术后恶心呕吐发生率低。

(2) 如果患者有晕车晕船或既往有术后恶心呕吐史,说明他们对恶心呕吐反射阈值是降低的,预示着再次手术后恶心呕吐风险高于他人。

(3) 麻醉性镇痛药尤其是阿片类副作用之一就是恶心和呕吐,术后应用阿片类药物镇痛的患者,恶心呕吐的发生率明显提高。

**2. 治疗**

（1）$5-HT_3$ 受体拮抗剂对迷走神经末梢及呕吐中枢后区、孤束核的 $5-HT_3$ 受体有较强的拮抗作用，但不改变多巴胺、组胺、肾上腺素受体的活性。奥丹西隆、昂丹司琼、枢复宁等，常被用来预防术后恶心呕吐，这类药物可以避免其他止吐剂（如抗组胺剂、抗胆碱能剂和多巴胺拮抗药）的副作用。

（2）刺激内关对减少术后恶心呕吐发生率及减轻症状效果较好，是国外运用针刺治疗术后恶心呕吐的重要穴位之一。

**3. 预防**

（1）使用丙泊酚为主的麻醉术后恶心呕吐的发生率较低，各种气体吸入，麻醉术后恶心呕吐的发生率较高。

（2）术前 60 分钟口服 2～4 mg 格雷西龙，手术结束时静注 0.3 mg 雷莫司琼。

（3）地塞米松近年来多被用于预防术后恶心呕吐，可能机制是它抑制前列腺素的合成，而前列腺素与呕吐触发相关。

**（四）尿潴留**

尿潴留是由于各种原因引起的术后排尿不畅或不能自行排尿，尿液潴留于膀胱。男性多于女性，发病率高达 52%。多发于术后当日，亦持续几日，是临床上较为常见的术后并发症。临床表现为排尿困难、排尿不畅、小腹部胀满，或排尿频数。

**1. 原因**

（1）精神因素：患者因恐惧手术导致思想过度紧张，或因不能适应新的环境和条件，不习惯于排尿姿势，不能自行排尿，因条件反射而发生尿潴留。

（2）解剖因素：由于肛门神经、会阴神经及阴茎神经共同起源于第 2～4 骶神经前股合成阴神经，肛门和尿道括约肌在会阴部有广泛联系，各种原因引起的术后疼痛、括约肌痉挛也可反射性地引起尿道括约肌痉挛而致尿潴留。

（3）局部充填物过多：术后肛门直肠内填塞敷料过多、压迫过紧，或异物刺激可反射性地引起尿道括约肌痉挛出现尿潴留。

（4）粪便嵌顿：患者恐惧术后疼痛和排便时疼痛能引起大便秘结及粪便嵌塞，而干硬的大便压迫、刺激肛门直肠，易导致肛门尿道肛门括约肌痉挛。此种尿潴留发生在术后 3 天。

（5）麻醉影响：尿潴留的主要发病机制是膀胱肌的收缩无力和尿道括约肌痉挛。腰麻、骶管麻醉或硬膜外麻醉，除了阻滞阴部神经引起会阴部感觉丧失及肛门括约肌松弛外，还能阻滞盆内脏神经，引起膀胱括约肌收缩无力和尿道括约肌痉挛，以致不畅或不能自行排尿，这是术后早期尿潴留的主要原因。

（6）手术刺激：肛门直肠局部手术局部麻醉不全，肛门括约肌松弛欠佳，手术粗暴，过多的牵拉、挤压、捻挫或损伤邻近的健康组织，或直肠前方结扎过多，前方注入过多局麻药，使局部组织张力过大，压迫尿道，产生尿潴留，出现尿急尿痛症状。

（7）其他因素：年老体弱者，因膀胱平滑肌收缩无力而出现排尿困难。患者有前列腺肥大、尿道狭窄或膀胱平滑肌收缩无力等泌尿系统疾病者，因此手术刺激、会阴部胀痛易产生尿潴留。

**2. 处理** 术后少量饮水，采用平时常用的排尿姿势，多数患者可自行排尿。其他方法如下：

（1）诱导方法：鼓励患者排尿，可以站立、放松、听流水声刺激，造成条件反射增强排尿感。术后 8 小时仍未排尿，小腹胀满，予以局部热敷。

（2）对疼痛引起的排尿困难，应给予镇痛药。口服去痛片，肌肉注射布桂嗪（强痛定），或用 0.5%利多卡因（不需试敏）20 ml 长强穴封闭，也可针刺中极、关元、气海、三阴交、水道等穴位。

（3）松解敷料：术后肛管内填塞物过多，术后 10～12 小时以后放松敷料，可有效防止尿潴留，但必须防止伤口渗血。

（4）术后 2～3 天发生尿潴留的主要原因是粪便嵌塞，通过指诊可明确诊断，采用 38.0 ℃的生理盐水灌肠。

（5）药物治疗：可用新斯的明 1 mg（1 支）肌内注射，兴奋膀胱逼尿肌，帮助排尿，适用于因麻醉药物引起的尿潴留，亦可口服特拉唑嗪 1 mg，拮抗 $\alpha_1$ 肾上腺受体，改善慢性膀胱阻滞者尿道功能。中药选择八正散、五苓散、金匮肾气丸等利尿通淋。采用淡竹叶、灯芯草各 10 g 泡水代茶饮也有效果。民间用鲜姜汁或蒜汁刺激尿道口也能帮助排尿。

（6）针灸治疗：有前列腺肥大等泌尿系统疾病者，可针刺足三里、三阴交、阳陵泉透阴陵泉。

（7）经过各种治疗无效，膀胱充盈明显或术后已超过 12 小时的，应行导尿，但一次排尿量不宜超过 1 000 ml，更不能一次排空，以免因膀胱减压后黏膜血管急剧扩张充血而导致膀胱黏膜广泛出血。必要时留置导尿，每 6 小时排放一次，同时给予抗感染治疗。

**3. 预防**

（1）术前应消除患者的恐惧和紧张心理，说明术中、术后可能出现的反应，并让患者练习改变体位排尿。

（2）选择有效的麻醉方式，麻醉要完全，使肛门括约肌松弛良好，便于操作。

（3）术中要熟练、仔细操作，避免损伤过多的组织，切记不能在肛门直肠中填塞过多的敷料。

（4）术后饮浓茶，以利排尿。

（5）患有前列腺肥大等泌尿系统疾病患者，术前应进行治疗，待排尿通畅后再行手术或可在术前或术后麻醉尚未消失时留置导尿。

### (五) 伤口愈合迟缓

肛瘘手术切口大部分在5～6周内愈合，几乎所有伤口都在3个月内愈合。高位复杂性肛瘘，创口本身大而深，生长缓慢是正常的。肛肠直肠血运丰富，且抗感染能力较强，一般创口愈合良好，但仍有一些因素会导致创口愈合延迟。

**1. 原因**

(1) 体质虚弱，营养不良及患有慢性全身消耗性疾病，如糖尿病、炎症性肠病、甲状腺功能亢进症、血液病、结核病、恶性肿瘤、过敏体质等均能影响创口愈合。

(2) 手术时剥离组织面积过大，切除皮肤过多，致使组织缺损严重，再生能力下降。

(3) 术中切除皮肤太少，伤口中间保留皮肤过多，伤口对合不好，形成结节。

(4) 肉芽组织生长不良：长时间坐浴造成肉芽组织水肿；创面较大，局部血液循环差，肉芽生长缓慢；创面腐肉较多，新生肉芽组织不能正常生长等，都能使伤口愈合迟缓。

(5) 术时不仔细，未找到内口或内口处理不当，瘘管残留。

(6) 假愈合：切口深、窄，术后换药技术差，换药不及时或是马虎草率导致创口桥形愈合；或支管、盲管未彻底打开，形成盲腔。

(7) 伤口引流不畅：这是造成愈合迟缓最主要的原因。肛管内创面大而肛缘外创面小，肛管内伤口过深而肛缘外伤口浅，术后括约肌收缩，创面分泌物不能流出，造成伤口不愈，引流不畅而影响愈合。

(8) 异物刺激：术中残留的棉球、纱条及术后缝合线、结扎线未脱落或清除不彻底，被包埋在组织中，形成异物炎性刺激，是造成切口愈合迟缓的又一主要原因。

(9) 创面有特异性感染(如结核、真菌感染)以及恶变等。

(10) 肛门局部皮肤湿疹、肛门瘙痒症等慢性病存在。

(11) 有溃疡性结肠炎或克罗恩病存在。

**2. 处理**

(1) 全身性疾病除对症处理外应加强营养，补充维生素，口服十全大补汤或人参养荣汤。对于糖尿病患者酌情使用胰岛素，促进创口愈合。

(2) 对引流不畅导致创口愈合迟缓者，应及时行扩创引流，扩创时清除伤口内异物，去除不良肉芽组织，必要时给予抗生素，常能收到良好的效果。

(3) 桥形假愈合应及时予以切开，换药时将凡士林油纱条嵌入创腔基底部，或外敷药膏。

(4) 肉芽组织水肿而影响愈合者，要保持创面干燥，用10%的高渗盐水外敷。

(5) 血液循环不佳者，用微波或红外线照射。

(6) 腐肉较多者应祛腐生新，积极治疗局部慢性病变，如肛门部慢性湿疹等。

(7) 上皮组织生长缓慢,在局部创面使用珠黄散能有效促进创面生长,加速组织的修复。

(8) 手术致表面皮肤缺损过多,可行带蒂皮瓣移植术。

(9) 对于结核感染的创面,要结合全身抗结核治疗,加局部抗结核药物换药。

(10) 中药坐浴,抗菌消炎,活血化瘀。

(11) 对于病史长,经多种处理后未见效者,要做病理检查,排除恶变可能。

**3. 预防**

(1) 术前做全面细致的体格检查,对于慢性消耗性疾病,术前应积极治疗,待其愈合或好转后再行手术治疗。

(2) 术中应根据不同的病情选择适当的切口,在保护肛门功能及引流通畅的前提下尽量地减小创口。损伤皮肤过多时,及时行带蒂皮瓣移植术修补过大创面。

(3) 肛瘘手术时,应根据不同情况选择适当的切口,避免切除过多皮肤而致切口过多。肛瘘手术时,还应该仔细寻找内口,明确瘘管的形态和走向,切忌人为造成"内口"。对内口和所有管道都要正确处理,使引流通畅。

(4) 术后换药,操作要轻柔,发现有影响预后的因素及时予以处理,如:及时清除伤口内异物、结扎线、粪便、纱布等。

(5) 伤口形成通畅的引流道,避免桥形愈合,并保持肉芽组织新鲜,防止过度生长。

### (六) 肛门湿疹

肛门湿疹是常见、多发的过敏性炎症性皮肤病,肛瘘术后常见的并发症。

**1. 病因**

(1) 西医病因:常与人的过敏体质以及外在的物理、化学性刺激、精神因素等有关。单纯肛周湿疹是一种常见的皮肤病,病理上主要是各种内外原因所致肛周皮肤局限性神经功能障碍。

(2) 中医病因:祖国医学认为是脏腑功能失调,导致湿热内聚,气机不利,复感外邪,充于腠理,风、湿、热邪相搏,阻遏气血运行,浸淫肌肤所致;或由于湿热内蕴,伤及营血,血热生风,游溢肌肤而起。

**2. 处理**

(1) 采用激素类乳膏如曲安奈德益康唑乳膏外涂,以抗炎,减轻渗出。

(2) 瘙痒严重时予盐酸异丙嗪片、抗组织胺类药物如扑尔敏等,以止痒。

(3) 中药外用内服,主要方剂:苦参汤,常用药物:苦参、蛇床子、白芷、野菊、黄柏、地肤子、菖蒲、金银花、当归、百部等。

**3. 预防** 患者生病后甚感烦恼急躁,因此要加强护理,尽量做好患者的心理疏导工作,劝其暂忌酒及食用辛辣刺激食物,不要乱抓乱洗,忌用肥皂。多吃蔬菜、水果,保持大便顺畅，保持肛门清洁卫生。

### （七）肛门直肠狭窄

肛门直肠狭窄是指各种手术造成的后肛门肛管及直肠腔道变窄，失去弹性，导致排便困难，大便变细，甚至出现梗阻。根据狭窄发生的部位，分为肛管狭窄和直肠狭窄。

**1. 原因**

（1）肛管狭窄

① 肛门及周围组织损伤过多，形成瘢痕性狭窄。如多次行肛门局部手术，术中未能适当保留皮桥，肛管皮肤损伤过多，黏膜与皮肤对合不良，术后瘢痕组织挛缩引起肛管狭窄等。

② 术后肛管部严重感染，发生大面积坏死，纤维组织增生，愈合后形成瘢痕性狭窄。

（2）直肠狭窄

① 直肠黏膜结扎时损伤黏膜过多，未保留黏膜桥，且结扎处位于同一水平面，或结扎过深，伤及肌层，出现瘢痕性狭窄。

② 术后直肠黏膜发生大面积感染形成黏膜下脓肿或直肠黏膜大面积坏死，也是造成直肠狭窄的主要原因之一。

**2. 处理** 肛管和直肠狭窄程度较轻者，可采取保守治疗，即肛管和直肠扩张术，手术 10～15 天后，每 2～3 天用手指扩肛一次，可防止因创面粘连引起狭窄。扩张时力量由轻到重，扩张的管径逐步扩大，避免暴力损伤组织。中药熏洗常用熏洗方为活血散瘀汤去大黄，能活血化瘀、软化瘢痕。

**3. 预防**

（1）术中应选择适当切口，尽量减少对正常组织的损伤，保留足够的皮肤和黏膜桥，预防狭窄的发生。

（2）肛管损伤较重者，应该进行肛管重建。

（3）黏膜结扎时不能过深，结扎位置不能处于同一水平面。

（4）术后应定时检查，对有粘连和狭窄趋向者，要及时行扩张治疗。

（5）术后出现感染应及时处理，包括全身和局部用药，防止局部大面积化脓性坏死，引起狭窄。

（6）嘱病人术后不可长时间服用泻药来维持排便。

### （八）肛门失禁

肛门失禁是指肛门对粪便、气体、液体失去控制的一种严重的并发症。根据临床失禁的程度分为完全失禁、不完全失禁、感觉性失禁。

**1. 原因**

（1）肛门及其周围组织损伤过重，瘢痕形成，肛门闭合功能不全导致失禁。

(2) 肛门括约肌损伤过多:损伤浅层及内括约肌可出现不完全失禁,切断肛管直肠环则导致完全失禁。

(3) 肛直角破坏:术中切断肛尾韧带,破坏肛直角、耻骨直肠肌,储粪作用消失,发生失禁。

(4) 排便反射器破坏:手术损伤大部分齿线部位,大面积损伤黏膜,可致感觉性失禁。

(5) 手术愈合肛门局部遗留较大面积瘢痕。

(6) 其他:年老体弱、以往肛门功能不良或多次肛门手术者。

**2. 处理**

(1) 不完全性失禁的处理

① 提肛运动:可随时随地进行,每次 5 分钟以上,通过提肛,可使残留的括约肌得到加强,以代偿被损伤括约肌的功能。

② 药物治疗:使用益气养血活血的中药治疗,增强括约肌的收缩力。

③ 按摩疗法:可按摩两侧臀大肌、肛提肌及长强穴,提高肛门的制约作用。

④ 电针疗法:针刺人髎、肾俞、白环俞、承山等穴,配合电疗使肛门自主括约能力增强,缓解不完全失禁。

(2) 完全失禁的处理:可行手术治疗,但效果往往欠佳。

**3. 预防**

(1) 术前要熟悉肛门部生理解剖结构,术中操作细致认真,避免损伤肛管直肠环。

(2) 术中尽量减少对组织的损伤,避免瘢痕形成引起失禁,同时减少对肛管上皮和黏膜的损伤,保留排便感受器,减少对肛门括约肌的损伤,禁止切断肛管直肠环。

(3) 不能切断肛尾韧带、耻骨直肠肌,以免肛直角消失而发生肛门失禁。

(4) 术后积极预防感染,防止大面积瘢痕形成。

(5) 肛门括约肌部分损伤、功能减弱者,术后可做提肛运动,增强括约肌功能。

### (九) 术后发热

肛肠病手术或其他疗法治疗后,患者体温升高,称术后发热。发热是一种防御性反应,但高热可引起并发症。术后 2～3 天,患者体温常增高到 37.5～38 ℃左右,白细胞计数正常或略有升高,常为手术损伤或药物所致,临床可称为吸收热,一般不需处理,可自行退热。若持续发热或超过 38.0 ℃以上,应查白细胞计数,以便区分。如术后感染所致发热,一般体温较高,可逐渐升至 38 ℃以上,也可突然高热,发生时间多在术后 3 日以后,如不及时处理,持续时间较长,且热式逐渐增重,应引起重视。

**1. 原因**

(1) 手术损伤、异物刺激:由于手术切割等可使术区部分组织细胞死亡,死亡的细胞术后被机体吸收,可出现发热;术中异物存留,如高位肛瘘挂线,局部因异物刺激,可致术后发热。肛瘘手术中未彻底清除的残留坏死组织的吸收也可引起术后发热。

(2) 排便不畅:粪便积存于直肠,毒素被吸收出现体温升高。

(3) 局部伤口感染或伤口引流不畅,切口分泌物较多又未能及时清除者,可致体温升高。

(4) 合并其他疾病,如:呼吸道感染、泌尿系感染。

(5) 不明原因的低热。

**2. 处理**

(1) 手术后吸收热:一般不需要特殊处理,几日后发热可自行消退,体温不超过38.0 ℃。但自觉症状较重,或体温超过38 ℃合并感染时,可用解热镇痛药。

(2) 粪便停留者应及时排便。

(3) 感染发热:可用抗生素等抗菌药治疗,或服用清热解毒剂和清热利湿剂。局部感染需要做清创处理,若持续发热,体温升高明显或体温波动大,伴随出现伤口疼痛,肛门部坠胀感明显,考虑伤口感染或脓腔处理不彻底,应仔细探查伤口,并及时清创引流,积极控制感染灶。处理感染灶后,给予抗生素控制感染,防止病情进一步加重。

(4) 合并感冒等症时应对症治疗。

**3. 预防**

(1) 凡感冒发热、炎症发热、慢性病发热均应治疗,待控制后才可手术。

(2) 严格无菌操作,以防术后继发感染,必要时应于术后术前应用抗生素。

(3) 换药时应及时清除坏死组织,保持局部伤口引流通畅,以防毒素潴留。

### (十) 长期肛门不适感

**1. 原因**

(1) 肛瘘挂线术后,局部遗留较深的瘢痕沟,肛门收缩时不能完全闭合,直肠内分泌物及稀便经常溢出,致使肛周皮肤潮湿、瘙痒且污染内裤。

(2) 手术时过多游离肛周皮肤,大面积破坏感觉神经,致长期肛门部异物感。

(3) 手术时齿状线部组织损伤过多,肛腺大多被破坏,失去其分泌黏液润滑肛管的作用。当粪便通过肛管时,受其摩擦致使肛管皮肤充血、水肿甚至擦伤,因此患者常有肛门部干燥,坠胀不适及疼痛的感觉。

**2. 处理**

(1) 对于较深的瘢痕沟,可切除浅层瘢痕组织,行肛门整形术,恢复肛门良好的闭合状态。

(2) 酌情服用缓泻药物,如麻仁丸、小麦纤维素颗粒、大黄苏打片等以软化粪便,减少其对肛管的摩擦。也可以用开塞露等,增加粪便外周的润滑性。

(3) 微波照射、中药熏洗等肛门局部理疗。

**3. 预防**

(1) 尽可能避免使用挂线疗法治疗肛瘘。肛瘘术后换药时应主动控制切口内肉芽组织水肿及创缘皮肤过早形成瘢痕化。

(2) 手术时至少应保留 50%的齿线区组织。

(3) 尽可能地减少肛周皮肤损伤,术后积极预防感染,防止大面积瘢痕形成。

## (十一) 继发感染

肛门局部周围汗腺和皮下脂肪小毛细血管比较丰富,而此部位是大便必经之路,又是藏污纳垢的地方,利于细菌的滋生繁殖,所以容易造成局部炎症或全身感染。

**1. 原因**

(1) 因手术创口处理不当,切口止血不彻底,结扎组织过多,留有死腔、血肿或引流不畅等继发感染。

(2) 因手术伤口大而深,术后换药不当,将引流纱条或棉球遗留伤口中,导致继发感染,伤口不愈。

(3) 手术中无菌观念不强,消毒不彻底,或局部麻醉操作不规范,将细菌脓液随针头或器械带入正常组织内。

(4) 患者抵抗力下降,多次手术亦容易继发感染。

**2. 处理**

(1) 凡是局部红肿疼痛者,如果全身症状不明显,无发热、白细胞不高,可用消肿洗剂熏洗,中药水调散外敷。

(2) 一旦确诊脓肿形成者,应立即切开引流,防止感染扩散,同时全身应用抗生素。

(3) 对手术中创口有假性愈合或引流不畅时,应及时扩创伤口,将凡士林油纱条嵌入创腔基底部,防止假性愈合。

(4) 对继发感染并有大出血者,在处理出血的同时要控制感染。

(5) 全身应用抗生素,控制和预防感染。

(6) 提高患者的抗病能力,对贫血、营养不良者给予输血及白蛋白治疗,增强人体免疫能力。

**3. 预防**

(1) 术前做好准备,彻底消毒手术部位及皮肤。

(2) 手术严格执行无菌操作,减少损伤,保证引流通畅,防止假性愈合。

(3) 术前适当纠正贫血、营养不良、糖尿病等,以降低易感染因素。

(4) 合理应用预防性抗生素。

## (十二) 性功能障碍

**1. 原因**

(1) 解剖因素:因肛瘘手术导致性功能障碍者并不多见,男性居多,多发生于高位复杂性肛瘘术后。这种并发的阳痿是由于手术中损伤或切断了骶 2、骶 3、骶 4 神经，因为其中内含勃起神经的副交感神经纤维受到损害，从而导致勃起功能障碍。这种损害不易恢复。

(2) 心理因素：施行手术后，一是伤口未愈，伤者还沉浸在病魔带来的痛苦中，体力不支，尚无性欲要求；另一方面配偶恐惧性生活会影响对方的体力恢复，回绝患者的性要求。

**2. 处理措施**

(1) 增强体质，加强营养，改善因手术创伤造成的体质下降。辅以滋肾壮阳中药等，如龟苓膏、补肾丸、西洋参丸等。

(2) 做好配偶工作，给予关怀和体贴，使患者消除悲观失望，有利于正常性生活恢复。

(3) 手术治疗：如用药等效果不良时，可以手术治疗，如采用罂粟碱阴茎海绵体内注射、阴茎假体植入术等，有一定效果。

**3. 预防**　主要是熟悉解剖位置，如术中解剖到盆底神经，加以保护，可有效预防性功能障碍。

## 六、丹药在肛瘘治疗中的应用

丹剂是中药四大剂型之一，在我国已有 2000 年的历史，它是祖国医药学最早的化学药品，是祖国医药学宝贵的文化遗产。中医外科常谓："红升白降，外科家当"，可见丹药在中医外科外用药中的重要性。在古代医籍中，丹的含义有广义与狭义之分。广义的丹，通常将疗效较好的药物称为丹，如大活络丹；也有以药剂色赤者为丹，如红灵丹。这种广义的丹包括的剂型多而紊乱，并不属于丹剂。狭义的丹药是指用汞和某些矿物药炼制的化合物。

以前的中医外科大家都是亲自炼制丹药且大多对处方和炼制方法秘而不传，或故意给丹药蒙上一层神秘色彩。现在的医生又因红升丹、白降丹一类的丹药均由水银(汞)和其他矿物药炼制而成，具一定的腐蚀性和强烈毒性，每畏而弃用，以至现今能制炼和使用丹药的医药人员可谓少之又少，外科丹药几濒于失传。其实丹药虽有大毒但只要深谙其药性，使用得当，掌握剂量和使用方法，是可以兴其利而避其弊的。

**1. 丹药分类**

(1) 氯化汞类丹药：主要成分是二氯化汞($HgCl_2$)，或是二氯化汞与氯化亚汞($Hg_2Cl_2$)的混合物，也可含有少量的砷化物。主要代表药物有轻粉、粉霜及白降丹等。

(2) 硫化汞类丹药：硫化汞类丹药有灵砂和银朱，均系汞的硫化物粗制品。主要代表药物灵砂、银朱等。

(3) 氧化汞类药：主要成分是氧化汞($HgO$)，原料配方、炼制方法和温度等有不同，有的此类丹药中还可能含有少量的硝酸汞($Hg(NO_3)_2$)、四氧化三铅($Pb_3O_4$)、二硝酸铅[$Pb(NO_3)_2$]等。主要代表药物有升药、红升丹等。

**2. 常用丹药**

(1) 轻粉：又名水银粉、水银蜡、水粉等，主要含氯化亚汞。炼制轻粉主要用汞、白矾、食盐，生成升华物轻粉。

(2) 粉霜：又名水银霜、白雪、白灵砂等，主要含氯化亚汞，也有认为含氯化汞，炼制用水银、明矾、食盐、火硝而得。

(3) 白降丹：也称降丹，为氯化汞和氯化亚汞的混合物。《医宗金鉴》所载白降丹处方为朱砂、雄黄、水银、硼砂、火硝、食盐、白矾、皂矾。白降丹的主要化学成分为二氯化汞($HgCl_2$)及氯化亚汞($Hg_2Cl_2$)，具腐蚀、平胬作用。外用治疗恶疮胬肉，窦道瘘管，癌瘤翻花、赘疣、瘰疬、顽癣、毒蛇咬伤等。临床使用时，可用纯白降丹粉以米浆调成糊状或做成药锭、药钉直接用于病灶，或用赋形剂(一般是熟石膏粉)按需要调制成不同比例的稀释剂(同升丹的稀释剂)使用。白降丹腐蚀性和杀菌力特强，文献载其在体外对绿脓杆菌有很强的抗菌作用，对金黄色葡萄球菌、大肠杆菌的杀灭能力大于石碳酸 100 倍以上。《有毒中草药大辞典》载："用白降丹液纱条治疗溃瘘型颈淋巴结核，治愈率达 97.7%"。

(4) 升药：又称三仙丹、灵药、三白丹等，为粗制氧化汞。三仙丹用水银、明矾、火硝炼制而成，经加热炼制后，碗内周围的红色升华物为红升，碗中央的黄色升华物为黄升。

(5) 红升丹：又名大红升丹。《医宗金鉴》所载红升丹的处方由朱砂、雄黄、水银、火硝、白矾、皂矾组成，并载有详细的制炼方法。升丹的主要化学成分为氧化汞($HgO$)，不溶于水和酒精。其药理显示对细菌、病毒、螺旋体等病原体有强大的抑杀作用。古时三仙丹配其他药物做成丸剂内服，用以治疗梅毒、鱼口、横痃，然自青霉素问世以来，基本已摒弃不用而仅作外用，以治疗皮肤疮疡。临床使用升丹有纯品，即将丹细研成粉末视需要单用；有稀释品，即另加赋形药(一般为熟石膏粉)或与它药按比例配方成"九一丹"、"八二丹"、"五五丹"等(即丹与赋形药按 1∶9、2∶8、5∶2 配伍)应用。如治疗久溃不愈的化脓性、结核性慢性溃疡、瘘管、尖锐湿疣、带状疱疹、生殖器疱疹等，可用升丹少许(约 0.1～0.2 g)薄撒于伤口换药，一般仅用药 1～2 次疣体即会坏死而脱落，慢性溃疡肉芽即转红活，疱疹即会干涸结痂，再改用常规换药即可。

**3. 丹药的药理作用** 祖国医学认为升、降丹药均有祛腐、生肌燥湿、杀虫等功用。白降丹腐蚀祛腐力强，大小升丹则化阴回阳力专，可脱腐以生新。《医宗金鉴》曾云："此丹(红升丹)治一切疮疡溃后，拨毒去腐，生肌长肉，疮口坚硬，肉黯紫黑，用丹少许，鸡羽扫上立刻红活。疡医若无红白二丹，决难立刻取效。"

现代药理学研究显示：

(1) 汞盐可以沉淀蛋白质。当丹药进入病灶组织时氧化汞($HgO$)可缓慢离解成

$Hg^{2+}$，它可与局部组织中的蛋白质生成不溶解的变性蛋白盐而沉淀，致使组织坏死。

(2) 汞盐有较强的抑杀菌作用。$Hg^{2+}$可与菌体内酶蛋白的巯基(-SH)结合，使酶失去活性，从而发挥其强有力的防腐杀菌作用。在(1∶300 000)～(1∶500 000)稀溶液中就能抑制微生物的生长。红升丹的溶液在试管中对绿脓杆菌、乙型溶血性链球菌、大肠杆菌及金黄色葡萄球菌均有不同程度的抑菌作用。

(3) 丹药能明显增加创面肉芽的炎症反应，促进炎细胞浸润和创面坏死组织脱落。

(4) 升丹能显著提高创面肉芽中 TNF、IL-6 含量，从而介导创面炎症反应，促进炎细胞浸润，杀菌作用增强，同时又介导产生高浓度 IL-2R，促进细胞有丝分裂，有利于肉芽增殖生长以加速创面愈合。

(5) 升丹制剂应用于创面，可以显著促进创面微循环，减少微血栓，增加创面营养和血供，也可起到促进创面愈合的作用。

**4. 丹药的毒性** 丹药属汞的化合物，人体吸收后可引起毒性反应。古代医家在应用丹药的临床实践中，对其毒性也有察觉。《医门补要》曾记有："夫降药用水银降成，其性与砒霜相等猛烈，烂痛不可轻用，少壮者可少用，若幼孩、老人及虚体者用之生变，但痛甚则浮火上攻，口舌与牙根糜烂。"

红升丹主含氧化汞，纯氧化汞的成人中毒量为 0.5～0.8 g，致死量为 1～15 g；白降丹主含氯化汞，纯氯化汞的成人中毒量为 0.1～0.2 g，致死量为 0.3～0.5 g。汞及其化合物引起中毒的机理目前还不十分清楚。汞与蛋白质中的巯基有很强的"亲和力"，能抑制许多酶的活性，影响整个机体代谢，这被认为是汞中毒作用的基础。

实践证实，丹药能加速坏死组织脱落，促进肉芽组织新生，现代医学也证明其有杀菌、腐蚀等作用，这是丹药能延续使用至今的原因。但实践中也证明了丹药具有一定毒性，患者吸收后具有一定的危险性；且丹药在炼制过程中又有污染环境的弊端。鉴于此，就有必要将其改进，但改变其有毒的成分也就失去了它的药理作用，唯一理想的办法，是寻找其无毒的代用品。天津市中西医结合疮疡研究所李竞教授经十余年的临床与实验研究，成功地研制成了"致新丹"，用于临床，达到了与丹药相似的效果，且无毒副反应，获得了卫生部科学进步奖，是疡科前进中的一道曙光。寻找丹药的代用品，克服其毒性，是疡科发展的方向。

## [参考文献]

1. 徐太勇. 强化管理措施保证围手术期安全[M]. 中国医院管理，1999，19(2)：23.

2. 贾钧，李龙，刘钢，等. 腹腔镜下应用超声刀行胆总管囊肿切除术[J]. 中华外科杂志，42(17)：1058.

3. 中华医学会麻醉学分会. 成人术后疼痛处理专家共识[M]. 临床麻醉学杂志，2010，26(3)：190－194.

4. Zhang Yang. An Operation with the sole effect of Chinese Medicine Treatment of Perianal Abscess Powder Bath 46 cases [J]. World Health Digestive Medicine, 2008, 2(5): 84－85.

5. 肖小芹，汪世平，徐绍锐，等. 美洲大蠊提取物感染、镇痛作用的实验研究[J]. 中国病原生物学杂志，2007，2(2)：140－143.

6. 衣承东，陈卜林，等. 重组人皮生长因子对Ⅱ度烧烧伤伤愈合的促进作用[J]. 中华创伤，1998，14(6)：350.

7. 赵琳，宋建星. 创面敷料的研究现状与进展[J]. 中国组织工程研究与临床康复，2007，11(9)：1724－1726.

8. 张焕君. 藻酸钙敷料用于鼻腔鼻窦术后填塞[J]. 中华护理杂志，2005，40(9)：654.

9. 赵承竹. 藻酸钙伤口敷料加生肌散对肛瘘术后创面愈合作用[J]. 上海中医药杂志，2007，41(4)：58－59.

10. 李卡，藻酸钙敷料应用于肛瘘术后换药的前瞻性研究[J]. 中国普外基础与临床杂志，2009，16(8)：654－657.

11. 刘忠恕. 升、降丹的研究近况[J]. 中成药研究，1986，(2)：33.

12. 王正国. 创伤愈合与组织修复[M]. 济南：山东科技出版社. 1998：59－130.

13. 姚昶，许芝银. 升丹制剂对小鼠机械性创面微循环影响的实验研究[J]. 南京中医药大学学报，2000，16(4)：217－218.

14. 陈荣明，许芝银. 小鼠皮肤创面外用红升丹及其制剂对肾脏的毒性和机理初探[J]. 南京中医药大学学报，1995，11(2)：73－75.

15. Bretagnol F，Rullier E，Laurent C，et al. Comparison of functional results and quality of life between intersphincteric resection and conventional coloanal anastomosis for Low Rectal Cancer[J]. Dis Colon Rectum. 2004，47(6)：832－838.

16. Labler L，Oehy K. Vacuum sealing of problem wounds[J]. Swiss Surg，2002，8(6)：266－272.

17. Thoner B，Fleischmann W，Moch D. Wound treament by vacuum sealing[J]. Krankenpfl J，1998，36(3)：78－82.

18. 杨柏林，丁义江. 肛瘘挂线治疗. 大肠肛门病外科杂志，2005，11(1)：78－80.

# 第六章

# 特殊类型肛瘘的治疗

## 第一节　克罗恩病肛瘘

克罗恩病肛瘘治疗的目的是减轻局部症状，保护肛门功能。症状的有无是决定治疗的重要因素，仅有体征而没有症状不应强行治疗。治疗的程度取决于症状和体征的严重程度以及潜在的病理性质。与一般的肛瘘相比，Crohn 病致肛瘘的治疗较为困难，主要的问题是复发率较高、术后肛门自制功能受影响的机会较多。根据国外的经验，部分 Crohn 病肛瘘患者可以经药物保守治疗达到治愈的效果，这是 Crohn 病肛瘘相对于非 Crohn 病肛瘘十分重要的临床特点。本病除了内科或必要的外科治疗外，需给予包括心理治疗在内的全身支持疗法。此外，还应注意补充营养，预防并发症的发生。

### 一、非手术治疗

#### (一) 治疗目标

治疗目标为诱导缓解和维持缓解，防治并发症，改善生存质量。

#### (二) 活动期的治疗

治疗方案的选择建立在对病情进行全面评估的基础上。开始治疗前要认真检查有无全身或局部感染，特别是使用全身作用激素、免疫抑制剂或生物制剂者。治疗过程中要根据对治疗的反应及对药物的耐受情况随时调整治疗方案。决定治疗方案前应向患者详细解释方案的效益与风险，在与患者充分交流并取得合作之后实施。

**1. 一般治疗**

(1) 必须要求患者戒烟：继续吸烟会明显降低药物疗效、增加手术率及术后复发率。吸烟可加重克罗恩病(CCD)。Lindberg 等发现那些对于每日吸烟大于一包半的患者，其需要手术治疗的概率比不吸烟者明显增加，统计学上有显著差异。如果不考虑治疗方法的话，吸烟的克罗恩病患者特别是严重吸烟者，其临床病程发展也较不吸烟者差，因而作为治疗的一部分，克罗恩病患者应该戒烟。吸烟的同时服用避孕药可增加复发的危险，其中 40%的复发患者预后较差。研究发现有吸烟史并没有增加复发的危险性，但有服用避孕药史却可能会增加复发的危险。

（2）营养支持：CD 患者营养不良常见，要注意检查患者的体重及 BMI，铁、钙等元素及维生素（特别是维生素 D、维生素 $B_{12}$）是否缺乏，并作相应处理。对重症患者可予肠外或肠内营养。

**2. 治疗药物的选择**

（1）氨基水杨酸制剂（mesalamine）：主要包括传统的柳氮磺胺吡啶（SASP）和各种不同类型 5-氨基水杨酸（5-ASA）制剂（见表 6－1），是目前治疗 CD 的基本药物。SASP 疗效与 5-ASA 制剂相似，但不良反应远较 5-ASA 制剂多见。没有证据显示不同类型 5-ASA 制剂疗效上有差别。

SASP 仅适用于病变局限在结肠的轻、中度活动期 CD 患者，30%～50%的患者对 SASP 不能耐受。SASP 经口服后在结肠内被细菌分解为主要有效成分 5-ASA 及仅起载体作用且产生不良反应的磺胺吡啶（SP）。新一代 5-ASA 特殊制剂，能到达末段回肠和结肠释放，发挥药效，现已通过临床验证，说明 5-ASA 新型制剂疗效与 SASP 相仿，耐受性好、副作用较小。临床上常用的这类制剂有：以无毒、无不良反应的载体取代 SP，如巴柳氮、伊普柳氮，统称偶氮键前药；作用增强、副作用减少的双分子 5-ASA 化合物；缓释或控释剂型，如美沙拉嗪缓释片能在回肠末段、结肠定位释放，对小肠 CD 特别有效，可作为缓解期的维持治疗用药。

**表 6－1　氨基水杨酸药物用药方案**

| 名称 | 结构特点 | 释放特点 | 制剂 | 推荐剂量* |
|---|---|---|---|---|
| SASP | 5-ASA 与磺胺吡啶的偶氮化合物 | 结肠释放 | 口服：片剂 | 3～4 g/d，分次口服 |
| 5-ASA 前体药巴柳氮 | 5-ASA 与 P-氨基苯甲酰 β 丙氨酸偶氮化合物 | 结肠释放 | 口服：片剂、胶囊剂、颗粒剂 | 4～6g/d，分次口服 |
| 奥沙拉嗪 5-ASA | 双分子 5-ASA 的偶氮化合物 | 结肠释放 | 口服：片剂、胶囊剂 | 2～4 g/d，分次口服 |
| 美沙拉秦 | 甲基丙烯酸酯控释 pH 依赖乙基纤维素半透膜控释时间依赖 | pH 值依赖药物释放部位：回肠末端和结肠纤维素膜控释时间依赖药物释放部位：远端空肠、回肠、结肠 | 口服：颗粒剂、片剂<br>局部：栓剂、灌肠剂、泡沫剂、凝胶剂 | 口服：2～4 g/d，分次口服或顿服；局部：栓剂 0.5～1 g/次，1～2 次/d，灌肠剂 2～4 g/次，1～2 次/d |

* 以 5-ASA 含量计，SASP、巴柳氮、奥沙拉秦 1 g 分别相当于美沙拉秦 0.4、0.36 和 1 g

(2) 皮质类固醇(corticosteroids):是单一最为有效的抑制急性活动性炎症的药物,近期疗效好,有效率可达 90%。一般主张使用时起始剂量要足,疗程偏长。常用剂量:泼尼松 0.75~1 mg/(kg·d)(其他类型全身作用激素的剂量按相当于上述泼尼松剂量折算),再增大剂量对提高疗效不会有多大帮助,反会增加不良反应。达到症状完全缓解开始减量,每周减 5 mg,减至 20 mg/d 时每周减 2.5 mg 至停用,快速减量会导致早期复发。注意药物相关不良反应并作相应处理,宜同时补充钙剂和维生素 D。

布地奈德用法为 3 mg/次,每日 3 次口服,一般在 8~12 周临床缓解后改为 3 mg/次,每日 2 次。泡沫剂 2 mg/次,每日 1~2 次,适用于病变局限在直肠者,延长疗程可延长疗效,但超过 6~9 个月则再无维持作用。该药为局部作用激素,全身不良反应显著少于全身作用激素。

(3) 抗生素(antibiotics):在肛周克罗恩病治疗中特别建议使用甲硝唑(metronidazole)。甲硝唑最初是用来治疗阴道滴虫感染,后来发现其有明显抗厌氧菌的作用,同时对革兰阴性和阳性菌也有作用。其替代药物咪唑(imidazole)可以迅速通过口服或直肠内吸收,用于急性病人也可以静脉给药。其作用机制可能是:免疫抑制作用、促进伤口愈合作用和刺激白细胞的趋化作用及抗菌作用。长期使用需注意可能的周围神经病变。

Eisenberg HW 比较了单纯手术和手术加甲硝唑治疗肛周克罗恩病,先静脉给予甲硝唑 15 mg/kg(一般为 1 g),然后维持治疗(每 6 小时 500 mg),共 5 天;门诊病人每次 250 mg,每天 3 次,连续攻 4 周,直到伤口完全愈合。结果显示,甲硝唑组 86%会阴部伤口完全愈合,而对照组 65%获得满意疗效。在长期使用甲硝唑的患者中甲硝唑减量或停药会引起病变的活动,但重新加至原剂量后病情很快又被控制。

由于甲硝唑的高毒性,已有几个研究评价了环丙沙星(ciprofloxacin)对活动性克罗恩病的治疗作用。两者联合使用可降低克罗恩病活动指数(Crohn's disease activity index,CDAI),环丙沙星(ciprofloxacin)主要通过抑制细菌 DNA 回旋酶合成对治疗肛周克罗恩病有明显效果。

(4) 免疫抑制剂:主要用于难治、激素治疗无效或对激素依赖的患者,有诱导缓解和促进瘘管闭合并减少激素用量的作用。传统免疫抑制剂包括:硫唑嘌呤、6-巯基嘌呤及甲氨蝶呤、环孢素及他克莫司等。

① 硫唑嘌呤(azathioprine,AZA):药剂量及疗程要足。但该药不良反应常见,且可发生严重不良反应,应在严密监测下应用。AZA 的合适目标剂量及治疗过程中的剂量调整:欧洲共识意见推荐的目标剂量范围是 1.5~2.5 mg/(kg·d)。对此,我国尚未有共识。有人认为亚裔人种的剂量宜偏小,如 1 mg/(kg·d)。AZA 存在量效关系,剂量不足会影响疗效,剂量太大不良反应风险又不能接受,因此推荐一个适合国人的目标剂量范围亟待研究解决。AZA 治疗过程中应根据疗效和不良反应进行剂量调

整，目前临床上比较常用的剂量调整方案是：按照当地的推荐，一开始即给予目标剂量，用药过程进行剂量调整。另有逐步增量方案，即从低剂量开始，每 4 周逐步增量，至有效或外周血白细胞下降至临界值或达到当地推荐的目标剂量。该方案判断药物疗效需时较长，但可能减少剂量依赖不良反应。使用 AZA 维持撤离激素缓解有效的患者，疗程不少于 4 年。如继续使用，其获益与风险应与患者商讨，大多数研究认为使用 AZA 的获益超过发生淋巴瘤的风险。

严密监测 AZA 的不良反应：不良反应以服药 3 个月内常见，又尤以 1 个月内最常见。但是，骨髓抑制可迟发，甚至有发生在 1 年及以上者。用药期间应全程监测、定期随诊。头 1 个月内每周复查 1 次全血细胞，第 2～3 个月内每 2 周复查 1 次全血细胞，之后每月复查全血细胞，半年后全血细胞检查间隔时间可视情况适当延长，但不能停止；头 3 个月每月复查肝功能，之后视情况复查。

欧美的共识意见推荐在使用 AZA 前检查硫嘌呤甲基转移酶（TPMT）基因型，对基因突变者避免使用或严密监测下减量使用。TPMT 基因型检查预测骨髓抑制的特异性很高，但敏感性低（尤其在汉族人群），应用时要充分认识此局限性。

② 6-巯基嘌呤（6-mercaptopurine，6-MP）：欧美共识意见推荐的目标剂量为 0.75～1.5 mg/(kg・d)。使用方法和注意事项与 AZA 相同。

③ 甲氨蝶呤（methotrexate，MTX）：国外推荐在诱导缓解期 MTX 使用剂量为 25 mg/周，肌肉或皮下注射；至 12 周达到临床缓解后，可改为 15 mg/周，肌肉或皮下注射，也可改口服，但疗效可能降低。疗程可持续 1 年，更长疗程的疗效及安全性目前尚无共识。国人的剂量和疗程尚无共识。

注意监测药物不良反应：早期胃肠道反应常见，叶酸可减轻胃肠道反应，应常规同用。头 4 周每周、之后每月定期检测全血细胞和肝功能。妊娠为禁忌证，用药期间及停药后数月内应避免妊娠。

④ 环孢素（cyclosporin）：是一种广泛用于器官移植的免疫抑制药，现已经被用来治疗克罗恩病。环孢素已显示出治疗克罗恩病的疗效，它在较高剂量时才有效，而当口服剂量为 5 mg/(kg・d)或更小时，没有观察到任何疗效。以 4 mg/kg 剂量静脉给药显示了临床疗效和对瘘的治疗效果。

⑤ 他克莫司（tacrolimus，FK506）：用他克莫司治疗伴瘘的克罗恩病的几个小型连续研究，结果是 11 名患者使用剂量 0.15～0.31 mg/(kg・d)治疗后病情均有所改善，11 例中有 7 例瘘管完全闭合。一个他克莫司治疗克罗恩肛周瘘的安慰剂对照试验显示了该药具有统计学意义的显著疗效。除常规使用外，其肾毒性会很高。低剂量他克莫司口服与其他药联合治疗还需进一步研究。

（5）生物药物：目前所用的生物药物主要针对炎症发病机制中某一具体步骤进行靶向治疗。

① 肿瘤坏死因子(TNF)抑制剂：目前临床使用的主要有三种：英夫利昔、阿达木和赛妥珠单抗。根据中国2007年IBD治疗规范的共识意见，IFX是唯一被推荐使用的抗肿瘤坏死因子-α(TNF-α)单抗，其适应证仅是传统治疗无效或有肛周病变的CD。但世界胃肠病组织2010年IBD诊疗指南中，三种抗TNF-α单抗均被推荐使用，而且适应证中除中、重度CD，还有难治性和有肛周病变的CD患者。

ⅰ 英夫利昔(infliximab，IFX)：当激素及上述免疫抑制剂治疗无效或激素依赖或不能耐受上述药物治疗时可考虑IFX治疗。1998年由FDA批准治疗中、重度的克罗恩病，2007年7月起在我国进入三期临床试验，可以预见，这将给国内Crohn病及其所致肛瘘的治疗带来崭新的局面。

英夫利昔是最早用于治疗IBD的生物制剂，通过结合跨膜的TNF，抑制TNF细胞的表达功能，并通过Fc段介导T细胞的补体结合作用诱导细胞凋亡，从而产生抗体依赖的细胞毒作用。

IFX的使用方法为5 mg/kg，静脉滴注，在第0、2、6周给予作为诱导缓解；随后每隔8周给予相同剂量作长程维持治疗。在使用IFX前正在接受激素治疗时应继续原来治疗，在取得临床完全缓解后将激素逐步减量至停用。对原先已使用免疫抑制剂无效者不必继续合用免疫抑制剂；但对IFX治疗前未接受过免疫抑制剂治疗者，IFX与AZA合用可提高撤离激素缓解率及黏膜愈合率。对维持治疗期间复发者查找原因，如为剂量不足可增加剂量或缩短给药间隔时间；如为抗体产生可换用阿达木单抗(目前我国未批准)。目前尚无足够资料提出何时可以停用IFX，对IFX维持治疗达1年、保持临床撤离激素缓解伴黏膜愈合及CRP正常者，可以考虑停用IFX继以免疫抑制剂维持治疗。对停用IFX后复发者，再次使用IFX可能仍然有效。

禁忌证和不良反应详见2011年制定的《英夫利西治疗克罗恩病的推荐方案》。

ⅱ 阿达木单抗(adalimumab)：阿达木单抗可重组人源性$IgG_1$型TNF-A单克隆抗体，通过结合膜表面的TNF，活化补体和发挥抗体介导补体依赖性的细胞毒作用。不仅可以诱导CD的临床缓解，而且对应用英夫利昔单抗失败或不能耐受英芙利昔单抗的病例有一定疗效。根据美国FAD决议，其临床适应证包括：克罗恩病以及克罗恩病合并类风湿性关节炎、银屑病关节炎的治疗；禁忌证包括：活动性感染(如肺结核感染)、神经系统疾病、淋巴瘤等；不良反应包括：局部注射部位的反应、重度感染、神经功能的损害以及淋巴系统的影响(如淋巴瘤等)。对于阿达木单抗的用法，美国胃肠病学会推荐的是皮下注射，首次负荷剂量160 mg，第2周80 mg进行诱导治疗，治疗有效者，以后每隔1周40 mg维持治疗。

ⅲ 赛妥珠单抗(certolizumab，或CDP-870)：赛妥珠单抗于2008年被美国FDA批准应用于临床，其适应证包括中、重度的CD患者。不良反应有：注射部位的局部反应、上呼吸道感染、泌尿系统感染以及关节疼痛。个别病例报道可以导致致命的感染并发症(如真菌、结核菌、机会菌感染等)。该药的推荐使用剂量为 0 周、2 周和 4 周皮下注射 400 mg,有效者每 4 周 400 mg 维持治疗。

② 选择性细胞黏附分子抑制剂:该制剂主要是通过阻断活化的淋巴细胞和单核细胞从血管向组织移动,从而减轻 CD 患者的肠黏膜炎症反应,改善临床症状和组织学表现。临床上有那他珠单抗(natalizumab)和人体化的 $\alpha_4\beta_7$ 整合素拮抗剂(MLN-02)。

ⅰ 那他珠单抗(natalizumab):那他珠单抗是第一种新型的选择性细胞黏附分子抑制剂,通过对白细胞归巢和黏附活动的抑制,减少白细胞进入组织,达到减轻炎症反应的目的。应用方法为 0、4 和 8 周 300 mg 静脉滴注,有应答者,每 4 周 300 mg 静脉点滴。2008 年被美国 FDA 批准应用于临床。其临床适应证包括:顽固性的中、重度克罗恩病。主要的不良反应包括:进行性多灶性白质脑病、严重肝损害、呼吸道感染、关节痛、头痛、输液反应等。

ⅱ 人体化的 $\alpha_4\beta_7$ 整合素拮抗剂(MLN-0002):该制剂是通过阻止白细胞与血管内皮黏附,从而促进炎症愈合,仅用于炎症性肠病。Feagan 等应用 MLN-0002 对 181 例 UC 患者进行多中心、双盲、安慰剂对照试验。用药为 MLN0002 0.5 mg/kg 组、2 mg/kg 组和安慰剂组,经过治疗 6 周后,缓解率分别为 33%、32%和 14%($P$=0.002),内镜下缓解率为 28%、12%和 8%($P$=0.007)。

ⅲ 抗 LI-12 和抗 IFN-γ 药物:LI-12,IFN-γ 能增强 Thl 介导的免疫炎症反应,而 CD 的发病机制之一与 Thl 介导产生过多的细胞因子有关。IFN-γ 抑制物对治疗节段性肠炎和伴有高反应蛋白水平的患者有很好疗效。有试验显示,对活动性 CD 患者静脉滴注 4 或 10 mg/kg,8 周的临床有效率分别为 69%和 67%,安慰剂对照组为 32%。

③ 抑制 T 细胞激活药物:T 细胞完全激活既需要抗原特异性,也需要辅助信号分子(如 CD40、CD80)的刺激。嵌合型抗人 CD40 单体(ch5D12)可阻断 CD40/CD40L 协同刺激通路。ch5D12 耐受性良好,对 CD 诱导缓解是一种有希望的治疗方法。Kasran 等一个纳入 18 例中、重度 CD 患者的二期临床试验显示,经 ch5D12 治疗应答率和缓解率分别是 72%和 22%。另一药物 abatacept(CTLA-4Ig),已被批准用于中、重度类风湿关节炎的治疗,对炎症性肠病的临床试验也正在进行中。

(5) 益生菌:CD 患者肠道中存在细菌增生过长、菌群失调,益生菌通过竞争性排斥杂菌、免疫作用、诱导黏膜层内 T 细胞凋亡等多种机制,对维持 CD 缓解期起到协同作用。益生菌在 CD 治疗中的作用逐渐引起了大家的注意,随着其作用机制阐明,益生菌在今后有可能成为 CD 治疗或维持缓解的重要药物。

**3. 药物治疗方案的选择**

(1) 根据疾病活动严重程度选择治疗方案:包括不同程度活动性 CD 和特殊部位 CD 的治疗。

① 轻度活动性 CD 的治疗

ⅰ 氨基水杨酸类制剂:适用于结肠型,美沙拉嗪可用于末段回肠型和回肠结肠型。

ⅱ 布地奈德:病变局限在回肠末段、回盲部或升结肠者,可选布地奈德。

对上述治疗无效的轻度活动性 CD 患者视为中度活动性 CD,按中度活动性 CD 处理。

② 中度活动性 CD 的治疗

ⅰ 激素是治疗的首选:病变局限在回盲部者,为减少全身作用激素相关不良反应,可考虑选用布地奈德,但该药对中度活动性 CD 疗效不如全身作用激素。

ⅱ 激素与硫嘌呤类药物或甲氨蝶呤(MTX)合用:激素无效或激素依赖时加用硫嘌呤类药物或 MTX。有研究证明这类免疫抑制剂对诱导活动性 CD 缓解与激素有协同作用,但起效慢(AZA 要在用药达 12～16 周才达到最大疗效),因此其作用主要是在激素诱导症状缓解后,继续维持撤离激素的缓解。AZA 与 6-MP 同为硫嘌呤类药物,两药疗效相似,开始选用 AZA 还是 6-MP,主要是用药习惯的问题,我国医师使用 AZA 的经验较多。使用 AZA 出现不良反应的患者转用 6-MP 后,部分患者可以耐受。硫嘌呤类药物无效或不能耐受者,可考虑换用 MTX。

ⅲ 生物制剂:IFX 是我国目前唯一批准用于 CD 治疗的生物制剂。IFX 用于激素及上述免疫抑制剂治疗无效或激素依赖者,或不能耐受上述药物治疗者。

ⅳ 其他:氨基水杨酸类制剂对中度活动性 CD 疗效不明确。环丙沙星和甲硝唑仅用于有合并感染者。其他免疫抑制剂、沙利度胺、益生菌、外周血干细胞移植或骨髓移植等治疗 CD 的价值尚待进一步研究。美沙拉嗪局部治疗在有结肠远段病变者必要时可考虑。

③ 重度活动性 CD 的治疗:重度患者病情严重、并发症多、手术率及病死率高,应及早采取积极有效措施处理。

ⅰ 确定是否存在并发症:局部并发症如脓肿或肠梗阻,全身并发症如机会感染。强调通过细致检查尽早发现并做相应处理。

ⅱ 全身作用激素:口服或静脉给药,剂量为相当于泼尼松 0.75～1 mg/(kg·d)。

ⅲ IFX:视情况,可在激素无效时应用,亦可一开始就应用。

ⅳ 手术治疗:激素治疗无效者应考虑手术治疗。手术指征和手术时机的掌握从治疗开始就需患者与外科医师密切配合共同商讨。

ⅴ 综合治疗:合并感染者予广谱抗菌药物或环丙沙星和(或)甲硝唑。视病情予输液、输血及输白蛋白。视营养状况及进食情况予肠外或肠内营养支持。

(2) 根据对病情预后估计制订治疗方案:近年研究提示,早期积极治疗有可能提高缓解率及减少缓解期复发率。而对哪些患者需要早期积极治疗则取决于对患者预后的估计。“病情难以控制”(disabling disease)的高危因素正在逐步被认知。所谓“病情难以控制”,一般指患者在短时间内出现复发而需重复激素治疗或发生激素依赖,或者在较短时间内需行肠切除术等预后不良表现。目前较为认同的预测“病情难以控制”高危因素包括:合并肛周病变、广泛性病变(累计病变累及肠段100 cm以上)、食管胃十二指肠病变、发病年龄轻、首次发病即需要激素治疗等。对于有2个或以上高危因素的患者,宜在开始治疗时就考虑予早期积极治疗;从以往治疗经过看,接受过激素治疗而复发频繁(一般指每年2次或2次以上复发)患者亦宜考虑予更积极的治疗。所谓早期积极治疗就是不必经过升阶治疗阶段,活动期诱导缓解的治疗一开始就予更强的药物。主要包括两种选择:一是激素联合免疫抑制剂(硫嘌呤类药物或MTX);二是直接予IFX(单独用或与AZA联用)。

**4. 药物诱导缓解后的维持治疗** 应用激素或生物制剂诱导缓解的CD患者往往需要继续长期使用药物,以维持撤离激素的临床缓解。激素依赖的CD是维持治疗的绝对指征。其他情况宜考虑维持治疗,包括重度CD药物诱导缓解后、复发频繁CD、临床上有被视为有“病情难以控制”高危因素等。

激素不应用于维持缓解。用于维持缓解的主要药物如下:

(1) 氨基水杨酸制剂:使用氨基水杨酸制剂诱导缓解后仍以氨基水杨酸制剂作为缓解期的维持治疗。氨基水杨酸制剂对激素诱导缓解后维持缓解的疗效未确定。

(2) 硫嘌呤类或MTX:AZA是激素诱导缓解后用于维持缓解最常用的药物,能有效维持撤离激素的临床缓解或在维持症状缓解下减少激素用量。AZA不能耐受者可试换用6-MP。硫嘌呤类药物无效或不能耐受者,可考虑换用MTX。

上述免疫抑制剂维持治疗期间复发者,首先要检查药物依从性及药物剂量是否足够,以及其他影响因素。如存在,做相应处理;如排除,可改用IFX诱导缓解并继以IFX维持治疗。

(3) IFX:使用IFX诱导缓解后应以IFX维持治疗。

**5. 中医药治疗**

(1) 湿热蕴结型

主症:腹痛、腹胀,拒按,右少腹处可扪及肿块,发热,大便秘结,小便短赤,舌红,苔黄糙,脉弦数。

病机:湿热蕴结,气机郁滞。

治法:清热解毒,活血化瘀。

方药:仙方活命饮合大黄牡丹汤加减:山甲10 g,皂角刺10 g,银花20 g,黄连10 g,大黄10 g,牡丹皮10 g,白花蛇舌草30 g,当归10 g,冬瓜仁20 g,桃仁10 g。

加减:伴腹胀加厚朴、枳壳以行气消胀;腹痛明显加木香、玄胡以行气止痛。

（2）热毒壅盛型

主症：腹部痛甚，腹皮绷紧，手不可近，心下满硬，腹胀，矢气不通，壮热，面红目赤，小便短涩，舌质红绛，舌苔黄糙或黄腻，脉洪数。

病机：热毒壅盛，腑气不通。

治法：通里攻下，清热解毒。

方药：大承气汤加味：大黄 10 g 后下，芒硝 10 g 冲服，枳实 10 g，厚朴 10 g，金银花 30 g，黄连 10 g，白花蛇舌草 30 g，红藤 30 g。

加减：腹部包块加丹参以散结消肿；并发弥漫性腹膜炎加败酱草、黄柏以清热解毒；热盛伤阴加鲜生地、麦冬以养阴生津；腹胀明显加炒莱菔子、大腹皮以行气消胀。

（3）脾虚湿阻型

主证：大便泄泻，完谷不化，腹痛绵绵，纳呆乏力，面色淡白、舌淡苔白腻，脉细无力。

病机：脾虚湿困，运化失常。

治则：健脾助运，化湿止泻。

方药：参苓白术散加减：党参 20 g，白术 10 g，茯苓 15 g，山药 15 g，白扁豆 15 g，陈皮 6 g，莲子肉 10 g，砂仁 8 g，薏苡仁 15 g，桔梗 10 g。

加减：食欲不振加麦芽、谷芽、内金以健脾开胃；脘腹痞胀，苔白腻加苍术、厚朴、藿香以化湿止泻；形寒怕冷，泻如稀水加熟附子、炮姜以温中健脾；湿郁化热，口苦，苔黄腻加黄连、败酱草以清肠化湿；肛门坠胀加黄芪、升麻以补气升提；便血加炮姜、仙鹤草、阿胶、当归以养血止血。

（4）肝郁脾虚型

主症：右少腹或脐周胀痛，痛则欲便，便后通减，大便稀溏，胸胁胀闷，嗳气食少，抑郁恼怒或情绪紧张时易于发生腹痛、腹泻、肠鸣，矢气频作。舌淡苔薄；脉弦。

病机：脾气亏虚，肝木乘土。

治法：健脾化湿，疏肝理气。

方药：痛泻要方加味：白术 10 g，白芍 20 g，防风 10 g，陈皮 6 g，茯苓 15 g，枳壳 10 g，乌药 10 g，白扁豆 15 g，木瓜 12 g，薏苡仁 15 g，炙草 5 g。

加减：神疲乏力加党参、黄芪、山药以健脾助运；纳呆加山楂、谷芽、麦芽；腹痛较剧，胸胁胀满加柴胡、制香附、元胡以疏肝理气；泻下垢腻加黄连、白头翁以清肠化湿；便血鲜红加仙鹤草、地榆以凉血止血。

（5）脾肾阳虚型

主症：病久迁延，反复泄泻，黎明腹痛，肠鸣即泻，泻后痛减，形容肢冷，腰膝酸软。舌淡，脉沉细。

病机：脾肾阳虚，湿运失司。

治法：温肾健脾，化湿止泻。

方药：四神丸合附子理中汤加减：补骨脂 10 g，吴茱萸 6 g，五味子 6 g，肉豆蔻 6 g，党参 20 g，附子 10 g，炮干姜 5 g，益智仁 10 g，白术 10 g，茯苓 15 g，炙草 5 g。

加减：久泻不止加赤石脂、诃子肉以涩肠止泻；形寒肢冷，气虚乏力加黄芪。

（6）气滞血瘀型

主症：腹部积块，固定不移，腹部胀痛或刺痛，大便溏泻，胃纳不振，形体消瘦，神疲乏力。舌质紫暗或有瘀点；脉细涩。

病机：气滞血瘀，久病入络。

治法：理气活血，通络消积。

方药：膈下逐瘀汤加减：五灵脂 6 g，当归 10 g，川芎 6 g，红花 6 g，赤芍 10 g，乌药 10 g，元胡 15 g，制香附 10 g，枳壳 10 g，田七粉 3 g 冲服。

加减：腹痛、腹部包块加丹参、皂角刺、刘寄奴以活血散结止痛；脾虚明显加党参、黄芪、白术；肾虚加补骨脂、巴戟天、益智仁；兼肠腑湿热加黄连、黄芩、败酱草；伴湿浊内盛加苍术、厚朴、土茯苓；久泻不止加石榴皮、诃子、肉豆蔻以涩肠止泻。

## 二、手术治疗

有症状的复杂性肛瘘最好采用长期引流的方法，无症状的肛瘘不需要治疗。多数克罗恩病肛瘘为括约肌间肛瘘或低位经括约肌肛瘘，这些瘘管可以参照腺源性肛瘘采用瘘管切开术。但是，括约肌上方和括约肌外肛瘘通常来源于回肠或结肠克罗恩病穿孔，感染可以进入骶前间隙或穿破坐骨大切迹，在直肠周围、臀部、大腿、甚至到腘窝形成脓肿。病变肠段的切除有助于瘘管的愈合。对于复杂性克罗恩病肛瘘宜采用长期挂线引流（非切割挂线）。就克罗恩病肛瘘而言，挂线引流可限制和减轻症状，保护括约肌的功能，是外科治疗前最行之有效的方法。有症状的低位肛瘘可行肛瘘切开术。复杂性肛瘘可行长期挂线引流，待 CD 进入缓解期，直肠黏膜大体正常时采用保留肛门括约肌的推移黏膜、皮肤瓣手术，可获满意疗效。亦可采用生物胶、肛门栓封堵等方法，但复发率较高。近端转流造口对控制肛周炎性反应效果良好，但造口还纳后炎性反应和瘘管容易复发。对一些难治性病例，药物及外科联合治疗失败、病情进展以及无法控制的严重 CD 肛瘘可采用直肠切除术并行永久性造口。直肠切除术是治疗 PCD 的最后手段，有 12%～20%的病人最终需行此手术。

### （一）瘘管切开术

多数克罗恩病肛瘘为皮下肛瘘、括约肌间肛瘘或低位经括约肌间肛瘘，这些瘘管可以参照腺源性肛瘘采用瘘管切开术。骶麻或局部麻醉后，探针穿过外口、管道和内口，切开瘘管，切除内口周围组织及部分内括约肌，修剪创面使引流通畅。括约肌间和低位经括约肌 Crohn's 肛瘘行肛瘘切开术后治愈率为 62%～100%，轻度肛门失禁发生率为 0～12%，这些创口需要 3～6 个月才能愈合。

### (二) 长期挂线引流术

就克罗恩肛瘘而言，长期牢固而持续的引流是控制局部疾病发展的主要保证，是尝试进一步外科治疗前最行之有效的方法，尤其是有症状的高位复杂性肛瘘和克罗恩病肛瘘合并直肠炎的首选治疗方法。手术时彻底探查原发管道、支管和内口。该法利用引流的作用限制了症状进一步发展和避免括约肌功能损伤以保护肛门功能。Williams 等用长期挂线引流的方法治疗 23 例克罗恩肛瘘，3 例完全愈合，8 例没有进一步加重，仅有 6 例患者出现轻微的肛门失禁，治疗期间没有新脓肿形成。长期松弛挂线引流治疗 Crohn's 肛瘘的目的是通过持续引流和防止皮肤外口闭合以减少脓肿发作次数，此类病人的有效率达 48%～100%。

### (三) 黏膜(皮)瓣推移术

目前国际上将推移黏膜(皮)瓣作为治疗复杂性肛瘘保留括约肌的金标准，其治疗 CD 肛瘘静止期的结果也是有效的，但合并活动性肠道炎症时效果较差。通过完整切除感染的肛腺、瘘管和内口，利用切口上方游离直肠黏膜肌瓣或切口下方游离肛管皮瓣修复肠壁缺损，使直肠内细菌不能再进入瘘管管道，为肛瘘的愈合创造条件。该术的优点是不损伤括约肌，有效保护肛门功能，符合微创理念。手术成功的关键包括：黏膜瓣应包括黏膜层、黏膜下层以及部分内括约肌，宽度至少达直肠全周的 1/4，以确保足够的血供；游离皮瓣长度需超过肛瘘内口，保证在内口切除和清创后无张力缝合；手术中必须仔细止血；彻底的瘘管清创或切除；外口适当扩创保持充分的引流。手术成功率达 70%～75%，对失败的患者可以再次手术治疗。

### (四) 肛瘘栓(AFP)

是同种或是异种黏膜下组织的可吸收的生物材料，刺激瘘管组织修复和重建，AFP 可以在 3～6 月内在植入者体内吸收或崩解，可以作为支架帮助组织修复和重建。近年来 AFP 因其操作简单，较好治愈率、微创且可重复治疗，极少损伤肛门功能，成为治疗肛瘘研究的热点。2006 年 O'Connor L 等报道了 AFP 治疗克罗恩病肛瘘的疗效，入选病例为 20 例克罗恩病肛瘘患者共有 36 个瘘管，中位随访 10 个月，在 20 例患者中 16 例患者的肛瘘愈合，同时在 36 个瘘管中 30 个瘘管愈合。2009 年 Schwandner O 等采用 AFP 治疗 16 例克罗恩病肛瘘，平均随访 9 个月，总体疗效为 75%。其中经括约肌肛瘘的成功率为 77%，直肠阴道瘘的成功率为 66%。

然而，更多临床数据表明，AFP 治疗随时间推移成功率会下降，即复发率高，且非克罗恩肛瘘疗效优于克罗恩肛瘘，推移黏膜皮瓣术的成功率优于 AFP 瘘管堵塞术。

### (五) 生物蛋白胶封闭术

纤维蛋白胶封闭术是近几年来治疗肛瘘的新颖方法，虽然远期疗效有待进一步的研究，但是其无害、不损伤括约肌功能是值得肯定的，为下一步的治疗方案提高可能。2005 年 Vitton V 等选择 14 例克罗恩病患者进行纤维蛋白胶注射，平均随访 23.4 个月，8 例(57%)患者有效，无副作用发现，说明纤维蛋白胶注射是一种方便无毒副作用的治疗方法。2010 年 Grimaud JC 等应用纤维蛋白胶治疗 34 例克罗恩病肛瘘患者，13 例有效，对照组采用挂线(37 例)疗法，有效 6 例。同年 Chung W 否定了其疗效，他选择 51 例炎症性肠病的复杂性肛瘘患者，随访 12 周后，AFP、纤维蛋白胶、推移皮瓣、挂线引流组愈合率分别为 75%、0%、20%和 28%。

### (六) 直肠切除并行永久性造口转流术

有效的手术和药物治疗可以使克罗恩病肛瘘治愈率达到 62%～86%，并维持正常的肛门排便功能。如果肛周广泛进展性病变破坏肛周组织，同时存在自发性、活动性直肠炎症，则考虑行直肠切除术。手术应在括约肌间入路，切除直肠黏膜、黏膜下层和内括约肌，保留外括约肌，支管予以切开、搔刮或经清创引流。有 12%～20%的病人最终需行此手术，但目前国内临床上的患者大多难以接受造口。直肠切除并发症有创口愈合差和会阴部窦道，术前造口可使活动期病变变为静止期，减少并发症的发生。肠道病变的治疗与肛周病变的病程和严重程度有关。

Bergstrsnd 等表明肠道病变的切除能促进肛瘘的愈合。Heuman 的发现也支持 Bergstrand 的结论。切除的长度原来强调尽量保守，以往主张应由病变远近端各 10～15 cm 处切除肠管，才可防止或推迟复发，目前认为上下切缘距病变 5 cm 已足够，而不会影响复发的发生率。但是有文献报道外科手术切除肠道病变也不能完全改善皮损。

克罗恩病肛瘘的治疗旨在保护肛门功能，无需强求根治，但是因长期肛瘘影响患者生活质量，Crohn 病致肛瘘长期进展本身可引起肛门自制功能障碍，也可能导致癌变，故对 Crohn 病致肛瘘的治疗仍应持积极态度。主要有以下建议：

① 无症状不需要治疗。

② 活动性克罗恩病：全身治疗和外科引流或仅做挂浮线长期引流。

③ 静止的克罗恩病未侵犯至肛门直肠，浅表、括约肌间和低位经括约肌肛瘘：确切的瘘管切开术。

④ 高位经括约肌间肛瘘或复杂肛瘘：长期引流并考虑黏膜瓣推移或是纤维蛋白胶封闭。

⑤ 进行确切的括约肌修补术，特别是推移皮瓣时，可考虑暂时的结肠造瘘术。

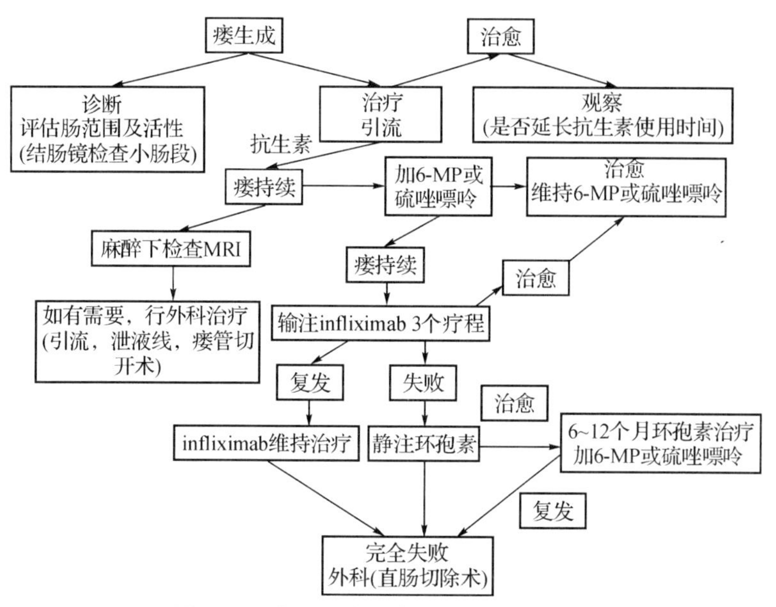


**图 6-1 克罗恩病肛瘘的诊断和治疗方案**

# 第二节 结核性肛瘘

本病的全身治疗不仅要消除症状、改善全身情况、还要促使病灶愈合，防止并发症，故应早期治疗。如合并肠外结核，更应彻底治疗。治疗主要是抗结核化疗、抗变态反应、营养支持治疗。

肠结核的治疗目的是消除症状，改善全身情况，促使病灶愈合及防治并发症，强调早期治疗，因为肠结核早期病变是可逆的。

## 一、非手术治疗

### (一) 合理休息和营养支持

注意劳逸结合，以易消化、营养充分的食物为主，必要时需用静脉营养支持。休息，清淡营养饮食，不恣食生冷，不暴饮暴食，停止吸烟。

### (二) 对症治疗

腹痛可用抗胆碱药物。摄入不足或腹泻严重者，应注意纠正水、电解质和酸碱平衡紊乱。对不完全性肠梗阻患者，需进行胃肠减压。

### (三) 结核病的化学治疗

**1. 化学治疗的原则** 肺结核化学治疗的原则是早期、规律、全程、适量、联合。整个治疗方案分强化和巩固两个阶段。

(1) 早期:对所有检出和确诊患者均应立即给予化学治疗。早期化学治疗有利于迅速发挥早期杀菌作用,促使病变吸收和减少传染性。

(2) 规律:严格遵照医嘱要求规律用药,不漏服,不停药,以避免耐药性的产生。

(3) 全程:保证完成规定的治疗期是提高治愈率和减少复发率的重要措施。

(4) 适量:严格遵照适当的药物剂量用药,药物剂量过低不能达到有效的血浓度,影响疗效和易产生耐药性,剂量过大易发生药物毒副反应。

(5) 联合:联合用药系指同时采用多种抗结核药物治疗,可提高疗效,同时通过交叉杀菌作用减少或防止耐药性的产生。

**2. 化学治疗的主要作用**

(1) 杀菌作用:迅速地杀死病灶中大量繁殖的结核分枝杆菌,使患者由传染性转为非传染性,减轻组织破坏,缩短治疗时间,可早日恢复工作,临床上表现为痰菌迅速阴转。

(2) 防止耐药菌产生:防止获得性耐药变异菌的出现是保证治疗成功的重要措施,耐药变异菌的发生不仅会造成治疗失败和复发,而且会造成耐药菌的传播。

(3) 灭菌:彻底杀灭结核病变中半静止或代谢缓慢的结核分枝杆菌是化学治疗的最终目的,使完成规定疗程治疗后无复发或复发率很低。

**3. 统一标准化学治疗方案** 为充分发挥化学治疗在结核病防治工作中的作用,便于大面积开展化学治疗,解决滥用抗结核药物、化疗方案不合理和混乱造成的治疗效果差、费用高、治疗期过短或过长、药物供应和资源浪费等实际问题,在全面考虑到化疗方案的疗效、不良反应、治疗费用、患者接受性和药源供应等条件下,且经国内外严格对照研究证实的化疗方案,可供选择作为统一标准方案。实践证实,严格执行统一标准方案确能达到预期效果,符合投入效益的原则。

(1) 初治涂阳肺结核治疗方案(含初治涂阴有空洞形成或粟粒型肺结核)

每日用药方案:① 强化期:异烟肼、利福平、吡嗪酰胺和乙胺丁醇,顿服,2 个月。② 巩固期:异烟肼、利福平,顿服,4 个月。简写为:2HRZE/4HR。

间歇用药方案:① 强化期:异烟肼、利福平、吡嗪酰胺和乙胺丁醇,隔日一次或每周 3 次,2 个月。② 巩固期:异烟肼、利福平,隔日一次或每周 3 次,4 个月。简写为:2H3R3Z3E3/4H3R3。

(2) 复治涂阳肺结核治疗方案

每日用药方案:① 强化期:异烟肼、利福平、吡嗪酰胺、链霉素和乙胺丁醇,每日一次,2 个月。② 巩固期:异烟肼、利福平和乙胺丁醇,每日一次,4～6 个月。巩固期治疗 4 个月时,痰菌未转阴,可继续延长治疗期 2 个月。简写为:2HRZSE/4～6HRE。

间歇用药方案:① 强化期:异烟肼、利福平、吡嗪酰胺、链霉素和乙胺丁醇,隔日一次或每周 3 次，2 个月。② 巩固期：异烟肼、利福平和乙胺丁醇，隔日一次或每周 3 次，6 个月。简写为：2H3R3Z3S3E3/6H3R3E3。

（3）初治涂阴肺结核治疗方案

每日用药方案：① 强化期：异烟肼、利福平、吡嗪酰胺，每日一次，2 个月。② 巩固期：异烟肼、利福平，每日一次，4 个月。简写为：2HRZ/4HR。

间歇用药方案：① 强化期：异烟肼、利福平、吡嗪酰胺，隔日一次或每周 3 次，2 个月。② 巩固期：异烟肼、利福平，隔日一次或每周 3 次，4 个月。简写为：2H3R3Z3/4H3R3。

上述间歇方案为我国结核病规划所采用，但必须采用全程督导化疗管理，以保证患者不间断地规律用药。

### （四）中医辨证治疗

中医药可以增强机体免疫，改善体质，减轻症状，对抗抗结核药物的不良反应。

#### 1. 脾气虚弱型

主症：腹胀腹痛，肠鸣泄泻，水谷不化，泻后则安，喜按，面色苍白，肢倦乏力，舌苔薄白或微腻，脉沉细无力。

病机：脾虚湿困，运化失常。

治则：温补脾阳。

方药：参苓白术散加减：党参 20 g，茯苓 15 g，黄芪 20 g，扁豆 15 g，山药 20 g，薏米仁 15 g，陈皮 5 g，甘草 10 g，鸡内金 12 g。

加减：大便秘结加肉苁蓉、郁李仁以润肠通便；纳呆加麦芽、谷芽、山楂以助消化；大便稀加焦山楂、肉豆蔻以温阳止泻；遗精盗汗加煅龙骨、煅牡蛎以固精止汗。

#### 2. 脾肾两虚型

主症：五更泄泻，大便日十余次，粪便间有黏液或脓血，肛门下坠，腰膝酸软，腹痛，腹鸣即泻，泻后则安，四肢不温，舌淡白，脉沉细或无力。

病机：脾肾阳虚，湿运失司。

治则：温补脾肾，固肠止泻。

方药：附子理中汤合四神丸：熟附子 10 g，党参 20 g，茯苓 15 g，白术 10 g，补骨脂 10 g，吴茱萸 5 g，肉豆蔻 10 g，炮干姜 10 g，黄精 15 g，大枣 10 g。

加减：盗汗加黄芪、牡蛎、浮小麦、麻黄根以收敛止汗；便血加阿胶、地锦草、白芨，以养血止血；气虚明显加黄芪。

#### 3. 阴虚脾弱型

主症：低热盗汗，手足心热，腹痛，泄泻日久，食少不化，倦怠无力，腰膝酸软，舌红苔薄白，脉细数无力。

病机：阴虚脾泻，虚劳内热。

治则：养阴清热，补脾止泻。

方药：知柏地黄汤加减：知母 10 g，黄柏 10 g，太子参 20 g，山药 20 g，山萸肉 10 g，茯苓 15 g，泽泻 10 g，白术 10 g，泽泻 10 g，太子参 20 g，生、熟地各 20 g，黄精 15 g。

加减：血虚加阿胶、枸杞子以养血补血；大便秘结加火麻仁、郁李仁以润肠通便；便血加旱莲草、地榆凉血止血；低热加银柴胡、地骨皮、十大功劳以清热除蒸；体倦乏力，头晕耳鸣，加枸杞子、山萸肉补益肝肾；腹部结块加鳖甲、莪术、丹参、蜈蚣以软坚散结；遗精加莲须、金樱子以固精止泄；盗汗加龙骨、牡蛎、浮小麦收敛止汗。

**4. 大肠湿热型**

主症：腹痛腹泻，大便黏液，或带脓血，肛门灼热，里急后重，低热口干，小便短赤舌红苔黄，脉数。

病机：湿热蕴结，大肠湿郁。

治则：清肠化湿。

方药：白头翁汤加味：白头翁 20 g，黄连 10 g，黄柏 10 g，秦皮 10 g，地榆 20 g，旱莲草 20 g，山药 20 g，甘草 10 g。

加减：便血加阿胶、仙鹤草、白芨；腹痛加木香、白芍；肛门里急后加葛根、桔梗；纳呆加鸡内金、山楂、麦芽；腹泻甚加诃子、乌梅。

**5. 积聚癥瘕型**

主症：腹痛腹泻，腹泻与便秘交替，腹中可触及包块，消瘦乏力，纳呆，舌淡苔白，脉细无力。

病机：阳气不通，血瘀寒凝型。

治法：温通化瘀，软坚散结。

方药：阳和汤加减：熟地 15 g，白芥子、鹿角胶 15 g(烊化)，姜炭 5 g，肉桂 3 g，麻黄 10 g，党参 20 g，黄芪 20 g，黄精 30 g，鳖甲 20 g、丹参 10 g。

加减：血虚加当归、阿胶以补血养血；腹痛加元胡，木香以理气止痛；口干舌燥加远麦冬、沙参；便血加田七粉、白芨、仙鹤草。

**6. 脾虚肝旺型**

主症：腹痛绵绵，腹中有瘕，时有时无，便秘与腹泻交替，忧郁易怒，舌淡红苔白，脉弦细无力。

病机：肝郁脾虚，木旺侮土。

治则：痛泻要方加味：处方：防风 10 g，陈皮 5 g，白术 12 g，柴胡 10 g，甘草 10 g，白芍 12 g，山药 15 g，珍珠母 30 g。

偏气虚加党参、黄芪以补气健脾；偏虚加太子参，沙参，玉竹；大便秘结加郁李仁、女贞子、桑葚子以润肠通便；腹泻加乌梅、生薏米、扁豆健脾止泻；肝郁易怒加郁金、香附子、合欢皮以疏肝解郁。

## 二、手术治疗

结核性肛瘘肛瘘的治疗，除按肛瘘治疗原则手术外，术后换药时局部应加上抗结核的药物，如利福平膏纱条、链霉素纱条和中药熏洗等，同时按结核的治疗方法进行正规的全身抗结核和中药抗痨杀虫治疗。

多数结核性肛瘘临床表现不典型，临床上易误诊，术后创面迁延难愈时才引起肛肠科医师的重视。建议外科医师对于反复发作或是多次手术及既往有结核病史或是家族中有结核病史的患者，进行入院常规性胸部X线片检查、结核菌素试验等，如发现为结核患者，全程使用标准抗结核治疗，保守治疗为主，手术治疗为辅。对于肛瘘伴感染的结核性肛瘘，应急诊引流，术中术后加强抗结核治疗；对于非炎症期的肛瘘可采用先抗结核治疗，待结合杆菌稳定后再行手术治疗。手术以保留括约肌术式为主，以免出现难以挽回的并发症。

# 第三节　直肠阴道瘘的治疗

直肠阴道瘘(RVF)会对一个女性的心理产生毁灭性影响，而且常迫使她们拒绝与社会接触，拒绝正常性生活。直肠阴道瘘病人常因其疾病而感到羞愧及难堪。手术修补是直肠阴道瘘惟一的治愈手段，多数学者提倡个体化选择手术方。

## 一、非手术治疗

包括局部护理(坐浴及局部冲洗)、脓肿引流、无渣饮食、口服广谱抗生素10～14天、肠外营养等。有报道使用英夫利西单抗(infliximab)治疗Crohn病引起的RVF。

## 二、转流手术

造口可导致更大的心理和生理障碍，故是否转流粪便存有争议，多数认为应作为修补的辅助或病因治疗，适用于继发于直肠癌、直肠癌术后、放疗后和炎性肠病者。造口肠管可以选择回肠、横结肠和乙状结肠。直肠癌前切除术后发生RVF，因乙状结肠过短常采用横结肠或回肠造口；盆腔放疗后RVF，因脐下腹壁受放疗影响，常采用脐上横结肠造口。为确保完全转流应尽量行远端关闭、近端单腔造口。

出现RVF后，许多医师首先考虑行转流性结肠造口，然后期待RVF自愈。张连阳等报道9例成功经验，但Kosugi等研究表明，直肠癌术后RVF仅行转流性造口，自愈率只有 42.9%(6/14),平均愈合时间达 6 个月;这部分自愈的病人,病因全部为吻合口瘘并发脓肿,而那些因阴道壁损伤的病人则无法从中受益。顾晋认为单纯行转流性造口处理,直肠阴道瘘自行愈合的可能性较低。因此,转流性造口的应用尚有争议。目前认为对症状轻微的单纯型 RVF,可先行非手术治疗并观察,不常规行转流性造口;症状严重的单纯型瘘则应手术修补;而对于局部情况差、等待手术时间长的病人或复杂型瘘尤其是放疗后 RVF 病人或晚期肿瘤术后发生 RVF 病人,则应行转流性肠造口术,为手术修补创造良好的条件。虽然转流性造口对 RVF 的治疗有积极意义,但不可盲目认为造口后 RVF 均可自愈。有的病例一旦造口闭合后,RVF 复发,外科医师将面对更加复杂的再次修补问题。

## 三、修补手术

### (一) 手术时机

手术时机选择是手术成功的关键。若周围组织有明显充血、水肿或炎症,应该加强坐浴、运用抗生素或免疫抑制剂积极控制炎症,待瘘口周围组织水肿、炎症消退 3～6 个月后进行修补。部分患者的直肠阴道瘘可以在炎症消退后自行愈合,若不能自愈,需待周围瘢痕组织软化。如果患者同时合并心血管病、糖尿病等,应在病情得以有效控制、稳定后进行手术。先天性阴道瘘一般瘘孔直径不到 1 cm,如果不伴肛门闭锁,手术应该在患者月经初潮后进行,以免手术致阴道瘢痕性缩窄。对复发性直肠阴道瘘手术,间隔至少应在 3 个月以上,等待瘘口变小,为修补创造条件。如确系无法修补的瘘道,可将乙状结肠拖出以代替原有瘘孔的直肠或直接行永久性结肠造瘘。个别患者盆腔污染重,以致有感染性休克风险,亦需急诊行转流手术。对于分娩造成的Ⅲ～Ⅳ度的裂伤所致直肠阴道瘘,应立即及早修补。

### (二) 术前准备

手术应避开月经期,确定阴道和直肠无感染。术前 7 天少渣饮食,术前 3 天流食,并口服甲硝唑片 0.4 g,链霉素 1.0 g,3 次/日,每天用蛇黄洗剂冲洗阴道 1 次。术前一天甲硝唑冲洗,禁食水,补液。手术前晚及术晨各清洁灌肠 1 次,术前给予留置导尿。

### (三) 术式选择

RVF 的手术方式取决于 RVF 的病因、瘘的部位和大小、肛门括约肌功能状况、有无局部手术史、患者的全身整体情况,以及外科医师的技术和判断。直肠阴道瘘由于成因复杂,种类繁杂,手术后感染、复发率高,再加手术难度较大,要达到一次成功,术式的选择是极其重要的。Devesa JM 等认为决定愈合的最大影响因素是瘘的类型,首次修补术治愈率可达 70%～97%,其修补的关键在于直肠前壁的重建,恢复直肠及肛管部位的"高压力区"。

单纯型 RVF 修补通常采用瘘管切除后分层缝合，但单纯修补复发率高，通常需要采用带血管蒂的皮瓣移植或肌瓣填塞等修补技术。低位单纯型瘘，如合并括约肌损伤，可选择会阴体切开手术，全部切除括约肌内的瘘管与瘢痕，并对括约肌进行重建；未合并括约肌损伤的低位单纯型瘘，可选择经会阴瘘管切除术。中位单纯型瘘，经阴道或经肛行瘘管切除并分层修补，或可使用直肠推进瓣技术等。高位 RVF 通常需要开腹手术进行修补，包括瘘管切除修补再吻合术、Parks 结肠肛管直肠肌袖内吻合术，但后者再发肛管狭窄的几率非常高，患者需长期扩肛，对生活质量影响较大。

**(四) 经肛门修补术**

包括经肛门直肠推移瓣修补术、直肠阴道瘘局部切除分层缝合术、瘘管切除肛门成形术等。

**1. 瘘管切开缝合术**　经会阴直肠瘘管切开术的要点是将 RVF 转变为Ⅳ度会阴裂伤，之后再逐层缝合。李一冰等采用藏线缝合治疗，疗效尚可。但邵万金等认为 RVF 确诊后必须行手术治疗，即便是肛管阴道瘘，也不应行单纯瘘管切除术，切开会阴会造成一定程度的肛门失禁。许多外科医师和所有的妇科医师都倾向于经阴道修补治疗直肠阴道瘘。由于直肠侧存在高压区，如果瘘管在直肠内的开口未能完全闭合，那么无论在阴道内进行多么仔细的操作，失败是必然的。本法优点是操作简单，不必广泛分离，适用于低位瘘；缺点是游离组织不多，致直肠及阴道处缝合有张力，复发率较高。目前已经很少使用。

**2. 瘘管切除肛门成形术**　先在舟状窝沿瘘口周围环形切开，游离瘘管，将其与阴道后壁全部分离，但不要剪破阴道后壁；然后按会阴肛门成形术做 X 形切口，找到直肠末端，并尽量游离，将已游离的瘘管拉至皮肤切口，切除瘘管；再将直肠肌层与皮下组织用细丝线间断缝合，直肠黏膜与肛周皮肤用肠线或丝线间断缝合，形成肛门，最后用丝线间断缝合 3 针，关闭瘘管切口下直肠与阴道间的间隙，并间断缝合阴道舟状窝处切口。

**3. 经肛门直肠皮瓣推移技术**　1902 年 Noble 首先提出采用直肠移动瓣修补术治疗直肠阴道瘘，但此法仅适用于修补中低位直肠阴道瘘。具有如下优点：手术操作简单，损伤小，术后恢复快，不需切断括约肌，不会引起肛门失禁，不需做保护性造口。而成功的关键是利用直肠黏膜移动瓣无张力缝合直肠壁，闭合瘘管在直肠侧的开口，把复杂的手术变成简单的黏膜对黏膜的吻合，同时使用电刀减少出血及避免注射肾上腺素盐水引起的黏膜坏死，减少了复发的可能。国内马冲等报道成功率为 100%，龚旭晨报道成功率为 75%，均一期治愈，无复发、肛门失禁并发症。王刚等报道他们选取 40 例直肠阴道瘘病人，经直肠黏膜移动瓣技术修补直肠阴道瘘组与传统手术方式(经会阴、经阴道及经肛门括约肌途径修补术)组对比，发现直肠黏膜移动瓣技术修补直肠阴道瘘优于传统手术方式。影响结果的不利因素主要有：活动性的克罗恩病、严重的直肠炎、迁延不愈或引流不畅的直肠阴道隔膜部脓肿等。本手术成功的关键是利用直肠推移瓣分层无张力缝合直肠壁，首先闭合瘘管在直肠侧的开口。经肛管直肠瓣修补直肠阴道瘘的优点如下：① 不需切开会阴体，会阴部无创口，疼痛轻，愈合快；② 不需切断括约肌，不会引起肛门失禁；③ 避免锁眼畸形；④ 不需作保护性造口。

**4. 直肠推移瓣修补术** 经肛管显露直肠侧瘘口，切除其下端含瘘管部分，将黏膜肌瓣向下推移缝合修补，阴道侧创面旷置作引流。初期文献报道愈合率为75%～98%，后期报道降至44%左右。Kodner 等报道10年间107例直肠推进瓣修补直肠肛管瘘中，71例是低位直肠阴道瘘，17例瘘管持续或复发，9例初次手术失败者再次手术成功。SonodaT 等治疗直肠肛管瘘105例(37例直肠阴道瘘)，总愈合率达63.6%。Tañag MA 等描述2例复杂性直肠阴道瘘用直肠前壁瓣修补，经直肠前壁宽的菱形瓣、无张力成功关闭瘘口治愈。邵万金等也采用这一技术将皮瓣设计为U型治疗直肠阴道瘘取得了成功，成功率为91%。

此类方法可以避免粪便转流，无需切开会阴体，保护肛门括约肌，无会阴或肛管切口，减轻术后疼痛，且术后不影响排便功能，是简单型、低位直肠阴道瘘的良好修复方法，即使首次手术失败仍能再次应用。但多数学者认为有手术修补史的直肠阴道瘘不推荐采用此法修补。而且经肛门手术游离瘘管内口周围时，因为阴道后壁与瘘管前壁粘连紧，不易分离，游离太深会损伤阴道，只能游离出黏膜，而不能游离全层直肠，因此，手术完成后瘘管内口仅有直肠黏膜覆盖，术后黏膜容易因炎症水肿而裂开，而且该手术不能同时处理合并括约肌损伤的患者。张拂晓经直肠行菱形切口，将瘘口旷置于阴道内，分三层修补直肠黏膜、直肠阴道间肌层、阴道黏膜，结果19例均一次性治愈，无复发。

### (五) 经阴道修补术

手术操作简单，显露较清楚，不需分离肛门括约肌，可同时行括约肌成形术，多数不需造口，无会阴切口，愈合快，不导致会阴及肛管畸形，并发症发生率低，但瘘口周围瘢痕切除不足则血供差，切除过多则缝合时有张力，故复发率高，不适于有手术修补史或伤口感染者，且术后可能存在性交困难，仅用于少数高位 RVF。Casadesus D 等治疗12例，9例成功。

以往经常采用的瘘管切除分层缝合术是将瘘管切除后经阴道和直肠分别修补，由于没有充分游离周围组织及仅在原位修补，修补的局部组织张力大且血运差，故一次手术成功率低。这方面数据各家学者报道不一，Lescher 报道术后复发率高达84%，Given 报道为30%，Lawson 报道为58%，均难以达到令人满意的程度。但李锡丁等认为中低位单纯性 RVF 经阴道途径修补视野清晰，操作简单，暴露要好于经肛门途径。2004年，符中柱等采取阴道后壁重叠修补法治疗直肠阴道瘘15例，术后痊愈，复发率仅13%。仇放等经阴道改良术式修补瘘口转移肌束瓣填充直肠阴道隔间隙方法治疗先天性直肠阴道瘘 20 例，疗效满意。苏志红等治疗 32 例中低位单纯型瘘，其中 1 例因放射性损伤所致的直肠阴道瘘，采用瘘管切除＋局部阴道黏膜瓣转移修复术治疗，因瘘管周围受放射性损伤的组织未被完全切除，于术后 14 天伤口开裂。其余瘘管以瘘口直径 1.5 cm 为界，采用不同的术式治疗，对直径大于 1.5 cm 者，采用瘘管切除、局部阴道黏膜瓣转移修复术；小于或等于 1.5 cm 者，以瘘管切除、直接缝合术治疗，伤口均一期愈合，未发生任何并发症；术后 6 个月常规随访结果显示，修复处阴道黏膜光滑，感觉和运动正常。

### （六）经会阴修补手术

经会阴途径可行前方括约肌修复，或间置正常健康组织，或转皮瓣等，主要方法有：

**1. 耻骨直肠肌插入间置法**　耻骨直肠肌位于肛管直肠交界平面，行走于肛管轴周围，呈“U”包绕肛管直肠接合部、阴道和尿道，该肌正常于肛管前不汇合，在直肠阴道间缝合两侧耻骨直肠肌内侧部，可明显加强直肠阴道隔的张力，有利于直肠、阴道肌层和黏膜肌层的愈合。该手术可满足至少 5 层组织修补，手术时解剖层次要清楚，在分离直肠阴道隔时，一定要显露两侧耻骨直肠肌边缘。该手术在直肠阴道间置血供良好的耻骨直肠肌，愈合率达 92%～100%。具有不需转流性造、操作简单、恢复迅速等优点。Oom DM 等报道 26 例患者行耻骨直肠肌插入手术，平均随访 14 个月，16 例 RVF 愈合；在以前行一次或多次手术修补的患者中，愈合率为 31%（以前未行修补术的愈合率为 92%），但术后性交疼痛发生率增加。

**2. 球海绵体肌修补术**　病人取截石位，在肛门及阴道间作会阴横切口，将直肠从阴道壁上游离出来，缝合两侧瘘口，在一侧大阴唇上作直切口，游离出皮瓣、球海绵体肌及邻近脂肪垫，通过皮下隧道引至两缝合处之间。该移植瓣的血供来源于阴部动脉会阴支。

**3. 闭孔动脉岛状皮瓣法**　术前通过扪诊或多普勒超声血流测定仪探测并标一记出闭孔动脉浅出点的位置和走行方向。常规消毒铺巾后，对瘘口直肠侧关闭同以前，阴道侧创面以闭孔动脉岛状皮瓣覆盖。以闭孔动脉浅出深筋膜点为蒂，至创面边缘距离为轴线，设计皮瓣大小应较瘘口直径大出 1～2 cm，以保证缝合时无张力。沿设计线切开皮肤、皮下组织，达肌膜深层，在大腿内收肌浅面剥离，掀起皮瓣，分离血管蒂，抵达耻骨下支外侧缘附近时，注意保护浅出的闭孔动脉前皮支血管。有时该血管自耻骨下支外侧内收肌浅面浅出，此时可切取一段内收肌，以保护和延长血管蒂。然后，自皮瓣供区向瘘口潜行剥离，形成皮下隧道。为保证皮瓣蒂部免于受压，保证皮瓣血运，隧道应足够尺寸，以容纳皮瓣蒂部。将皮瓣通过皮下隧道牵至受区，覆盖创面，分层缝合。皮瓣供区直接拉拢缝合，留置负压引流。如瘘口较大，无法将直肠侧创面直接封闭时，可使用双侧闭孔动脉岛状瓣，其中一侧皮瓣皮面朝下与直肠侧黏膜创缘缝合，另一侧皮瓣皮面朝上与阴道侧黏膜创缘缝合，两侧皮瓣肉面相对瓦合封闭瘘道，两侧供瓣区拉拢缝合。闭孔动脉岛状皮瓣血运丰富，有较强的愈合和抗感染能力，适用于会阴区创面的修复，尤其在术后大便控制不能完全保证的情况下；皮瓣取自阴股沟区上部，无毛发生长且外形不臃肿；如应用双侧皮瓣相互瓦合，由于血供和组织量丰富，有利于消灭死腔。此法主要适用于瘘管位置较高，瘘口较大，仅依靠局部黏膜无法修复的病例。

**4. 阴股沟瓣修补法** 阴股沟皮瓣自 1989 年 wee 和 JosepH 首次报道用于阴道再造以来，其后又有一些学者做过一些技术上的改良，并有关于应用阴股沟皮瓣修复阴道直肠瘘的报道。Kosugi C 等报道治疗 5 例转流后未愈合的直肠癌术后 RVF 患者获得成功。该皮瓣具有血供可靠、对阴道腔干扰小、可同时行阴道下段再造、不破坏会阴外形和供区瘢痕隐蔽等优点。吴意光等采用阴股沟岛状皮瓣修复直肠阴道瘘 4 例，效果满意。其以闭孔动脉皮支为蒂的阴股沟岛状皮瓣结合局部黏膜瓣比双侧阴股沟皮瓣形态更好，操作更方便快捷。但崔龙认为采用大阴唇下带血供脂肪筋膜组织进行隔绝，手术创伤小，操作相对简单，而且更安全有效。

手术操作：术前通过扪诊或多普勒超声血流测定仪探测并标记出阴唇动脉浅出点的位置和走行方向。常规消毒铺巾后，对瘘口直肠侧关闭同前。用于直肠阴道瘘的修复时，常选择阴部内动脉阴唇动脉为供血血管。以阴唇动脉浅出点为蒂，测量蒂到创面边缘的距离，到创面近侧的距离为皮下蒂的长度，定点后在血管走形方向上设计略大于创面的皮瓣，通常大于创面直径约 1～2 cm，以保证无张力缝合。皮瓣上界可至耻骨联合，内侧界为阴股沟会阴侧 3 cm，外侧可达腹股沟中点垂线。按设计线切开皮肤、皮下组织后，于深筋膜深层分离皮瓣，分离途中若遇到闭孔动脉则行结扎、离断，蒂部去表皮，注意保护阴唇动脉。如瘘口直肠侧可直接闭合，则切取任意一侧皮瓣覆盖阴道侧创面即可，若瘘口较大无法直接闭合时，则可以切取双侧皮瓣，分别与直肠和阴道的黏膜缝合后，二者瓦合缝合，供瓣区直接拉拢缝合；或结合局部阴道黏膜瓣与阴股沟皮瓣瓦合封闭创面。此皮瓣适用于各种位置的复杂性瘘，且较闭孔动脉岛状瓣能提供更大面积的组织量以覆盖创面。

**5. 臀沟菱形皮瓣结合 EAF 或肛门内转移皮瓣(内括约肌附近)法** 如采用肛门内转移皮瓣(内括约肌附近)结合阴道口后外侧菱形游离皮瓣修补等，转皮瓣方法为避免感染并发症发生，应常规行近侧肠道去功能性造口。

**6. 股薄肌瓣移植术** 1952 年 Pickrell 等首先开展股薄肌成形术治疗小儿先天性肛门失禁后。有许多学者将其做成单蒂或岛状肌瓣、肌皮瓣对一些器官和组织进行重建。手术操作：① 股薄肌的采取。沿大腿内侧股薄肌走行方向行 2～3 个约 3～5 cm 左右的纵行切口，于胫骨粗隆部位切断股薄肌腱，保留血管神经组织，股薄肌游离反转经皮下隧道至会阴，缝合切口。② 暴露术野，游离瘘道先行肛门直肠指检，结合直视下确定瘘口位置，判断瘘口直径大小，瘘口周围组织炎症和瘢痕形成情况。患者取俯卧折刀位后行会阴横切口，在直肠尿道/阴道见完全游离出瘘道，清除周围坏死组织，闭合直肠尿道/阴道部位缺损。③ 股薄肌的放置将采集的经过皮下隧道游离到会阴部的股薄肌反转到直肠尿道壁和阴道壁修补好的腔隙间固定，关闭切开，结束手术。

Wexner 等在股薄肌移植肛门括约肌重建的基础上，应用股薄肌修复直肠尿道/阴道瘘，其成功率达 78%。本次研究显示，应用股薄肌修复直肠尿道/阴道瘘早期成功率达 75.0%，总成功率达到 87.5%，患者手术后肛门控制功能和生存质量均得到明显提高。罗成华等治疗复杂性直肠阴道(尿道)瘘，股薄肌转移修补 18 例，直肠内推移瓣修补 2 例，分层缝合修补 1 例，瘘完全愈合者 21 例，修补成功率为 95.5%。修补失败者为直肠内推移瓣修补，采用股薄肌转移修补者成功率 100%。术后并发症包括：大腿麻木疼痛 2 例，小腿麻木 2 例。刘庆伟等采用股薄肌转移修补术治疗直肠尿道/阴道瘘患者 8 例，8 例患者近期手术成功率 75.0%，发生大腿麻木疼痛 1 例，无远期并发症，随访时间 7～34 个月，平均为 18 个月，总修补成功率为 87.5%。术后 6 个月，肛门失禁评分 Wexner 评分为(2.80±1.95)，明显低于术前(10.08±6.21)，肛门控制功能显著改善；术后患者 SF-36 生活质量评分均显著提高。Chen XB 等的研究报道成功率相近。其手术成功率高的原因可能是：① 股薄肌其位置比较表浅，采集方便，其肌瓣移植转移后仍然有众多协同肌发挥功能，对下肢功能不会造成影响；② 以股薄肌作为自身组织隔绝直肠尿道/阴道隔，增加了直肠尿道/阴道之间厚度，防止渗漏的发生；③ 由于保留了股薄肌神经束和带蒂肌瓣，具有较好的血运和愈合的功能，增强了组织修复功能和抗感染能力强，提高了手术成功率。

### (六) 经后路括约肌或尾骨手术

1982 年 Pena 及 Devries 提出在直视下从中线分离肛提肌群，经后矢状路直肠阴道瘘修补肛门直肠成形术，从骶尾关节至肛缘作切口，可切除尾骨，切断肛门外括约肌，剪开直肠后壁，显露直肠前壁的瘘口，充分切除瘘口四周的瘢痕组织，游离瘘口缘以外的正常组织，阴道壁和直肠壁均为内翻缝合，最后缝合直肠后壁、盆底肌和各组肛门外括约肌。

具体手术操作：患者取俯卧位或折刀位，臀部抬高，从骶尾关节至肛缘作一直切口，可切除尾骨，切断肛门外括约肌并标记，从肛门后缘向上剪开直肠后壁，显露直肠前壁的瘘口。充分切除瘘口四周的瘢痕组织后，以锐性分离法分别解剖出直肠壁和阴道壁，要求游离距瘘口缘以外 3 cm 宽的正常组织，先作阴道壁的间断内翻缝合，后作直肠壁的间断内翻缝合，均为两层内翻缝合。最后缝合切开的直肠后壁、盆底肌和各组肛管外括约肌等。该术式具有径路直达、术野宽敞、显露充分等优点，但由于盆底解剖广泛，一般应作近侧肠道去功能性造口。

吕会增等报道经骶部人字形切口一期肛门成形术治疗女婴无肛阴道瘘 17 例，术后均无排便失禁，1 例伴轻度直肠黏膜脱垂，骶部切口无一例感染。袁继炎等采用后矢状入路途径经肛门、直肠(或阴道)修补后天性尿道、直肠(阴道)瘘，其途径直接、显露清楚，方法简单、有效，手术结果满意。

### (七) 经肛门括约肌途径修补术(Mason 术)

Mason 术原本是为了修补直肠尿道瘘而设计的，后又用于治疗中下段直肠肿瘤。主要用于低位 RVF，尤其是因产伤而常合并括约肌损伤者。俯卧位臀部抬高，从骶尾关节至肛缘作一直切口，分组切断肛门外括约肌，从肛门后缘向上剪开直肠后壁，显露直肠前壁的瘘口。充分切除瘘口四周的瘢痕组织后，以锐性分离法分别解剖出直肠壁和阴道壁。先作阴道壁的间断内翻缝合，后作直肠壁的间断内翻缝合，均为两层内翻缝合。最后缝合切开的直肠后壁，盆底肌和各组肛门外括约肌等。急性 RVF 分期进行。手术时应注意阴道可容两指，肛门通过一指，且有括约肌收缩感。术后最严重的并发症是肛门失禁和直肠皮肤瘘，所以对于无括约肌损伤的患者需切断括约肌，这是 Mason 手术的不足之处。

以下几点是保证 RVF 修补术取得成功的关键：(1) 术前充分完善的肠道准备，要以作直肠切除吻合术的肠道准备来对待；(2) 术中要充分足够切除瘘口四周的纤维瘢痕组织，否则缝合在一起的瘢痕组织由于血运欠佳而极难愈合；(3) 充分游离解剖瘘口四周正常的直肠壁和阴道壁，最后将它们各自进行缝合，这是整个手术最重要也是最困难的一部分。由于瘘口周围的炎症充血水肿和以前的修补术，在解剖时极易出血，也不易找到直肠和阴道之间的正确层面，此时耐心和经验是关键。只有充分的游离和解剖才能保证修补后的瘘口在无张力状态下正常愈合。

此术式国内邱辉忠率先采用，其优点为径路直达、术野宽敞、显露充分，但对于高位 RVF、恶性肿瘤所致 RVF、合并有溃疡性结肠炎和 Crohn 病时，不宜采用此术式。据文献报道，该式最严重的并发症是肛瘘和肛门失禁，其发生率分别为 3.8%及 18%。林国乐等对 52 例医源性直肠阴道瘘病例的临床资料进行回顾性分析，其中经肛门括约肌途径(Mason 术)、经肛门、经腹、经会阴和经阴道途径修补术的治愈率分别为 100%、100%、83.3%、0%和 66.7%。在中、低位直肠阴道瘘的手术修补中，Mason 术的治愈率高于经阴道修补术(100%:66.7%)，由此认为 Mason 术是治疗中、低位(尤其是中位)直肠阴道瘘的理想术式。薛利军等采用手术治疗直肠阴道瘘 39 例，对于中、低位 RVF 病人采用经肛门瘘管切除分层缝合的方法修补 4 例，经肛门括约肌途径(Mason 术)修补 15 例，经阴道瘘管及周围的瘢痕组织切除后分层缝合 7 例。1 例直肠癌术后 12 天出现直肠阴道瘘进腹修补，2 例为术后 2 年直肠癌复发出现 RVF，遂行 Miles 术，一并行阴道后壁切除，术后恢复良好。39 例中仅 2 例因癌症晚期死亡，其余采用多种术式修补的病人均获得痊愈。

## (八) 经腹途径

适用于高、中位(尤其是高位)的直肠阴道瘘,其手术创伤较大,而且往往需要行临时性转流性肠造口。主要包括经腹肛拖式直肠切除术(Maunsell-Weir 手术)、Parks 结肠-肛管直肠肌袖内吻合术及腹腔镜下手术等。

**1. 经腹肛拖式直肠切除术(Maunsell-Weir 手术)**　手术操作:① 阴道手术组:经阴道纵行切开阴道后壁向周围分离直肠壁和阴道壁后,切除阴道壁瘢痕组织,等待腹腔手术组游离直肠。② 腹腔手术组:取左下腹经腹直肌切口,游离降结肠、乙状结肠、直肠至肛提肌上缘水平,在瘘口及瘢痕组织上方 5 cm 处结扎并切断直肠,远端在充分扩肛后翻出肛门外,再将游离的直肠从肛门中拖出,同时切除全部瘢痕组织,修整切缘,于齿状线上方 110～115 cm 处用 1 号丝线间断浆肌层缝合,3-0 编织吸收性缝线间断全层缝合,吻合满意后送回盆腔。此时,阴道手术组用 3-0 号编织吸收性缝线缝合阴道后壁(应避开直肠),直肠阴道瘘修补术完成。于直肠后壁吻合口处放置乳胶管一根,重建盆底,经腹腔从腹壁引出,使阴道壁与直肠完全被隔开,彻底消除了窦道形成的最主要因素,一期手术成功率高,患者易接受。但该手术较复杂,需要相关科室同台手术,要有低位直肠肿瘤手术经验。主要适用于复杂或复发的直肠阴道瘘,尤其是中、高位直肠阴道瘘。

王刚成等采用结肠经肛拖出联合带蒂大网膜填塞治疗直肠癌前切除术后高位直肠阴道瘘 12 例,12 例患者手术顺利,中位手术时间 95 分钟,中位出血量 250 ml。8 例术后恢复良好,另外 4 例患者中 2 例出现肺部感染、2 例切口脂肪液化感染。12 例患者中 9 例术后 3 周行阴道指诊,阴道后壁组织致密,无空虚感且盆腔 CT 检查阴道直肠间隙无积液,行拖出肠管切除;另外 3 例术后 3 周行阴道指诊,阴道后壁组织疏松,有空虚感,疑阴道后壁与大网膜组织未粘连紧密,术后 6 周盆腔 CT 检查见阴道直肠间隙无积液,遂行拖出肠管切除。12 例患者术后均随访 3 个月,其中 5 例患者术后 1 个月出现肛门狭窄,经间断扩肛治愈。

**2. Parks 结肠-肛管直肠肌袖内吻合术**　该术式分步进行,第一步行结肠或回肠造口以转流粪便,等几个月,使肠道炎症消退。游离直肠并在直肠阴道瘘水平切断直肠。经会阴切除肛直肠黏膜,将健康肠管穿过覆盖瘘的肌鞘,再行手缝或双吻合器吻合。Parks 手术的缺点是残存的直肠肌袖病变可能会继续加重并发展至狭窄。

Parks 等首先将这一技术成熟化,他采用这一技术成功地治疗了许多疾病,并于 1978 年报道了治疗 5 例放射性直肠阴道瘘的成功经验。此后,Cooke 和 Moor 在进一步完善此技术的基础上,均取得了较好的治疗效果。此手术的前提是直肠能够被分离至盆腔,如果盆腔呈冰冻状,难以分离直肠与膀胱,则可能要放弃手术。为保证无张力吻合结肠-肛管,通常需广泛游离结肠,在游离过程中务必保存结肠血供。保护性结肠造口的还纳时间依据结肠-肛管吻合口合时间而定,通常为 4～6 个月。由于放射性损伤盆腔游离区域血供，盆腔感染很常见，因此盆腔及吻合口处必须有良好的引流。

**3. 腹腔镜下手术** 因传统开腹修复手术创伤大、术后恢复慢、手术费用较高，近年来利用腹腔镜技术修复直肠阴道瘘应用逐渐增多。李宇洲等在腹腔镜辅助下经肛管成功治疗小儿直肠阴道瘘2例，利用腹腔镜技术可以较容易打开腹膜反折，分离深入盆腔，到达瘘管口的上缘，游离出瘘口上缘周围的全层直肠，使直肠全层在无张力的情况下覆盖瘘口，并与肛门外口吻合，改变以往仅用直肠黏膜覆盖瘘口的做法，这样能大大减少感染的发生，提高伤口愈合的成功率。Kumaran SS等报道了2例发生于腹腔镜辅助阴道子宫切除术后的RVF，直接经腹腔镜修补并将大网膜固定于直肠阴道间，术后恢复顺利，认为瘘的定位是关键。葛海燕认为是否需要结肠造瘘，取决于手术前肠道准备的彻底与否、手术中缝合部位是否有张力等因素。对于中下段的直肠阴道瘘，即使不附加结肠造瘘，也是有可能顺利愈合的。

## 四、生物补片修补术

生物补片是将哺乳动物的膜性材料通过组织固定和诱导、蛋白修饰和改性技术，去除抗原成分，保留以胶原蛋白为主的生物支架。生物补片具有足够张力的机械屏障作用，以及良好的组织相容性、应用安全性，可以对抗肠内高压，填充缺损，切断细菌和感染物由瘘口进入瘘管的源头，并且引导新生血管和组织置入，起到封闭缺损、加固薄弱(防漏)、底物充填、支架引导、保护创面的作用，提高了直肠阴道瘘一次手术成功率，同时保护了肛门功能，符合肛肠外科有限化、微创化的治疗趋势。

注意：① RVF处于急性炎症期，不应直接手术修复，而应等待瘘口周围组织炎症完全消退3～6个月以后手术，以免复发。② 生物补片与组织的有效贴合是生物补片成活和手术成功的关键所在，补片置入后将其顺时针或逆时针旋转90°，可保证补片与组织的尽可能贴合。补片应与直肠肌层妥善缝合固定，以免脱失而导致手术失败。③ 瘘管直径以≤1.5 cm为宜，可使大部分补片在较短时间内开始血管化，缩短愈合时间，提高治愈率。④ RVF是高压区(直肠)和低压区(阴道)之间的分流，直肠侧瘘口多是原发部位，故术中缝闭直肠高压侧瘘口，阴道侧瘘口开放不缝合，以利引流，减少感染机会。

王明祥等予低位RVF患者行生物补片填塞治疗后痊愈，无生物补片排斥反应，肛门功能及外形正常。康雨龙等应用生物补片修补术治疗中低位直肠阴道瘘10例，均一次手术治愈。

## 五、改良PPH术

鞠应东等对30例直肠阴道瘘患者实施了改良PPH术治疗。术中修剪直肠黏膜层瘘口边缘，然后连续缝合边缘，再做直肠前半环熟膜层荷包，实施PPH术，直肠后壁黏膜用隔离胶片隔离保护。结果30例全部一期愈合，术后随访1～3年，无复发。改良PPH术具有手术视野清晰、易操作、不损伤会阴体和肛门括约肌、手术创伤小、不复发等优点，是治疗成人直肠阴道瘘较为理想的术式。

直接切除瘘口分层缝合手术，操作简单但瘘口周围瘢痕切除不足则血供差；切除过多则缝合时有张力，故复发率高。

经肛管直肠移动瓣修补术将阴道侧不修补旷置做引流，无需切开会阴体，保护肛门括约肌，无会阴或肛管切口，减轻术后疼痛，且术后不影响排便功能，但手术完成后瘘管内口仅有直肠黏膜覆盖，术后黏膜容易因炎症水肿而裂开，该手术对合并括约肌缺损者不能同时处理。

经肛门括约肌手术即 Mason 手术，术中将瘘管至会阴体间的直肠肛管阴道间隔切开，分层缝合直肠肛管、肛门括约肌和阴道黏膜等。此类手术的优点在于径路直达，术野宽敞，显露充分，便于精细解剖和准确修补；缺点是操作不慎可引发最严重的并发症——肛门失禁和直肠皮肤瘘。对于无括约肌损伤的患者需切断括约肌也是 Mason 手术的不足之处。

经后路括约肌或尾骨手术，在直视下从中线分离肛提肌群，经后矢状路直肠阴道瘘修补、肛门直肠成形术，具有径路直达、术野宽敞、显露充分等优点，但由于盆底解剖广泛，一旦发生感染，直肠回缩，仍需行肠造瘘术；经腹腔入径常有造口之弊端，患者多难以接受。

其他手术方案多缺乏大规模的临床研究，进一步疗效待确定。

## 第四节 肛瘘癌变

由于本病比较罕见，故临床治疗缺乏大样本随机对照研究。肛瘘癌变的治疗同一般肛管癌的治疗，若病变创面不大，则行局部放疗处理。若能局部切除，则治疗同一般肛管癌的治疗处理。若出现腹股沟淋巴结转移的，还需行淋巴结清扫。

统计近年英文文献报道的 28 例肛瘘癌变病例，其中 23 例患者接受了腹会阴联合切除术，13 例接受术前或术后放化疗。Ong 等报道 4 例接受腹会阴联合切除术的肛瘘癌变患者，平均随访 26.7 个月（13～39 个月），1 例腹股沟淋巴结转移的患者尽管术后接受了放化疗仍然于术后 15 个月因远处转移死亡。Gaertner 报道 14 例患者，平均随访 15.4 个月（14～19 个月），10 例无病生存；死亡的 4 例患者均为低分化黏液腺癌，3 例诊断时已发现存在淋巴结转移。我们临床诊断的 4 例患者均未接受手术治疗，接受放化疗治疗的 2 例随访 28 个月、24 个月时带瘤生存；1 例患者在接受放疗过程中诱发上消化道出血死亡；1 例伴有腹股沟淋巴结转移患者在确诊 6 个月后死亡。

国内学者冯起放等报道2例肛瘘癌变,1例有肛瘘21年,肛瘘手术后病理送检报告为肛管腺癌,后改行Miles术,术后病理证实为肛管黏液腺癌,术后随访5年未见局部复发及远处转移;另1例有肛瘘病史20年,入院瘘管组织病理报告为肛管黏液腺癌。行Miles术,术后第3年因颅骨颅内转移而死亡。李国栋等报道1例病例,有肛瘘病史11年,反复发作,入院术前病理报告为送检(直肠)黏膜组织内腺癌浸润,遂行直肠癌经腹会阴联合切除术治疗,远期疗效未报道。陈志康等报道6例肛瘘癌变,有慢性肛瘘病史15～30年,其中3例伴腹股沟淋巴结转移。所有患者均行腹会阴联合根治术,3例同时行腹股沟淋巴结清扫,术后均辅以化疗。3例患者生存期在5年以上,1例已存活3年,1例存活1年,1例手术1年后死于肺转移。王建新等报道1例慢性肛瘘18年病史病例,入院行复杂性肛瘘切开挂线术,取瘘管组织送病理检查,结果显示为低分化腺癌,遂行直肠癌经腹会阴联合切除术,术前于病变区肠管内注射卡纳琳标记,术中扩大切除原瘘管周围组织及部分臀大肌,术后病理结果显示为直肠低分化腺癌,溃疡型,切除面积4 cm×3 cm,侵及直肠周围组织,呈局部淋巴结转移,远期疗效未报道。张维胜等报道6例肛瘘癌变病例,1例病例有肛瘘病史20年,有4次肛瘘手术史,病理报告为黏液腺癌,行Miles术加双侧腹股沟淋巴结清扫,术后病理证实为黏液腺癌合并腹股沟淋巴结转移,随访15年仍健在;1例有肛瘘病史10年,病理报告为黏液腺癌,行Miles术加双侧腹股沟淋巴清扫,术后病理证实为黏液腺癌,腹股沟淋巴结转移,随访10年健在,后失访;1例有肛瘘病史30年,病理报告为肛管腺癌,行Miles术,术后病理证实为肛管黏液腺癌,随访存活7年后死于肝转移;1例有肛瘘病史10年,行肛瘘切除术,术后病理报告为腺癌,患者拒绝手术,出院后3个月死亡;1例有肛瘘病史8年,钳取活检病理报告为腺癌,行Miles术并双侧腹股沟淋巴结清扫,术后病理报告为肛管中分化管状腺癌及乳头状腺癌合并腹股沟淋巴结转移,出院随访半年,复查未发现局部复发和远处转移;1例有肛瘘病史7年,术中切开瘘管后见有胶冻状物,刮除后送病理检查报告为黏液腺癌,后行Miles术,术后病理证实为肛管黏液腺癌,出院后随访3个月,患者健在。吴瑶等报道了4例肛瘘继发黏液腺癌,4例均行直肠癌经腹会阴联合切除术,全身辅助化疗,1例随访5年后失访,其余3例随访3个月至3年,无局部复发及转移征象。其余均为病例报道,没有具体治疗措施。

## 第五节　双肛门畸形伴肛瘘

先天性肛门直肠畸形是小儿比较常见的消化道畸形,其种类繁多,而先天性双肛门却鲜见报道,临床表现不典型,易误诊,常有多次手术史。全国肛肠病治疗中心南京市中医院曾收治4例双肛门伴肛瘘患者,患者平均有3～4次手术病史,反复未愈,术中探查发现隐匿的畸形肛管,畸形的肛管与正常肛管之间未探及明显相关。根据我们的临床经验，如畸形的肛管相对较短，可手术将重复的肛管畸形白色的黏膜及黏膜下组织完整剥离，保持创面引流通畅，可痊愈。但是如果畸形的肛管沿骶骨后延伸较长，因位置较深，仅做引流，避免炎症进一步发展，同时避免括约肌损伤。上述 4 例病例仅有 1 例患者痊愈，其余 3 例患者仍间断发作。

## [参考文献]


1. Van Dongen LM，Lubbers E-JC. Peranal fistulas in patients with crohn's disease[J]. AArch surg 1986；121：1187.

2. Lindberg E，Jaarnerot G，Huitfeldt B. Smoking in crohn's disease ：effect on localization and clinical course[J]. Gut 1992；33：779.

3. Timmer A，Sutherland LR，Martin F. Oral contraceptive use and smoking are risk factors for relapse in Crohn's disease. The Canadian Mesalamine for Remission of Crohn's Disease Study Group[J]. Gastroenterology. 1998；114(6)：1143－1150.

4. 中华医学会消化病学分会炎症性肠病协作组. 对我国炎症性肠病诊断治疗规范的共识意见[J]. 中华消化杂志，2007，12(3)：488.

5. Baert FJ，DcHaens GR，Peeters M，et al. Tumor necrosis factor alpha antibody (infliximab) therapy profoundly down-regulates the inflammation in Crohns ileocolitis[J]. Gastroenterology，1999，116(1)：22－28.

6. Van Deventer SJ. Anti- tumour necrosis factor therapy in Crohn's disease：where are we now[J]. Gut，2002，51(4)：362－363.

7. Hanauer SB，Sandborn WJ，Rutgeerts P，et al. Human anti-tumor necrosis factor monoclonal antibody (adalimumab) in Chron's disease the Classic-1 trial [J]. Gastroenterol，2006，130(2)：323－333.

8. Sandborn WJ，Hanauer SB，Rutgeerts SR，et al. adalimumab for maintenance treatment of Crohn's disease results of the Classic-Ⅱ trial[J]. Gut，2007，56(9)：1232－1237.

9. Sandborn WJ，Hanauer SB，Loftusev JR，et al. An open-label study of the human anti-TNF monoclonal antibody adalimumab in subjects with prior loss of response or in tolerance to infliximab for Crohn's disease[J]. Am JGastroenterol，2004，99(10)：1984－1989.

10. Hanauer SB，Sandborn WJ，Rutgeerts P，et al. Human anti-tumor necrosis factor monoclonal antibody (adalmumab) in Crohn's disease：the Classic-1 trial[J]. Gastroenterology，2009，130(9)：323－591.

11. Schreiber S，Khaliq-Kareemi M，Lawrance IC，et al. Maintenance therapy with certolizumab pegol for Crohn's diaease[J]. N Engl J Med，2007，357(8)：239－250.

12. Feagan BG，Greenberg GR，Wildg，et al. Treatment of active Crohn's disease with MLN0002. A humanized antibody to the alpha4beta7 integrin[J]. Clin Gastroenterol H epatol，2008，6(12)：1370－1371.

13. Hommes DW，Mikhajlova TL，Stoinov S，et al. Fontolizumab，ahumanized anti-interferon gamma antibody，demonstrates safety and clinical activity in patients with moderate to severe Crohn's disease[J]. Gut，2008，55(8)：1131－1137.

14. Kasran A，Boon L，Wortel CH，et al. Safety and tolerability of antagonist ant-i human CD40Mab ch5D12 in patients with moderate to severe Crohn's disease[J]. Aliment Pharmacol Ther，2005，22：111－122.

15. Vincenti F，Luggen M. T cell costimulation：a rational target in the therapeutic armamentarium for autoimmune diseases andtransplantation[J]. Ann Rev Med，2007，58：347－358.

16. Rutgeerts P，Sandborn WJ，Feagan BG，et al. Infliximab for induction and maintenance therapy for ulcerative colitis[J]. N Engl J Med，2005，353(23)：2462－2476.

17. Af Bjorkesten CG, Nieminen U, Turunen U, et al. Endoscopic monitoring of infliximab therapy in Crohn's disease[J]. Inflamm Bowel Dis, 2011, 17(4): 947 - 953.

18. Johnson GJ, Cosnes J, Mansfield JC. Review article: smoking cessation as primary therapy to modify the course of Crohn's disease [J]. Aliment Pharmacol Ther, 2005, 21(8): 921 - 931.

19. Zachos M, Tondeur M, Griffiths AM. Enteral nutritional therapy for induction of remission in Crohn's disease[J]. Cochrane Database Syst Rev, 2007, 1: CD000542.

20. Summers RW, Switz DM, Sessions JT Jr, et al. National cooperative Crohn's disease study: results of drug treatment[J]. Gastroenterology, 1979, 77(4 Pt 2): 847 - 869.

21. Malchow H, Ewe K, Brandes JW, et al. European Cooperative Crohn's Disease Study (ECCDS): results of drug treatment[J]. Gastroenterology, 1984, 86(2): 249 - 266.

22. Hanauer SB, Stromberg U. Oral Pentasa in the treatment of active Crohn's disease: a meta-analysis of doubleblind, placebo-controlled trials [J]. Clin Gastroenterol Hepatol, 2004, 2(5): 379 - 388.

23. Thomsen OO, Cortot A, Jewell D, et al. A comparison of budesonide and mesalamine for active Crohn's disease. International Budesonide-Mesalamine Study Group [J]. N Engl J Med, 1998, 339(6): 370 - 374.

24. Benchimol EI, Seow CH, Steinhart AH, et al. Traditional corticosteroids for induction of remission in Crohn's disease[J]. Cochrane Database Syst Rev, 2008, 2: CD006792.

25. Faubion WA Jr, Loftus EV Jr, Harmsen WS, et al. The natural history of corticosteroid therapy for inflammatory bowel disease: a population-based study [J]. Gastroenterology, 2001, 121(2): 255 - 260.

26. Rutgeerts P, Lofberg R, Malchow H, et al. A comparison of budesonide with prednisolone for active Crohn's disease [J]. N Engl J Med, 1994, 331(13): 842 - 845.

27. Sandborn W, Sutherland L, Pearson D, et al. Azathioprine or 6-mercaptopurine for inducing remission of Crohn's disease[J]. Cochrane Database Syst Rev, 1998, 2: CD000545.

28. Hindorf U, Johansson M, Eriksson A, et al. Mercaptopurine treatment should be considered in azathioprine intolerant patients with inflammatory bowel disease [J]. Aliment Pharmacol Ther, 2009, 29(6): 654 - 661.

29. Feagan BG, Rochon J, Fedorak RN, et al. Methotrexate for the treatment of Crohn's disease. The North American Crohn's Study Group Investigators[J]. N Engl J Med, 1995, 332(5): 292 - 297.

30. Alfadhli AA, McDonald JW, Feagan BG. Methotrexate for induction of remission in refractory Crohn's disease [J]. Cochrane Database Syst Rev, 2003, 1: CD003459.

31. 中华医学会消化病学分会炎症性肠病学组.英夫利西治疗克罗恩病的推荐方案(2011 年)[J].中华消化杂志,2011,31(12):822 - 824.

32. Lichtenstein GR, Hanauer SB, Sandborn WJ. Management of Crohn's disease in adults[J]. Am J Gastroenterol, 2009, 104(2): 465 - 483.

33. Panaccione R, Rutgeerts P, Sandborn WJ, et al. Review article: treatment algorithms to maximize remission and minimize corticosteroid dependence in patients with inflammatory bowel disease [J]. Aliment Pharmacol Ther, 2008, 28(6): 674 - 688.

34. Dignass A, Asssche GV, Lindsay JO, et al. The second European evidence-based consensus on the diagnosis and management of Crohn's disease: special situations [J]. JCrohns Colitis, 2010, 4(1): 63 - 101.

35. Markowitz J, Grancher K, Kohn N, et al. A multicenter trial of 6-mercaptopurine and prednisone in children with newly diagnosed Crohn's disease [J]. Gastroenterology, 2000, 119 (4): 895 - 902.

36. Beaugerie L, Seksik P, Nion-Larmurier I, et al. Predictors of Crohn's disease [J]. Gastroenterology, 2006, 130(3): 650 - 656.

37. Loly C, Belaiche J, Louis E. Predictors of severe Crohn's disease[J]. Scand J Gastroenterol, 2008, 43(8): 948-954.

38. 高翔,何瑶,陈白莉,等. 克罗恩病预后不良预测因素的研究[J]. 胃肠病学,2012,17(3):151-155.

39. Danese S, Colombel JF, Reinisch W, et al. Review article: infliximab for Crohn's disease treatment—shifting therapeutic strategies after 10 years of clinical experience [J]. Aliment Pharmacol Ther, 2011, 33(8): 857-869.

40. Steinhart AH, Ewe K, Griffiths AM, et al. Corticosteroids for maintenance of remission in Crohn's disease [J]. Cochrane Database Syst Rev, 2003, 4: CD000301.

41. Silverman J, Otley A. Budesonide in the treatment of inflammatory bowel disease [J]. Expert Rev Clin Immunol, 2011, 7(4): 419-428.

42. Prefontaine E, Sutherland LR, Macdonald JK, et al. Azathioprine or 6-mercaptopurine for main tenance of remission in Crohn's disease[J]. Cochrane Database Syst Rev, 2009, 1: CD000067.

43. 高翔,肖英莲,陈旻湖,等. 硫唑嘌呤治疗活动性克罗恩病的开放性前瞻性研究[J]. 中华消化杂志,2011, 31(3):145-149.

44. Whiteford MH, Kilkenny J 3rd, Hyman N, et al. Practice parameters for the treatment of perianal abscess and fistula-in-ano (revised)[J]. Dis Colon Rectum. 2005, 48(7): 1337-1342.

45. O'Connor L, Champagen BJ, Ferg usan M A, et al. Efficacy of anal fistula plug in closure of Crohn's anorectalfistula[J]. Dis Colon Rectum, 2006, 49(10): 1569-1573.

46. Schwandner T, Roblick MH, Kierer W, et al. Surgical treatment of complex anal fistulas with the anal fistula plug: a prospective, multicenter study[J]. Dis Colon Rectum. 2009, 52(9): 1578-1583.

47. Vitton V, Gasmi M, Barthet M, et al. Long-term healing of Crohn's anal fistulas with fibrin glue injection[J]. Aliment Pharmacol Ther. 2005: 15, 21(12): 1453-1457.

48. Grimaud JC, Munoz-Bongrand N, Siproudhis L, et al. Fibrin glue is effective healing perianal fistulas in patients with Crohn's disease[J]. Gastroenterology. 2010, 138(7): 2275-2281, 2281.

49. Chung W, Ko D, Sun C, et al. Outcomes of anal fistula surgery in patients with inflammatory bowel disease[J]. Am J Surg. 2010, 199(5): 609-613.

50. Present DH. Crohn's fistula: current concepts in management[J]. Gastroenterology. 2003, 124(6): 1629-1635.

51. 骆成玉,李世拥. 克罗恩病的发病机理与治疗[J]. 腹部外科,2002,15(3):133-135.

52. 王建平,樊理华,朱锦德,等. 肛周克罗恩病诊断和治疗[J]. 临床外科杂志,2005,13(12):775-776.

53. 穆志意,等. 肛门洗剂坐浴合生肌玉红膏换药对结核性肛瘘术后创面愈合的临床研究[J]. 实用中西医结合临床,2013,13(4);34-35.

54. 田伟. 结核性肛瘘术后治疗观察[J]. 实用中医药杂志,2009,25(8):538-539.

55. 李先贵,曹安华. 结核性肛瘘综合治疗的体会[J]. 中国现代药物应用,2007,11:69-70.

56. 陆杰,赵爱民. 结核性肛瘘 45 例疗效分析[J]. 现代中西医结合杂志,2003,12(21):2329.

57. 王冬敏,王鹏浩. 挂线综合疗法治疗结核性肛瘘(附 36 例临床分析)[J]. 广西医学,2011,33(5): 568-569.

58. 李小林. 手术加抗痨治疗结核性肛瘘 52 例临床疗效分析[J]. 结直肠肛门外科,2011,05:322-323.

59. 穆志意,肖慧荣,谢昌营,等. 肛门洗剂坐浴合生肌玉红膏换药对结核性肛瘘术后创面愈合的临床研究[J]. 实用中西医结合临床,2013,04:34-36.

60. 李先贵,曹安华. 结核性肛瘘综合治疗的体会[J]. 中国现代药物应用,2007,11:69-70.

61. 李军,肖素蓉,马应爱. 五味子、白芨加白夏黄洗剂治疗结核性肛瘘 66 例临床观察[A]. 中华中医药学会、中华中医药学会肛肠分会. 2012 医学前沿——中华中医药学会肛肠分会第十四次全国肛肠学术交流大会论文精选[C]. 中华中医药学会、中华中医药学会肛肠分会:2012:3.

62. 陆再英,钟南山. 内科学. 第七版[M]. 北京:人民卫生出版社. 2008.

63. Sands BE, Blank MA, Patel K, et al. Long-term treatment of rectovaginal fistulas in Crohn's disease: Response to infliximab in the ACCENT II Study[J]. Clin Gastroenterol and Hepatol, 2004, 2(10): 912 - 920.

64. 张连阳,姚元章,王韬,等. 直肠癌术后直肠阴道瘘的治疗策略[J]. 重庆医学,2009,38(5):532 - 535.

65. Kosugi C, Saito N, Kimata Y, et al. Rectovaginal fistulas after rectal cancer surgery: Incidence and operative repair by gluteal-fold flap repair[J]. Surgery. 2005, 137(3): 329 - 336.

66. 顾晋,王林. 低位直肠癌术后直肠阴道瘘的诊断和治疗[J]. 中华外科杂志,2006,23:1587 - 1591.

67. Novi J M, Northington G M. Rectovaginal fistula[J]. Jouranl Of pelvic Medicine And Surgery, 2005, 11(6): 283 - 294.

68. Devesa JM, Devesa M, Velasco GR, et al. Benign rectovaginal fistulas: management and results of a personal series[J]. Tech Coloproctol. 2007, 11(2): 128 - 134.

69. D' Ambrosio G, Paqanini AM, Lezoche G, Barchetti L, Lezoche E, Fabinai B. Minimally invasive treatment of rectovaginal fistula[J]. Surq Endosc. 2012(26): 546 - 550.

70. 马冲,王刚. 直肠移动瓣技术在中低位直肠阴道瘘中的应用[J]. 中国实验诊断学,2008,12(1):112 - 113.

71. Sonoda T, HuH T, Piedmonte MR, et a1. Outcomes of primary repair of anorectal and rectovaginal fistulas using the endorectal advancement flap[J]. Dis Colon Rectum, 2002, 45: 1622 - 1628.

72. Kodner IJ, Mazor A, Shemesh EI, et al. Endorectal advancement flap repair of rectovaginal an d other complicated an orectal fistulas. Surgery, 1993, 114: 682 - 689.

73. Tañag MA, Kubo T, Yano K, et al. Simple repair of complex rectovaginal fistulas[J]. Scand J Plast Reconstr Surg Hand Surg. 2004, 38(2): 121 - 124.

74. 邵万金. 推移瓣修补治疗直肠阴道瘘的临床研究[A]. 中国中西医结合学会. 首届国际中西医结合大肠肛门病学术论坛暨第十二届全国中西医结合大肠肛门病学术会议论文集萃[C]. 中国中西医结合学会:2007:4.

75. 张拂晓. 手术治疗先天性直肠阴道瘘[J]. 中国实用医药,2006,1(5):47 - 48.

76. 苏志红,王晓莉,杨娇娥,等. 直肠阴道瘘的手术治疗[J]. 临床军医杂志,2009,04:669 - 671.

77. 李锡丁,杜旭东,陈力平. 中低位直肠阴道瘘的病因及个体化治疗[J]. 齐齐哈尔医学院学报,2010,21:3424 - 3425.

78. Casadesus D, Villasana L, Sanchez IM, et al. Treatment of rectovaginal fistula: a 5-year review[J]. Aust N Z J Obstet Gynaecol, 2006, 46(1): 49 - 51.

79. 仇放,王绍臣,黄大年. 经阴道改良手术治疗先天直肠阴道瘘 20 例分析[J]. 结直肠肛门外科,2009,15(5):345.

80. Oom DM, Gosselink MP, Van Dijl VR, et al. Puborectal sling interposition for the treatment of rectovaginal fistulas[J]. Tech Coloproctol. 2006, 10(2): 125 - 130.

81. 李森恺,刘元波,李养群,等. 闭孔动、静脉前皮支阴股沟岛状皮瓣修复阴道直肠瘘[J]. 中华整形外科杂志,2000,04:8 - 10.

82. Wee JT, Joseph VT. A new technique of vaginal reconstruction using neurovascular pudenda-l thigh flaps:a preliminary report[J]. Plast Reconstr Surg, 1989, 83: 701 - 709.

83. 吴意光,李森恺,刘元波,等. 阴股沟岛状皮瓣修复直肠阴道瘘的应用[J]. 中华整形外科杂志,2006,03:234 - 235.

84. 李光早,程新德,赵天兰,等. 岛状阴股沟皮瓣阴道形成术的临床应用[J]. 中华整形外科杂志,2003,03:22 - 24.

85. 司婷婷，王一村，楼晓莉，等. 阴股沟岛状瓣在会阴区修复重建中的应用[J]. 中国美容医学，2012，09：1285－1287.

86. 崔龙. 大阴唇下组织瓣内置隔绝术治疗复杂性直肠阴道瘘[Z]. 2006 中国（南京）肛肠外科国际论坛，南京，2006.

87. PICKRELL KL，BROADBENT TR，MASTERS FW，et al. Construction of a rectal sphincter and restoration of anal continence by transplanting the gracilis muscle：a report of four cases in children[J]. Ann Surg. 1952；135(6)：853－862.

88. 刘庆伟. 股薄肌转移修补直肠尿道/阴道瘘的临床应用研究[J]. 中国医学工程，2013，12：39－40.

89. 李二建，王静. 股薄肌移植应用于外伤性肛门失禁临床观察[J]. 中华实用诊断与治疗杂志，2011，06：610－612.

90. 罗成华，陈小兵，李兵，等. 复杂直肠阴道（尿道）瘘修补新技术前瞻性研究[A]. 中华中医药学会. 中国肛肠病研究心得集[C]. 中华中医药学会：2011：2.

91. 史松，刘浩. 股薄肌应用解剖学特点及在重建外科中的临床应用[J]. 实用医学杂志，2006，24：2937－2938.

92. Xu YM，Sa YL，Fu Q，et al. Surgical treatment of 31 complex traumatic posterior urethral strictures associated with urethrorectal fistulas[J]. EurUrol，2010，57：514－520.

93. SamplaskiMK，WoodHM，LaneBR. Functionalandquality-of-lifeoutcomes in patients undergoing transperineal repair with gracilis muscle interposition for complex rectourethral fistula[J]. Urology，2011，77(3)：736－41.

94. 崔龙，刘棋，喻志革，等. 自体组织瓣内置隔绝术治疗复杂性直肠阴道（尿道）瘘[J]. 中华胃肠外科杂志，2007，11(6)：589－591.

95. 王彦进，陈振雨，肖义青，等. 股薄肌皮瓣修复会阴部缺损的临床应用[J]. 中国美容整形外科杂志，2012，23(9)：539－541.

96. 林谋斌，尹路，李亚芬. 复发性直肠阴道瘘的治疗[J]. 中华普通外科杂志，2009，24(2)：111－113.

97. Wexner SD，Ruiz DE，Genus J，et al. Gracilis muscle interposition for the treatment of rectourethral，recovaginal，andpouch-vaginalfitulas；results in 53 patients[J]. Ann Surg，2008，248：39－43.

98. Chen XB，Liao DX，Luo CH. Prospective study of gracilis muscle repair of complex rectovaginal fistula and rectourethral fistula[J]. Zhong hua Wei Chang Wai Ke Za Zhi，2013，16(1)：52－55.

99. 李宁. 放射性直肠-阴道瘘和直肠—膀胱瘘的外科治疗[J]. 中华外科杂志，2005，43：553－556.

100. Shelton AA，Welton ML. Transperineal repair of persistent rectovaginal fistulas using an acellular cadaveric dermal graft（AlloDerm）[J]. Dis Colon Rectum. 2006，49(9)：1454－1457.

101. 吕会增，徐明，王刚，等. 经骶部“∧”形切口一期肛门成形术治疗女婴无肛阴道瘘 17 例疗效分析[J]. 中国现代手术学杂志，2006，05：365－367.

102. 邱辉忠. 经切开肛门括约肌的直肠阴道瘘修补术（附 4 例报告）[J]. 中国实用外科杂志，1998，05：42.

103. 薛利军，尹路，林谋斌，赵任，金志明，李亚芬，侍庆，陈伟国，彭承宏. 手术治疗直肠阴道瘘 39 例分析[J]. 中国实用外科杂志，2008，06：474－477.

104. 林国乐，邱辉忠，蒙家兴，肖毅，吴斌. 医源性直肠阴道瘘的成因分析和治疗方法探讨[J]. 中国普通外科杂志，2006，09：685－688.

105. 刘训，黄宗海. 经腹肛拖出式直肠切除术治疗高位直肠阴道瘘三例[J]. 中华普通外科杂志，2003，18(9)B566.

106. 王刚成，韩广森，任莹坤. 结肠经肛拖出联合带蒂大网膜填塞治疗直肠癌前切除术后高位直肠阴道瘘 12 例[J]. 中华胃肠外科杂志，2012，15(10)：1080－1081.

107. 李宁.放射性直肠阴道瘘和直肠膀胱瘘的外科治疗[J].中华外科杂志,2005,43(9):553-556.

108. 李宇洲,梁健升,姚干,等.腹腔镜辅助下经肛治疗直肠阴道瘘2例[J].中国微创外科杂志,2005,09:719-722.

109. Kumaran SS, Palanivelu C, Kavalakat AJ, et al. Laparoscopic repair of high rectovaginal fistula: is it technically feasible[J]. BMC Surg. 2005, 12(5): 20.

110. 葛海燕,罗云生,唐开业,等.先天性直肠阴道瘘的诊疗经验[J].第三军医大学学报,2002,11:1339-1342.

111. 康雨龙,王业皇,严进.生物补片修补术治疗中低位直肠阴道瘘临床疗效观察(附10例报告)[J].结直肠肛门外科,2010,01:48-50.

112. 鞠应东,刘冉,鞠丽娟.改良PPH术治疗成人直肠阴道瘘(附30例报告)[J].实用医药杂志,2007,24(9):1037-1040.

113. 高国兰,陈宗基,邹春芳,等.闭孔动脉跨区供血的长型股薄肌肌皮瓣即时重建癌切除后的女阴阴道缺损[J].整形再造外科杂志,2005,01:10-16.

114. 郑科炎,钱群,刘志苏,等.直肠阴道瘘的病因分析和临床对策[J].临床外科杂志,2004,12(6):342-343.

115. 张雪.应用整形外科原则和手段修复直肠阴道瘘[D].北京:北京协和医学院学报,2008,11:22-23.

116. Athanasiadis S, Yazigi R, Köhler A, et al. Recovery rates and functional results after repair for rectovaginal fistula in Crohn's disease: a comparison of different techniques[J]. Int J Colorectal Dis. 2007, 22(9): 1051-1060.

117. Debeche -Adams TH, JL Bohl. Rectovaginal fistulas[J]. Clin Colon Rectal Surg, 2010, 23(2): 99-103.

118. 杨进山,齐保聚.肛瘘恶变1例报道[J].现代肿瘤医学,2010,11(3):110-111.

119. 陈志康,陈子华,伍韶斌,陈晋湘,慢性肛瘘癌变:附6例临床分析[J].中国普通外科杂志,2006,12(10):49-51.

120. 王佳,复发性肛瘘引发鳞状细胞癌[J].中国医疗前沿,2008,5(7):38-40.

121. Ong J, Jit-Fong L, Ming-Hian K, et al. Perianal mucinous adenocarcinoma arising from chronic anorectal fistulae: A review from a single institution[J]. Tech Colpproctol, 2007, 11(1): 34-38.

122. Gaertner WB, Hagerman GF, Finne CO, et al. Fistula-associated anal adenocarcinoma good results with aggressive therapy[J]. Dis Colon Rectum, 2008, 51: 1061-1067.

123. 张维胜,张明,李然春,等.慢性肛瘘癌变六例分析[J].中华胃肠外科杂志,2003,6(6):19-21.

124. 杨晓东,左敏,尹伯约.慢性肛瘘演变的黏液腺癌四例临床分析[J].中华普通外科杂志,2000,21(11):53.

125. 吴瑶,刘连成,陈希琳,慢性肛瘘继发黏液腺癌诊治分析(附4例报告)[J].结直肠肛门外科,2011,46(2):11-13.

126. 贺百林,杨向东,袁巧,肛瘘癌变1例报告[J].结直肠肛门外科,2012,11(4):37.

127. 冯起放,刘海金,苏晋捷,等.肛瘘癌变的诊治体会(附2例报告)[J].赣南医学院学报,2007,11(6):41-42.

128. 杜继明,宫爱民,陈希磊,肛瘘癌变1例分析[J].中国误诊学杂志,2008,5(25):32.

129. 武和平,武健.复杂肛瘘癌变1例报告[C].中华中医药学会第十二次大肠肛门病学术会议论文汇编.2006.

130. 邓红添.双肛门畸形合并肛瘘误诊1例分析[J].吉林医学,2011,32:6970.

131. 吴锋,郭晓晖,林丽珠.肛瘘伴双肛门1例报告[J].结直肠肛门外科,2010,02:120.

132. 王玉河,王玉方,刘福生,李忠臣,连贵新.先天性结肠重复合并双肛门双尿道畸形1例报告[J].实用放射学杂志,1995,07:401.

# 第七章

# 高位复杂性肛瘘手术治疗的相关经验

切开挂线术是目前治疗高位复杂性肛瘘的主流手术方案。此法早在明代徐春甫《古今医统大全》中就有记载:"上用草探一孔,引线系肠外,坠铅锤悬取速效……以药生肌,百治百中"。在具体诊治过程中,因患者体质(形)、肛瘘形态(走向)及内口位置的不同,手术方法又有所差异,特别是在切口设计、清创挂线方法、引流方式以及术后创面管理方面,南京市中医院肛肠科积累了一定的经验,现介绍如下:

## 一、关于清创

### (一) 切口设计

一个巧妙的手术切口的设计,关系到术后创面的引流、肉芽的生长及术后肛门的形态的维护。

**1. 路径的选择**　切口路径的选择主要参考术前、术中探查的主瘘管的方向及内口的位置。主瘘管的方向一般术前已明确,但内口位置有时难以确认。长期的临床实践证实,高位复杂性肛瘘内口大部分位于肛门后侧,如主管道在肛门左侧,无明显外口,内口在相应的肛窦处。尽管肛瘘外口位于肛门两侧或前侧,但其内口仍然有可能在后侧,因此必须在确定内口位置及瘘道走形后,再选择创伤最小又有利于引流的切口。

麻醉满意后,患者左侧卧位,切口选择在截石位约 4～5 点、距肛缘约 2 cm 处,切开皮肤及皮下脂肪组织,距离肛门一定的距离可有效地保护肛门括约肌免受损伤,保留肛缘周围皮肤和肌肉的完整。此时切开的大部分为脂肪组织,肛管的圆形形态完整,有效避免了括约肌的损伤。一般不选在后正中切开,因为排便时膀胱截石位 6 点和 12 点处受力最大,且局部血供较差,影响术后创面的生长。如有明显的外口,沿外口在距肛缘约 2 cm 处切开。如外口距肛门较远,可酌情在上述切口位置再行切开。注意两创口间保留约 2～3 cm 的皮桥,这样可有效维护肛门的形态,减小创面。如主管道通向后侧(内口位于后正中),主切口一定放在后侧,最后从后三角入路,注意保护后侧的括约肌;可在距肛缘 2 cm 处作一上下纵行减张切口,以利引流。

如果二次手术或多次手术的患者,要结合现有的病灶与原切口病情,综合设计手术方案,尽量从原切口入路。如瘢痕较大,可保留边缘部分瘢痕。为防止愈合后瘢痕更凹,可在原瘢痕下方平行游离皮肤及皮下组织,同时在瘢痕边缘切 1～2 个小口减张。如主管道及内口位置均在后正中,必要时可在主切口两侧作纵行切口,以减轻张力,利于引流。

**2. 切口的形态** 主张"碟形"切口,即外口大、内口小、有弧度的切口,这样更有利于创面通畅的引流及肉芽的良好生长,因为创面的纵向愈合速度往往慢于横向愈合速度,这样留有充足的空间给创面基底部肉芽生长。

**3. 切口的角度** 术中切口杜绝"陡峭"的创面,术后的创口保持角度为 45°的倾斜角,这是有力学基础支撑的,因为肛门位置较特殊,面积相对于全身体表范围较小,创面不能一味地扩大,这样既可以避免外口过大,造成术后瘢痕过大,影响肛门功能,又留有足够的空间保证创面引流通畅,有利于创面肉芽生长,保证肉芽从基底部向外逐渐生长,不会导致外口先闭合而遗留死腔,引起复发。但创面的"顶角",即创面的顶端不宜呈三角形,以防止黏液粘连,而应呈弧形,有利于基底部生长。

**4. 切口的张力** 一个无张力的切口是术后创面肉芽生长的前提,无张力的切口保证引流通畅,这样避免了创面的日后卷曲生长及创面的桥形愈合,且张力的增加可导致瘢痕的异常增生,故不能专注于创面的大小,而以引流充分为要。再大的创面,若无张力,愈合就快,而创面的愈合时间与创面的大小关系暂无确凿的临床数据说明。张力主要依靠术者的手感,修剪脂肪组织及"筋膜系带",至松弛的创面,对创面周围的皮缘可适当修剪为带锯齿状,一方面减张,另一方面避免周围健康组织生长过快致外部卷曲,以致术后创面修剪给患者造成痛苦,并可防止切口粘连及分泌物潴留。

### (二) 管壁的处理

彻底清除结缔组织增生形成的纤维化管壁至关重要。主张采用超声刀结合刨削系统操作,超声刀操作出血少,术野清晰,有快速震荡自净作用,组织结痂少,结合其良好的止血作用,手术视野及解剖层次清晰,降低支管残留的可能。刨削系统可将弯曲视野不清的瘘管壁边冲洗边刨削,可控性较强,切除坏死组织而保留健康组织。瘘管壁清除干净的标准:视无纵横交错腐烂坏死组织,触无硬结组织,并可见瘘管壁下脂肪组织,但对暴露的脂肪组织可暂时不予处理,待瘘管壁处理完整后再一起修剪创面,避免损伤过多。如果管道行走弯曲,为避免过多的损伤瘘管壁,可用刮匙将坏死组织去除后结合挂线处理。

## 二、关于挂线

一般临床上挂线是对于有明确内口的瘘管,但是临床上对于内口的定义不应只局限于肛腺感染的脓肿破入肠腔内用探针或是其他辅助检查方法可查明的内口,还应包括“区域化的内口”，即瘘管相对应的肛窦、肛腺其周围组织及可能残留有碎屑的肛腺。可根据病情需要酌情挂线。术中应仔细探查，以免遗漏真内口，或是造成假内口而影响手术成功率，做到真正的“清源”。

### (一) 有明确内口的挂线

即用探针将橡皮筋从内口牵引挂入，至于用何种挂线材料，临床实践未见明显区别，但需设计科学的挂线方案。

**1. 挂线区内组织的多少**　挂线区内组织的多少，应依据整个创面综合设计，如太少就意味着手术时术者损伤过多的括约肌，即使术后正常紧线脱落，肛门功能亦受一定的影响，甚至不紧线而线自行拉开肌组织。如挂线圈内组织留得过多，一方面如挂线处非创面顶端，影响创面的通畅引流，线圈内组织与创面顶端间易形成小憩室，遗留感染病灶。若想保留括约肌的完整但紧线圈内组织过多时，可稍微修剪组织并适当用可吸收线将括约肌“绑定”，早期起着通畅引流的作用，待后期创面基底部生长相适应，再予拆线紧线。另一方面挂线圈内组织过多，紧线时疼痛较甚，线脱后还可能形成凹陷性瘢痕，日久，肠黏膜下移，有时还嵌入切口(愈合口)中，给患者造成痛苦。挂线圈内组织厚度约 1～2 cm，长度约 3～4 cm。目前肛肠科医师对肛门功能保护意识加强，但是对肛瘘术后肛门的形态学的研究有待加强，挂线术后遗留的凹陷性瘢痕常有漏气、肛门潮湿不洁。

**2. 挂线外皮肤的处理**　肛门形态的保留是减少术后肛门缺损的关键，术中肛缘外保留一定的皮肤，可起到屏障作用，防止粪便侵入切口中，污染创面，同时可减少排便时的疼痛及术后创面遗留的神经病理性疼痛，并可减少沟状畸形的发生。挂线时尽可能在皮肤表层切一小口，橡皮线能置入切口内即可。

### (二) 无明确内口的挂线

针对术前术中未查明明显内口的，予处理区域化的内口，即：瘘管位置较高，管壁组织较硬，经反复搔刮处理后组织仍较硬，为避免肠瘘，需将这些残留的组织、肛腺周围和瘘管中残存的上皮细胞组织和感染性碎屑祛除。于主瘘管垂直方向上作一人造内口，引橡皮筋挂入。如有其他支管，可做旷置处理或是隧道式拖线。

### (三) 挂线的管理

**1. 紧线方案**　高位复杂性肛瘘的切开挂线术紧线方法，主张采用二期挂线法，即术中不紧线，早期处于炎性活跃期，组织脆性较大，取挂线的引流及异物刺激作用，待创面生长变浅、与挂线部位组织相适应、起到固定作用时再紧线，完成慢性切割作用。因创面基底深外口大，过早紧线，上端剖开，肠内残便易于侵入，挂线下方仍有空隙，缺乏生长填充的“材料”，紧线后两断端组织极易内翻粘连，使伤口愈后凹陷，或是早紧线剖开组织，易于粘连，又形成新的窦道，而等到术后创面肉芽组织生长到接近挂线的时候，采用紧线或抽线的方法，这样创面生长的材料充实，即使紧线也不会对肛门功能造成太大的影响。但紧线时需注意的问题：

(1) 少量多次：每次紧线一般缩短橡胶线0.3～0.5 cm(自然状态)，但具体紧线多少，应参照瘘道至肠壁的距离、瘘管纤维组织增生的程度及肛门外部创面的范围而定，每次紧线相隔时间目前尚无统一的标准，但总体要做到紧线量与创面基底肉芽的生长相同步，一般推荐一周紧一次。

(2) 控制性紧线：针对传统紧线的“锁眼样”畸形的弊端，结合“重锤悬坠”原理，采用挂线时在挂线外侧线圈内垫一烟卷样棉球或是改良的橡皮管，垫入挂线圈内，间隔持续收紧，使组织从橡胶线上端开始剖开，下部固有衬垫，保持肛门外原位组织不被一次剖开，愈后瘢痕较浅，从而降低缺损程度。至于所垫棉球的厚度，一方面依据患者的疼痛耐受力，以使患者感觉橡皮筋的张力存在，但其疼痛程度可以耐受为宜，另一方面需综合创面基底部的生长情况，创面基底部肉芽组织生长至接近挂线顶端的时候，可适当加大张力，加快切割速度，而当创面基底部肉芽组织生长较慢的时候，需适当减小张力，减慢切割速度。用以控制挂线切割与创面基底部肉芽组织生长的平衡，减少肛门功能的损伤及肛门缺损畸形的发生。

**2. 不紧线**　对于高位复杂性肛瘘术后不紧线主要有三种：

(1) 切开不紧线：肛瘘内口在肛窦附近，外口又大，多选择外伤口新肌生长接近愈合时，新肌贴近橡胶线起固定作用，切口浅小，局部组织纤维化已形成，可直接将橡胶线内被挂的肌组织剪开，呈开放性伤口，不会引起肛门缺损，保持肛门形态基本完好并且可避免紧线给患者造成的痛苦。

(2) 引流不紧线：对于炎症性肠病、结核、AIDS及其他非特异性感染形成的高位复杂性肛瘘患者，长期引流挂线可控制症状，并保护肛门括约肌功能。但同时应避免偏执地强调保护肛门功能杜绝紧线，临床上在再次手术的高位复杂性肛瘘病人手术中发现长期虚挂未紧线患者常遗留一人造瘘管仍是复发原因，故如采用虚挂需因人而异，据医者长期的临床实践，也可结合药线。

(3) 生长良好不紧线：创面肉芽生长良好，新鲜红活，创面引流通畅，可考虑虚挂，在新鲜的肉芽组织生长靠近创面时，将橡皮筋抽出。同时丰富的临床经验也启示我们，虽然虚挂在一定程度上保护了肛门括约肌的功能，但临床上许多再次手术的患者发现术野中存在类似瘘管壁而不是管壁的组织，大多为采用虚挂后遗留的人为瘘管。

**3. 挂线周围组织的处理**　挂线后，激发机体的异物刺激感，促进局部组织生长过快，可能会包裹橡皮筋，换药时需及时将橡皮筋周围腐肉去除，以防止桥型愈合。

## 三、建立术后创面管理方案

创面愈合是有序贯性的，按着炎症反应、细胞增殖/结缔组织形成、创面收缩和创面重塑几个阶段分阶段进行，愈合过程的各个阶段间不是独立的，而是相互交叉、相互重叠，并涉及多种炎症细胞、修复细胞、炎性介质、生长因子和细胞外基质等成分的共同参与。但是几个阶段修复完成后就会停止愈合，进入一种病理性修复状态，细胞修复乏力，造成组织修复“失控”——创面难愈合及瘢痕增生，即创面肉芽的生长具有一定的时限性。临床换药中发现此时对创面应予以搔刮，造成新的创面，创面才能按序继续生长。一个理想的肛瘘术后创面管理方案能将创面保持新鲜无腐肉生长，肉芽自基底部逐渐生长，愈合周期短，且愈合后无肛门功能正常且无畸形。

术后腐肉较多时配合中医祛腐生肌药使用，但存在的问题是：目前这类药物因多为汞制剂，对人体有一定的毒副作用，临床医师现很少选择使用。还有就是现在各种新型生物敷料出现，如藻酸钙敷料、生物蛋白海绵等，虽然在一定程度上减少了创面渗出，促进了创面的修复，但是价格较贵。南京市中医院肛肠科在此基础上采用经济型搔刮法，对肛瘘术后创面腐肉及时搔刮，使创面一直保持新鲜，对后期（>1 个月）的创面，即使创面新鲜也予以搔刮，造成新的创面，使创面进入新的生长循环，促进创面愈合。

高位复杂性肛瘘的治疗仍是目前临床困扰肛肠科医师的难题，存在肛门功能保护与治愈率之间的矛盾，目前国内外学者虽然提出了众多保护肛门括约肌的微创治疗方案，但用之临床，疗效堪忧。充分考虑手术对肛门功能造成的损害，手术路径选择从肛门“外围”开始，避免对肛门周围括约肌的直接损伤，巧妙设计切口，使肉芽在一个无张力的环境里生长，虽然此术式的术后创面较大，但是肛瘘手术最终的目的是最低限度地减少括约肌的损害同时最大限度地消除症状，这样才能做到真正的“微创”。切开挂线法对括约肌功能虽有一定程度的损伤，但是疗效确切，肌肉神经细胞虽属于永久性细胞，再生能力弱，但就临床观察来看，肛门周围的肌肉、血管及神经的再生能力尚可，不对损伤的肌肉作修剪都可以自动粘连生长，即使术后短期内出现轻度的稀便控制不住，但术后创面生长良好后均能恢复正常。良好的术后创面管理是保证疗效的关键，搔刮祛腐能及时将祛除创面腐肉，保持引流通畅，创面愈合良好，整体手术成功率达到 95％以上，但是具体搔刮方案的建立，包括搔刮的时机、力度等，尚有待进一步研究。

# 第八章

# 肛瘘诊疗的名医经验

## 第一节　丁氏痔科肛瘘诊治学术思想与临证经验

### 一、丁氏痔科传人简介

#### (一) 丁泽民

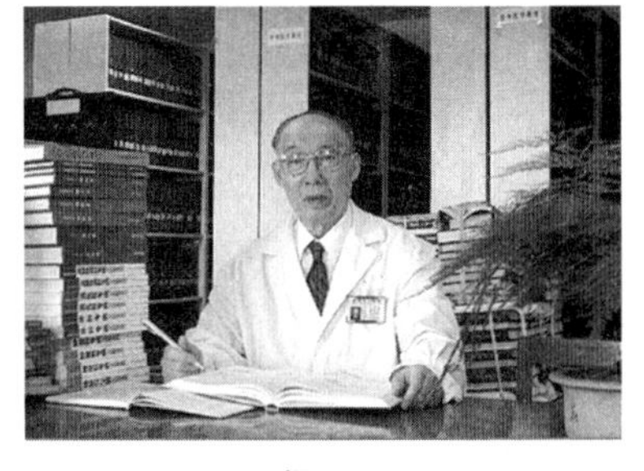
丁泽民

丁泽民,男,1919 年生于江苏省江都县,是丁氏痔科的第八代传人,建国后中医肛肠学术团体(全国肛肠协作组、中国中医药学会肛肠学会)的创始人和奠基人之一,担任中国中医药学会肛肠学会会长(蝉联两届),享受国务院政府特殊津贴,曾两次获"全国劳动模范"荣誉称号。

1956 年,丁泽民教授进入南京市中医院,创建了南京市中医院肛肠科。在工作中,丁老从不满足于传统经验和疗效,不断进取与创新,经数年探索研究,在祖传"枯痔散"的基础上,在国内率先研制出"无砒枯痔液"及"矾黄消痔液",经长期临床验证,疗效显著,使用安全,获得卫生部及南京市卫生局嘉奖;最早将激光技术应用于肛肠病治疗,获得南京市科技成果奖;后他又主持研究了"分段齿形结扎法"治疗晚期内痔和环状混合痔,成功地解决了环状痔术后黏膜外翻、肛门狭窄等后遗症问题,获得江苏省科技进步奖。多年来他研究出肛肠专科系列中药制剂 40 余种,临床效果显著。编撰《丁氏痔科学》、《肛门直肠病学讲义》等多部专著。

### （二）李柏年

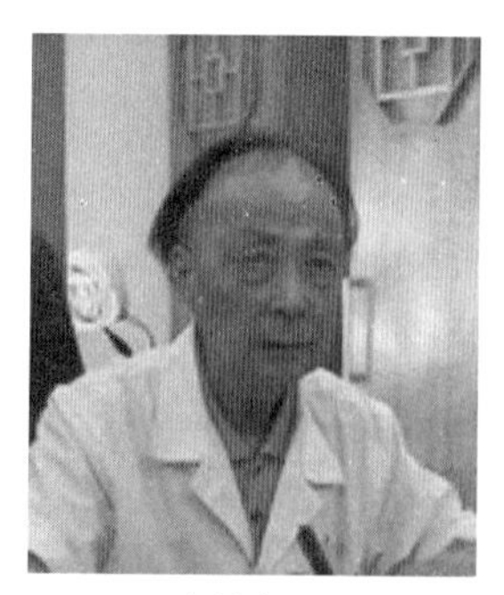
李柏年

李柏年，男，1939年生于江苏省江都县。南京市中医院肛肠科主任中医师，教授，全国第四批名中医药专家师承指导老师，曾任南京中医药学会肛肠分会主任委员，享受国务院特殊津贴。

李柏年教授在做好临床工作的基础上积极参与科学研究，协助丁泽民教授完成了有砒枯痔丁向无砒枯痔丁、再向矾黄消痔液的转变；参与了丁氏家族秘方的开发，制定了20余种适合临床的制剂。20世纪70年代末参加了"分段齿型结扎治疗晚期环状混合痔的临床研究"、"痔结扎手术前后肛管口径变化的研究"的课题，获得江苏省科技进步三等奖。

李柏年教授发表专业论文数十篇，组织编写我国肛肠医学标准教材《肛肠直肠病讲义》、《全国中医疾病诊断标准》肛肠专科部分、《肛肠病治疗与研究》、《肛瘘诊治新视点》等，素有"中医肛肠学科第一人"的美誉，已治愈近万例痔瘘等肛肠病患者。

### （三）丁义江

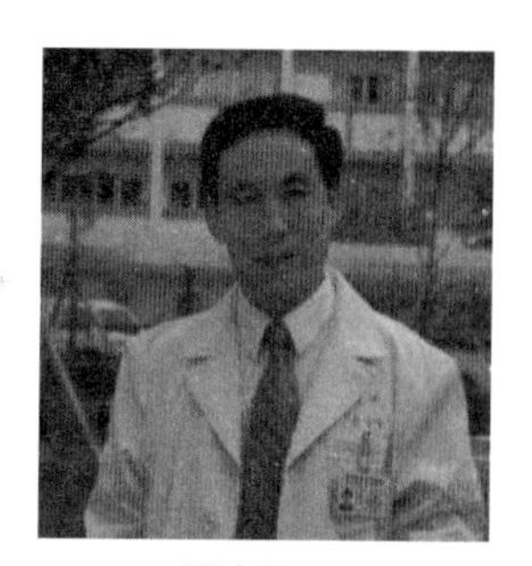
丁义江

丁义江，男，1946年出生，系江苏"丁氏肛肠专科"第九代传人。现任中西医结合主任医师、教授、南京中医药大学博士生导师，南京市中医院副院长，中国中医药学会理事，全国肛肠学会主任委员兼江苏省肛肠学会主任委员，江苏省中医药学会常务理事，《中国肛肠病杂志》副主编，《大肠肛门外科杂志》编委，《中西医结合结直肠病学》主编兼编辑部主任，江苏省有突出贡献的中青年专家，国家级名中西医结合专家，国务院特殊津贴获得者，日本高野大肠肛门病医院顾问。

他从事中西医结合肛肠外科工作近30年，在继承和发扬了丁氏肛肠医学的基础上，运用中西医结合治疗肛肠疾病。丁义江教授在父亲丁老的指导下发展了祖国医学的"结扎"疗法，采用分段齿形结扎法治疗环状痔，将分次手术改为一次手术，较好地解决了术后肛门狭窄等后遗症。不仅如此，他还积极引进了PPH、多普勒超声引导下痔动脉结扎术，在继承结扎疗法的基础上有所发展。在高位复杂性肛瘘的诊治方面，丁义江教授在继承挂线疗法的优点时注意改进，开展了旷置切开挂线术治疗高位复杂性肛瘘的临床研究、高位肛瘘改良式内口处理肛瘘切除缝合术的临床研究、并采用介入性超声、螺旋CT、MR及肛门直肠压力测定诊断技术等系列课题，吸收现代外科治疗方法，改进术式，运用切开、部分缝合、皮瓣转移等综合方法提高疗效，同时运用双腔管持续滴注加引流、肠外营养，缩短了治疗时间，并应用药泵静脉持续输注止痛药解决了术后疼痛。这项研究曾经获江苏省中医药管理局科技进步一等奖、南京市科技进步二等奖。丁义江教授在继承丁泽民老中医运用中医中药辨证论治慢性顽固性便秘的基础上，自90年代初开始，瞄准前沿，对便秘一类肛肠动力性疾病从诊断技术到治疗手段，展开长达十多年的系列研究。开展科研课题14项，取得省市级科技成果5项，在研课题4项，高新诊断技术5项。提出应将辨病与辨证结合，采用下消化道动力检测、盆底肌电图、排粪造影、结肠传输试验等系列诊断新技术；并将传统中医结扎、挂线、枯痔等治疗手段用于慢性便秘的外科治疗，同时运用现代科研方法学及实验技术移植于便秘的研究。先后开展了《直肠前突并发直肠内脱垂所致便秘的临床研究》获1995年江苏省科技进步四等奖，南京市科技进步三等奖；《多媒体计算机技术在肛肠专科专病教学中的应用研究——出口梗阻性便秘的临床研究》获1998年南京市科技进步二等奖，江苏省优秀软件二等奖，江苏省中医药管理局科技进步三等奖；《肛肠动力学检查技术》获1999年江苏省卫生厅新技术引进二等奖；《中医挂线疗法治疗盆底失弛缓综合征所致便秘的临床研究》获2001年江苏省科技进步三等奖，南京市科技进步三等奖；《肛管直肠压力测定诊断盆底失弛缓综合征的应用研究》获2002年江苏省卫生厅新技术引进一等奖；《微波结合中药导入治疗直肠子宫内膜异位症所致便秘的临床研究》获2003年南京市科技进步二等奖；《白术对结肠动力影响的临床与实验研究》获2004年江苏省科技进步三等奖，南京市科技进步三等奖。同时主持开展在研课题《"慢性顽固性便秘"中西医结合诊断与治疗的研究》及《针刺对结肠慢传输型便秘肠神经系统神经递质调节的临床与实验研究》等。作为全国中医肛肠专科医疗中心主任，丁义江教授还积极开展原有中药制剂的改良，如将珠黄散改良为复方珠黄霜并开展了其促进肛门术后伤口愈合的临床与实验研究，该课题曾获2003年江苏省科技进步三等奖。

### (四) 王业皇

王业皇，男，1956年生，现任南京市中医院肛肠科(全国中医肛肠专科医疗中心)副主任，主任中医师；南京中医药大学兼职教授，硕士生指导老师；中华中医药学会肛肠分会副会长，世界中医药联合会肛肠病专业委员会副会长，江苏省中医药学会肛肠专业委员会副主任委员，南京市中医药学会肛肠专业委员会主任委员，2007年获"全国中医肛肠学科名专家"。

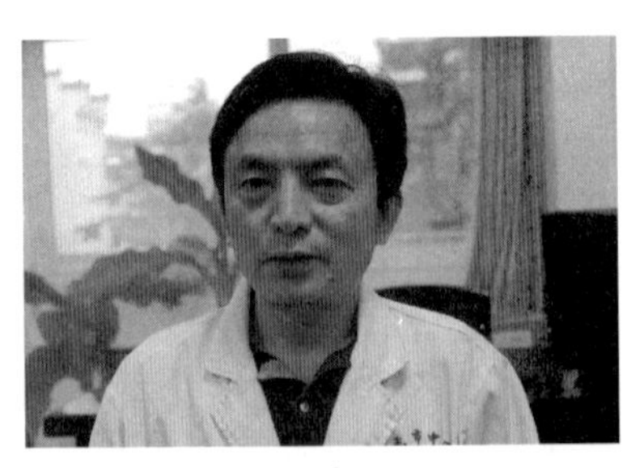

王业皇

他先后撰写了《长效止痛剂治疗肛门病术后疼痛102例》、《益气润肠液治疗虚证便秘的实验与临床研究》等10余篇学术论文；参与了《住院医师必读》、《中国肛肠病学》、《中医肛肠病学》、《中医疑难病治疗手册》等专著的编写；作为副主编编写出版了《丁氏痔科学》、《丁氏肛肠病学》、《肛肠病治疗与研究》等专著；作为主编编写出版了

《肛肠科疾病中医治疗全书》、《丁泽民学术思想与临证经验研究》等专著。2006年被南京市政府授予南京市有突出贡献中青年专家。

作为主要研究人员之一，其参加研究的“旷置切开术治疗高位复杂性肛瘘的临床研究”，成功地解决了高位复杂性肛瘘术后复发率较高、肛门功能不完整的难题；其主持开展的“肛肠病术后长效止痛剂的研究”取得了阶段性的成果。在顽固性便秘的诊治方面，王主任结合现代先进诊断技术，应用丁老“益气润肠”对虚证便秘的治疗大法，研制出益气润肠液，经107例临床观察，近期治愈率达75%。肛肠动力学检查显示，该制剂不仅具有与西沙比利、麻仁丸相同的增强肠道动力，润肠通便的作用，而且还具有促进病变肠管和盆底形态结构的恢复，增强排便反射，提高盆底肌肉兴奋性的作用。在便秘的研究方面，他还开展了与消化道激素、神经递质、盆底功能障碍、膳食结构、饮食行为、生活方式关系的研究。在国内首先开展了IVS吊带加桥式修补治疗盆底功能障碍所致便秘，取得了比较满意的疗效，先后获得4项市(厅)级科技进步及新技术引进奖。在痔的研究方面，在丁老微创思想指导下，他参加了“分段齿形结扎法治疗晚期内痔及环状混合痔的研究”，主持了“PPH痔吻合器治疗痔疮、直肠黏膜内套叠”、“多普勒超声引导下痔动脉结扎术”等痔的微创治疗新方法的研究，先后获得省科技进步奖及卫生厅新技术引起奖。

### (五) 丁曙晴

丁曙晴，女，1973年生，系江苏“丁氏肛肠专科”第十代传人。博士，南京中医药大学讲师，南京中医药大学第三附属医院全国中医肛肠医疗中心主治中医师。

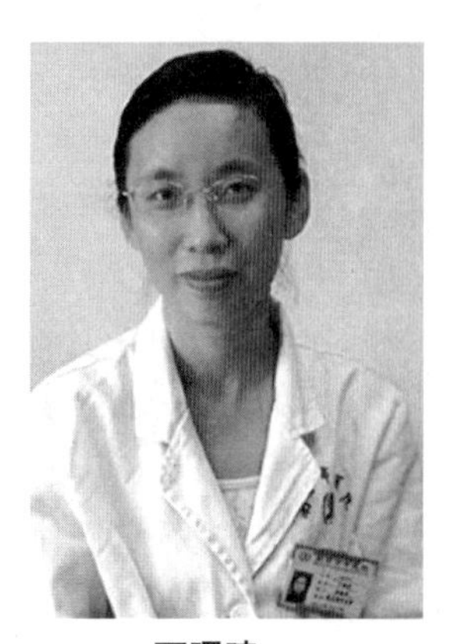

丁曙晴

1996年丁曙晴进入南京市中医院工作，在工作中虚心接受上级医师指导，努力提高临床诊治水平和操作技能。1996年她开始从事便秘的临床与基础研究，并从事下消化道动力检测和盆底神经肌电诱发电位诊断便秘等临床工作，积累了丰富的诊治经验。

在科研上，她还利用自己的电脑知识，作为主要成员参与了《多媒体计算机技术在肛肠专科专病教学中的应用研究》，完成了课题，并获得江苏省优秀软件二等奖、南京市科技进步三等奖。另外她还参加了《溃疡性结肠炎一氧化氮合成酶的基因表达》、《便秘患者血清一氧化氮的测定及益气润下之剂对其影响的研究》、《生物反馈治疗盆底失弛缓所致便秘的临床研究》、《白术治疗结肠慢便秘型便秘的实验与临床研究》等课题的研究。

近年来还开展针刺对结肠慢传输性便秘的临床与实验研究、针刺对出口梗阻性便秘的临床研究等工作，获得省级科技进步奖3项、南京市科技进步奖3项。从事临床工作十余年，发表论文10余篇，参编书籍3本。

## 二、丁氏痔科肛瘘诊治学术思想

### (一) 湿邪趋下为主,风、湿、燥、热致病的发病思想

湿邪重浊黏滞,易阻碍气机,使之升降失常,经络阻滞。肛肠疾病以湿邪最为多见。肛门位于下消化道之末端,又称坤道。在生理上,肛周皮肤、腠理疏松,容易生湿,而肛肠疾病自身也可滋长湿邪,而湿邪有趋下之特点。湿热下注大肠,肠道气机不利,湿热蕴结肛门,酿腐成脓,形成肛痈,破溃口脓水淋漓不尽,则发为肛瘘。

风为春季的主气,但一年四季都可发生。风者善行而数变,风为阳邪,其性开泄,易伤阴液;燥为深秋之气,以其天气不断敛肃,空气中缺乏水分的濡润,以致出现秋凉而劲急干燥的气候。燥有外燥、内燥之分。外燥由感受外界燥邪而发病;内燥由汗下太过,或精血内夺,以致机体阴津亏虚所致;火热为阳盛所生,故火热可以混称。火热为阳邪,其性上炎,其伤于人,多见高热、烦渴、汗出、脉洪等症。若疮疡火毒内陷,扰乱神明,则可出现心烦、失眠、烦躁妄动,神昏谵语。火热之邪,最易迫津外泄,燔灼阴液,使人体的阴津耗伤,故其临床表现除有热象外,往往伴有口渴喜饮、咽干舌燥、大便秘结、小便短赤等津伤液耗的症状。火热入于血分,不仅能迫血妄行而致出血,且可聚于局部,腐蚀血肉而发为痈肿疮疡。所以《灵枢·痈疽》曰:“大热不止,热甚则肉腐;肉腐则为脓,故名曰痈。”肛瘘的急性期,大都表现有火热的症候,而肠结核、结核性肛瘘,则可表现为五心烦热,失眠盗汗,局部疼痛,低热绵绵等阴虚火旺证。

总而言之,风、湿、燥、热为肛瘘的发病主要因素。

### (二) 肛瘘的整体辨证思想

肛瘘病变部位虽在局部,局部的检查(望诊、触诊)十分重要,但丁氏痔科在临证时更强调整体辨证,不能见病治病,而要从整体观来认识疾病的发生、演变过程。中医治疗肛瘘的方法极其丰富,可概括为内治法和外治法等。内治法是从整体观念出发,结合肛肠病变的特点,进行辨证论治,通过内服药物发挥其治疗作用。外治则是应用药物或其他方法,直接作用于病变部位以达到治疗目的。在应用手术治疗的同时需内治与外治并重。

#### 1. 内外并治

肛肠疾病在不同的阶段所表现的症候也各不相同,肛瘘的治疗应根据疾病不同阶段所表现的症候进行辨证论治。而具体方法的选择应注意内治法与外治法相互配合,既要注意整体的调理,又要注意局部的治疗,做到内外并治。

#### 2. 药术并施

肛肠疾病,不仅要重视内服疗法,外治手术也很重要,但二者又不能截然分开,要根据病情的不同阶段选择合适的治疗方法,其中药物治疗和手术治疗的相互配合非常重要。

肛瘘静止期，未见明显脓者，可予以清热解毒、活血消肿之中药内服配合乌蔹霉膏局部外敷。肛瘘急性感染一旦脓成，则要及时切开引流，任何抗菌药物都不能代替切开引流；而切开后的伤口处置及身体的恢复又需要内服药物的调理，所以内外结合综合治疗对肛瘘是非常重要的。对于特殊肛瘘的治疗，如结核及克罗恩氏病所致的肛瘘，单一手术治疗往往不一定能奏效，应针对原发病因配合适当的内服外用药物，这样才有利于病人的恢复。

### (三) 拔根塞源、护肛温存的微创思想

丁氏痔科对于肛瘘的治疗强调拔根塞源、护肛温存。“拔根”，即彻底清创及清除内口，消除肛瘘发生发展的基础和源头。如对于高位复杂性肛瘘的治疗，挂线疗法最具有代表性，它以线代刀，缓慢勒割括约肌，达到切除内口，治愈肛瘘的目的。“塞源”，即阻断内口。在拔根的基础上，应用不同方式封闭内口，阻断肛门直肠内容物经内口进入瘘管的途径。而“护肛温存”，则是指在肛瘘治疗中，肛瘘的彻底根治和肛门功能的保护始终是一对互相制约的矛盾。丁氏痔科强调在彻底清创的基础上最大限度地保留括约肌，维护肛门功能。同时丁氏痔科还强调了对于肛门形态的维护，李柏年教授曾提出在高位复杂性肛瘘的治疗中应当避免对于肛门形态的破坏，尽可能维护肛门圆形密闭的形态，防止术后漏气、漏液现象的发生。

### (四) 通畅引流、能缝则缝的思想

在肛瘘的治疗中，丁氏痔科始终强调通畅的引流。引流是否通畅是肛瘘能否痊愈的关键因素。丁氏痔科认为术中良好的切口设计、术后对创面的适度搔刮修剪、创面促愈药物的应用均是保证引流通畅的措施。另一方面，丁氏痔科也强调对于肛瘘的创面应当“能缝则缝”。创面的完全缝合或部分缝合与创面的敞开均以引流通畅为基础。在多年临证经验积累的基础上，丁氏痔科逐渐认识到创面缝合辅以一定的引流设备，可以变被动引流为主动引流，既可以达到充分引流的目的，又可以保留括约肌，减少患者痛苦，保护肛门功能，加快康复周期，这也正体现了丁氏痔科对于肛瘘治疗的微创理念。

## 三、丁氏痔科肛瘘临证诊治经验

### (一) 内治法

肛瘘的内治法就是通过药物的治疗使炎症消退，溃孔闭塞。中医学在理、法、方、药方面积累了丰富的经验。《疮疡经验全书》云：“治之须以温补之剂补其内，生肌之药补其外”；《丹溪心法》云：“漏者，先须服补药生气血，用参、术、芪、归为主，大剂服之。”目前认为，单靠内治法治疗，愈合后易复发，因此临床上多用于体虚患者，以改善症状，为手术创造条件，或用于急性发作期控制炎症、消肿止痛，或用于术后创面修复过程中的祛腐生肌、活血化瘀、促进创面愈合。内治法的应用需要辨证施治。

**1. 湿热下注** 肛周经常流脓液，脓质稠厚，肛门胀痛，局部灼热红肿疼痛明显。肛周有溃口，按之有条索状物通向肛内。纳呆少食，或有恶呕，渴不欲饮，大便不爽，小便短赤，形体困重，舌红苔黄腻，脉滑数或弦数。应以清热解毒、除湿消肿之药方，可用萆薢渗湿汤合五味消毒饮加减。

**2. 热毒炽盛** 外口闭合，伴有发热，烦渴欲饮，头昏痛，局部红肿、灼热、疼痛，大便秘结，小便短赤，舌红苔黄，脉弦数。应予以清热解毒、凉血散瘀、软坚散结、透脓托毒之药方，可用仙方活命饮、七味消毒饮等加减。

**3. 阴液亏虚** 肛周有溃口，外口凹陷，周围皮肤颜色晦暗淡红，按之有条索状物通向肛门，脓水清稀呈米泔样，形体消瘦，潮热盗汗，心烦不寐，口渴，食欲不振，舌红少津，少苔或无苔，脉细数。应以养阴托毒、清热利湿之方，可用青蒿鳖甲汤加减。

**4. 正虚邪恋** 肛瘘经久不愈，反复发作，溃口肉芽不新鲜，脓水不多，脓液质地稀薄，肛门隐隐作痛，外口皮色暗淡，漏口时溃时愈，肛周有溃口，按之较硬，或有脓液从溃口流出，且多有索状物通向肛门。可伴有神疲乏力，形体消瘦，气短懒言，唇甲苍白，纳呆，舌淡苔薄白，脉细弱无力。予以补益气血、托里生肌方，可用十全大补汤加减。

### (二) 外治法

中医在肛瘘的治疗过程中也发现了单纯应用内治法时疗效的不确定性，因而多配合以外治法。明代徐春甫在《古今医统大全》中首载《永类钤方》云："予患此疾一十七年，览遍群书，悉遵古治，治疗无功，几中砒毒，寝食忧惧。后遇江右李春山，只用芫根煮线，挂破大肠，七十余日方获全功。病间熟思天启斯理，后用治数人，不拘数疮，上用草探一孔，引线系肠外，坠铅锤悬，取速效。药线日下，肠肌随长。僻处既补，水逐线流，未穿疮孔，鹅管内消，七日间肤全如旧……线既过肛，如锤脱落，以药生肌，百治百中。"详述了挂线法的方法和原理，至今仍被临床所用。

中医肛瘘的外治法包括熏洗、敷药、挂线、手术等，其中挂线疗法为治疗肛瘘最常用的方法。

**1. 熏洗坐浴** 由于肛瘘病程长，炎症范围大，术后选择合适的中药方剂进行局部的熏洗坐浴可以达到清热解毒、行气活血、软坚散结、消肿止痛、祛腐生肌、缓解疼痛的作用。显然药物直接作用于患处，充分发挥了药物的治疗作用，减轻术后伤口疼痛及水肿。常用的熏洗方剂有祛毒汤、苦参汤、五倍子汤、硝矾洗剂等。丁氏痔科常用的熏洗坐浴方为丁氏祖传配制的消肿洗剂。

**2. 药物外用法** 选用适当的药物敷于患处，亦可以达到消肿止痛、促进肿痛消散、溃破引流、祛腐生肌的作用。

(1) 油膏：适用于瘘管闭合或引流不畅，局部红肿热痛者，如：九华膏、如意金黄散等。丁氏痔科常用的为乌蔹莓软膏。

(2) 箍围药：将药粉调成糊状，局部外敷。常选用醋、酒、茶、蜂蜜、蛋清、姜汁等调制，适用于局部肛瘘红肿者。

(3) 掺药：将各种不同的药物碾成粉末，并配伍成方，直接撒于患处，或撒于油膏上敷贴，或粘于纸捻上插入瘘口内。常用的有提脓化腐药及生肌收口药，如生肌散。丁氏痔科常用祖传配制的珠黄散。

(4) 冲洗法：用中药进行瘘道及创面、创腔的冲洗。

**3. 手术及挂线疗法**　挂线疗法自明代应用至今一直为临床推崇，充分起到保护肛门功能的作用，并与手术疗法相结合，逐步形成目前高位肛瘘常规挂线治疗的局面。本章节重点介绍丁氏痔科挂线疗法。

就挂线疗法而言，能在切除内口达到治疗效果的同时有效地保护肛门功能。但仍然存在着肛门形态畸形、肛门不完全失禁及肛门瘙痒、漏气、漏液等的术后并发症。同时由于高位复杂性肛瘘的个体差异颇大，治疗术式无法规范，而其手术名称也五花八门，就有多种方法和类型。以线的种类来分，有药线、丝线、橡皮筋；以线的作用方式来分，有实线、浮线、拖线、虚线；以挂线的部位与瘘道深浅来分，有低位挂线、中位挂线、顶端挂线；以线的粗细来分，有挂单线、挂双线。总之，其方法繁多，种种方法都有其适应证。

丁氏痔科治疗高位复杂性肛瘘常采用丁氏中位挂线改良紧线法。具体方法如下：

(1) 术前准备：所有病人术前禁食禁水 8 小时，术前予以辉力灌肠液 2 支或肥皂水清洁灌肠，局部备皮清洁，所有患者的麻醉均采用鞍麻。

(2) 手术步骤

① 患者鞍麻成功后，侧卧于手术台上，用 0.5%的碘伏常规消毒术野皮肤，铺置无菌巾单，然后用 1∶1 000 洗必泰棉球消毒肛管及直肠下段黏膜。

② 结合超声报告对肛内予以指诊，探查内口。

③ 手术开始，有外口的患者用探针从外口处探入，沿探针走向作放射状切口，切开外口及瘘道主管的一部分，切至肛直环，修剪搔刮硬结管壁组织，并清除腐烂组织，使肛直环以下的管道扩创引流，切口间应留有皮桥。若无外口的患者，可在皮肤红肿最明显处作切口，切开至肛直环。继续探查，如有支管，一并予以切除。

④ 对肛直环上方残余瘘管及窦腔予以搔刮冲洗，清创至创面新鲜无硬结组织为止。此时在肛窦部找到内口，使得内口在管道同一垂直方向上，从内口引入橡皮筋(单股或双股)，术中不紧线。

⑤ 适当修剪创面，使得创面无张力，查无活动性出血，用油纱填塞创面。

⑥ 术后每日换药 2 次，换药时可用 0.5%甲硝唑溶液冲洗创面，直至冲洗液澄清为止，然后用敷料包扎。

⑦ 术后视创面生长情况，待创面肉芽生长至挂线部位时予以紧线，直至挂线脱落。橡皮筋的脱落时间一定要根据捆扎肌束的粗细来定。需紧线时，拉紧橡皮筋，使

其保持张力，以弯血管钳夹持后，用7-0号丝线捆扎固定。在捆扎肌束内下方置入无菌干棉球(宽约1.0 cm，厚度8层)。此后每次换药时更换无菌棉球。置入绵球的厚度及橡皮筋的力度，以既保持张力、患者又可以忍受为宜。术后若创面分泌物较多，可视情况辅用藻酸钙敷料。

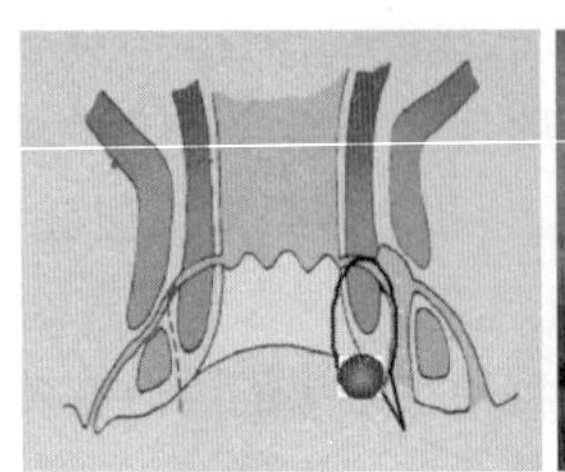
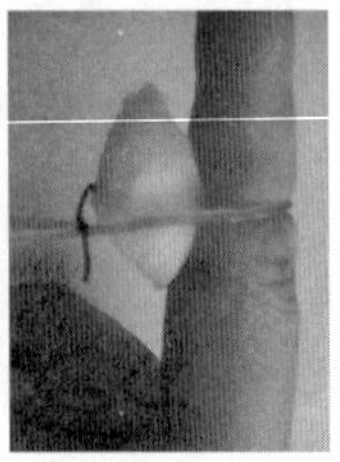

图8-1 改良紧线术示意图

### (三) 丁氏痔科治疗反复不愈之高位复杂性肛瘘的经验探析

**1. 早期诊断肛周脓肿，正确引流** 现代医学认为肛瘘由肛周脓肿演变而来，多因肛腺感染形成脓肿，自溃或切开后，脓腔缩小纤维化形成瘘管，常反复感染。丁氏痔科认为早期对于肛周脓肿的正确诊断和治疗是避免难治性肛瘘形成的关键因素之一。除外炎症性肠病、肿瘤等所导致的肛周感染，常规意义上的肛周脓肿是由肛腺感染后向肛管直肠周围间隙蔓延形成，有一定的规律可循，此时如何选择切开引流的切口至关重要。丁氏痔科认为对于脓肿切口的选择以自然状态下能够充分引流为前提，遵循肛周解剖学特点，不人为切断括约肌，避免通过肌肉的引流通道。有人主张选择近肛缘的切口，希望形成肛瘘时距内口更近，易于根治，但丁氏痔科认为由此带来的隐患是引流不畅、脓肿进一步加重，向深部蔓延，很可能于直肠壁高位溃破，形成高位内口，加上原有内口，导致多内口高位肛瘘的形成，从而增加后期治疗难度。更有甚者，随着生活方式的改变，糖尿病患者增多，而患者并不自知，引流不畅所致坏死性筋膜炎已屡见不鲜。当然也不是引流口距肛缘越远越好，那样的后果是形成更复杂的肛周瘘道，再次手术时的创伤难以估量，临床上由此而致的深及臀大肌内侧、坐骨神经的肛瘘时有所见。

**2. 术前充分了解瘘道特点，科学选择手术切口** 对于已经形成的高位复杂性肛瘘，尤其是反复多次手术的，由于手术过程中的人为干预，瘘管的走向更加复杂化，不能单纯按照肛瘘内口与外口关系的常规定律去处理。丁氏痔科临证经验认为术前对于瘘道走行的了解不可轻视，不能全部依靠术中探查，术前一定要有方向性，明确瘘管及感染腔隙与括约肌的关系，科学设计手术切口，因而术前的经直肠腔内超声检查应作为常规，必要时更应行核磁共振检查。切口的选择是在引流通畅的前提下，避繁就简，避多就少，尽可能减少肛周组织损伤，尤其是括约肌及肛管皮肤的保护更为重中之重。保护肛门括约功能已为多数学者接受并日益重视，但肛门形态的保护常被忽略，导致术后肛门"钥匙孔样畸形"，从而发生肛门漏液、漏气等后遗症。丁义江教授曾强调不能一味地切除瘘管而置肛门功能于不顾，那样的治疗毫无意义。保护肛门形态可通过减少肛管组织切开，代以引流挂线，适时紧线而做到，同时医生在手术时必须充分认识、预见到创腔在愈合过程中可能出现的问题。合理的切口可避免术后多次修剪创面的痛苦。

**3. 找准内口** 找准内口、查清内口、准确处理内口是治愈的关键，丁氏痔科谓之“内口不除瘘不愈”，亦即所谓的“拔根塞源”。现代医学也认为肛腺是肛瘘形成的原发病灶，对于此处处理得不准确是肛瘘复发的重要原因。除把握内口的普遍规律（如索罗门定律）之外，还要明白高位复杂性肛瘘内口的特殊性。李柏年教授认为，内口有广义及狭义之分，广义内口即肛腺感染后形成的内口，而除此之外的狭义内口，在反复未愈的高位肛瘘中比较多见。对于反复多次手术的患者，可能在手术过程中已经进行了内口的切开处理，所以不一定能够寻找到内口。也有患者内口未经处理，但由于炎症反复浸润、溃破，可形成高位内口。临床医生治疗方法不当，对直肠黏膜下脓肿行经直肠黏膜切开引流也是导致高位内口的原因之一。

**4. 彻底清除病灶，不留隐患** 肛瘘病灶清除不彻底是肛瘘反复发作最常见的原因。高位复杂性肛瘘多伴有走向复杂、迂曲、潜行的窦道，有感染同时存在时，分泌物积聚到一定程度便再次发作。丁氏痔科认为反复手术的病例，组织破坏范围大，因此对于隐形病灶的可疑点要仔细观察，包括术前肛周皮肤的色素沉着、肛周组织的质地、指诊时直肠环区组织的弹性等，都可对其慢性炎症的过程及范围有个初步判断。当然常规物理检查亦必不可少。术中探查不能错过任何细枝末节，纤维化管壁是慢性窦道最特征性的表现，要充分打开，窦道顶端是探查的重点，组织色泽的细微变化可能就预示着一个潜在腔隙的存在。高位复杂性肛瘘在临床上经常出现哑铃形、葫芦形等不规则腔隙，手术中要探查盲道、侧支，避免遗漏，彻底清除隐患。

**5. 重视术后处理** 高位复杂性肛瘘术后多为开放性创口，且肛门的生理特点决定了创口在愈合过程中容易出现肉芽生长不理想、引流不通畅等问题，同时对于有挂线的患者如何把握好紧线时机都有赖于细致的观察，及时正确的创面处理必不可少。换药时对于深大的空腔最好用血管钳换药，有引流管的患者，去除引流管时应注意查看引流管的完整性，避免棉球、引流管断端遗漏于腔内形成新的感染源；肉芽水肿时可视情况修剪，或高渗盐水纱布外敷及改善全身营养状况；紧线时间要综合考虑切口大小、深浅、组织生长速度等多种因素，不可拘泥于 1 周还是 10 天开始紧线，要视每个人的情况而定，待组织生长至引流线下方，待基底部的形态基本固定时再紧线，这样方能保持肛管形态，减少后遗症的发生。

**6. 同时治疗相关全身性疾病** 全身性疾病也是复杂性肛瘘反复不愈的因素之一，肛瘘 90%以上是由于肛隐窝损伤后肛腺感染化脓，蔓延至肛门直肠周围间隙而形成的，也可能是全身疾病的肛周表现，克罗恩病、炎症性肠病、结核、艾滋病、糖尿病等都会导致肛瘘的难以治愈，此时必须同时进行全身性疾病的治疗。丁氏痔科强调临床医生要见微知著，在看到肛门部疾病的同时重视全身疾病的筛查与治疗。

### (四) 丁氏痔科挂线疗法的临证经验

**1. 关于挂线方法的选择** 丁氏痔科所运用的是中位挂线，即避免了在瘘管的顶端挂线，而选择在瘘管上1/3处挂线，避免了勒割大量括约肌肌束，导致肛门功能的损害。在高位复杂性肛瘘术后早期，伤口较大，暂时不紧线，使得创面引流通畅，有利于创面分泌物的引流，而加快顶端伤口的愈合；而到了后期，创面逐渐缩小，引流欠畅则又易形成新的管腔，而此时若有挂线引流，则可以克服这一弊端；最后待创面肉芽组织生长充填后予以紧线，勒割组织较少，可以尽可能地减少对肛门功能造成的影响。

丁泽民教授认为引流不畅一直是影响肛瘘愈合的重要因素之一。挂线术利用线的引流作用，可以使创面分泌物能顺线引出，再者也可以因为线的异物刺激作用，促进创面肉芽组织的生长，达到治疗的目的。

**2. 关于紧线时机的选择** 高位复杂性肛瘘挂线后，以往多在术中开始紧线，而丁氏痔科在临床实践中发现，这样虽然不易导致完全性的肛门失禁，但由于紧线过早，捆扎肌束被过早地切断，创面的生长跟不上挂线切割速度，导致肛门控制功能早期的下降，及肛门锁孔样缺损发生率的升高，继而引起不完全性的肛门失禁。所以在运用丁氏痔科中位挂线改良紧线法治疗高位复杂性肛瘘的时候，术中并不紧线，等到术后创面肉芽组织生长到接近挂线的时候，再开始紧线，这样的创面即使紧线切割，也不会对肛门功能造成太大的影响。与此同时，在紧线的时候，应当遵循“少量多次”的原则，防止粘连或缺损。

**3. 关于紧线时橡皮筋力度的选择** 紧线时，对于橡皮筋切割力度调节主要取决于两个方面：① 患者的耐受度。紧线时的橡皮筋切割力度及所垫干棉球厚度应在患者可以耐受的范围内，使患者感觉橡皮筋的张力存在，但其疼痛程度可以耐受为宜。② 创面基底部的生长。紧线时的橡皮筋切割力度及所垫干棉球厚度应充分考虑患者创面基底部的生长情况，待创面基底部肉芽组织生长至接近挂线顶端的时候，可适当加大张力，加快切割速度。而当创面基底部肉芽组织生长较慢的时候，需适当减小张力，减慢切割速度，用以控制挂线切割与创面基底部肉芽组织生长的平衡，减少肛门功能的损伤及肛门缺损畸形的发生。

### (五) 丁氏痔科关于切口选择的临证经验

在肛瘘的愈合过程中，引流通畅至关重要，否则往往容易形成桥形愈合，导致肛瘘的复发，而能否做到引流通畅与术中切口的设计有很大关系。在重视微创手术的现代医学中，我们并不能一味追求大创面而保证引流通畅，否则患者往往愈合时间长，也容易造成肛门的畸形与肛门功能的障碍，引流得当与否是肛瘘手术治疗成功的关键。肛门病手术很容易造成肛管上皮和括约肌的损伤，术后伤口护理既要保障脓液、分泌物、坏死组织的顺利排出，又要考虑保护排便的生理功能。因此，肛管内切口的引流通畅就显得更为重要，这就更要求我们术中做到合理巧妙的设计切口。

由于手术后肛管内依然存在较大的肛管压力和括约肌痉挛，肛门部窦道、兜状凹陷、水肿肉芽及多余的皮赘都可造成粪便滞流，导致手术创面引流不畅，从而成为继发感染的因素。因此，手术中应特别注意肛管部手术切口的形状，使之成为外宽内狭的斜波状创面，以利引流通畅。

在手术开始之前，应先探查瘘管的走形情况，并根据瘘管的走形、深浅切开。主切口一般采用与肛管垂直的放射状切口，对于有内口的肛瘘，切口上端应达到齿线部，以利彻底处理内口，向外应足够延长，以充分引流为度。切口形状为底窄上宽的喇叭形创面，以求肉芽组织从基底部生长逐渐填充创面，从而避免假性愈合。对于马蹄形肛瘘，可根据瘘管弯道的走形，做1～3个辅助切口，并且在保证引流通畅的情况下较少创面。对于弧形切口，切口应尽量远离肛缘，防止过多切除靠近肛管部分的组织而引起肛门变形。对于后正中切口，切口可稍偏左或偏右，以利于术后创面的生长。

肛瘘愈合后期，创面往往会出现切口两侧皮肤内卷，创面变狭小，外部创面比深部创面生长过快等情况，所以术中可在外部创面的皮缘作1～2个“V”形切口，可起到减张的目的，防止桥形愈合。

在作对口引流切口时，一般认为引流切口之间的皮桥保护在1.5～2 cm，以确保皮桥下的分泌物可以被充分引流。皮桥过长不利于分泌物的引流，过短时，皮桥血供不好，容易坏死。所以说，肛门手术是一种精细的手术，任何原因引起的术后感染和过多地损伤肛门皮肤和括约肌，均会造成肛门松弛、狭窄、变形，影响肛门的正常生理功能。

## 四、丁氏痔科肛瘘诊治典型案例

**【病案一】**

王某，男，36岁，2006年2月6日初诊。以“肛周肿痛、间断发作3年”为主诉。

初诊：患者3年前突发肛周肿痛，经当地医院、上海第一人民医院及长海医院诊治，考虑肛周炎症肛瘘可能，且手术有可能致肛门功能障碍而未予以根治。患者目前肛门胀痛，症状时轻时重，坠胀，严重时伴有身热，面色偏黑。肛门局部望诊：截石位6点距肛缘5 cm见一陈旧性破溃口。肛门指诊：后正中距肛缘5 cm处可触及3 cm×3 cm肿块，两侧有压痛。苔黄腻，脉弦。诊为：肛漏。患者病久湿热下注，蕴结魄门，久羁正虚邪恋，治当内外并治，扶正祛邪。外治时当注意最大限度地保护肛门功能，可采用挂线治疗。方拟抗炎合剂合四君子汤加减。处方：

连翘12 g，赤芍12 g，太子参10 g，皂刺10 g，当归10 g，炙黄芪12 g，炒白术10 g，炙甘草5 g，苍术10 g，黄柏10 g，桃仁10 g，牛膝10 g。水煎服，日行1剂。

另：手术局部开窗引流，必要时挂线引流。

复诊：患者首诊后即行手术引流，中药内服，现无肛门肿痛，创面新鲜，引流好。药证相合，原法守治，内外并治。原方原量再进。手术予以后侧开窗引流，并于后侧挂皮筋治疗。

三诊：14 天后复诊，现创面基本愈合，亦无肛门肿痛不适。舌胖大，苔薄白，脉弦滑。药证相合，原法守治。术后正虚邪恋，湿毒不清，治疗因标本兼顾。原方炙黄芪改为 15 g，加蒲公英 12 g，煎水内服，日 1 剂。局部继续换药 14 日后伤口愈合。

按：本案系复杂性肛瘘案例。肛瘘患者，多病程日久，本虚标实。早期多为湿热下注，后期正虚邪恋，治疗在清热解毒同时当兼顾扶正。同时内外兼治，外治手术的时候应以保护肛门功能为要。

**【病案二】**

吴某，男，41 岁，2006 年 3 月 10 日初诊。以"肛门反复流脓 10 个月"为主诉。

初诊：患者 2005 年 4 月份出现肛门部疼痛，自行口服阿莫西林无效，后去当地卫生院切开排脓，而后开始形成肛瘘，又至当地医院行肛瘘手术，术后切口愈合。但经常有肛门疼痛，肛内流脓血，大便尚正常，质不干，日行 1 次。形色活动正常。肛门局部望诊：肛门后正中见陈旧性手术瘢痕长约 3 cm。肛门指诊：肛门后正中肛直环及以上部位饱满，压痛明显。舌淡红，苔薄黄微腻，脉滑。诊断为肛漏。患者过食辛辣之品，湿热内蕴脾胃，下注魄门，瘀阻气机，久而化热，热毒相结，腐肉酿脓，破溃后经久不愈，发为肛漏。证属湿热下注，治拟清热解毒化湿，但患者久病不愈，非内治所能奏效，当以外治切开引流为要，后期可兼顾扶正。方拟五味消毒饮加减。处方：

银花 12 g，连翘 12 g，蒲公英 12 g，制大黄 6 g，黄柏 10 g，牛膝 10 g，防风 10 g，皂刺 6 g，桃仁 10 g，赤芍 10 g，陈皮 5 g。水煎服，日 1 剂。

另手术外治，方法为：① 鞍麻后取左侧卧位。② 探查截石位 5 点见陈旧性手术瘢痕，中央有一破溃口，按之有脓性分泌物溢出。③ 用球头探针从溃口探入，向齿线上方延伸约 4 cm，探至直肠黏膜下。④ 用弯钳从截石位 5 点齿线上 1 cm 处溃口探入至最顶端，用电刀轻轻沿弯钳浅层切开至顶端，暴露术野。⑤ 用括匙搔括瘘管内壁，发现管腔内较干净，无腐肉组织，用"3-0"可吸收缝线将顶端切口两侧分别与黏膜下组织作锁边缝合，顶端作切口引流，切口两侧各再缝合两针。⑥ 包扎敷料。

复诊：7 日后复诊，伤口新鲜，创面引流通畅，无肛门肿痛不适，时有肛门坠胀，大便控制较好。舌淡红，苔薄黄微腻，脉滑。切开后，伤口引流通畅，内服中药药证相合，继续内外并治。原方原量再进 7 剂。伤口每日用坐浴洗剂熏洗坐浴，换药时用油纱条填塞创面，保持引流通畅。

三诊：7 日后复诊，无伤口创面明显缩小，肉芽新鲜，大便稀软，但控制能力较好。舌淡红，苔薄黄微腻，脉细弦。患者术后坐浴换药，局部伤口愈合正常，但大便稀软不成形，外治仍以坐浴换药，但患者术后正虚邪恋，治疗应在清热解毒化湿基础上，佐以扶正之品以达邪。原方原量去制大黄加生黄芪 12 g。水煎服，日 1 剂。每日以坐浴洗剂加水至 800 ml 熏洗坐浴，油纱条换药。

四诊：7 日后复诊，伤口已基本愈合，无脓性分泌物，大便正常。舌淡红，苔薄黄，脉弦。内外兼治，药证相合，目前伤口基本愈合，正气渐复，可继续坐浴换药，中药内服可暂停。7 日后痊愈。

按：本案系复杂性肛瘘病案。复杂性肛瘘治疗较为困难，单纯内治定难收效，外治应注意对肛门功能的保护。挂线疗法自古沿用至今，用其治疗复杂性肛瘘屡见神效，但并不是唯一手段，本案通过部分缝合，减小创面，亦有较好的疗效。另外亦不可忽视内治之法，尤其是疮疡后期，适当运用补法亦可鼓舞正气，缩短病程。

**【病案三】**

李某，男，33 岁，2006 年 6 月 1 日初诊。以“肛瘘术后肛旁反复流脓水半年”为主诉。

初诊：患者半年前因肛瘘在昆山人民医院手术，术后伤口未愈合，肛旁流脓水，遂再次在昆山中医院手术，术后仍然一直有肛旁反复流脓水，伤口未完全愈合。今来我院诊治，肛旁时有脓水流出，潮湿不爽。大便正常，控制能力尚可。肛门局部望诊：肛门外观欠平整，截石位 6 点见一手术瘢痕，截石位 9 点黏膜处见一溃口通肛内黏膜下，截石位 11 点肛管处见部分缺损。肛门指诊：肛内左前方可触及硬结。舌淡红，苔黄腻，脉弦滑。腔内 B 超提示：高位复杂性肛瘘。MRI 提示：肛管左前方炎症性硬结，肛管周围炎症。诊断为肛漏。患者肛瘘术后，正虚邪恋，湿毒未清，久羁魄门，故而反复流脓水不愈。治当扶正化湿解毒。但“源头”未清，非内治所能奏效，故当外治以“拔根塞源”。但患者已 2 次手术，肛门括约肌已遭损伤，可运用挂线而不紧线以引流，充分注意括约肌的温存。手术方法如下：① 鞍麻成功后取右侧卧位，常规消毒铺单。② 在肛门左前侧截石位 1 点作放射状切口，沿括约肌间隙切开，于直肠左前方触及硬结，予以切除，创面未见腐肉，碘伏冲洗后创面缝合。③ 于截石位 9 点黏膜空腔处探针探入，从同点齿线上 2 cm 黏膜下探出，挂皮筋一股，不紧线。④ 包扎敷料，术毕。

复诊：1 周后复诊缝合伤口无红肿疼痛，无肛旁流脓水，大便正常，控制良好。继续换药，皮筋暂不紧线。

按：本案为复杂性肛瘘案例。复杂性肛瘘治疗的难点在于“拔根塞源”与“括约肌温存”的矛盾，特别是多次手术的病人，括约肌或多或少遭到损伤，再次手术时应特别注意对肛门括约肌的保护，同时为了减少病患的痛苦，术中应做到“能缝即缝”。本案患者多次手术未愈的原因在于黏膜下感染病灶未能有效处理，采用虚挂引流，既能“拔根塞源”，同时也做到了对括约肌的充分温存，避免了再次手术加重肛门缺损的危险。

**【病案四】**

谢某,男,16岁,2006年6月5日初诊。以“肛旁肿痛流脓水1个月”为主诉。

初诊:患者1个月前开始出现肛旁肿痛不适,遂在当地医院行切开排脓,现仍感肛旁肿痛不适,并时有肛旁流脓水,每日下午低热,体温在38 ℃左右,大便正常,无脓血黏液,无腹痛,形体瘦弱。肛门局部望诊:肛门右前侧截石位9点肛旁约3 cm见一排脓后溃口,按之有少许脓性分泌物溢出。肛旁溃口处触之压痛,按之有条索状物通向肛门。舌淡红,苔黄腻,脉滑。腔内B超提示低位单纯性肛瘘。患者既往有“溃疡性结肠炎病史2年”。诊为肛漏(炎症性肠病并发)。患者先天不足,形体瘦弱,脾虚湿盛,久而湿毒内蕴,下注肛门,热毒相结,腐肉为脓,切开引流后,湿毒不清,故而疾病不愈。证属本虚标实,以脾虚为本,湿毒为标。急则治其标,拟清化热毒,外以切开引流;缓则固其本,故后期拟扶正达邪。方拟抗炎合剂加减。处方:

黄柏12 g,秦艽5 g,川连3 g,银花12 g,连翘12 g,陈皮5 g,防风10 g,皂刺10 g,苡仁12 g,苍术10 g,甘草5 g。水煎服,日1剂。

另外治以切开引流,艾迪沙1袋,3次/日。

按:本案为炎症性肠病继发之肛瘘(脓肿)。正常肛周脓肿,切开排脓后,大多肿消痛减,脉静身凉,但此患者排脓后仍每日下午低热,形体瘦弱,加之有“溃结”病史,考虑脓肿为炎症性肠病的肠外表现,单纯予以切开引流,伤口往往不易愈合,且易复发,只有在积极治疗炎症性肠病的基础上外以切开引流,方能获效。但此病多为本虚标实,故治疗后期必需固本健脾,以扶正达邪。

**【病案五】**

陈某,女,9岁,2006年6月5日初诊。以“肛周间断性流脓疼痛9年”为主诉。

初诊:患者出生四个月后即发现肛周流脓,为黄白色黏稠液体,并伴发热,遂至当地医院手术治疗(具体不详),术后渐好转。至6岁时又复发,再次行手术治疗,以后曾行两次肛门狭窄手术。近日来,患者再次发现肛周流脓,疼痛不适,无发热,神清,精神可,痛苦貌,营养中等,发育正常。专科检查:肛门右侧有一较大手术切口,约1 cm×2 cm,有较多脓液流出,色黄白,质稠。因患者疼痛,未行肛门指诊。肛周有脓臭味。舌淡红,苔薄白,脉滑。腔内超声:肛门右侧伤口起见一低回声区通向同点肛内,范围在7~10点。诊断为肛漏。患者先天不足,脾气虚弱,湿气乃生,下注肛门,肉腐化脓,经久不愈,发为本病。治疗当以外治切开清创引流为要。手术方法如下:① 鞍麻成功后取右侧卧位,常规消毒铺单。② 用探针自截石位6点外口探入相应内口,逐层切开皮肤及皮下组织,切除瘘管管壁。③ 用探针自截石位9点探入,与截石位6点外口相通,于截石位9点作切口,切开皮肤及皮下组织,切除部分管壁,注意保留括约肌,截石位9点与截石位6点两切口间充分保留皮桥,切口旷置。④ 包扎敷料。每日坐浴换药。

复诊：14 日后复诊，伤口愈合，大便控制良好。舌淡红，苔薄白，脉弦。药证相合，继续便后坐浴。

按：本案系高位复杂性肛瘘病例。高位复杂性肛瘘多有主管和支管穿行于括约肌间，且位置较深。若完全切除管道，对括约肌损伤过多，易造成较为严重的肛门功能损害。采用切开旷置法，充分保留皮桥，最大限度地保护括约肌，在清创引流的同时，不会引起严重的肛门功能障碍，为治疗复杂性肛瘘的关键所在。

**【病案六】**

刘某，男，38 岁，因"反复肛旁肿痛流脓水 2 年余"入院。2 年前无明显诱因下出现肛旁肿痛，于当地医院诊断为"肛周脓肿"，行肛周脓肿切开排脓术，术后创面未愈，时流脓水，于当地医院行 2 次肛瘘手术，症状不能缓解，创面不能愈合，时有脓水自创面流出，3 个月前来我院就诊。查体：截石位 3 点可见一放射状瘢痕，于距肛缘 5 cm 处可见一外口，截石位 6 点可见一放射状瘢痕，距肛缘 3 cm 处可见一溃口。肛内：截石位 6 点距肛缘 3 cm 处可及凹陷。腔内超声提示：经括约肌肛瘘。查肠镜示：未见异常。结核菌素试验阴性。肛管压力测定示：肛管静息压 40 mmHg，最大收缩压90 mmHg。

患者诊断明确——高位复杂性肛瘘。从实验室检查看，患者肛门功能已经受到一定损伤，但患者没有大便失禁的表现，排除手术禁忌后行高位肛瘘切开挂线术，于 6 点内口处挂双股皮筋，术后 15 日肉芽自创面顶端生长至挂线水平，予以 3 次紧线后橡皮筋脱落，术后 2 个月创面完全愈合。

按：患者系经括约肌肛瘘，在括约肌间有一空腔，如果没有处理这个空腔，则手术很难成功。因为患者已经有肛门功能损伤的迹象，术中应用二期切割挂线的办法来处理内口，以保护肛门功能。就患者肛门功能方面，不能因为惧怕而放弃手术或者反复进行"小"手术，应该评估反反复复的感染和反反复复的"小"手术对肛门功能的影响。同时，对于能够达到治疗效果的手术，对肛门功能的影响也应该权衡。当然，在治疗这类复杂性肛瘘尤其是有可能致大便失禁的患者时，需要拥有丰富临床经验的肛肠专科医生去抉择。

**【病案七】**

王某，男，50 岁，因"反复肛旁流脓水 1 年余"入院。1 年前，因"肛瘘"于当地医院行手术治疗，术后创面不能愈合，流黄色稠厚脓液。1 年内行 4 次清创手术，但创面一直有脓液流出，3 天前于当地医院行清创手术，为求进一步诊治，来我院就诊。查体：肛管后侧可见一创面，长约 2.5 cm，创面上覆有少量黄稠分泌物，舌红苔黄腻。追问病史，患者平素喜爱吃辣椒。

患者系湿热下注，治宜清热燥湿。处方：黄连 3 g、栀子 5 g、黄芩 10 g、木香 10 g、槟榔 10 g、连翘 10 g、芍药 10 g、薄荷 10 g、当归 10 g、茯苓 10 g、泽泻 10 g、甘草 3 g。

二诊：患者分泌物明显减少，舌苔黄腻较前缓解，续用上方半月后，创面愈合，舌苔薄白微黄。

按：患者系湿热内盛，此类患者不能光注重局部的换药处理，需要从全身进行调理，进行清热燥湿，改善患者的全身情况。而舌苔则是一面镜子，是观察患者的病情的镜子，也是观察治疗效果的镜子。方中应用黄连清热解毒，直折火势；辅以栀子清热除烦，黄芩清热燥湿，薄荷疏解风热，连翘清热解毒；木香疏通胃肠之气；茯苓、泽泻利湿；甘草调和诸药。

## 第二节　柏连松肛瘘诊治学术思想与临证经验

### 一、柏连松简介

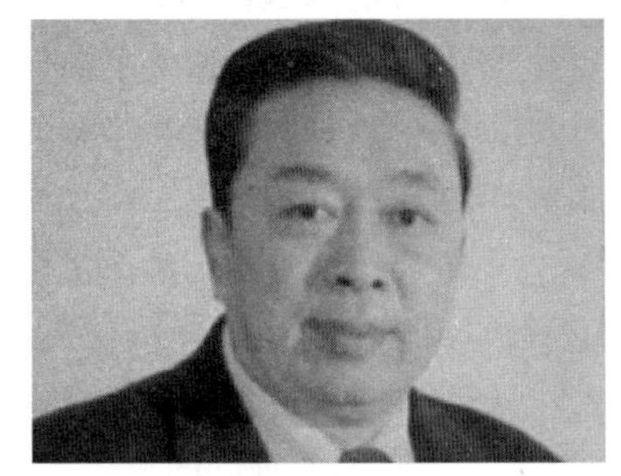

柏连松

柏连松（1936—），男，上海市人。早年师从全国著名老中医、上海中医外科名医夏少农教授，跟随夏师临诊，后以优异的成绩毕业于上海市中医进修班。他全面、系统地掌握了夏氏外科的中医特色，在从事中医外科、肛肠科的40多年中，他长期工作在医、教、研第一线，将中医传统方法与现代医学的先进技术相结合，并把肛肠病作为自己主攻方向，积累了丰富的临床经验，创立了许多有特色的治疗新方法，研制发明了许多新药，使中医肛肠科得到了重大发展，取得了辉煌的成果，被誉为东方名医。

柏连松教授不仅是位名医，而且是位儒医，由他编著的《简明肛肠病学》和主编的《实用中医肛肠病学》先后由科技文献出版社出版，主编的《中医肛肠科学》被上海市卫生局指定为肛肠科住院医师培养丛书之一，另外他还编著了《医籍精选》和《中医治疗疑难病秘要》肛肠病章节，其中《实用中医肛肠病学》获1990年上海市科技进步二等奖。由于柏连松教授对肛肠病治疗和研究的杰出贡献，使得原先空白的中医肛肠科学第一次作为中医外科学的一门独立的分科学科，在我国正式创立并已在海外享有盛誉。柏教授本人则成为我国中医肛肠科学的带头人和奠基人。近年来他在国内外重要医学期刊上发表论文三十多篇，并应邀出访美国、新加坡等国际学术报告。2000年荣获二十一世纪国际医药发展大会“金象大奖”。

### 二、治疗肛瘘的临床经验

#### （一）肛瘘的内治法

内治疗法多用于手术前后，以增强体质，减轻症状，控制炎症发展，或为手术创造条件。根据虚实及不同阶段分别予以清热利湿、扶正托毒。

**1. 急性期治疗** 原则:清热利湿。选用革薢、黄柏、丹皮、赤芍药、虎杖、薏苡仁、生黄芪、皂角刺、桃仁、穿山甲。革薢有利湿而分清别浊的作用;黄柏、丹皮、赤芍药、虎杖清热凉血,泻火解毒;薏苡仁利水渗湿,清热排脓;生黄芪、皂角刺托毒排脓;桃仁、穿山甲活血祛瘀散结。治疗发病初期,正气未伤,肛周经常流脓液,脓质稠厚,肛门胀痛,局部灼热,或肛周有溃口,按之有索状物通向肛内。加减:热毒盛者,加鲜生地黄、水牛角片;大便秘结者加大黄。

**2. 后期治疗** 原则:益气养阴,托里透毒。选用党参、白术、山药、生地黄、北沙参、天花粉、当归、白芍药、桃仁、皂角刺。其中党参、白术、山药健脾益气;生地黄、北沙参、天花粉清热养阴;当归、白芍药养血和营;桃仁、皂角刺祛瘀散结,消肿排脓。用于治疗肛瘘经久不愈,反复发作,正虚邪恋之证。加减:热盛肿痛加蒲公英、黄柏;中气不足者重用党参,加黄芪、升麻、柴胡;脾虚有湿,脓水淋漓者重用党参、白术、茯苓,加薏苡仁、扁豆衣;盗汗者加浮小麦、牡蛎等。

现代医学在肛周脓肿的初期即使用抗生素进行治疗,待脓成后行切开引流术。然而柏教授不主张脓肿早期使用抗生素,因为用后脓肿被包裹,局部形成迁延性僵块,使病程延长。他认为当出现恶寒、发热、身体倦怠、食欲不振等全身症状时,可加重凉血清热解毒药物,如水牛角片 60 g,鲜生地 30 g,或加服牛黄醒消丸或西黄丸,每次 3 g,每日 2 次。

### (二) 肛瘘的手术

对于高位复杂性肛瘘的手术治疗一般都沿用传统的挂线疗法,以往都是用橡皮筋贯穿瘘管管腔,柏教授在临床操作和术后发现,由于橡皮筋本身的质量及消毒等原因,有时在手术过程中或术后换药时会自行断裂,需要重新用探针探查管道及内口,不但给病人带来痛苦,给手术增加难度,有时会再次在肠壁造成一个溃口,从而影响手术的疗效及术后的恢复。为克服这个不足之处,柏教授潜心研究,独创了“双线切挂法”,就是橡皮筋、丝线交错加固结扎挂线的手术方法,在保证疗效、保护肛门功能的基础上,又简化了操作步骤,缩短了手术时间。

近年来柏教授仍不断进行探索,借鉴现代医学的解剖学原理,在原有手术基础上又运用“隧道法”治疗高位复杂性肛瘘,使该病的手术方法日臻完善,已在临床取得了满意疗效。所谓“隧道法”,就是彻底切除感染的原发病灶——感染的肛隐窝、肛腺导管和肛腺,低位瘘管切除呈开放创面,高位瘘管(即肛管直肠环后方及上方的瘘管)剥离切除呈隧道状。其优点是:不损伤括约肌。根据解剖学原理,对于肛瘘的肛管直肠环后方及上方的瘘管部分,只切除瘘管而保留以括约肌为主的正常组织,对于剥离切除而形成的隧道状创面作成底小口大向外的引流创面,因为有较多高位肛瘘,尽管管腔延伸至直肠环肌后上方,但用银丝探针探查并不能从瘘管顶端直接穿出直肠壁。需用槽针用力才能穿出,这只是人为的造口,为挂线而用,说明肛瘘的高位末端为盲端,与直肠不通，而且此处已远离肛管高压区(即距肛缘 1～2 cm 处的肛管部分)，因此没必要挂线处理，只需旷置引流即可。对于肛瘘的肛管直肠环下方部分，完全切开切除，呈开放式创面，目的也是为了有利于高位旷置隧道状创面引流通畅，以利创面愈合，从而保护肛门功能，防止高位复杂性肛瘘术后常见肛门失禁的后遗症。而且由于肛管直肠环上方直肠壁保持完整，也能防止术后肛门变形、漏液，同时避免橡皮筋钝性切割瘘管的疼痛，而且肛内创面小，患者排便时刺激小，疼痛轻。

**(三) 术后注重换药技巧及辨证选药**

肛瘘治疗的成败，手术是一个关键，换药是第二个关键。首先应防止创面发生假性愈合，需先用生理盐水清除创面及其周围的污物及分泌物，然后用消毒棉球吸干，涂药时须将创面完全敞开，将药物敷于基底部，必要时用少量棉花嵌于基底部，使创面从基底部开始生长，防止表面过早粘连闭合，形成桥形愈合。其次，根据创面的不同愈合阶段及表现辨证选用不同的药物促进愈合，初期腐肉未脱、渗液较多时用红油膏等祛腐生肌药膏，腐肉脱尽后改用三石散油膏、白玉膏等生肌长肉药膏，肉芽长平后用三石散等长皮收口散剂，直至伤口完全愈合。另外，换药时还可将薄层棉块，蘸湿预留的中药药液敷于创面，再用油膏涂于棉块表面，保持棉块湿润，具有减少创面渗出、减轻疼痛、促进愈合的作用。

**(四) 中药口服扶正祛腐生新，加速术后恢复**

肛瘘大多病程较长，长期溃破流脓或脓血，脓、血均为气血化生，日久必耗伤气血阴液，且加之手术，致术后正气不足，气阴两虚，局部创面红肿疼痛，腐肉未清，渗出较多，愈合缓慢。针对手术后出现的这些情况，选用炙黄芪、党参、炒白术、淮山药等以益气健脾，北沙参、石斛、黄柏、虎杖等养阴清热，桃苡仁等散瘀止痛，诸药配伍，以助术后正气恢复，气血阴阳调和，促使创面腐去新生，加速愈合。一般连续服用 1～2 周，疗效显著。

## 第三节　黄乃健肛瘘诊治学术思想与临证经验

### 一、黄乃健简介

黄乃健，男，主任医师、教授，1957 年毕业于济宁医学专科学校，1962 年毕业于山东中医学院。曾任山东中医学院附属医院肛肠科主任，现任山东中医药大学附属医院主任医师、教授、北京中医药大学和山东中医药大学博士生导师，兼任中华中医药学会肛肠分会副主任委员，中国中西医结合学会大肠肛门病专业委员会副主任委员，中国肛肠病杂志编委会主任委员、《中国肛肠病杂

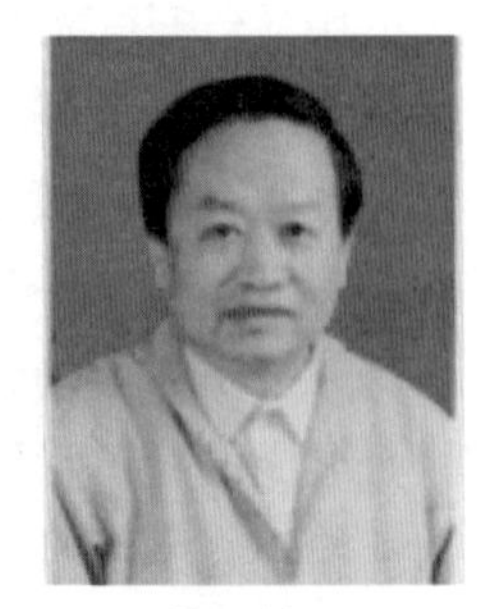
黄乃健

志》主编，山东中医药学会肛肠分会主任委员等职，为我国肛肠学会和《中国肛肠病杂志》的创建者之一。40余年来致力于中医学的继承和发扬，在肛肠病的中西医结合方面做出了显著成绩，造诣颇深，在国内外有一定的影响。

黄老在世界上首先发现了高位肛瘘直肠环纤维化现象，并阐明了直肠环纤维化对高位肛瘘手术治疗的影响，同时制定了高位肛瘘诊断的临床指征。这项发现和提出的判定标准对高位肛瘘的诊治具有重要的意义，在国内已得到公认。1964年其研究的牵拉式内痔套扎器可用于治疗内痔、直肠黏膜脱垂、直肠黏膜松弛、直肠前突、结直肠息肉等病，具有操作简便、快速、疗效确切等优点。该项研究目前仍为世界领先水平。对直肠脱垂首用一次适当多量注射疗法，取得较好的疗效，可完全取代剖腹肠管内固定或肠管切除等损伤较大的外科手术。在世界上首创臀部皮肤移位肛管成形术。先后获8项成果奖，国家发明专利5项，编著7部专著，发表论文40余篇，主编我国唯一的防治大肠肛门疾病的专业期刊《中国肛肠病杂志》，对开展肛肠科国内外学术交流，发展我国肛肠学科有一定影响，为国家赢得了荣誉。1992年、1997年先后被评为山东省医药卫生拔尖人才。1994年、1995年被英国剑桥大学国际名人传记中心等国际名人传记组织，收载于《世界名人》和《世界医学名人录》等书中。2002年英国伦敦大学聘为客座教授并授予博士学位。

## 二、治疗肛瘘的临床经验

### （一）创用肛瘘复合触诊和加压移动触诊法

在肛瘘的触诊检查中，单纯肛外触诊或肛内触诊法有时很难判定瘘管组织的走行、分支情况及与周围组织纤维性变的肛门括约肌束区别。黄乃健教授在临床实践中首用复合触诊结合加压移动触诊法。加压移动触诊法即于管道区施加一定压力，并顺管道做平行往返移动或垂直管道做往返移动，此法对触诊区别深浅管道确有帮助。因管道较硬，其周围组织较软，往返触摸管道及其两侧的组织，给区别管道提供了更有利的条件，结合肛内与肛外触诊即复合触诊，可大大提高肛瘘诊断的准确率。

### （二）研制肛隐窝钩刀判定与处理肛瘘内口

肛隐窝钩是检查内口是否存在的重要工具。黄乃健教授采用自行研制的专利产品——肛隐窝钩刀探查内口，收效明显。隐窝钩有两种，钩长各为0.5 cm和1 cm。先取钩小者，钩探所窥见的明显病变区，再沿齿线慢慢检查。如遇内口则一钩即入，但内口闭锁时不易钩入。如肛隐窝因发炎变深时，可取钩长者予以鉴别。如为正常的隐窝仅可钩入一定长度；如为内口常可吞没全钩，且钩得的方向与肛外触得的瘘管方向一致，这是因为隐窝钩经内口钩入管道之故。低位瘘管再以探针自外口插入，二者相遇时即有触碰感。该技术临床用于确定内口，准确率极高。

### （三）修订索-哥规则，明确肛瘘内外口和管道曲直的关系

黄乃健教授在长期临床实践中体会到索罗门定律与歌德索规则对诊断长管弯形

瘘尚感不足，因此，对上述规则提出修正：以肛门中央横线为基准，以外口离肛缘的距离为范围，在横线之前者，如其管道短于 5 cm 或外口距肛缘 5 cm 以内，则管道多直，内外口多相互对应；在横线之后者，则管道多弯曲，内外口多不对应。如后位管道超过肛门中央横线之前，其外口虽距同位肛缘不超过 5 cm，但管道亦较弯曲，内外口亦不对应。

### (四) 直肠环区硬变的利用

高位肛瘘是肛肠科疑难疾病，治疗除有一定技术困难外，易发生大便失禁。高位肛瘘如何一次切开曾是研究重点，因为此类手术有时需广泛切断肛管壁，包括全部直肠环，故很少取得成功。黄乃健教授通过临床观察，首先发现直肠环纤维化现象并指出直肠环硬变在高位肛瘘治疗中的作用。高位肛瘘由于脓肿范围广泛，直肠环区发生硬变。硬变的范围可在内口同位对应环区，可波及少半环、半环、多半环和全环。纤维化程度和范围与管道的单纯与复杂以及管道距肛道的远近和疾病的长短有关。一般而言，如管道复杂、主道距肛道稍近而病程长者，硬变重，范围广。高位肛瘘给直肠环带来的硬变损害，降低了其弹性，减弱了括约肌功能，但硬变本身却给手术治疗创造了有利条件，此时若将其切断也不会引起肌纤维的回缩而使大便失禁。因此，它使高位肛瘘的内口区及管道内端的处理不会遇到更多的困难，给手术的成功提供了更大的可能性。关于直肠环区硬变后对手术和严重并发症的影响，有两点需要弄清楚：① 纤维化程度与环区剪切范围的关系。切开直肠环区的多少决定于该区纤维化程度：环区硬变较重时，可将此区大部分或全部切开；如仅轻度硬变，只可部分切开。对于纤维性变较重、触摸较硬而其范围又较广泛者，可彻底切开，即使成为较大缺损，也无失禁之患。如无硬变，不可轻易剪切，可挂线或分次手术。② 肛管壁广泛切开与严重并发症的关系。高位肛瘘常需切开与主道内端对应区肛管壁，这也是治疗成败的条件之一。一般应切至齿线或稍上，如直肠环区硬变较重，可由肛缘一直剪至管道内端对应之环区。这种在环区硬变基础上的肛管壁的广泛切开，亦少有大便失禁之患。总之，直肠环纤维硬化为手术治疗高位肛瘘的局部基础，应该充分利用这种变化。

### (五) 高位肛瘘诊断的临床指征

黄乃健教授在大量的临床诊疗实践中总结提出了高位肛瘘诊断的临床指征：① 肛瘘管道沿肛管方向走行，即瘘管平行或近平行于肛管；② 瘘道深在，不具表浅组织，故检查时仅触得肛瘘溃孔区局限硬结或部分硬索；③ 探针检查除证实上述瘘管方向外，一般深约 4 cm 以上；④ 探针指诊复合检查，肛内手指于直肠环上肛瘘管道内端对应区的肠壁，感触探针冲撞；⑤ 直肠环纤维化。上述现象和指征在实践中具有重要意义。

### (六) 高位肛瘘的手术治疗原则

① 术前必须查清直肠环区纤维化的程度和范围及管道的关系。② 一次或分次剪切环区的选择：环区纤维化者一次剪切，唯切开的范围因硬变程度的轻重和范围的大小而不同。有必要切开而无纤维化者，应分次切开或一次手术切开并与挂线法并

施。③ 管壁剪除的多少和皮肉损伤的程度：肛瘘管壁不必完全去除，应根据创面不同情况适当剪除不利于愈合之部分。但结核性肛瘘管壁的腐败组织必须清除彻底，否则不易愈合。创口健康组织尽量少剪，近肛门端的创缘更应珍惜，否则易引起肛门变形或狭窄，影响控制功能。④ 必须正确处理内口区和管道内端，严格掌握肛管壁切开程度。管道切开应尽量彻底，引流必须畅通。

### （七）猫眼草膏对结核性肛瘘的治疗作用

黄乃健教授研究的猫眼草膏对结核性肛瘘和一般炎症性肛瘘的治疗作用十分显著。取洁净猫眼草熬汁，滤过浓缩至成流膏时为止。用时以流膏纱布条敷于创面或填塞创口及窦道，亦可直接涂用。能祛腐生肌，对结核性肛瘘疗效显著。一般炎症如创面组织腐败、分泌物多时，亦可应用。此药刺激性较大，后期创面转新时应配合其他生肌中药应用。

### （八）肛瘘膏治疗小儿肛瘘

黄乃健教授在长期临床应用古方的基础上，成功研制出治疗小儿低位肛瘘的肛瘘膏，主要由祛风除湿活血等作用的药物组成，局部涂敷，可促进组织血液循环。另外，通过研究发现，方中部分药物对机体免疫功能有双向调节作用，既能抑制偏亢的体液免疫功能，又能提高低下的细胞免疫功能，对肛瘘内口的闭合有一定的作用。应用本法治疗小儿肛瘘，取得良好效果，开创了中药局部涂敷治愈小儿低位肛瘘的先河，在小儿肛瘘以药物治疗的非手术疗法研究领域取得了突破性进展，打破了肛瘘非手术不可治愈的论断。此法不损伤任何组织，可完好保护肛门功能，在肛肠病的治疗中具有重要意义。

# 第四节　朱秉宜肛瘘诊治学术思想与临证经验

## 一、朱秉宜简介

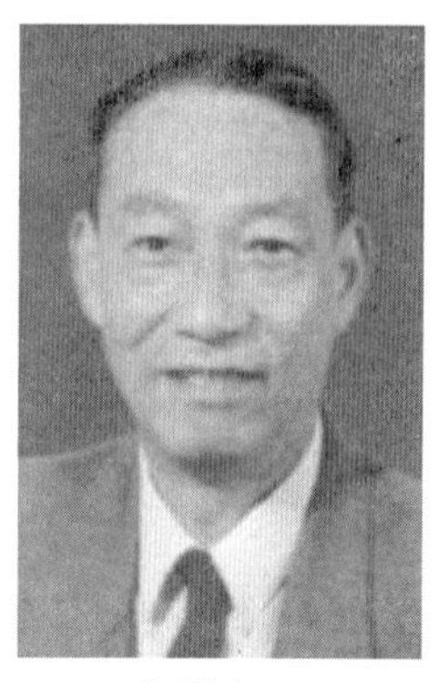
朱秉宜

朱秉宜，男，1930年1月生，江苏苏州人，著名中医学学家，中医肛肠病专家。现任南京中医药大学附属医院肛肠科教授，主任医师，曾任江苏省中医院肛肠科主任。中国中医学会肛肠分会理事、名誉理事，江苏省中医学会肛肠专业委员会副主任委员，高等教育研究会临床研究会肛肠分会副主任委员。第2～4届《江苏中医》杂志编委。全国首批名老中医学术经验继承指导老师，1994年被授予江苏省名中医。从事肛肠专业40余年，擅治肛门大肠疾病，运用中医的传统疗法尤具心得。临床治疗高位复杂性肛瘘、晚期环状混合痔、大肠肿瘤、慢性溃疡性结肠炎、出口梗阻性便秘等疑难杂症，多获显著疗效。

## 二、治疗肛瘘的临床经验

### （一）治瘘首当查明病因

随着时代的发展，疾病谱亦不断发生变化。同样是肛瘘，有结核性的、克罗恩病性的，甚则癌性的。因此，朱秉宜教授主张治疗肛瘘首先要通过病史及全身情况的诊查，局部应用病理组织检查、细菌培养等现代医学检查手段，查明其病因，明确其性质，然后针对病因治疗必获良效。若盲目予以手术，轻则创口不愈或仍旧复发，重则贻误病情，造成不良后果。

对克罗恩病性肛瘘、梅毒性肛瘘等特异性肛瘘，朱秉宜教授认为原病不愈，瘘定难愈，妄动刀线，则徒伤肛门而于治疗无益。对病程较长、反复发作的肛瘘，若见有“鱼冻样”分泌物流出者，则多已癌变，应引起临床医生的重视。对结核性肛瘘的诊断，主要是依据局部活组织病理检查，他认为，此病常为混合感染，因而取病检时，要多方位采取，以免漏诊。该病的另一特点是，常无内口，此类肛瘘在抗结核治疗的基础上，予以扩创引流，保证瘘腔引流通畅，就能治愈。

### （二）内口定位，倡用多法

对一般非特异性肛瘘，朱秉宜教授认为寻找并彻底清除原始感染病灶（内口）是治疗的关键，因为这类肛瘘90%以上都是由肛门腺感染而成。临床有时找不到内口，多是由于肛瘘静止期内口或瘘道暂时堵塞之故。他认为，内口定位应多法相互验证，方能无误。在众多的内口寻找方法中，临床以指诊法、探针法、美蓝试验法和碘油造影法最为实用，四法合参，多能准确定位。

朱秉宜教授还在实践中总结出加压冲洗美蓝试验法，即对一次美蓝试验未能找到内口的复杂性肛瘘患者，术前可用生理盐水与过氧化氢混合液自外口反复加压冲洗，往往能将已阻塞的瘘道内口冲通，最后通过美蓝染色明确内口。

### （三）挂线尤重临床实用

挂线疗法是目前肛肠科临床使用最多的中医传统特色疗法之一，朱秉宜教授临证时特别注重根据该疗法治疗机理的现代研究进展和临床实际灵活使用。他认为挂线的四种作用，可以单独应用其一种作用，亦可同时应用其数种作用。如他主张对复杂性肛瘘的支管、支腔不作切开或切除，而是潜行搔刮后予以挂线，作对口引流，也就是应用了挂线疗法的牢固及持续的引流作用，既减少了组织损伤，保护了肛门功能，又可方便换药，缩短疗程。对多发性经括约肌肛瘘，他主张一次只能切开一条瘘管，其他瘘管则予以挂线，但不紧线，以后分期逐一治疗，以保护肛门功能，这里挂线是取其标志、引流作用。对于穿越肛管直肠环的高位肛瘘，主张取挂线的慢性切割、异物刺激、引流等综合作用，勒开瘘管。他指出在治疗过程中，一定要在挂线后14天左右，由异物刺激引起的纤维化达高峰时，才予紧线、脱线，以防止脱线过早，括约肌断端由于纤维化数量不足，粘连固定不牢"豁开"而后遗不完全性肛门失禁或肛管缺损。

### （四）"清源"同时还须"浚流"

对于复杂性肛瘘，有些医生认为只要处理主管道，不必处理支管，就能治愈。朱秉宜教授则主张"清源"同时还须"浚流"。他认为支管支腔若不作彻底清创、引流，虽然也能暂时闭合，但管腔内遗留的坏死感染物质是以后导致复发的主要原因之一，为此，他采用了"对口引流法"。根据引流需要，在支管的不同部位作数个放射状小切口，通过切口用刮匙将支管内的坏死感染物质清除干净，再置入橡皮筋，作松弛的挂线，每日冲洗，充分引流，待脓尽、主切口变浅，支管、支腔口径缩小至与橡皮筋相近时，拆除挂线。对通向坐骨直肠间隙顶部或直肠后间隙等深部的支管、支腔，他主张用"药捻式置管法"引流，即将细导尿管置入支管、支腔至深处，稍外移后固定，每日冲洗，每隔数日，再稍向外移后固定，使支管、支腔在不遗留坏死感染物质的提前下，真正通过肉芽组织填充而闭合，这样则无复发之虞。

## 三、朱秉宜教授肛瘘诊治典型案例

**【案例一】**

刘某，男，45 岁。1999 年 3 月 2 日入院。患肛瘘 2 年余，多次于当地医院手术治疗无效，近 2 个月肛旁肿痛流脓发作频繁。专科检查：截石位 3 点、9 点肛缘分别可见放射状手术瘢痕，3 点瘢痕上距肛缘约 3 cm 处可见一结节状溃口，自此可触及硬索向肛管后侧延伸。指诊：肛管直肠环后半侧僵硬，截石位 6 点齿线附近可触及黏膜下结节，压痛明显。探针自外口探入约 5 cm，未探通内口。入院诊断为高位肛瘘。入院后采用加压冲洗美蓝试验法，3 天后明确内口位于截石位 6 点齿线上 1 cm 处。遂在骶麻下行肛瘘切开挂线对口引流术，分别于截石位 3 点、5 点肛缘作放射状切口。截石位 5 点处切口肛门外括约肌深部以下瘘管予切开，以上瘘管探通内口后挂线；截石位 3 点处切口切除外口，扩创引流；3 点、5 点间瘘管予搔刮后采用"对口引流法"挂线。外口及瘘壁组织送病理检查，证实瘘管为非特异性感染所致。术后常规换药，高位瘘管的挂线于术后 14 天脱线，对口引流挂线于术后 20 天拆除，术后 36 天创面愈合出院。随访 1 年，未见复发，肛门功能良好。

**【案例二】**

高某，男，54 岁。1999 年 7 月 20 日入院。患肛瘘 4 个月余，肛旁肿痛反复发作，伴低热，叠用抗生素治疗乏效。专科检查：截石位 3 点距肛缘约 4 cm 可扪及一硬索，放射状向肛内延伸，同位齿线附近可触及一凹陷状硬结，压痛明显，肛缘外硬索还呈弧形向截石位 1 点、6 点蔓延。入院诊断为低位复杂性肛瘘。在骶麻下行肛瘘切开对口引流术。分别于截石位 1、3、6 点肛缘作放射状切口。截石位 3 点切口处用探针探通内口，予切开引流，其深部发现一支腔达坐骨直肠间隙顶部，深约 7 cm，遂采用“药捻式置管法”置入细导尿管固定；截石位 1 点至 3 点、3 点至 6 点支管予搔刮后采用“对口引流法”挂线。内口及瘘壁组织送病理检查为非特异性感染。术后常规冲洗换药，每隔 2 天，将导尿管外移约 1 cm，6 天后拆除；对口引流挂线于 19 天拆除。术后 30 天创面愈合。随访半年，未见复发。

# 第五节　陆金根肛瘘诊治学术思想与临证经验

## 一、陆金根简介

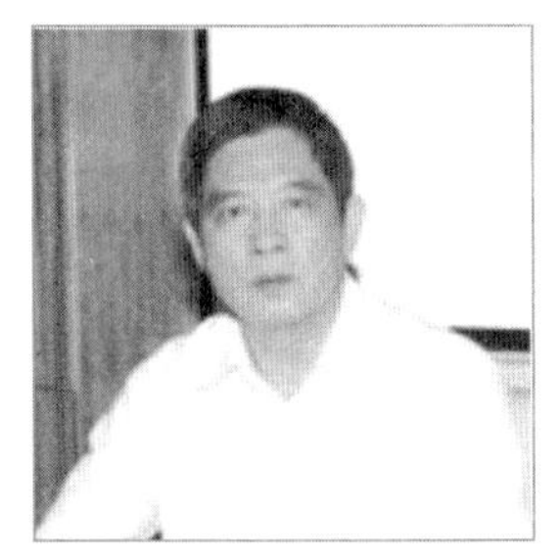

陆金根

陆金根，男，教授，主任医师，博士生导师，上海中医药大学附属龙华医院院长，上海市名中医。现任中华中医药学会理事，上海市中医药学会副会长，中国中西医结合学会全国大肠肛门病专业委员会副主任委员，上海市中西医结合大肠肛门病分会顾问，全国高等教育学会大肠肛门分会副主任委员，上海市中医药学会老年病分会副主任委员。国家教育部、国家中医药管理局重点学科负责人，上海市中医外科临床医学中心主任、上海中医药大学中医外科研究所所长。

师承已故全国著名中医外科专家顾伯华教授，多年来从事中医和中西医结合外科的医、教、研工作，全面继承“顾氏外科”精髓，并不断发展、创新，特别在中医外科和中医肛肠病的基础研究、治疗方法和疑难手术等方面有极深的造诣，中医传统特色浓厚，治愈了上万例病例，患者遍布海内外。

陆金根教授依据中医传统的“腐脱新生”理论，采用“蚀管”原理，“以线代刀”，在国内先后首创了“隧道式对口拖线引流法”、“主管拖线法”等拖线引流法，开创了治疗复杂性肛瘘的新模式，疗程显著缩短，疗效不断提高，同时避免了对肛周组织的严重损伤。运用“痔外静脉丛剥离术”治疗复发性血栓外痔远期疗效达国际领先水平。通过大量临床实践和经验，并结合老年性便秘的特点，依据“增液行舟”学说，临床研究结果证实疗效显著，改善了患者的生活质量。努力开发以大黄、蒲黄为主药的“复黄片”，经多中心、随机对照临床试验证实其疗效远优于已上市的同类药物，具有较为广阔的市场前景。因采用中西医结合疗法成功抢救了多例临床上罕见危重病症“肛门会阴部急性坏死性筋膜炎”，荣获首届上海市临床医疗成果奖。

## 二、治疗肛瘘的临床经验

### (一)隧道式拖线术式治疗肛瘘的操作要点及临证体会

**1. 隧道式拖线术式治疗肛瘘的方法与应用原则** 隧道式拖线术主要通过合理清除肛瘘的内外口,管道对口拖线引流达到治疗肛瘘的目的。该术式不直接切开皮肤和过多切除肛周组织,特别是肌肉组织,最大限度地避免了肛门周围组织的损伤,有效地保护了肛门直肠正常的形态和功能的完整,最大限度减少瘢痕组织引起的肛管缺损。

单纯性肛瘘主要用隧道式主管拖线术;对于复杂性的多支管、残腔及管道弯曲度较大的肛瘘(如马蹄型、半马蹄型肛瘘等),主要用隧道式支管拖线术治疗。

主管拖线术的操作要点在于探明内口的位置后,将银质球头探针从内口穿出,贯通内外口,以硬质刮匙清除内口及管道内的坏死组织,如管壁较厚者,可予以部分剪除。用银质球头探针将10股医用丝线(国产7号)引入主管道内,10股丝线两端打结,使之呈圆环状。放置在瘘管内的整条丝线应保持松弛状态。术毕次日起每日早晚或便后换药,每日2次。换药中用0.9%生理盐水冲洗后将提脓祛腐中药九一丹放在丝线上缓慢拖入瘘管内蚀管。待引流创面及环形丝线上无明显脓性分泌物后,采用“分批撤线法”撤除丝线。自撤线开始之日起,肛管内放置消毒纱布1/2块(烟卷状),肛门周围配合“垫棉压迫法”,即棉垫包扎,宽胶布加压固定,外置沙袋创面坐压,至创面愈合。

隧道式支管拖线法将内口及主管道予以切开引流。对于支管、潜腔,拟采用拖线部位,以球头探针贯通后,将多股医用丝线(国产7号)引入管道内,丝线两端打结,使之呈圆环状。放置在瘘管内的整条丝线亦保持松弛状态。术后创面处理同主管拖线法。

拖线一般多采用10股医用7号丝线。管道腔径1 cm以上或预拖线部位非管道状结构,呈残腔状不规则结构,为达到最佳引流效果,可以增加丝线股数。同时一般建议拖线在管道内的长度应以5 cm以下为宜。若欲拖线部位管道长径5 cm以上,建议将管道截断,分别予以拖线处理。关于拖线保留的时间,一般根据专科医生的临床经验判断,包括观察局部肉芽组织色泽(应新鲜红活)、分泌物的性状(应呈清亮透明黏稠状态),并在术后10天左右行超声诊断。根据超声提示,管道腔径0.5 cm以下者,可以考虑拆除拖线,进行下一阶段治疗;管道腔径0.5 cm以上者,应保持拖线引流14天左右。强调需将超声诊断与医生的经验判断相结合,灵活掌握拖线时间。

拆除拖线前的准备工作应贯穿整个治疗过程中,包括术中引流切口的设计、换药过程中创口的观察与处理。准备拆除拖线前建议行结肠水疗,控制排便。将拖线段管壁以刮匙充分搔刮,以创面新鲜出血为度。同时配合垫压法,应根据管道走行方向受力并坐压。一般需坐压3天左右(每天坐压时间应超过5小时),在此过程中应控制排便。

**2. 隧道式拖线术治疗肛瘘的操作要点** 手术治疗肛瘘既要消除瘘管,又要保存肛门节制功能。维持肛门节制功能最主要因素之一是保持括约肌机制的解剖学完整。

围绕肛门括约肌的损伤与保留，国际肛肠界曾有过长期的争论。肛瘘手术治疗的主要观点有：① 正确处理感染内口是手术成功与否的关键；② 主管位于肛管直肠环以下或通过直肠环以下 1/3 的主管，采用切开法；③ 在肛管直肠环上方的主管或通过直肠环上 2/3 的主管，采用挂线法；④ 正确处理创面，使之引流通畅，防止假愈合；⑤ 深部瘘管穿过肛管直肠环以上，肛管直肠环部未纤维化者，绝对不能一次全部将瘘管切开，并且也禁止一次在肛管直肠环以下的两处括约肌，以免引起肛门失禁。现代研究证明，肛管外括约肌的完整、内括约肌反射的完整性、肛门局部上皮电生理感觉，以及瘢痕组织引起的肛管缺损，是影响肛门节制功能的主要因素。总的治疗原则在于彻底清除瘘管和避免括约功能损伤。

隧道式拖线术的关键在于合理清除内口和管道脱腐。隧道式主管拖线术在清除内口的同时，对主管道采用脱腐引流的方法以蚀管；隧道式支管拖线术对主管道采用切开引流或挂线疗法，有效地阻断了内口感染源，为支管的愈合创造了条件。对支管采用隧道式对口拖线引流，有效弥补了支管全部切开所造成的肛门周围组织破坏和切开缝合感染所致的不足，既保留了皮肤和黏膜桥，更避免了肛周括约肌直接损伤，使肛门功能免受更大的破坏。管道脱腐需合理掌握拖线时间，若拖线保留时间过短，则坏死脓腐未净，残留于管腔，影响正常肉芽组织生长，使管腔难以愈合或愈后复发；而拖线保留时间过长，易造成异物刺激管壁，引起管壁纤维化、引流口部位上皮化，亦影响管腔的适时闭合。

隧道式拖线术的作用原理是由于线的良好引流和标志作用，借助线的转动将提脓祛腐中药拖入管腔蚀管，同时由于线的异物刺激作用，引起瘘道周围组织与括约肌炎性反应而粘连固定，有利于创面的愈合。其与传统挂线法的最大区别在于：挂线法借助线（橡皮筋）的机械作用，箍勒瘘道壁、肌肉和黏膜组织，使之缺血、坏死、断裂，缓慢割开瘘道，切开与粘连固定同步进行，避免了直肠环因锐性切割断裂而发生肛门失禁，但“挂线术”总体仍属于括约肌损伤术式；而隧道式拖线术强调保护肛周括约肌，特别是外括约肌基本不损伤肛门功能，具有瘢痕小、引流通畅等优点，是目前治疗肛瘘较好的办法。

### （二）辨治婴幼儿肛瘘的经验

**1. 对病因病机的认识**　小儿脏腑娇嫩，成而未全，全而未壮，内脆血少，各种生理功能尚未成熟，血气未充，脏腑未坚，为“阴稚阳”之体，易感六邪。陆教授认为小儿脾胃功能成而未健，多有大便稀烂或次数多，易生肛周皮肤湿疹或尿布皮炎，加之婴幼儿皮肤薄嫩，肛门皮肤黏膜的屏障容易受损，外邪所侵，湿热流注，郁久化热，内腐成痈，破溃成瘘。

现代医学对小儿肛瘘的成因有两种观点。其一，认为小儿肛瘘为先天形成，是一种少见的肛门直肠畸形；其二认为本病是后天获得性疾病，为肛门隐窝感染所致。陆教授认为新生儿肛门齿状线至肛门缘的距离很短，约 1 cm，加上小儿肛门括约肌较松弛，免疫系统未发育完善，肛周皮肤及直肠黏膜局部免疫力相对低下，复因受大小便后尿布的长时间浸泡，或大便后擦洗肛门不适当地用力，使肛隐窝外翻受损，均易诱发隐窝炎，引发婴幼儿肛瘘。同时与胎粪、肠中气体的局部充压，或与母体雄性激素水平遗留的一过性增高(胎毒)等因素相关。

**2. 婴幼儿肛瘘的临床特点**　陆教授通过长期的临床观察发现，婴幼儿肛瘘的发病有其显著的临床特点：多发于男性患儿；患儿大多为小于1岁的婴儿，小于3个月发病尤为常见；瘘管与相近的肛门隐窝紧密相连；外口多在截石位3、9点处，女性婴幼儿肛瘘外口多靠近舟状窝；多数为单发性低位直瘘，少数为多发性瘘管，但有独立的管道，带有分支的复杂性瘘管较少见，易复发。从生理发育来分析，由于小儿骶骨弯曲尚未形成，直肠和肛管接近直线，加之肛门内括约肌紧张度较弱，因此粪便易直接压迫肛门黏膜部，特别是压迫两侧坐骨结节处，摩擦引起损伤而致细菌侵入，引起炎症，形成脓肿。因此，肛瘘外口多在截石位3、9点处，这也与此处肛腺分布较多有关。新生男婴在母体时若因男性激素影响而致肛门部皮脂腺功能亢进，被细菌感染时更易发生婴儿肛瘘。而女婴则因子宫后倾，形成直肠屈曲，改变了粪便压迫方向，故不易发生肛瘘。

**3. 治疗经验**

(1) 治疗时机的选择：随着患儿免疫功能在3个月后逐渐改善，部分出生3个月以内的新生儿肛瘘有自愈倾向，故对于这种新生儿肛瘘，若短期内未反复发作者可行保守治疗，但对于反复发作的婴儿肛瘘，强调尽早手术治疗。因为婴幼儿时期肛瘘病情大多单纯，创面生长较快，且年龄越小，伤口愈合后的瘢痕越平整。故对于是否保守治疗的问题，病例筛选很重要。对于不适合保守治疗的病例一味强调抗炎消肿，延误诊治时机，不仅治疗周期长，疗效无保障，而局部病灶由于反复发作，常常使炎症范围扩大，瘘管走形复杂化，从而给后续治疗带来更大困难。若有脓肿者，宜先行引流，但一般不主张在脓肿引流的同时做一次性肛瘘根治术，否则容易损伤过多的炎性疏松组织，使术后瘢痕组织过大，并可能使尚未完全控制的炎症继续扩散。可于脓肿切开后7～9天，待肛旁红肿基本消退时行肛瘘手术。

(2) 以手术治疗为主的中西医结合治疗：婴幼儿肛瘘多为低位肛瘘或简单肛瘘，多可采用瘘管切开术及瘘管切除。婴幼儿低位单纯性肛瘘，可在局麻下行切开疗法。用球头探针自外口探入至内口处，沿探针切开瘘管至内口，内口处扩大切除，修切口两端皮缘及外口，保证引流通畅；低位多发性肛瘘，亦采用一次性切开；复杂性肛瘘，以指诊、探针、美蓝注射等方法先查清内口、主管道、支管道的走向、数目和位置；高位肛瘘切开皮肤后，将括约肌组织用橡皮筋挂断，但与成人不同之处在于婴儿肌肤娇嫩、软组织比较幼嫩，大便次数稍多，挂线宜较成人略为宽松。对于外口距离肛缘较远者，可在靠近肛缘处截断瘘管，截断处至内口间管道予切开，截断处至外口远端与拖线对口引流。由于患儿幼小，手术时不能配合，要求术者手术操作宜快速、轻柔、娴熟。

小儿的生理特点是脏腑娇嫩，形气未充，为稚阴稚阳之体。陆教授主张治疗过程中需结合小儿的脏腑生理特征、肛瘘病因病机和发病特点，灵活配合中药调理。早期治疗以清热解毒为主;中期治疗以托毒生肌为主;后期治疗以补养气血为主。在治疗过程中特别要重视患儿脾胃功能的调护,常以参苓白术散加减煎水服用,或以怀山药粉煮调成糊状喂服。对于复发性婴幼儿肛瘘,常以黄芪、太子参等水煎口服,促愈伤口,防止复发。若配合中药外治,早期可用金黄散(膏)外敷肛门局部,中期用红油膏纱条引流,后期多以生肌散棉嵌,透气敷贴或透气胶布固定。术后根据患儿大便情况,决定换药次数。

(3) 术后换药及护理操作要点:婴幼儿创口愈合能力很强,通常术后2周左右便能愈合。换药是保证创面顺利愈合的主要措施。但由于婴儿肛瘘术后肛管直肠部受到刺激,易引起肠功能紊乱,发生腹泻,便次增多,致使换药次数相应增加。若换药方法不当,换药棉絮填嵌引流不当,易引起肉芽过度生长和桥形愈合。若担心创口不洁而擦拭过多、过重,可能因创口擦拭刺激,影响创口上皮组织生长,故换药时应自创口基底部轻轻擦拭,然后以适量棉絮搽红油膏或生肌散嵌入创面。

术后不必苛求控制排便,务求尽量保持局部清洁,更换辅料、尿布等,加强护理。瘘管或术后的分泌物经常刺激患儿的肛门周围皮肤,容易引起肛门周围皮肤湿疹,此时不应用过多的油膏制剂,除增加洗浴次数、及时更换敷料外,应于清洗皮肤后用生肌散或青黛散等扑洒肛周,以保持肛门周围皮肤干燥,减轻分泌物对皮肤的刺激。

## 三、陆金根教授肛瘘诊治典型案例

周某,男性,2005年5月出生,2005年11月初诊。因肛旁结块溃脓反复4月余收治。患儿出生后50余天即因新生儿腹泻引发肛周脓肿,在外院用抗生素后红肿消退。2个月后局部红肿又作,在儿科医院行切开排脓手术,此后肛周局部创口一直未愈,故来诊。来诊时见截石位3点及5点位距肛缘约1.5 cm处各有一结节状高突外口,有少许黏稠脓血性分泌物,自外口通向肛缘隐约可及皮下硬索。于2005年11月6日在局麻下行肛瘘切开引流术,术中分别切开3点及5点位两条管道,术中发现两处创面在4点位皮下有一潜腔。若将此处潜腔切开,使3点及5点创面相连,则肛周组织损伤过大,故在两处创面之间以双股医用7号丝线拖线作对口引流。术后以红油膏纱条引流,7天后拆除拖线,并以生肌散棉嵌,适当加压包扎。患儿因术后腹泻,故每日以怀山药粉15 g煮调喂服,一周后大便正常。2005年11月25日创面痊愈出院。

### [参考文献]

1. 柏连松.痔瘘病的中医治疗思路与经验[J].上海中医药大学学报,2008,05:1-3.

2. 贝绍生.黄乃健诊治肛瘘经验[J].山东中医药大学学报,2006,04:314-315.

3. 谷云飞,史仁杰.朱秉宜教授治疗肛瘘经验[J].南京中医药大学学报(自然科学版),2000,04:240-241.

4. 陆金根,何春梅,姚一博.隧道式拖线术式治疗肛瘘的操作要点及临证体会[J].上海中医药大学学报,2007,02:5-8.

5. 何春梅.陆金根辨治婴幼儿肛瘘经验[J].上海中医药杂志,2009,03:7-8.

# 下　篇

# 肛瘘诊治相关附录

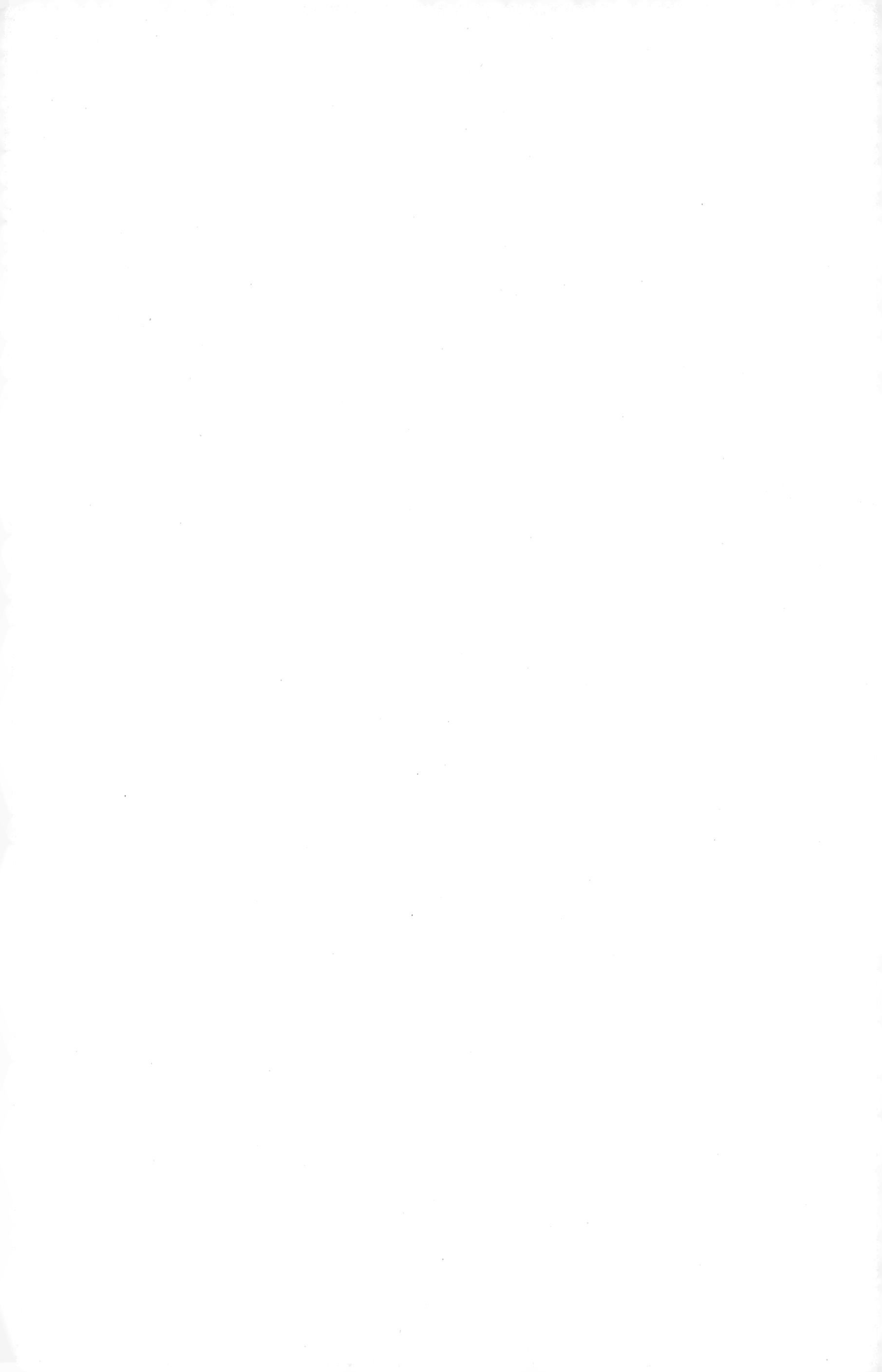

一

# 2011版美国《肛周脓肿和肛瘘治疗指南》

美国结直肠外科医师协会于2011年11月发表了《肛周脓肿和肛瘘治疗指南》，该指南以2005年发表的指南为基础，回顾分析了2010年2月之前发表的文献。指南不应被视为包括所有正确的治疗方法，其主旨是给医护人员和患者提供相关信息，而不是具体地规定某种治疗。任何一项具体的流程都必须是由医生根据不同患者的情况最终作出适当的判断，主要作者制定完推荐意见后，采用建议、评估、开发和评价等级体系(GRADE)确定最终推荐等级，最后由全体委员会审核。

## 一、肛周脓肿和肛瘘的初步评估

1. 询问病史和体格检查，了解症状、危险因素、病变部位、继发性感染蜂窝织炎或肛瘘的存在。推荐等级:1C

通常根据病史和体格检查诊断肛周脓肿。应该与其他肛周化脓性疾病相区别，如化脓性汗腺炎、感染性皮疖和单纯疱疹病毒、HIV、结核、梅毒、放线菌病等疾病的感染表现。如果怀疑克罗恩病，则需要更为详细的检查，并可能需要接受内科治疗。

多数肛周和坐骨直肠窝脓肿查体有压痛和波动感。肛管括约肌间或盆腔直肠脓肿无典型临床表现，仅直肠指诊有盆腔或直肠压痛和波动感。仔细视诊有助于发现其他肛肠疾病或肛瘘外口。肛周触诊、直肠指诊和瘘管探查可以明确肛瘘的诊断和解剖特点。肛门镜和乙状结肠镜能够发现肛瘘内口和其他黏膜病变，如克罗恩病的直肠炎。通常无需实验室检查，除非合并全身症状，如发热、严重的潜在疾病或诊断不明确。

2. 瘘管造影、直肠内超声、CT和MRI可供选择，用于确定肛周脓肿和肛瘘的解剖特点并指导治疗。推荐等级:1C

肛周脓肿和肛瘘通常依靠临床表现作出诊断和治疗选择。除复杂性肛瘘或复发性疾病外，绝大多数肛瘘无需影像学检查。瘘管造影准确率低16%，已被逐渐摒弃；超声内镜诊断肛周脓肿和肛瘘的准确率达80%～89%，可以描述瘘管、尤其是马蹄形瘘的形态；三维立体超声尤其适用于复杂性肛周脓肿或高位肛瘘瘘，瘘管外口注入双氧水联合三维立体超声检查的准确率与 MRI 相近，符合率接近 90%；CT 检查适用于复杂性肛周化脓性疾病，尤其是骨盆直肠脓肿和克罗恩病患者。

MRI 检查(有或无直肠内线圈)描绘瘘管形态和识别内口的准确率超过 90%。多数研究认为，盆腔 MRI 的敏感性和准确性略高于超声内镜。

## 二、肛周脓肿

1. 急性肛周脓肿应及时切开引流。推荐等级：1C

切开引流是肛周脓肿最主要的治疗方法。原则上，切口应尽可能靠近肛缘，以缩短可能形成的瘘管长度，并保证引流通畅。弧形切口足够大的情况下，填塞通常没有必要。另一种情况是，局部麻醉下行小切口放置细乳胶管(10～14 F)引流。引流充分和引流管周围脓腔愈合时可拔除引流管(通常需要 3～10 d)。

单纯切开引流的复发率为 3%～44%，这取决于脓肿的位置及随访时间。与复发和再次引流相关的其他因素包括初次引流不充分、未打开脓肿内分隔、脓肿或瘘管漏诊。马蹄形脓肿的复发率高达 18%～50%，通常需要多项治疗措施才能治愈。

2. 抗生素在非复杂性肛周脓肿治疗过程中的作用较为有限。推荐等级：1B

3. 患有严重蜂窝织炎，免疫力低下或合并全身性疾病的患者，可考虑使用抗生素。推荐等级：2C

不推荐抗生素用于非复杂性肛周脓肿切开引流后，因为抗生素不会缩短愈合时间和降低复发率。合并弥漫性蜂窝织炎、全身感染、免疫力低下或单纯引流不能改善症状的患者，可考虑使用抗生素。中性粒细胞计数降低(低于 500～1 000 $mm^3$)和(或)体格检查无波动感的患者，单独应用抗生素的治愈率可达 30%～88%。

肛周脓肿合并社区获得性耐甲氧西林金黄色葡萄球菌(MRSA)感染时，尚不确定切开引流后是否需要培养。脓液培养对治疗帮助不大，但在复发感染或伤口长期不愈的患者中可以采用。合并其他感染或非特异性细菌如结核菌感染的 HIV 患者，可能会受益于脓液培养和抗菌治疗。

美国心脏病学会建议对人工心脏瓣膜、既往细菌性心内膜炎、先天性心脏病、有瓣膜病变的心脏移植患者，在脓肿切开引流前使用抗生素。与既往指南不同，不再推荐预防性抗生素用于二尖瓣脱垂的患者。

## 三、肛瘘

肛瘘的治疗目标是尽可能减少括约肌损伤，消除肛瘘内口和任何相通的上皮化瘘管。因此，确定内口位置和瘘管走行非常重要。Goodsall 规则能准确预测 49%～81%患者的肛瘘内口位置，但很难判断瘘管的走行，尤其是瘘管较长、复发性肛瘘和克罗恩病的患者。除了视诊和触诊，双氧水和亚甲蓝外口注射确定内口位置的准确率分别超过 90%和 80%。约 80%的肛瘘继发肛腺隐窝感染，特殊表现或位置的肛瘘应考虑克罗恩病、创伤、放射治疗、恶性肿瘤或感染的可能。

没有一项技术适用于治疗所有肛瘘，肛瘘治疗方案一定要根据病因、解剖、症状程度、是否有合并症以及外科医师的经验来确定，应该权衡括约肌切断范围、治愈率和肛门功能损伤之间的利弊。

## （一）单纯性肛瘘

1. 单纯性肛瘘的治疗可以应用肛瘘切开术治疗，袋形缝合术可能进一步提高治愈率。推荐等级：1B

关于切断多少肛门括约肌而不影响肛门功能尚无统一结论。在特定患者中，肛瘘切开术的治愈率可达 92%～97%。复发往往与下列原因有关：(1) 复杂性肛瘘；(2) 瘘管内口不明确；(3) 克罗恩病。

肛瘘切开术后的肛门失禁率为 0～73%，存在差异的原因有肛门失禁的定义不同、随访时间差异和括约肌的损伤程度不同。肛门失禁的危险因素包括术前肛门失禁、复发性肛瘘、女性、复杂性肛瘘以及既往肛瘘手术史。在肛瘘切开的基础上，袋形缝合术可以减少术后出血和缩短伤口愈合时间（缩短 4 周）。肛瘘切除术与肛瘘切开术的愈合率相似，但前者的伤口愈合时间较长、创口较大和肛门失禁率较高。

2. 合并肛周脓肿的部分肛瘘，可以应用一期切开引流和肛瘘切开术。推荐等级：2B

肛周脓肿在切开引流的同时是否行肛瘘切开术仍有争论。支持者认为，肛瘘起源于隐窝感染，如不彻底引流脓液，会使复发率升高。反对者认为，一期手术增加了肛门失禁率，部分患者可能本来不需要接受该手术。一项纳入 5 项研究共 405 例患者的 Meta 分析指出，切开引流的同时切断括约肌（肛瘘切开术或肛瘘切除术），可以明显降低复发率（$RR$=0.17，95% CI：0.09～0.32，$P$<0.001），但肛门失禁率升高（$RR$=2.46，95%CI：0.75～8.06，$P$=0.140）。因此，外科医生应当权衡复发率的降低与肛门失禁率的升高之间的利弊。

3. 单纯性肛瘘可以应用瘘管清创和纤维蛋白胶注射。推荐等级：2C

纤维蛋白胶注射治疗肛瘘具有方法简便、可重复性好、避免括约肌损伤的优点，特别针对易发生肛门失禁的高风险的人群，缺点是失败率较高。回顾性和前瞻性队列研究表明，纤维蛋白胶注射治疗单纯性肛瘘的愈合率为 40%～78%。一项研究指出，纤维蛋白胶治疗单纯性低位肛瘘的愈合率低于肛瘘切开术[50%(3/6)：100%(7/7)]，两组肛门失禁率都较低。

## （二）复杂性肛瘘的治疗

选择性的影像学检查可能有助于判断肛瘘内口位置、继发性瘘管和脓肿以及明确瘘管与括约肌复合体的关系。

1. 复杂性肛瘘可以应用瘘管清创和注射纤维蛋白胶。推荐等级:2C

在 Lindsey 等发表的一项随机对照研究中,29 例复杂性肛瘘患者随机接受挂线引流后黏膜瓣前徙术和纤维蛋白胶注射,纤维蛋白胶组的愈合率较高[69%(9/13):13%(2/16),$P=0.003$],两组的肛门失禁率相似(0/13:2/16)。在非随机对照研究中,纤维蛋白胶治疗复杂性肛瘘的愈合率为 10%~67%。

虽然纤维蛋白胶治疗复杂性肛瘘的愈合率较低,但由于并发症少,可以考虑作为初始治疗。

2. 复杂性肛瘘可以应用肛瘘栓。推荐等级:2C

生物材料肛瘘栓可以封闭瘘管内口和填充瘘管。少量的研究表明,肛瘘栓治疗低位肛瘘的愈合率达 70%~100%,但对复杂性肛瘘的疗效较差。早期报道肛瘘栓治疗克罗恩病肛瘘的愈合率达 80%,患者,平均随访 12 个月的治愈率为 83%。

但多数研究未能重复上述结果,大多数研究的治愈率低于 50%,治愈率降低可能与随访时间延长有关。由于肛瘘栓的并发症少、可重复性好和缺乏其他的理想治疗方法,可以考虑用于治疗复杂性肛瘘。

3. 复杂性肛瘘可以应用直肠黏膜瓣前徙术。推荐等级:1C

直肠黏膜瓣前徙术是一种保护括约肌的技术,具体操作包括:搔刮瘘道,游离一段正常的近端黏膜瓣(包括肛管直肠黏膜、黏膜下层和肌层)来覆盖缝合的瘘管内口,复发率为 13%~56%。联用纤维蛋白胶未能提高治愈率。治疗失败的相关因素有:放射治疗后、合并克罗恩病、活动性直肠炎、直肠阴道瘘、恶性肿瘤和既往修补手术的次数。虽然没有切断括约肌,但轻、中度肛门失禁率仍达 7%~38%,术后肛门压力测定提示静息压和压榨压均降低。

4. 复杂性肛瘘可以应用挂线和(或)分期肛瘘切开术。推荐等级:1B

挂线目的是穿过瘘管,将炎性进程转变为异物反应,引起括约肌周围的纤维化。挂线分为切割挂线和松弛挂线,前者逐步收紧,在几周内逐渐切开瘘管,局部形成瘢痕而愈合;后者起到引流和减少复发的作用,可长时间保留或在下一步治疗时去除。目前尚无关于挂线疗法的高水平研究结果,仅有的 4 项随机对照研究结果各不相同。

挂线治疗复杂性肛瘘通常采用分期操作:一期挂线控制感染,几周后二期操作(如黏膜瓣前徙术、纤维蛋白胶注射和肛瘘栓填塞),可以避免切断括约肌。因二期操作的技术不同,挂线治疗的治愈率为 62%~100%。分期挂线和切割挂线治疗的肛门失禁率为 0~54%。发生肛门失禁时,对气体控制差的发生率明显高于液体或固体粪便。如果肛瘘继发的败血症对其他治疗无效,可能需要接受肠造口和手术引流。

5. 复杂性肛瘘可以应用括约肌间瘘管结扎术(LIFT)。推荐等级:不推荐

LIFT 是近年来提出的新技术,主要操作是在肛管括约肌间结扎和切断瘘管。经典的描述包括:挂线引流超过 8 周,以促进瘘管的纤维化;行括约肌间切口,分离出瘘

管，结扎后切除；尽可能闭合内口，扩大外口以利引流。该技术在理论上没有切断括约肌，不会损伤肛门括约肌功能。

文献报道，平均随访3～8个月，治愈率为57%～94%，复发率为6%～18%。已报道的3项主要研究中，无严重的术后肛门功能改变和并发症发生。该技术新近提出，尚无充分的证据来做出正式推荐。随着研究的开展，将会更新该技术的相关数据。

## 四、克罗恩病肛瘘的治疗

克罗恩病肛瘘患者的肛周疾病发生率为40%～80%。克罗恩病肛瘘首选药物治疗；手术治疗是为了控制感染，偶尔选作治疗措施。抗生素治疗尤为有效，90%的患者对甲硝唑联合喹诺酮类抗生素治疗有效（至少是暂时性改善）。有限的数据显示，硫唑嘌呤、6-巯基嘌呤、环孢素和他克莫司也能治愈克罗恩病肛瘘。英夫利昔单抗是一种特异性阻断肿瘤坏死因子a(TNF-a)的人鼠嵌合型单克隆抗体，研究证实可以使肛瘘的治愈率提高至46%。手术治疗克罗恩病肛瘘必须遵循个体化原则，根据疾病程度和症状轻重做出判断。尽管采取了各种治疗措施，严重的克罗恩病肛瘘患者仍可能需要接受直肠切除或永久性肠造口手术。

1. 无症状的克罗恩病肛瘘不需要手术治疗。推荐等级:1C

克罗恩病肛瘘可能继发于克罗恩病或隐窝感染。无论何种病因，无症状和局部感染体征的肛瘘可以长时间保持静止状态，无需接受手术治疗。

2. 有症状的单纯性低位克罗恩病肛瘘可以接受肛瘘切开术。推荐等级:1C

没有涉及或涉及很少肛门外括约肌的低位单纯性肛瘘，可以安全有效地接受肛瘘切开术。鉴于该病的慢性病程和高复发率，应尽可能保留括约肌功能。在切开前，应该考虑到所有的危险因素，尤其是肛门直肠疾病的严重程度、括约肌功能、直肠的顺应性、是否存在活动性直肠炎、有无肛门直肠手术史和排粪协调性。适当选择患者的手术治愈率为56%～100%，轻度肛门失禁率为6%～12%，伤口愈合时间需要3～6个月。肛门失禁可能与既往肛瘘手术史相关。

3. 复杂性克罗恩病肛瘘可以接受长期挂线引流的姑息性治疗。推荐等级:1C

克罗恩病伴复杂性肛瘘的患者，长期（通常大于6周）挂线的目的是持续引流和防止肛瘘外口闭合，达到成功引流和控制炎性的目的。即便如此，反复感染率仍达20%～40%，8%～13%的患者有不同程度的漏粪。最近有数据显示，在诱导治疗后，挂线引流联合英夫利昔单抗治疗的愈合率为24%～78%，其中25%～100%的患者对英夫利昔单抗维持治疗有效。

4. 如直肠黏膜大体正常，复杂性克罗恩病肛瘘可以接受黏膜瓣前徙术。推荐等级:2C

无活动性直肠炎的复杂性克罗恩病肛瘘可以接受黏膜瓣前徙术，短期治愈率为

64%～75%,复发率与随访时间呈正相关。克罗恩病并发直肠阴道瘘接受该手术的短期治愈率为40%～50%。活动性直肠炎可以首先接受生物制剂治疗,症状缓解一段时间后接受该手术。

5. 无法控制症状的复杂性克罗恩病肛瘘可能需要接受永久性造口或切除直肠。推荐等级:1C

少数广泛进展型复杂性克罗恩病肛瘘,药物和挂线引流治疗无效,为控制肛周感染,需接受肠造口术或直肠切除术。有31%～49%的复杂性肛周克罗恩病患者需接受肠造口术。永久性造口和直肠切除的危险因素有:伴有结肠疾病、持续性肛周感染、既往临时性造口、排粪失禁和肛管狭窄。尽管接受了恰当的药物和微创治疗,仍有8%～40%的患者需要接受直肠切除术来控制顽固症状。

二

# 肛漏病(单纯性高位肛瘘)中医临床路径

国家中医药管理局医政司

路径说明:本路径适合于西医诊断为单纯高位肛瘘患者。

## 一、肛漏病(肛瘘)中医临床路径标准住院流程

### (一) 适用对象

中医诊断:第一诊断为肛漏病(TCD 编码:BWG050)。

西医诊断:第一诊断为肛瘘(ICD-10 编码:K60.301)。

### (二) 诊断依据

#### 1. 疾病诊断

中医诊断标准:参照中华人民共和国中医药行业标准《中医病证诊断疗效标准》(ZY/T001.7-94)。

西医诊断标准:参照 2006 年中华中医药学会肛肠分会、中华医学会外科学分会结直肠肛门外科学组、中国中西医结合学会大肠肛门病专业委员会联合制定的《肛瘘诊治指南》。

#### 2. 疾病分类

低位肛瘘:单纯低位肛瘘、复杂低位肛瘘。

高位肛瘘:单纯高位肛瘘、复杂高位肛瘘。

#### 3. 证候诊断

参照《国家中医药管理局'十一五'重点专科协作组肛漏病(肛瘘)诊疗方案》。

参照 2006 年中华中医药学会肛肠分会、中华医学会外科学分会结直肠肛门外科学组、中国中西医结合学会大肠肛门病专业委员会联合制定的《肛瘘诊治指南》。

肛漏病(肛瘘)临床常见证候:

(1) 湿毒内蕴证。

(2) 正虚邪恋证。

(3) 阴液亏虚证。

### (三) 治疗方案的选择

参照《国家中医药管理局'十一五'重点专科协作组肛漏病(肛瘘)诊疗方案》。

1. 诊断明确,第一诊断为肛漏病(肛瘘)。

2. 患者适合并接受中医治疗。

### (四) 标准住院日

为≤21天。

### (五) 进入路径标准

1. 第一诊断必须符合肛漏病(TCD编码:BWG050)和肛瘘(ICD-10编码:K60.301)的患者。

2. 单纯高位肛瘘者。

3. 无手术禁忌证。

4. 当患者同时具有其他疾病,但在住院期间不需特殊处理也不影响第一诊断的临床路径流程实施时,可以进入本路径。

5. 患者同意接受手术。

### (六) 中医证候学观察

四诊合参,收集该病种不同证候的主症、次症、舌、脉特点。注意证候的动态变化。

### (七) 入院检查项目

1. 必需的检查项目

(1) 血常规、尿常规、便常规

(2) 凝血功能

(3) 传染性疾病筛查(乙肝、丙肝、艾滋病、梅毒等)

(4) 肝功能、肾功能、血糖、电解质

(5) 全胸部X片

(6) 心电图

(7) 肝胆胰脾B超

2. 可选择的检查项目:根据病情需要而定,如电解质、腹部超声、腔内超声、盆腔影像学检查(CT或MRI)等。

### (八) 治疗方法

**1. 辨证选择口服中药汤剂**

(1) 湿毒内蕴证:清热利湿。

(2) 正虚邪恋证:扶正祛邪。

(3) 阴液亏虚证:养阴托毒。

**2. 外治法**

（1）中药熏洗法：适用于手术前后，缓解症状。

（2）中药外敷法：适用于肛瘘急性期局部肿痛者。

**3. 外用中成药** 清热祛湿、理气止痛。

**4. 手术治疗** 肛瘘切开挂线术。

**5. 护理** 辨证施护。

### （九）出院标准

1. 患者一般情况良好。

2. 挂线已正常脱落，伤口生长良好，肛门肿痛、流脓症状消失。

### （十）有无变异及原因分析

1. 病情加重，需要延长住院时间，增加住院费用。

2. 合并有严重心脑血管疾病、内分泌疾病等其他系统疾病者，住院期间病情加重，需要特殊处理，导致住院时间延长、费用增加。

3. 治疗过程中发生了病情变化，出现严重并发症时，退出本路径。

4. 因患者及其家属意愿而影响本路径执行时，退出本路径。

## 二、肛漏病（肛瘘）中医临床路径住院表单

适用对象：第一诊断为肛漏病（肛瘘）（TCD 编码：BWG050，ICD-10 编码：K60.301）

患者姓名：________ 性别：________ 年龄：________

门诊号：________ 住院号：________

住院日期：________年________月________日

出院日期：________年________月________日

标准住院日≤21 天 实际住院日：________

| 时间 | ____年____月____日<br>（第 1 天） | ____年____月____日<br>（第 2 天） | ____年____月____日<br>（第 3 日，手术日） |
|---|---|---|---|
| 主要诊疗工作 | □ 询问病史、体格检查<br>□ 开出各项检查单<br>□ 采集中医四诊信息<br>□ 进行中医证候判断<br>□ 完成病历书写和病程记录<br>□ 初步拟定诊疗方案<br>□ 与家属沟通，交代病情及注意事项 | □ 实施各项实验室检查和影像学检查<br>□ 完成上级医师查房记录，完成术前评估，确定手术方案<br>□ 向家属交代病情和手术事项<br>□ 签署“手术知情同意书”<br>□ 下达手术医嘱、提交手术通知单<br>□ 麻醉医生查看病人，签署“麻醉知情同意书”<br>□ 完成术前小结 | □ 完成手术治疗<br>□ 24 小时内完成手术记录<br>□ 完成术后首次病程记录<br>□ 观察术后生命体征及创面渗血情况<br>□ 了解术后首次排尿情况，必要时留置导尿 |

续表

<table>
<tr><td>时间</td><td>____年____月____日<br>(第1天)</td><td>____年____月____日<br>(第2天)</td><td>____年____月____日<br>(第3日,手术日)</td></tr>
<tr><td>重点医嘱</td><td>长期医嘱<br>□ 肛肠科护理常规<br>□ 分级护理<br>□ 普食<br>□ 对症治疗(必要时)<br><br>临时医嘱<br>□ 血常规、尿常规、便常规<br>□ 凝血功能<br>□ 血传染病检查<br>□ 肝功能、肾功能<br>□ 血糖<br>□ 电解质<br>□ 心电图<br>□ 胸部X线片<br>□ 对症处理</td><td>长期医嘱<br>□ 肛肠科护理常规<br>□ 分级护理<br>□ 普食<br>□ 对症治疗<br><br>临时医嘱<br>□ 术前医嘱<br>□ 术前饮食<br>□ 术区备皮<br>□ 术前肠道准备<br>□ 对症处理</td><td>长期医嘱<br>□ 肛肠科术后护理常规<br>□ 分级护理<br>□ 普食(鞍麻或局麻禁食6小时后进普通饮食)<br>□ 预防感染<br><br>临时医嘱<br>□ 对症处理</td></tr>
<tr><td>主要护理工作</td><td>□ 入院介绍<br>□ 入院健康教育<br>□ 介绍入院各项检查前注意事项<br>□ 按照医嘱执行诊疗护理措施</td><td>□ 完成各项入院检查的护理操作<br>□ 根据医嘱执行各项术前准备<br>□ 完成常规生命体征的监测<br>□ 交代术前注意事项<br>□ 术前中医情志疏导、健康教育、饮食指导<br>□ 晨晚间护理、夜间巡视</td><td>□ 交接病人,检查生命体征及用药情况<br>□ 按医嘱进行治疗<br>□ 随时观察患者情况<br>□ 指导术后饮食<br>□ 协助安全下床<br>□ 告知注意事项<br>□ 指导术后首次排尿<br>□ 晨晚间护理、夜间巡视</td></tr>
<tr><td>病情变异记录</td><td>□ 无 □ 有,原因:<br>1.<br>2.</td><td>□无 □有,原因:<br>1.<br>2.</td><td>□无 □有,原因:<br>1.<br>2.</td></tr>
<tr><td>责任护士签名</td><td></td><td></td><td></td></tr>
<tr><td>医师签名</td><td></td><td></td><td></td></tr>
</table>

| 时间 | ___年___月___日<br>（第 4 天） | ___年___月___日<br>（第 5 天） | ___年___月___日<br>（第 6～20 天，<br>术后第 3～17 天） | ___年___月___日<br>（第 21 日，出院日） |
|---|---|---|---|---|
| 主要诊疗工作 | □ 上级医师查房，指导术后治疗<br>□ 观察术后局部情况 | □ 医师查房，观察术后局部情况<br>□ 询问排便情况<br>□ 术后换药<br>□ 中药熏洗坐浴 | □ 上级医师查房，观察局部情况<br>□ 观察手术结扎线情况<br>□ 根据伤口情况，适时紧线<br>□ 术后换药<br>□ 中医辨证施治<br>□ 中药熏洗坐浴<br>□ 理疗<br>□ 疗效评估，确定出院时间。 | □ 向患者交代出院注意事项、复查日期<br>□ 指导患者出院后功能锻炼、预防常识<br>□ 开具出院诊断书<br>□ 完成出院记录<br>□ 通知住院 |
| 重点医嘱 | 长期医嘱<br>□ 肛肠科术后护理常规<br>□ 分级护理<br>□ 半流质饮食<br>□ 预防感染<br><br>临时医嘱<br>□ 中医辨证施治<br>□ 辨证使用中成药<br>□ 对症处理 | 长期医嘱<br>□ 肛肠科术后护理常规<br>□ 分级护理<br>□ 普食<br>□ 预防感染<br>□ 中药熏洗坐浴<br><br>临时医嘱<br>□ 对症处理<br>□ 中医辨证施治 | 长期医嘱<br>□ 肛肠科术后护理常规<br>□ 分级护理<br>□ 普食<br>□ 辨证使用中药汤剂或中成药<br>□ 中药熏洗坐浴<br>□ 理疗<br><br>临时医嘱<br>□ 对症处理<br>□ 复查血常规、尿常规、便常规 | 长期医嘱<br>□ 停止所有长期医嘱<br><br>临时医嘱<br>□ 开具出院医嘱<br>□ 出院带药 |
| 主要护理工作 | □ 观察患者创面渗血及排便情况<br>□ 术后康复、健康教育<br>□ 术后饮食指导<br>□ 协助患者生活护理<br>□ 晨晚间护理、夜间巡视 | □ 术后康复、健康教育<br>□ 术后饮食指导<br>□ 协助患者生活护理<br>□ 晨晚间护理、夜间巡视 | □ 术后康复、健康教育<br>□ 术后饮食指导<br>□ 协助患者生活护理<br>□ 晨晚间护理、夜间巡视 | □ 交代出院后注意事项，进行术后卫生宣教<br>□ 指导出院带药的用法<br>□ 协助办理出院手续<br>□ 送病人出院 |
| 病情变异记录 | □无 □有，原因：<br>1.<br>2. | □无 □有，原因：<br>1.<br>2. | □无 □有，原因：<br>1.<br>2. | □无 □有，原因：<br>1.<br>2. |
| 责任护士签名 | | | | |
| 医师签名 | | | | |

三

# 肛漏病(肛瘘)中医诊疗方案

国家中医药管理局医政司

## 一、诊断

### (一) 疾病诊断

1. 中医诊断标准:参照中华人民共和国中医药行业标准《中医病证诊断疗效标准》(ZY/T001.7-94)

(1) 肛漏系肛痈成脓自溃或切开后所遗留的腔道,又称痔漏。有肛痈病史,病灶有外口、管道、内口可征。

(2) 疾病分类

① 低位肛瘘

单纯低位肛瘘:只有一条管道,且位于肛管直肠环以下。

复杂低位肛瘘:具两条以上管道,位于肛管直肠环以下,且有两个以上外口或内口。

② 高位肛瘘

单纯高位肛瘘:只有一条管道,穿越肛管直肠环或位于其上。

复杂高位肛瘘:管道有两条以上,位于肛管直肠环以上,且有两个以上外口或内口。

2. 西医诊断标准:参照2006年中华中医药学会肛肠分会、中华医学会外科学分会结直肠肛门外科学组、中国中西医结合学会大肠肛门病专业委员会制定的《肛瘘诊治指南》。

(1) 症状:反复发作的肛周肿痛、流脓,急性炎症期可发热。

(2) 局部检查:视诊可见外口形态、位置和分泌物。浅部肛瘘肛门周围可触及索状物及其行径。直肠指诊可触及内口、凹陷及结节。

(3) 辅助检查

探针检查:初步探查瘘道的情况。

肛镜检查:与亚甲蓝配合使用,可初步确定内口位置。

瘘道造影:可采用泛影葡胺等造影剂,尤其对于复杂性肛瘘的诊断有参考价值。

直肠腔内超声:观察肛瘘瘘管的走向、内口,以及判断瘘管与括约肌的关系。

CT 或 MRI:用于复杂性肛瘘的诊断,能较好地显示瘘管与括约肌的关系。

### (二) 证候诊断

1. 湿毒内蕴证:肛周有溃口,经常溢脓,脓质稠厚,色白或黄,局部红、肿、热、痛明显,按之有索状物通向肛内;可伴有纳呆,大便不爽,小便短赤,形体困重,舌红、苔黄腻,脉滑数。

2. 正虚邪恋证:肛周瘘口经常流脓,脓质稀薄,肛门隐隐作痛,外口皮色暗淡,时溃时愈,按之较硬,多有索状物通向肛内;可伴有神疲乏力,面色无华,气短懒言,舌淡,苔薄,脉濡。

3. 阴液亏虚证:瘘管外口凹陷,周围皮肤颜色晦暗,脓水清稀,按之有索状物通向肛内;可伴有潮热盗汗,心烦不寐,口渴,食欲不振,舌红少津、少苔或无苔,脉细数无力。

## 二、治疗方案

### (一) 一般治疗

1. 注意休息、加强营养,饮食宜清淡,忌食辛辣刺激食物。

2. 保持大便规律、通畅,防止腹泻或便秘,以减少粪便对肛瘘内口的刺激。

3. 保持肛门清洁。

### (二) 辨证选择口服中药汤剂

**1. 湿毒内蕴证**

治法:清热利湿。

推荐方药:萆薢渗湿汤加减,黄柏、苍术、银花、蒲公英、紫花地丁、萆薢、茯苓、炒栀子、车前子[包]、白术、茵陈。

**2. 正虚邪恋证**

治法:扶正祛邪。

推荐方药:托里消毒饮加减,生黄芪、当归、穿山甲、皂角刺、川芎、炒白术、茯苓、白芍、熟地、甘草。

**3. 阴液亏虚证**

治法:养阴托毒。

推荐方药:青蒿鳖甲汤加减,青蒿、鳖甲、知母、生地、丹皮。

### (三) 外治法

1. 中药熏洗法：适用于手术前后，以缓解症状。

适应证：症见红肿疼痛，下坠，湿痒等。

治法：清热解毒，消肿止痛，胜湿止痒。

推荐方药：野菊花、蒲公英、艾叶、苦参、黄柏、花椒、大黄、冰片。

上药装入纱布袋中，将药袋置于盆中，用沸水 1500 ml 冲泡，先熏后洗（坐浴），便后或睡前使用。

2. 中药外敷法：急性期局部肿痛者，可选用拔毒膏、金黄膏等治疗。

### (四) 外用中成药

根据病情选用具有清热祛湿、理气止痛等功效的中成药，如马应龙痔疮栓、马应龙麝香痔疮膏、普济痔疮栓、金玄熏洗济、康复新液等。

### (五) 手术治疗

**1. 治疗原则**

清除原发病灶，引流通畅，分次紧线，避免过度损伤括约肌，保护肛门功能。

**2. 手术方法**

肛瘘切开挂线术：合理选用切割挂线和引流挂线。一期切割挂线：适用于高位肛瘘涉及大部分肛门外括约肌浅部以上者。二期切割挂线：适用于部分高位肛瘘合并有难以处理的残腔，或需二次手术及术后引流者。

患者取截石位或侧卧位，在局麻或鞍麻下，先在探针尾端缚一消毒的橡皮筋或粗丝线，再将探针头自瘘管外口轻轻向内探入，循瘘管走向由内口穿出，然后将食指伸入肛管，摸查探针头，将探针头弯曲，将探针头从瘘管内口完全拉出，使橡皮筋经过瘘管外口进入瘘管。提起橡皮筋，切开瘘管内外口之间的皮肤层，拉紧橡皮筋，紧贴皮下组织用止血钳将其夹住；在止血钳下方用粗丝线收紧橡皮筋并做双重结扎，然后松开止血钳。切口敷以凡士林油纱条，术后每次排便后，熏洗坐浴，并更换敷料。若结扎组织较多，在一周后再次扎紧挂线，直至挂线脱落。

**3. 术后处理**

(1) 术后根据创面情况控制排便 48 小时，在每次排便后，熏洗坐浴。

(2) 创面每日换药 1～2 次，酌情选用九华膏等。

(3) 根据病情需要，适时紧线。

(4) 根据病情及临床实际，可选用肛肠综合治疗仪、智能肛周熏洗仪等。

### (六) 护理

1. 术后宜多食新鲜的蔬菜水果，如菜花、芹菜、白菜、青菜、香蕉、梨、猕猴桃等，加强营养。忌辣椒、生葱、生蒜、韭菜、胡椒等辛辣刺激之品及羊肉、荔枝、桂圆等大热之品。

2. 要养成定时排便的好习惯，防止大便干结，损伤肛管，造成感染。

3. 养成便后洗净局部或每日早晚清洗肛门的习惯，保持肛门清洁。

## 三、疗效评价

### （一）评价标准

治愈：肛瘘瘘管消失，肿痛流脓症状消失，手术创口基本愈合，排便功能正常。

好转：肛瘘肿痛流脓症状减轻，手术创口基本愈合，排便功能基本正常。

无效：肛瘘肿痛流脓症状依然如故。

### （二）评价方法

在治疗前与治疗后分别对患者的肛瘘瘘管存在情况、肿痛流脓症状改善情况、手术创口愈合情况、肛门括约功能进行比较。

四

# 肛瘘中医诊疗方案

南京市中医院

肛瘘是肛周皮肤与直肠肛管之间的慢性、病理性管道，常于肛门直肠周围脓肿破溃或切开引流后形成，主要与肛腺感染有关。肛瘘的发病率尚无确切统计，在肛肠疾病发病中占第三位。中医称为“肛漏”，尤其是高位复杂性肛瘘，治疗困难，如手术不当还可致肛门功能受损。

## 一、诊断

本病种参照 2006 年中华中医药学会肛肠分会、中华医学会外科学分会结直肠肛门外科学组、中国中西医结合学会结直肠肛门病专业委员会制定的《肛瘘诊断标准》。

## 二、中医治疗方案

肛瘘常表现为反复发作的肛周肿痛、流脓。若管道内脓液引流不畅，可出现局部肿痛，或伴恶寒、发热等全身症状，称为瘘管性脓肿。肛瘘的复杂程度与局部病灶及其与括约肌的关系有关。

### (一) 内治法

#### 1. 湿毒内蕴

证候：肛周流脓水，脓质稠厚，肛门胀痛，局部红肿灼热，渴不欲饮，大便不爽，小便短赤，形体困重，舌红、苔黄腻，脉弦数。

治则：清热解毒，除湿消肿。

例方：萆薢渗湿汤合五味消毒饮加减。

常用药：萆薢、苡仁各 30 g，黄柏 12 g，茯苓、丹皮、泽泻各 15 g，滑石 30 g(包)，通草 6 g，金银花 9 g，野菊花、紫花地丁、蒲公英各 4 g。

#### 2. 正虚邪恋

证候：肛周间断流脓水，脓水稀薄，外口皮色暗淡，瘘口时溃时愈，肛门隐隐疼痛，可伴有神疲乏力，舌淡苔薄，脉濡。

治则:补益气血,托里生肌。

例方:十全大补汤加减。

常用药:人参、白术、茯苓、炙甘草、当归、川芎、熟地、白芍、黄芪、肉桂各 10 g。

**3. 阴液亏虚**

证候:肛瘘周围皮肤颜色晦暗,外口凹陷,脓水清稀如米泔样,形体消瘦,潮热盗汗,心烦不寐,口渴,舌红少津,少苔或无苔,脉细数。

治则:养阴托毒,清热利湿。

例方:青蒿鳖甲汤加减。

常用药:青蒿 6 g,鳖甲 15 g,生地 12 g,知母 6 g,牡丹皮 9 g。

### (二) 外治法

**1. 急性发作时**

A. 乌蔹莓膏

组成:乌蔹莓适量。

制法:单味乌蔹莓研粉,配成 2%凡士林软膏。

用法:局部外敷。

功用:清热、解毒、消肿。

主治:瘘管性脓肿尚未成脓或脓少。

B. 金黄散

组成:大黄、黄柏、黄芩、黄连、郁金、黄芪各 30 g,甘草 15 g,冰片 15 g。

制法:先将上 7 味研末,再加冰片研匀。

作用:清热解毒,止痛消肿。

用法:可用葱叶、酒、醋、麻油、蜜、菊花露、金银花露、丝瓜叶捣汁等调敷于肿胀处。

主治:瘘管性脓肿尚未成脓或脓少。

**2. 术后创面处理**

由于创面开放,术后创面处理根据分泌物的质地、量及生长情况采用中药熏洗消肿止痛、散剂外敷祛腐生肌促愈。

A. 消肿止痛洗剂

组成:苍术 30 g,黄柏 15 g,赤芍 10 g,大黄 10 g,野菊花 15 g,川、草乌(各)10 g。

用法:煎水熏洗。

功用:活血消肿止痛。

主治:术后创面疼痛肿胀者。

B. 五倍子洗剂

组成:五倍子、朴硝、桑寄生、莲房、荆芥各 30 g。

用法:煎水熏洗。

功用:消肿止痛,收敛止血。

主治:术后创面脓水淋漓。

C. 止痒洗剂

组成:苦楝皮 12 g,马齿苋 12 g,朴硝 6 g,鱼腥草 12 g,龙胆草 12 g,枯矾 12 g,蛇床子 15 g,白蔹 9 g,地肤子 12 g,豨莶草 12 g。

用法:煎水熏洗。

功用:清热,利湿,止痒。

主治:术后肛门滋水瘙痒。

D. 复方珠黄散

组成:龙骨 150 g,血竭 30 g,炉甘石 60 g,青黛 45 g,煅石膏 75 g,轻粉 30 g,琥珀 15 g,海螵蛸 75 g,制乳、没(各)30 g,煅人中白 45 g,川贝 15 g,珍珠粉 2.4 g,梅片 6 g(后加),西黄 2.4 g。

制法:先共研细末,再水飞研细晒干,将冰片加入研匀。

用法:创面洗净后将适量药粉撒于创面。

功用:去腐生肌,镇痛消炎,杀菌止血。

主治:术后创面未敛者。

E. 青黄散

组成:青黛 9 g,蛤粉 18 g,川黄柏 18 g,白芷 9 g,枯矾 1.5 g,雄黄 4.5 g,冰片 0.6 g。

制法:共研极细末。

用法:干扑于创面周围皮肤。

功用:清热、燥湿、止痒。

主治:术后肛门滋水瘙痒。

### (三) 手术治疗

#### 1. 切开术

探针自肛瘘外口探入肛内齿线附近内口后沿探针切开,修剪皮缘创面开放。较瘘管切除术创伤小。适用于大部分低位肛瘘患者,治愈率高。女性患者若位于前侧,采用该法易造成会阴缺损。

#### 2. 中医拖线法

探针探查完瘘管走形及内口位置后,切除内口周围部分内括约肌清除感染的肛腺组织,自外口引入多股丝线或药线至内口处,不切开瘘道,术后换药需牵引丝线保持引流通畅,并可在药线上附着祛腐生肌的中药粉剂,根据创面愈合速度逐步抽除丝线,直至全部愈合。可避免完全切开瘘管对肛门功能的影响,适用于老人、儿童及潜在肛门括约功能不良患者。该方法创伤小但治疗时间相对较长,对术后换药要求较高。该方法治疗后期可结合“垫棉法”促进愈合。

#### 3. 中药脱管法

同中医拖线法,处理内口后不切开瘘道,术后用祛腐生肌药捻每日填塞入瘘道,使管壁脱落,瘘道逐步愈合。适用于直形瘘患者。该方法同样因对括约肌损伤小而采用,操作繁琐,有一定的复发率,目前临床使用较少。

**4. 中医综合疗法**

对于高位复杂性肛瘘，我们常常采用综合疗法：切开、挂线、旷置术。

切开挂线术：选择合适的探针，弯曲成一定弧度，探针尾部系上丝线或橡胶线，并涂上石蜡油，从外口探入，以左手食指伸入肛门内引导，仔细探查内口，使探针自内口穿出并将探针缓缓拉出肛外，丝线随探针进入瘘管，最终橡皮筋亦贯穿瘘道后，用血管钳钳夹橡皮筋两端以丝线缚扎。挂线部分应在肛门直肠环部，对肛门直肠环以下的管道可切开。可根据瘘管跨越括约肌的厚度和高度选择切割挂线（勒割开所挂入组织）、引流挂线（挂线作为固定在病灶深部的导线引流，减轻感染。）、标志挂线（标明外口与内口关系，为分期处理瘘管提供准确指引）。该方法长期用于临床，治愈率高。但单纯使用切割挂线因勒割组织产生疼痛、瘢痕缺损，患者痛苦较大，治疗时间较长。

切开旷置术：探针准确寻找到内口，沿内口作放射状切开，切开感染肛窦及部分瘘管（若内口在直肠环以上，可采取挂线）。对于直瘘从内口处切开至近端管道 1/3，其余 2/3 管道搔扒后旷置。马蹄形肛瘘弯度大，管道较长，可于后部将内口切开或挂线引流，两侧瘘道可在管道外口处或瘘道末端切开引流，途中瘘道潜形搔扒后旷置，对较长的管道可在其中段切开引流。该方法为在切开挂线术的基础上改良，尤其适用于马蹄形肛瘘，应用时也需结合挂线术。

**（四）护理调摄**

**1. 饮食调理**

A. 糯米阿胶粥：阿胶 30 g，糯米 100 g，红糖少许。先用糯米煮粥，待粥将熟时，放入捣碎的阿胶边煮边搅拌，稍煮两三沸即可。能滋阴补血。适用于肛瘘术后阴伤血虚者。空腹服食。脾胃虚弱者不宜多用。

B. 白芨粥：白芨粉 15 g，大枣 5 个，蜂蜜 25 g，糯米 100 g。将白芨晒干研为细粉，每次用糯米加入大枣、蜂蜜，加水 800 ml 左右，煮至粥将成时，取白芨粉 15 g，调入粥中，改文火稍煮片刻，待粥汤稠黏即可。用于术后创面愈合迟缓者。

**2. 体位治疗**

如瘘管管腔深在，尽量多站立，采取体位引流法。肛门外旷置保留皮桥后期需配合坐位压垫法或垫棉法加压，促进愈合。

## 三、中医治疗效果

1. 肛瘘一般不能自愈，中医手术治疗是治疗肛瘘最主要的治愈措施。本专科自 2007 年 02 月至 2008 年 02 月采用肛瘘切开术治疗 300 例低位肛瘘患者，以 1995 年国家中医药管理局颁布实施的《中医病证诊断疗效标准》肛瘘疗效评价标准，一次性治愈达 95%～98%。对于低位肛瘘，切开术比较适合，治愈率高，并发症发生率低。高位复杂性肛瘘，由于其一次性治愈和肛门功能保护之间的矛盾，属于难治性疾病，其治疗原则是在保护肛门功能的前提下治愈肛瘘。切开、挂线、旷置术以其创伤小、疗效好，在临床广泛应用，本专科采用切开、挂线、旷置术治疗 250 例高位肛瘘患者，以 1995 年国家中医药管理局颁布实施的《中医病证诊断疗效标准》肛瘘疗效评价标准，一次性治愈达85%～90%，气体、液体的泄漏率达15%。

2. 祛腐生肌促愈外用中药可减轻术后疼痛，缩短愈合时间。本专科采用复方珠黄霜治疗低位单纯性肛瘘术后患者40例，以马应龙麝香痔疮膏为对照组39例，通过疼痛程度、创面恢复时间为观察指标，结果：两组患者治疗后疼痛症状均有改善，其各自的积分差治疗组(1.80±0.56)，明显高于对照组(0.97±0.53)；起效时间治疗组(6.25±3.53) min，明显少于对照组(10.23±4.41) min；维持时间治疗组(7.35±1.62) h明显长于对照组(5.89±2.13) h。治疗组创面愈合时间为(13.30±3.22)天，明显少于对照组(17.28±4.34)天。复方珠黄霜可明显改善患者治疗后的疼痛，缩短创面愈合时间。

## 四、中医治疗难点

目前高位复杂性肛瘘治疗的难点：

1. 高位复杂性肛瘘复发的问题；
2. 创面延迟愈合的问题；
3. 挂线术切割不能定向、定量的问题；
4. 术后肛门功能减退问题。

## 五、针对难点的中医治疗应对思路

**1. 中医综合手术方法**

对于高位复杂性肛瘘，我们常常采用中医综合手术方法：切开、挂线、旷置术。

**2. 中药外用药研究**

(1) 祛腐生肌促愈外用中药的研制：虽然传统祛腐生肌药疗效确切，由于内含有汞、砷等成分，目前已较少在临床使用，因此应在发挥传统中医外用药疗效确切的基础上进行组方优化、剂型改良，或开发新型的植物类或酶类祛腐生肌药的研究。

(2) 活血消肿散结外用中药的研制：传统类中药虽然疗效较好，但由于使用不便、油腻、不易清洗等原因影响临床应用，因此采用现代制剂工艺如巴布剂、透皮吸收、缓释等技术等结合开发。

**3. 定向挂线技术**

传统挂线疗法虽然微创，治愈率高，但仍存在切割不能定向、定量，所用挂线材料单一等缺点，加上勒割时间长，患者较痛苦。因此应继承传统挂线疗法的有益内核，从生物力学、材料力学等方面创新发展挂线方法。

**4. 中医药早期介入**

通过结合现代磁共振、直肠腔内超声等技术提高定位诊断水平，同时早期介入中医药，如可采用介入超声技术定位下瘘管内口封堵、瘘道中药注射脱管等方法。

# 五

# 肛瘘检查流程图

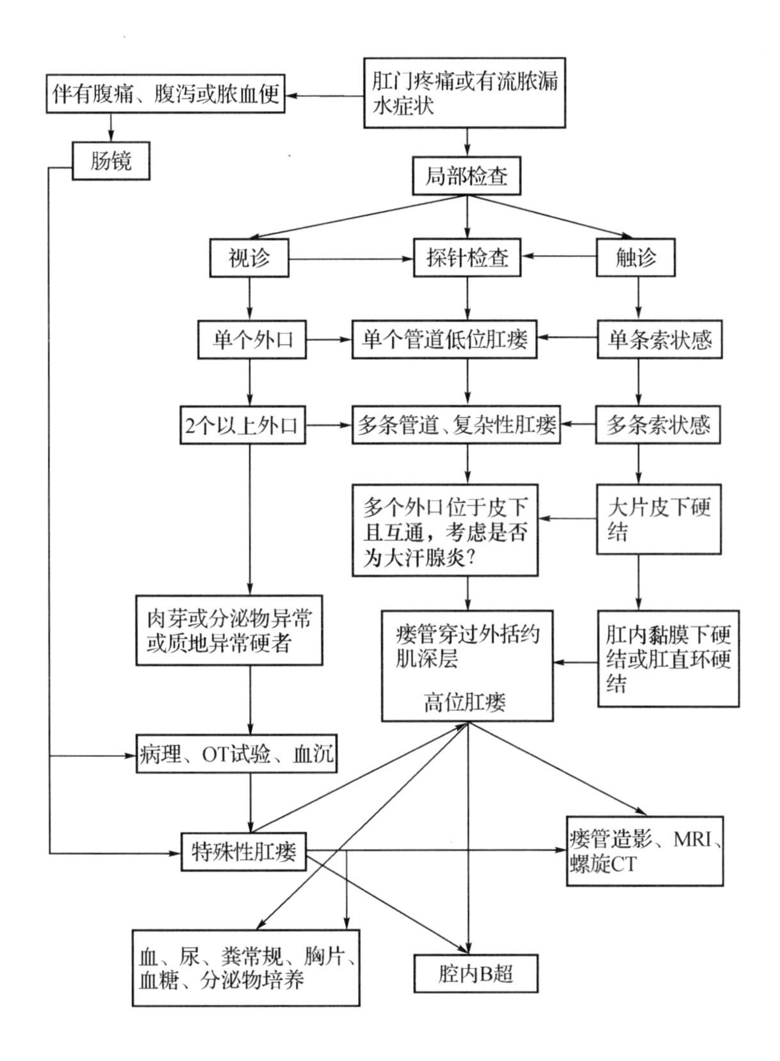

肛门疼痛或有流脓漏水症状
伴有腹痛、腹泻或脓血便
肠镜
局部检查
视诊
探针检查
触诊
单个外口
单个管道低位肛瘘
单条索状感
2个以上外口
多条管道、复杂性肛瘘
多条索状感
多个外口位于皮下且互通，考虑是否为大汗腺炎？
大片皮下硬结
肉芽或分泌物异常或质地异常硬者
瘘管穿过外括约肌深层
高位肛瘘
肛内黏膜下硬结或肛直环硬结
病理、OT试验、血沉
特殊性肛瘘
瘘管造影、MRI、螺旋CT
血、尿、粪常规、胸片、血糖、分泌物培养
腔内B超

六

# 肛瘘术后评估

## 一、常用大便失禁的肛门评分

分为等级量表和概述性量表，等级量表根据患者泄露直肠内容物确定其严重度，包括气体、稀便或成形便失禁。气体失禁是最轻的，成形便失禁是最重的。最常用的等级量表包括 Browing 和 Parks 量表；概述性量表考虑到大便失禁的内容物性状及发生频率。建议使用单纯采用临床数据的十个量表。这些量表中 CCF-FIS 及 Pescatori，Vaizey，Wexner，大便失禁严重指数（fecal Incontinence severity index，FISI）（见表）等建立的评分量表应用较广。

**表 1　Browing 和 Parks 量表**

| 类型 1 | 类型 2 | 类型 3 | 类型 4 |
|---|---|---|---|
| 正常 | 无法控制排气 | 无法控制稀便 | 无法控制成形便 |

**表 2　CCF 大便失禁评分(CCF-FIS)**

| 频　率 | | | | | |
|---|---|---|---|---|---|
| 失禁类型 | 从不 | 很少 | 有时 | 通常 | 总是 |
| 成形便 | 0 | 1 | 2 | 3 | 4 |
| 稀便 | 0 | 1 | 2 | 3 | 4 |
| 气体 | 0 | 1 | 2 | 3 | 4 |
| 使用衬垫 | 0 | 1 | 2 | 3 | 4 |
| 生活方式改变 | 0 | 1 | 2 | 3 | 4 |

从不：0；很少：＜1 次/月；有时：＜1 次/周，≥1 次/月；通常：＜1 次/天，≥1 次/周；总是：≥1 次/天。

**表 3　Pescatori 评分**

| | 肛门失禁程度 | 分级 |
|---|---|---|
| A | 排气/黏液难控制 | 1 |
| B | 稀便难控制 | 2 |
| C | 干便难控制 | 3 |

| 肛门失禁频率 | 分级 |
|---|---|
| 少于一周一次 | 1 |
| 至少一周一次 | 2 |
| 每天 | 3 |

注:肛门失禁得分=肛门失禁程度+肛门失禁频率

**表 4　Vaizey 量表**

| 失禁类型 | 频　率 | | | | |
|---|---|---|---|---|---|
| | 从不 | 很少 | 有时 | 每周 | 每日 |
| 成形便 | 0 | 1 | 2 | 3 | 4 |
| 稀便 | 0 | 1 | 2 | 3 | 4 |
| 气体 | 0 | 1 | 2 | 3 | 4 |
| 生活方式改变 | 0 | 1 | 2 | 3 | 4 |
| 使用衬垫或肛门塞 | | | | 0 | 2 |
| 服用致便秘药 | | | | 0 | 2 |
| 延迟排便不能超过 15 min | | | | 0 | 4 |

注:从不:过去 4 周内未发生;很少:过去 4 周内发生一次;有时:过去 4 周内多于 1 次,少于每周 1 次;每周:每周 1 次或更多,但少于每天一次;每日:每天 1 次或更多。

**表 5　Wexner 评分标准**

| 失禁情况 | 频率 | | | | |
|---|---|---|---|---|---|
| | 从不 | 很少 | 有时 | 常常 | 总是 |
| 干便 | 0 | 1 | 2 | 3 | 4 |
| 稀便 | 0 | 1 | 2 | 3 | 4 |
| 气体 | 0 | 1 | 2 | 3 | 4 |
| 需要衬垫 | 0 | 1 | 2 | 3 | 4 |
| 生活方式改变 | 0 | 1 | 2 | 3 | 4 |

注:从不:0;很少:每月少于 1 次;有时:每月超过 1 次且每周少于 1 次;常常:每周超过 1 次,但每天少于 1 次;总是:每天超过 1 次。总分 0 分为正常,20 分为完全性肛门失禁。分值高低代表肛门失禁的严重程度。

表 6　FISI 评分

| | 每天≥2 次 | | 每天 1 次 | | 每周≥2 次 | | 每周 1 次 | | 每月 1～3 次 | | 从不 |
|---|---|---|---|---|---|---|---|---|---|---|---|
| 气体 | □ | □ | □ | □ | □ | □ | □ | □ | □ | □ | □ |
| 黏液 | □ | □ | □ | □ | □ | □ | □ | □ | □ | □ | □ |
| 液体 | □ | □ | □ | □ | □ | □ | □ | □ | □ | □ | □ |
| 固体 | □ | □ | □ | □ | □ | □ | □ | □ | □ | □ | □ |
| 失禁种类 | 每天≥2 次 | | 每天 1 次 | | 每周≥2 次 | | 每周 1 次 | | 每月 1～3 次 | | 从不 |
| | A | B | A | B | A | B | A | B | A | B | A/B |
| 气体 | 12 | 9 | 11 | 8 | 8 | 6 | 6 | 4 | 4 | 2 | 0 |
| 黏液 | 12 | 11 | 10 | 9 | 7 | 7 | 5 | 7 | 3 | 5 | 0 |
| 液体 | 19 | 18 | 17 | 16 | 13 | 14 | 10 | 13 | 8 | 10 | 0 |
| 固体 | 18 | 19 | 16 | 17 | 13 | 16 | 10 | 14 | 8 | 11 | 0 |

注：A 表示病人评估，B 表示医生评估。“从不”表示 0 分。

综上，其中简明量表的缺点：未考虑排便频率；生活质量条目会导致误差；衬垫的使用是一个误差因素；未验证稀便和干便溢出的区别。概述性量表中的严重度评分中 Wexner 评分用得最为广泛。Vaizey 评分如果排便急迫感权重增加，将是最合理的评分。FISI 评分仅以症状为基础，是大便失禁研究的衡量标尺。

## 二、常用生活质量评分

### (一) 汉化版简明健康调查问卷(the short-form-36 Health survey，SF-36)

SF-36 是在 1988 年 Stewartsc 研制的医疗结局研究量表(medical outcomes study-short form，MOSSF)的基础上，由美国波士顿健康研究发展而来。1991 年浙江大学医学院社会医学教研室翻译了中文版的 SF-36。

1. 总体来讲，您的健康状况是：

① 非常好　② 很好　③ 好　④ 一般

⑤ 差

(权重或得分依次为 5、4、3、2、1)

2. 跟 1 年以前比您觉得自己的健康状况是：

① 比 1 年前好多了　② 比 1 年前好一些

③ 跟 1 年前差不多　④ 比 1 年前差一些

⑤ 比 1 年前差多了

(权重或得分依次为 5、4、3、2、1)

**健康和日常活动**

3. 以下这些问题都和日常活动有关。请您想一想，您的健康状况是否限制了这些活动？如果有限制，程度如何？

(1) 重体力活动。如跑步举重、参加剧烈运动等：

① 限制很大　　② 有些限制　　③ 毫无限制

(权重或得分依次为 1,2,3;下同)

(2) 适度的活动。如移动一张桌子、扫地、打太极拳、做简单体操等：

① 限制很大　　② 有些限制　　③ 毫无限制

(3) 手提日用品。如买菜、购物等：

① 限制很大　　② 有些限制　　③ 毫无限制

(4) 上几层楼梯：

① 限制很大　　② 有些限制　　③ 毫无限制

(5) 上一层楼梯：

① 限制很大　　② 有些限制　　③ 毫无限制

(6) 弯腰、屈膝、下蹲：

① 限制很大　　② 有些限制　　③ 毫无限制

(7) 步行 1 500 米以上的路程：

① 限制很大　　② 有些限制　　③ 毫无限制

(8) 步行 1 000 米的路程：

① 限制很大　　② 有些限制　　③ 毫无限制

(9) 步行 100 米的路程：

① 限制很大　　② 有些限制　　③ 毫无限制

(10) 自己洗澡、穿衣：

① 限制很大　　② 有些限制　　③ 毫无限制

4. 在过去 4 个星期里，您的工作和日常活动有无因为身体健康的原因而出现以下这些问题？

(1) 减少了工作或其他活动时间：

① 是　　② 不是

(权重或得分依次为 1,2;下同)

(2) 本来想要做的事情只能完成一部分：

① 是　　② 不是

(3) 想要干的工作或活动种类受到限制：

① 是　　② 不是

(4) 完成工作或其他活动困难增多(比如需要额外的努力):

① 是　　② 不是

5. 在过去4个星期里,您的工作和日常活动有无因为情绪的原因(如压抑或忧虑)而出现以下这些问题?

(1) 减少了工作或活动时间:

① 是　　② 不是

(权重或得分依次为1,2;下同)

(2) 本来想要做的事情只能完成一部分:

① 是　　② 不是

(3) 干事情不如平时仔细:

① 是　　② 不是

6. 在过去4个星期里,您的健康或情绪不好在多大程度上影响了您与家人、朋友、邻居或集体的正常社会交往?

① 完全没有影响　　② 有一点影响　　③ 中等影响　　④ 影响很大

⑤ 影响非常大

(权重或得分依次为5,4,3,2,1)

7. 在过去4个星期里,您有身体疼痛吗?

① 完全没有疼痛　　② 有一点疼痛　　③ 中等疼痛　　④ 严重疼痛

⑤ 很严重疼痛

(权重或得分依次为6,5.4,4.2,3.1,2.2,1)

8. 在过去4个星期里,您的身体疼痛影响了您的工作和家务吗?

① 完全没有影响　　② 有一点影响　　③ 中等影响　　④ 影响很大

⑤ 影响非常大

(如果7无8无,权重或得分依次为6,4.75,3.5,2.25,1.0;如果为7有8无,则为5,4,3,2,1)

**您的感觉**

9. 以下这些问题是关于过去1个月里您自己的感觉,对每一条问题所说的事情,您的情况是什么样的?

(1) 您觉得生活充实:

① 所有的时间　　② 大部分时间　　③ 比较多时间　　④ 一部分时间

⑤ 小部分时间　　⑥ 没有这种感觉

(权重或得分依次为6,5,4,3,2,1)

(2) 您是一个敏感的人:

① 所有的时间　　② 大部分时间　　③ 比较多时间　　④ 一部分时间

⑤ 小部分时间　　⑥ 没有这种感觉
(权重或得分依次为 1,2,3,4,5,6)
(3) 您的情绪非常不好,什么事都不能使您高兴起来:
① 所有的时间　　② 大部分时间　　③ 比较多时间　　④ 一部分时间
⑤ 小部分时间　　⑥没有这种感觉
(权重或得分依次为 1,2,3,4,5,6)
(4) 您的心里很平静:
① 所有的时间　　② 大部分时间　　③ 比较多时间　　④ 一部分时间
⑤ 小部分时间　　⑥ 没有这种感觉
(权重或得分依次为 6,5,4,3,2,1)
(5) 您做事精力充沛:
① 所有的时间　　② 大部分时间　　③ 比较多时间　　④ 一部分时间
⑤ 小部分时间　　⑥ 没有这种感觉
(权重或得分依次为 6,5,4,3,2,1)
(6) 您的情绪低落:
① 所有的时间　　② 大部分时间　　③ 比较多时间　　④ 一部分时间
⑤ 小部分时间　　⑥ 没有这种感觉
(权重或得分依次为 1,2,3,4,5,6)
(7) 您觉得筋疲力尽:
① 所有的时间　　② 大部分时间　　③ 比较多时间　　④ 一部分时间
⑤ 小部分时间　　⑥ 没有这种感觉
(权重或得分依次为 1,2,3,4,5,6)
(8) 您是个快乐的人:
① 所有的时间　　② 大部分时间　　③ 比较多时间　　④ 一部分时间
⑤ 小部分时间　　⑥ 没有这种感觉
(权重或得分依次为 6,5,4,3,2,1)
(9) 您感觉厌烦:
① 所有的时间　　② 大部分时间　　③ 比较多时间　　④ 一部分时间
⑤ 小部分时间　　⑥没有这种感觉
(权重或得分依次为 1,2,3,4,5,6)
10. 不健康影响了您的社会活动(如走亲访友):
① 所有的时间　　② 大部分时间　　③ 比较多时间　　④ 一部分时间
⑤ 小部分时间　　⑥没有这种感觉
(权重或得分依次为 1,2,3,4,5)

**总体健康情况**

11. 请看下列每一条问题，哪一种答案最符合您的情况？

(1) 我好像比别人容易生病：

① 绝对正确　② 大部分正确　③ 不能肯定　④ 大部分错误

⑤ 绝对错误

(权重或得分依次为 1,2,3,4,5)

(2) 我跟周围人一样健康：

① 绝对正确　② 大部分正确　③ 不能肯定　④ 大部分错误

⑤ 绝对错误

(权重或得分依次为 5,4,3,2,1)

(3) 我认为我的健康状况在变坏：

① 绝对正确　② 大部分正确　③ 不能肯定　④ 大部分错误

⑤ 绝对错误

(权重或得分依次为 1,2,3,4,5)

(4) 我的健康状况非常好：

① 绝对正确　② 大部分正确　③ 不能肯定　④ 大部分错误

⑤ 绝对错误

(权重或得分依次为 5,4,3,2,1)

**表 7　SF-36 生活质量评分统计**

| 题号 | 计分 | 题号 | 计分 | 题号 | 计分 | 题号 | 计分 |
|---|---|---|---|---|---|---|---|
| 1 | | 3－9 | | 7 | | 9－9 | |
| 2 | | 3－10 | | 8 | | 10 | |
| 3－1 | | 4－1 | | 9－1 | | 11－1 | |
| 3－2 | | 4－2 | | 9－2 | | 11－2 | |
| 3－3 | | 4－3 | | 9－3 | | 11－3 | |
| 3－4 | | 4－4 | | 9－4 | | 11－4 | |
| 3－5 | | 5－1 | | 9－5 | | | |
| 3－6 | | 5－2 | | 9－6 | | | |
| 3－7 | | 5－3 | | 9－7 | | | |
| 3－8 | | 6 | | 9－8 | | 合计 | |

Ware J et al(1993) SF-36 Health survey: manual and interpretation guide. The Health Institute, New England Medical Center, Boston.

### (二) 欧洲生存质量量表(Europe Quality of Life, Euro-QOL, EQ-5D)

通过下列各组选择,请指出最能描述您目前身体状况的语句。

| 行动 | |
|---|---|
| 我行走没有问题 | |
| 我行走有一些困难 | |
| 我卧床不起 | |
| 自理能力 | |
| 我自理没有问题 | |
| 我清洗和穿衣有一些困难 | |
| 我不能自己清洗和穿衣 | |
| 日常活动 | |
| 我日常活动没有问题 | |
| 我的日常活动有一些困难 | |
| 我的日常活动无法完成 | |
| 疼痛/不舒服 | |
| 我没有疼痛或不舒服 | |
| 我有中度的疼痛和不舒服 | |
| 我有严重的疼痛和不舒服 | |
| 焦虑/抑郁 | |
| 我没有焦虑或抑郁 | |
| 我有中度的焦虑或抑郁 | |
| 我有严重的焦虑或抑郁 | |

### (三) 国际通用的生活质量调查问卷(第三版)中文版(EOTRC QLQ-C30)

在您过去一周时间中:

1. 能否做粗重活,如提重物?

① 从未　② 偶尔　③ 有时　④ 经常

2. 是否可以长距离步行?

① 从未　② 偶尔　③ 有时　④ 经常

3. 在屋外短距离散步,是否困难?

① 从未　② 偶尔　③ 有时　④ 经常

4. 在白天,是否因疾病大部分时间需要躺在床上或坐在椅子上?

① 从未　② 偶尔　③ 有时　④ 经常

5. 您是否需要别人协助进食、穿衣、洗漱或上厕所?

① 从未　② 偶尔　③ 有时　④ 经常

6. 在工作或其他日常活动是否受到了限制?

① 从未　② 偶尔　③ 有时　④ 经常

7. 业余爱好和休闲活动是否受到了限制？
① 从未　② 偶尔　③ 有时　④ 经常
8. 是否有过气促？
① 从未　② 偶尔　③ 有时　④ 经常
9. 是否有过疼痛？
① 从未　② 偶尔　③ 有时　④ 经常
10. 您曾(因病)需要休息吗？
① 从未　② 偶尔　③ 有时　④ 经常
11. 是否难于睡眠？
① 从未　② 偶尔　③ 有时　④ 经常
12. 您曾感到虚弱吗？
① 从未　② 偶尔　③ 有时　④ 经常
13. 是否感到没有胃口？
① 从未　② 偶尔　③ 有时　④ 经常
14. 是否有恶心感？
① 从未　② 偶尔　③ 有时　④ 经常
15. 是否有呕吐？
① 从未　② 偶尔　③ 有时　④ 经常
16. 是否有便秘？
① 从未　② 偶尔　③ 有时　④ 经常
17. 是否有腹泻？
① 从未　② 偶尔　③ 有时　④ 经常
18. 是否感到疲乏？
① 从未　② 偶尔　③ 有时　④ 经常
19. 疼痛妨碍您的日常生活么？
① 从未　② 偶尔　③ 有时　④ 经常
20. 您是否很难集中注意力做事例如读报或看电视？
① 从未　② 偶尔　③ 有时　④ 经常
21. 是否感到紧张？
① 从未　② 偶尔　③ 有时　④ 经常
22. 是否有担心？
① 从未　② 偶尔　③ 有时　④ 经常
23. 是否感到容易动怒？
① 从未　② 偶尔　③ 有时　④ 经常

24. 是否感到情绪低落？

① 从未　② 偶尔　③ 有时　④ 经常

25. 是否感到记事困难？

① 从未　② 偶尔　③ 有时　④ 经常

26. 身体状况或治疗过程，妨碍了您的家庭生活吗？

① 从未　② 偶尔　③ 有时　④ 经常

27. 您的身体情况或医疗干扰了您的社交活动吗？

① 从未　② 偶尔　③ 有时　④ 经常

28. 是否因经济困难而影响治疗？

① 从未　② 偶尔　③ 有时　④ 经常

29. 健康状况如何？

① 非常好　② 很好　③ 较好　④ 一般

⑤ 稍差　⑥ 很差　⑦ 非常差

30. 生活质量如何？

① 非常好　② 很好　③ 较好　④ 一般

⑤ 稍差　⑥ 很差　⑦ 非常差

### （四）大便失禁生活质量问卷(fecal incontinence QOL scale，FIQL)

1. 总体而言，你的健康状况术后(单选)

① 极好的　② 很好　③ 好　④ 一般

⑤ 差

2. 请选择相关条目出现频率以反映失禁对你生活造成的影响：

| 由于意外的便失禁 | 多数时间 | 从不 | 一点时间 | 一些时间 |
|---|---|---|---|---|
| 1. 我害怕外出 | 1 | 2 | 3 | 4 |
| 2. 我避免走亲访友 | 1 | 2 | 3 | 4 |
| 3. 我避免夜不归宿 | 1 | 2 | 3 | 4 |
| 4. 我感到外出做事情(如看电影、做礼拜)很困难 | 1 | 2 | 3 | 4 |
| 5. 每次外出去前我尽量少吃 | 1 | 2 | 3 | 4 |
| 6. 当我离家时，我总是想离厕所越近越好 | 1 | 2 | 3 | 4 |
| 7. 我总是要根据排便情况来计划日常生活 | 1 | 2 | 3 | 4 |
| 8. 我害怕旅游 | 1 | 2 | 3 | 4 |
| 9. 我担心不能及时去厕所 | 1 | 2 | 3 | 4 |
| 10. 我感觉不能控制大便 | 1 | 2 | 3 | 4 |
| 11. 在到厕所前我不能完全控制住大便 | 1 | 2 | 3 | 4 |
| 12. 我常在无意识时有大便漏出 | 1 | 2 | 3 | 4 |
| 13. 为避免大便漏出，我常待在离厕所最近的地方 | 1 | 2 | 3 | 4 |

| 由于意外的便失禁 | 非常同意 | 有点同意 | 非常不同意 | 有点同意 |
|---|---|---|---|---|
| 1. 我感到羞耻 | | | | |
| 2. 好多我想做的事情做不了 | | | | |
| 3. 我害怕突然有大便漏出 | | | | |
| 4. 我感到郁闷 | | | | |
| 5. 我担心其他人会闻到我身上的粪臭味 | | | | |
| 6. 我觉得我不是一个健康人 | | | | |
| 7. 我已不那么热爱生活 | | | | |
| 8. 性行为减少 | | | | |
| 9. 我觉得我和其他人不一样 | | | | |
| 10. 我总是想着大便会不会突然漏出的问题 | | | | |
| 11. 我害怕性行为 | | | | |
| 12. 我避免乘飞机或火车外出旅行 | | | | |
| 13. 我避免外出吃饭 | | | | |
| 14. 当我到一个陌生的地方，通常会找厕所在哪里 | | | | |

## [参考文献]


1. Browing G, Parks A (1983) Postanal repair for neuropathic faecal incontinence: correlation of clinical results ad anal canal pressures[J]. Br J Surg 70: 101 - 104.

2. Rockwood TH, Church JM, Fleshman JW, et al (1999) Patient and surgeon ranking of the severity of symptoms associated with fecal incontinence: the fecal incontinence severity index[J]. Dis Colon Rectum, 42 (12): 1525 - 1532.

3. Pescatori M, Anastasio G, Bottini C, et al (1992) New grading and scoring for anal incontinence. Evaluation of 335 patients[J]. Dis Colon Rectum, 35(5): 482 - 487.

4. Vaizry CJ, Carapeti E, Cahill JA, Kamm MA (1999) Prospective comparison of faecal incontinence garding systems[J]. Gut 44: 77 - 80.

5. Jorge JM N, Wexner SD. Etiology and management of fecal incontinence[J]. Dis Colon Rectum, 1993, 36 (1): 77 - 79.

6. Ware J et al (1993) SF-36 Health survey: manual and interpretation guide. The Health Institute, New England Medical Center, Boston.

7. Rockwood TH (2004) Incontinence severity and QOL scales for fecal incontinence. Gastroenterol. 2004, 126: 106 - 113.

8. Rockwood TH, Church JM, Fleshman JW, et al. Fecal incontinence quality of life scale: quality of life instrument for patients with fecal incontinence. Dis Colon Rectum 2000; 43: 9 - 16.

# 七

# 肛瘘治疗单方验方和食物疗法

## (一) 肛瘘的单方验方

1. 治痔漏1方：头伏日采下瓦松，熬水，不时洗之。

2. 治痔漏2方：隔年风干橙子，于桶内烧烟熏之。

3. 治痔漏3方：象牙屑100 g，为末。每早用熟鸡子3个，加象牙屑末2 g和吃。或入稀粥内也可。

4. 治痔疮瘘管方：荞麦面240 g，猪胆汁为丸，每早9 g温汤送，成瘘管用黄牛胆汁为丸。

5. 治痔生管方：用灯草灰，每服3 g，每日1次。

6. 治痔漏仙方1：皂矾(炒枯为末)6 g，饭粘为丸，晒干分10份，空腹服。

7. 治痔漏仙方2：子月巳日采槐角取子，每日清晨白开水送1粒。

8. 治痔漏有管方：白鸽粪1升，入罐内以滚水冲入，即坐罐上，其管自落罐中，数日即收口，要做久忍痛。

9. 治痔漏4方：花椒10 g，食盐少许，水煎，洗患处，每日1～2次。

10. 治痔漏5方：蝎尾巴7个，瓦上焙干，研细面，香油调搽患处。

11. 治肛瘘方：陈大蒜梗(煨灰)研末或加冰片少许，敷于瘘管上，连用七八日。

12. 治结核性肛瘘方：泽漆30 g(全草)，水煎过虑，浓缩成流浸膏，之际涂于患处，盖上纱布，每日1次。

13. 治痔瘘之管方：黄荆条所结之子炙为末，每服15 g，黑糖拌，空心陈酒送服。

14. 榆皮糖、鲜榆白皮、白糖等份，两味药放石臼内捣烂，搓条如针状。将药条徐徐纳入瘘管，使瘘管自行脱落，每日上药1次。

15. 赤小豆粉、陈小麦粉，水和，涂覆患处。治脓肿初期未成脓时。

16. 丝瓜叶绞汁外涂患处，每日2次。适用于脓肿脓未成时。

17. 蒲公英30 g，捣汁外敷。用于脓肿未溃破者。

18. 苣菜、苦地丁各20 g，水煎外洗。用于脓肿初期。

## (二)肛瘘的食物疗法

1. 牵牛猪腰荷叶:猪腰1个,黑牵牛3 g,猪腰切开煮熟,牵牛捣末入内,用线扎,外包荷叶煨熟。能下气杀虫泄水。适用于肛瘘溢脓。空腹细嚼食用,用温开水或盐水。黄酒送服。

2. 活鱼丸:大乌龟1个,黄连30克,当归10 g。以火烧地热,盖龟于地,通身用草包缚,外用黄泥固济,灰火煨熟,取肉研泥,龟壳用牛骨髓深炙五七次,透心干酥为末。黄连九蒸九晒,与当归尾共为末,和龟肉捣丸梧子大。能清热燥湿。治湿热下注之痔瘘。白汤送服,每次50～70丸。

3. 糯米阿胶粥:阿胶30 g,糯米100 g,红糖少许。先用糯米煮粥,待粥将熟时,放入捣碎的阿胶边煮边搅拌,稍煮两三沸即可。能滋阴补血。适用于肛瘘之属于阴伤血虚者。空腹服食,每日1次或隔日1次,3次为1个疗程,连续使用会有胸满气闷的感觉。另外,脾胃虚弱者不宜多用。

4. 雪羹汤:海蜇50 g,荸荠4枚,海蜇同荸荠煎汤,加适量调料即成。能养阴清热。使用于久病伤阴之肛瘘。趁热空腹顿服。

5. 白及粥:白及粉15 g,大枣5个,蜂蜜25 g,糯米100 g,加水800 ml左右,煮至粥将成时,取白及粉15克,调入粥中,改文火稍煮片刻,待粥汤稠黏即可。能生肌止血。消痛散结。适用于肛周脓肿初期,未成脓者可使之消散,已成脓者也可使之早溃,生肌作用较强,用于痔瘘手术创面愈合迟缓者。每日2次,每次1小碗,温热服食,10日为1个疗程。

6. 连荞治瘘丸:鳖头2个,胡黄连120 g,荞麦面120 g。先将鳖头阴干,火焙,与胡黄连共为细末,然后与荞麦面调匀。肛门宿滞不散,肛瘘溢脓。每次1丸,温开水送服,服药期间忌食辛辣物。

7. 狗肛丸:黑狗肠1副,象牙末,细芥末、五倍子各120 g。狗肠煮烂,后三味共研为末,做成水丸。能收敛生肌,适用于肛瘘。每次服9 g,日服2次。服药时忌房事。

8. 赤小豆熬粥,加蜂蜜调服,有消肿解毒之功。

9. 马齿苋60 g,水煎服。

10. 山楂100 g煮熟去核后食,也可生食。

11. 荸荠3～4个煮水喝,对感染有抑制作用。

12. 西瓜皮、绿豆芽适当调味后食。

13. 蒲公英粥:蒲公英40～60 g(鲜品用量为60～90 g),粳米50～100 g。取干蒲公英或新鲜蒲公英带根的全草洗净,切碎,煎取药汁,去渣,入粳米同煮为稀粥。3～5日为一个疗程,每日2～3次,温热服食。能清热解毒,消肿散结。适用于热毒蕴结,肛门疮痈肿痛、菌痢、肛门术后感染。

14. 金银花酒:金银花50克、甘草10 g。上2味用水一碗,煎取半碗,再入黄酒半碗,略煎即服。分3份,早、中、晚各服1份,病重者每日2剂。能清热解毒。适用于肛门痈肿疮毒,焮热灼痛。

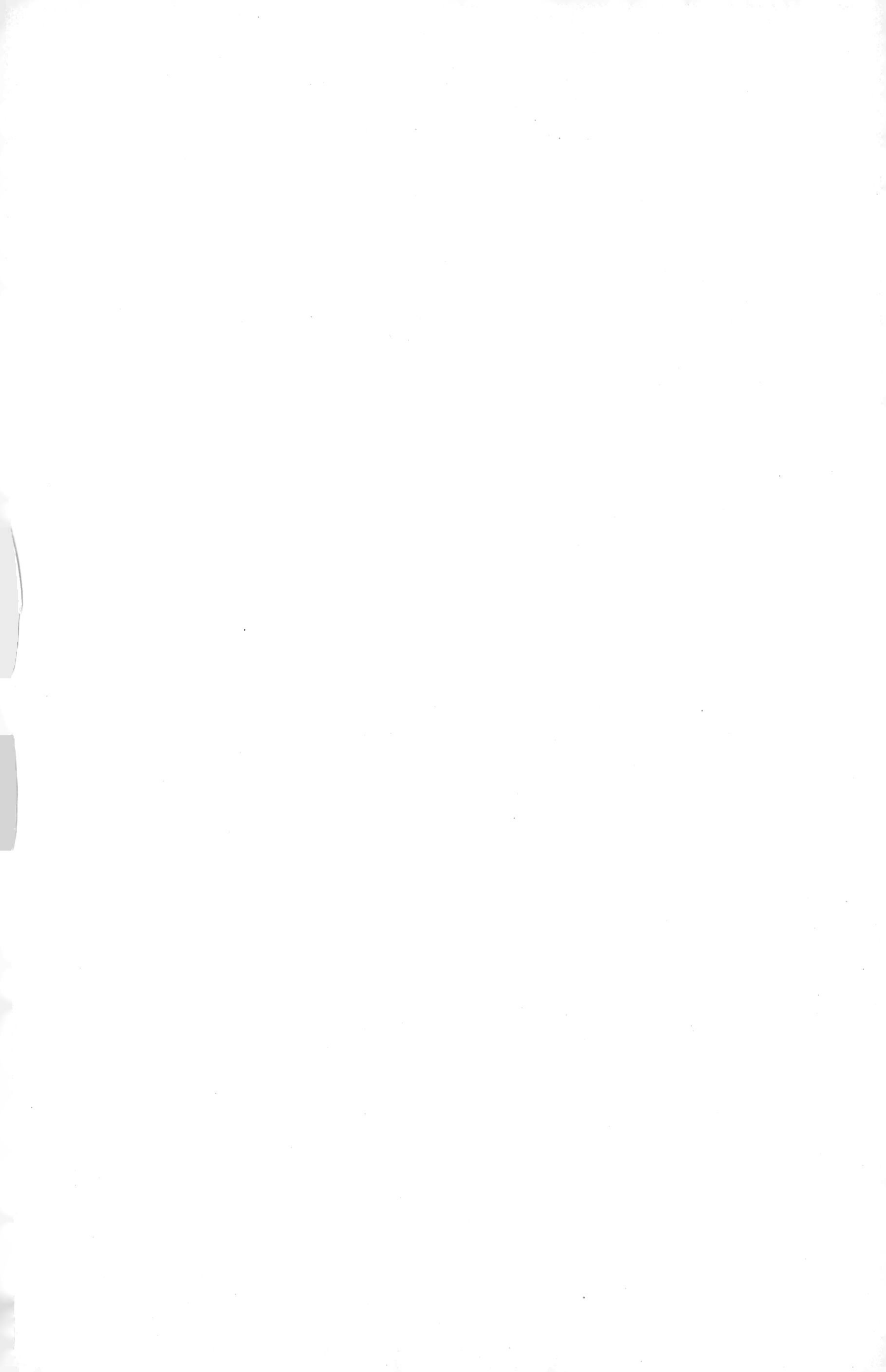